Planteamientos educativos adaptados a las nuevas necesidades docentes

CIENCIAS SOCIALES EN ABIERTO

Editada por

DAVID CALDEVILLA DOMÍNGUEZ
ALMUDENA BARRIENTOS-BÁEZ

Vol. 24

PETER LANG

Berlin - Bruxelles - Chennai - Lausanne - New York - Oxford

Hugo Pérez Sordo /
Yorlis Delgado López /
Isabel Cristina Rincón Rodríguez (eds.)

Planteamientos educativos adaptados a las nuevas necesidades docentes

PETER LANG

Berlin - Bruxelles - Chennai - Lausanne - New York - Oxford

Información bibliográfica publicada por la Deutsche Nationalbibliothek
La Deutsche Nationalbibliothek recoge esta publicación en la Deutsche Nationalbibliografie; los datos bibliográficos detallados están disponibles en Internet en http://dnb.d-nb.d.

Catalogación en publicación de la Biblioteca del Congreso
Para este libro ha sido solicitado un registro en el catálogo CIP de la Biblioteca del Congreso.

ISSN 2944-4276
ISBN 978-3-631-91610-0 (Print)
E-ISBN 978-3-631-93440-1 (E-PDF)
E-ISBN 978-3-631-93441-8 (EPUB)
DOI 10.3726/b22711

Publicado por Peter Lang GmbH, Berlín, Alemania
info@peterlang.com - www.peterlang.com

PREFACIO

El presente libro, *Planteamientos educativos adaptados a las nuevas necesidades docentes*, incluido en la colección *'Ciencias sociales en abierto'* de la editorial PETER LANG reúne textos que sirven de puente entre el ayer y el hoy y lanzan sus redes al mañana.

Todos los capítulos que conforman las presentes páginas suponen una apuesta comprometida con la Academia, la ciencia y sus investigadores por parte de unos autores que quieren exponer sus experiencias profesionales en las aulas y en los laboratorios, transmitiendo y compartiendo sus logros. Los campos del saber en los que se centra la colección *'Ciencias sociales en abierto'* compendian lo que damos en llamar Ciencias Sociales, Docencia y Humanismo pues en ellas encontramos el verdadero centro del universo: el hombre, ya que sin él nada tendría sentido.

La Academia halla su esencia y motivo de ser en esfuerzos como el que aquí se presenta, fruto de años, si no de carreras docentes completas, llenos de labores concienzudas, vocacionales y reiteradas, las más de las veces calladas, pero con gran predicamento social pues la imagen de la Ciencia y los científicos es socialmente siempre muy valorada, aunque sea más citada que comprendida por el gran público.

Los autores de los capítulos conformantes de este volumen son profesores investigadores con años de desempeño en Universidades de muchos países, en especial los de la Lengua y los de los países hermanos lusófonos, a los que se unen algunos europeos que trabajan en idioma italiano, francés e inglés.

Su valía, su profesionalidad y su buen hacer revierten en la sociedad el esfuerzo que ésta realiza para que los centros de investigación y docencia mejoren y la hagan avanzar; es un camino de doble sentido que busca una simbiosis perfecta. Acompasar necesidades y aportaciones de una y de otra, Academia y sociedad, deben ser el motor de esta relación nuclear para el desarrollo del hombre.

El compromiso de calidad, exigido y exigible en todo producto científico se halla respaldado por la inestimable, y pocas veces valorada en su justa medida, labor del conspicuo Comité Editorial conformado por más de 200 doctores de más de 40 universidades internacionales, y cuyas filiaciones encabezan cada libro. Así podemos asegurar que los resultados aquí expuestos responden a los cánones de excelencia científica irrenunciable en el trabajo académico; es decir, todos los capítulos han superado la llamada revisión por doble par ciego (*peer review*). Este método, apriorístico y secular en la Universidad avala que la evaluación es llevada a cabo por académicos de igual categoría (pares), que desconocen la autoría de los textos arbitrados (ciegos) y al menos en número de dos (doble).

Deontológica e inconcusamente, todos los firmantes se han comprometido a salvaguardar las exigencias propias de la ética investigadora: renunciar al plagio, veracidad en la obtención de datos, presentación de conclusiones pertinentes y desinteresadas, planteamiento de resultados que supongan un avance académico-científico, eludir la autoalabanza y la colusión académica, las autocitas o las de favor a terceros, evitar la parcialidad en la selección de las fuentes epistemológicas y teóricas, remitirse a todos los datos procedentes, adecuados, relevantes y actuales y no omitir informaciones que puedan colisionar con los postulados o pretensiones del texto o directamente los refuten.

Por ello, está garantizado el total cumplimiento de todos los requisitos imprescindibles y la observancia rigurosa de lo anteriormente descrito. Todo ello supone la marca identitaria de la colección '*Ciencias sociales en abierto*' y que este título cumple plenamente. Por ello, la editorial, los coordinadores y los autores coinciden al manifestar:

- El consentimiento en la publicación de su trabajo y, de existir, de sus entidades financiadoras (tácita o explícitamente).
- La originalidad del texto como fruto de un trabajo, análisis y/o reflexión personales.
- Las citas empleadas no obedecen a criterios de favor.
- La bibliografía es actualizada y pertinente.
- Trabajo de revisión a cargo de revisores externos a la editorial PETER LANG y pertenecientes a la Comunidad Universitaria Internacional.
- Coherencia y calidad de los resultados, aportaciones, objetivos y conclusiones.

Por ello, supone un honor poder afirmar que, gracias a su esfuerzo editorial y a sus autores, en ideal simbiosis, la colección 'Ciencias sociales en abierto' se posiciona a la altura de las mejores y más grandes recopilatorios de literatura científica mundial, logrando que PETER LANG sea una de las editoriales más señeras, según el índice referencial SPI (2022).

Rogamos al lector marque estas iniciales páginas como si de un *albo lapillo notare diem* se tratase ya que podrá dumir dulces frutos del árbol de la ciencia.

David Caldevilla-Domínguez

I. P. Grupo Complutense de Investigación en Comunicación ***Concilium*** (nº 931.791)
Universidad Complutense de Madrid (España)
Coordinador adjunto en la colección 'Ciencias sociales en abierto'

COMITÉ EDITORIAL

Francisco Javier Jiménez Ríos
Universidad de Granada (España)
Abigail López Alcarria
Universidad de Granada (España)
Enric López C.
CETT - Universitat de Barcelona (España)
Lorena López Oterino
Universidad de Castilla-La Mancha (España)
Sidoní López Pérez
Universidad Internacional de La Rioja (España)
Manuel José López Ruiz
Universidad de Granada (España)
Paloma López Villafranca
Universidad de Málaga (España)
Arantza Lorenzo De Reizábal
Universidad Pública de Navarra (España)
Manuel Osvaldo Machado Rivero
Universidad Central "Marta Abreu" de Las Villas (Cuba)
Cristina Manchado Nieto
Universidad de Extremadura (España)
Rafael Marcos Sánchez
Universidad Internacional de La Rioja (España)
Pedro Pablo Marín Dueñas
Universidad de Cádiz (España)
Sara Mariscal Vega
Universidad de Cádiz (España)
María José Márquez Ballesteros
Universidad de Málaga (España)
Davinia Martín Critikián
Universidad CEU San Pablo (España)
Marta Martín Gilete
Universidad de Extremadura (España)

Nazaret Martínez Heredia
Universidad de Granada (España)
Soledad María Martínez María-Dolores
Universidad Politécnica de Cartagena (España)
Alba María Martínez Sala
Universidad de Alicante (España)
Xabier Martínez Rolán
Universidade de Vigo (España)
Sendy Meléndez Chávez
Universidad Veracruzana (México)
María Isabel Míguez González
Universidade de Vigo (España)
Olga Moreno Fernández
Universidad de Sevilla (España)
Louisa Mortimore
Universidad Internacional de La Rioja (España)
Daniel Muñoz Sastre
Universidad de Valladolid (España)
Sara Navarro Lalanda
Universidad Internacional de La Rioja (España)
Daniel Navas Carrillo
Universidad de Málaga (España)
Marta Oria De Rueda
Universidad Isabel I (España)
Inmaculada Concepción Orozco Almario
Universitat Jaume I de Castellón (España)
Delfín Ortega Sánchez
Universidad de Burgos (España)
Enrique Ortiz Aguirre
Universidad Complutense de Madrid (España)
Graciela Padilla Castillo
Universidad Complutense de Madrid (España)

Isabel Rodrigo Martín
Universidad de Valladolid (España)
Alfredo Rodríguez Gómez
Universidad Internacional de La Rioja (España)
Sonia María Rodríguez Huerta
Universidad de Oviedo (España)
Nuria Rodríguez López
Universidade de Vigo (España)
Juan Andrés Rodríguez Lora
Universidad de Sevilla (España)
Javier Rodriguez Torres
Universidad de Castilla-La Mancha (España)
Aurora María Ruiz Bejarano
Universidad de Cádiz (España)
Encarnación Ruiz Callejón
Universidad de Granada (España)
Ignacio Sacaluga Rodríguez
Universidad Europea de Madrid (España)
Virginia Sánchez Rodríguez
Universidad de Castilla-La Mancha (España)
Andrés Sánchez Suricalday
Centro Universitario Cardenal Cisneros (España)
Alexandra María Sandulescu Budea
Universidad Rey Juan Carlos (España)
María Santamarina Sancho
Universidad de Granada (España)
Clara Janneth Santos Martínez
Universidad Rey Juan Carlos (España)
Begoña Serrano Arnáez
Universidad de Granada (España)
Marta Talavera Ortega
Universitat de València (España)

ÍNDICE

PRÓLOGO

La evolución de la sociedad es siempre una continua insatisfacción científica. Sus derroteros y fervientes logros, van siempre acompañados del actuar del hombre como catalizador de los procesos cognoscitivos encaminados a trasformar la realidad de la vida de los seres humanos. Cada análisis, valoración circundante de estos fenómenos tiene al hombre como centro trasformador de la evolución.

El avance de la vida es un proceso perenne y actual, que afecta, en positivo o en negativo, todas las esferas de la cotidianidad. Un mundo cambiante, sobre todo después de atravesar una pandemia, como la COVID-19, con grandes secuelas en la cotidianidad y en la psicología diaria, de las cuales es difícil salir, aunque subyace el sentido práctico de apártanos y olvidar este suceso de nuestras vidas.

En tal sentido, la educación y sus sistemas también se afectan de manera detallada en su entramado procedimental y sus efectos sociales. Un análisis lógico de este fenómeno implica valorar, de manera precisa, los nuevos retos y apreciaciones que implican estos cambios que afectan la sociedad en general y la educación en específico.

En este entorno, surgen nuevos retos a la educación. Seguramente al verlos con un enfoque integral se asumen la temporalidad de estos fenómenos, pero sin lugar a dudas abre un grupo de brechas que solo la ciencia podrá discernir. En las investigaciones docentes se encuentra un potencial muy sustancioso, para en ultima instancia, estudiar casos, generalizar experiencias y sobre todo valorar nuevas iniciativas desde una visión trasformadora del mundo.

Es uno de los retos más latentes de la educación. La sociedad cambia, evoluciona y se modifican sus cánones y con ella la educación se debe adaptar a ello, de una manera creativa y eficaz con un enfoque holístico e integrador. Este enfoque se asume que debe tener en cuenta siempre los sujetos y sus efectos en la sociedad.

Este ciclo es similar al de la existencia misma. Solo logrando sujetos integrales y con insumos para adaptarse a los cambios que la propia sociedad impone se logrará modificar las propias circunstancias que rodean al ser humano. Solo se conseguirá transformar la sociedad si se adaptan las circunstancias desde una visión sistémica del asunto, siempre enfocado en el devenir histórico y con un marcado acento en la praxis de la vida.

Siguiendo este orden temático presentamos la obra *Planteamientos educativos adaptados a las nuevas necesidades docentes.* Una verdadera contribución a replantarnos como los sistemas de educativos debe adaptarse a las necesidades imperantes en este nuevo orden. A través de sus 36 capítulos, este libro, acerca al lector a visiones holísticas e integrales de propuestas educativas, que contribuyen de manera creativa a entender el fenómeno.

Reflexiones que nos llevan desde las enseñanzas, con la pandemia de COVID-19 como actuante problemática, y experiencias en entornos diversos, el uso de herramientas desde la ciencia y sus tecnologías, y otras herramientas, como la IA nuevo actor en la gestión de los saberes, que llega para permanecer y perfeccionarse, donde recomendaríamos siempre la supervisión del ser humano y de la sociedad en su conjunto para una buena y mejor práctica cada vez, por solo citar algunas de las contribuciones que emana a la nueva generación del siglo XXI.

Se demanda también de un sistema curricular educativo para ordenar y maximizar el proceso de aprendizaje, en función de los nuevos acontecimientos que florecen en el siglo XXI, del cual se demanda por pare te todos reaprender y aprender. Los objetivos, contenidos, técnicas y criterios metodológicos y evaluativos deben estar orientados a la maximización de los procesos de aprendizaje. Demandamos tener presente que el currículum, como herramienta guía para una enseñanza de calidad, debe estar impregnado de novedosas y prácticas estrategias docentes y de métodos de enseñanza, para una educación de calidad.

Esta obra se considera un acercamiento a un mundo por investigar y donde están latentes los cambios de una sociedad en constante evolución. Con la incitación a una lectura consiente y a una relectura eficaz para lograr adaptarnos a estos cambios educativos con un único fin: lograr un egresado más integral y efectivo para enfrentar los retos que se imponen hoy.

Hugo Pérez Sordo
Yorlis Delgado López
Isabel Cristina Rincón
Universidad de La Rioja (España)
Colegio Universitario San Gerónimo de La Habana (Cuba)
Universidad de Santander (Colombia)

TRABAJANDO LA CONCIENCIA FONOLÓGICA EN EDUCACIÓN INFANTIL A PARTIR DE LA LITERATURA ORAL Y LA POESÍA

Mª Eugenia Acedo Tapia[1], Almudena Pérez González[1]

1. INTRODUCCIÓN

La conciencia fonológica es hoy día uno de los temas claves a trabajar en el currículo de Educación Infantil si queremos mejorar las habilidades lingüísticas de nuestro alumnado. Y no solo las habilidades orales, sino también la escritura y la lectura. Tal y como se demostró en el National Reading Panel (2000), los protocolos estándar de intervención deben estar basados en los cinco componentes esenciales para que la instrucción lectora sea efectiva y deben ser enseñados de un modo explícito y sistemático. Los cinco componentes fundamentales para la adquisición de la lectura serían la conciencia fonémica, el principio alfabético, la fluidez, el vocabulario y la comprensión. Aunque existen muchos otros necesarios, como son la lateralidad, la madurez, la motivación, etc., los específicos serían esos cinco.

Sin embargo, estudios recientes como el de Giménez *et al.* (2023) demuestran que, tras analizar la práctica y las opiniones de más de 1500 profesores sobre la enseñanza de la lectura, la mayoría se inclinaron por los métodos globales y consideraron que la madurez y la motivación son ayudas relevantes para adquirir la conciencia fonológica. Mostraron escasa comprensión de los factores que realmente sustentan la adquisición de la lectura.

Por ello, es fundamental trabajar dicha conciencia fonológica en las aulas. Muchas veces, los profesores encontramos multitud de actividades en páginas web que nos dicen que son ejercicios para trabajar la conciencia fonológica, pero ¿realmente se trabaja en dichos ejercicios? De ahí que hayamos planteado este proyecto de intervención educativa, preparado para niños de 3 años, del primer curso del segundo ciclo de Educación Infantil, en el que, a través de actividades muy lúdicas, vinculadas con la literatura oral y la poesía, vamos a trabajar la conciencia fonológica.

Aprender a leer consiste en tomar conciencia de las estructuras de la lengua oral a fin de vincularlas con el código visual de las letras. Leer no es un aprendizaje natural. Con la lectura se modifica la organización cerebral. Existen cinco componentes esenciales para que la instrucción lectora sea efectiva, y deben ser enseñados de un modo explicito y sistemático. Estos componentes son: conciencia fonémica, principio alfabético, fluidez, vocabulario y comprensión. Estos cinco aspectos son los grandes de la lectura, y deben aparecer en la persona continuamente (Giménez, 2022).

1. Universidad de Málaga (España)

La conciencia fonológica se puede definir como la habilidad metalingüística que permite reflexionar sobre el lenguaje oral y hace referencia a la habilidad para identificar, segmentar o combinar de modo intencional, las unidades subléxicas de las palabras, es decir, las sílabas, las unidades intrasilábicas y los fonemas. Jiménez (citado en Martín, 2009) la define como la habilidad para reflexionar de manera consciente sobre los segmentos fonológicos del lenguaje oral. También la conciencia fonológica se ha definido como la capacidad que tiene una persona para entender que la cadena que forma el habla cuenta con una serie de segmentos individuales, acompañada de la habilidad para segmentar esa cadena en unidades, y de la habilidad para formar una unidad superior a partir de segmentos menores (Mata *et al.*, 2015).

Sería ideal que, a partir de los 3 años, se comience a trabajar la conciencia fonológica. Las capacidades que abarcan esta habilidad se van adquiriendo en diferentes edades, volviéndose cada vez más complejas en función de la edad de los pequeños. A continuación, se mencionan las diferentes etapas en las que se desarrolla la conciencia fonológica:

- Conciencia léxica: el alumnado debe ser consciente de las palabras.
- Conciencia silábica: basada en situar la atención de los alumnos en las sílabas:
  - Segmentación silábica: el niño es capaz de separar la palabra en sílabas y contar cuántas sílabas tiene una palabra, por ejemplo, "pe-rro".
  - Reconocimiento de sílabas: el niño es capaz de identificar la sílaba inicial, final y medial. Para comenzar con este nivel, se empieza con el reconocimiento de la sílaba inicial. Por ejemplo: "¿Cuál es la primera sílaba de 'mochila'?".
  - Manipulación silábica: es la habilidad de poder agregar, quitar o juntar sílabas para formar nuevas palabras. Por ejemplo: "¿Si a la 'pelota' le quito la última sílaba, qué palabra me queda? Pelo".
- Conciencia fonémica: consiste en que el alumno trabaje la reflexión sobre el fonema:
  - Reconocimiento de sonidos vocálicos: reconocer qué vocales tiene la palabra inicio, al final y al medio. Por ejemplo: "¿Con qué vocal inicia auto?":
  - Reconocimiento de sonidos consonánticos: reconocer qué consonantes tiene la palabra al inicio, al final y al medio. Por ejemplo: "¿Con qué consonante inicia mamá?".
  - Manipulación fonémica: es la habilidad de formar una palabra a partir de sus sonidos. Por ejemplo: "Si digo los siguientes sonidos por separado a – l – a ¿Qué palabra se forma? Ala".

Rueda (2003) afirma que "el conocimiento fonológico no puede entenderse como algo homogéneo, sino que existen diferentes niveles de conocimiento que contribuyen al desarrollo total del conocimiento fonológico". Pues bien, la conciencia fonológica es una habilidad fundamental en el desarrollo de la lectura y escritura, por lo que es importante estimularla de manera adecuada en la etapa de Educación Infantil para evitar dificultades posteriores.

Por su parte, la literatura infantil tiene una gran importancia en la etapa de educación infantil, pretende motivar y acercar al alumnado al hábito de la lectura desde la primera edad. La literatura infantil es un camino que lleva a los niños al desarrollo de la imaginación, y a expresar emociones y sentimientos, de forma significativa. Trabajar la literatura oral con los más pequeños es abrirle las puertas hacia el interés y gusto por la lectura, siendo una pieza fundamental para que en futuro sean buenos escritores y lectores, sabiendo leer y expresarse adecuadamente.

Dentro de la literatura infantil, en el presente proyecto, vamos a centrarnos en la literatura oral y en la poesía infantil, ya que son dos recursos muy dinámicos y atractivos para los pequeños, debido a su musicalidad, ritmo, etc. Según Colomer (2010), la literatura de tradición oral abarca un amplio conjunto de producciones: poéticas, didácticas o narrativas. La tradición oral es una forma de transmitir desde tiempos anteriores a la escritura, a la cultura, la experiencia y las tradiciones de una sociedad a través de relatos, cantos, oraciones, leyendas, fábulas, conjuros, mitos, cuentos, etc. Se transmite de generación a generación llegando hasta nuestros días, y tiene como función primordial la de conservar los conocimientos o costumbres ancestrales a través de los tiempos. Por su parte, la poesía es también un recurso educativo que permite estimular el desarrollo cognitivo, comunicativo y emocional de los niños, potenciando la adquisición de nuevos valores y conocimientos. La actividad poética es capaz de cambiar el mundo, siendo revolucionaria por naturaleza. La poesía tiene el don de revelar este mundo. La poesía infantil despierta en los pequeños lo mismo que despierta la poesía en los adultos: interés, ganas de conocer y explorar el mundo, manifestar ideas, sentimientos, emociones, etc. Es aquella poesía escrita para niños, esos lectores que no han terminado de crecer ni de desarrollarse, pero que pueden leer toda poesía que le emocione e interese (Cerrillo y Sánchez, 2015).

Nuestro proyecto pretende, recogiendo todas las posibilidades que nos ofrece la literatura oral y la poesía, trabajar la conciencia fonológica de una manera atractiva para los más pequeños.

2. OBJETIVOS

El presente trabajo cuenta con una serie de objetivos y contenidos a trabajar, correspondientes a las actividades que se llevarán a cabo durante los meses que se desarrollará el plan de intervención. A continuación, se presentarán los diferentes objetivos:

El objetivo general del plan de intervención es estimular la lengua oral en niños de tres años, y, en concreto, estimular la conciencia fonológica.

Los objetivos específicos que se van a trabajar en el plan de intervención son los siguientes:

- Estimular la pronunciación de diferentes palabras a través de bits de inteligencia. (fase 1).
- Desarrollar los órganos buco-fonatorios de los alumnos. (fase 2)
- Reforzar la pronunciación de las vocales (fase 3 y 5)
- Mejorar la pronunciación de los fonemas oclusivos y de las sibilantes /s/ y /z/ (fase 4 y 5)

3. METODOLOGÍA

Nuestro proyecto va destinado a niños de tres años. En esta etapa es especialmente importante que los pequeños adquieran un correcto aprendizaje y desarrollo del lenguaje oral, para un posterior aprendizaje de la lectura y escritura, así como les permita participar en nuevos contextos de interacción con sus iguales y demás personas de su entorno. Es normal que el alumnado de Educación Infantil presente alguna dificultad en este proceso, como una incorrecta pronunciación de ciertos fonemas, incapacidad de distinguir un fonema de otro, etc. Los niños a los tres años son capaces de entender el lenguaje descontextualizado de los adultos. También, su competencia lingüística les permite seguir la narración de un cuento, realizar de manera autónoma órdenes dadas por un adulto y expresarse con bastante habilidad y fluidez. Algo determinante a esta edad es que el pequeño puede dejar muy claro aquello que le gusta y aquello que no, pero, cuando quiere explicar algo que ha sucedido a otra persona, esta debe hacer un esfuerzo por interpretar la información que el niño le ofrece. Esto es debido a que el niño no ha terminado el proceso de interiorización del lenguaje. En relación con la pronunciación de los pequeños a esta edad, pueden pronunciar correctamente la mayoría de los fonemas de su lengua materna, a excepción de los que presentan mayor complejidad. El léxico aumenta constantemente. También, los niños a los tres años construyen oraciones simples en las que combinan tres o cuatro elementos, aunque no respetan el orden convencional. Todo esto se desarrollará y perfeccionará poco a poco, siguiendo el crecimiento progresivo y desarrollo integral del niño. El contexto en el que se desenvuelve el niño es algo determinante en este proceso. Los pequeños en el aula se expresan y hablan como lo ven en su hogar. Es muy importante cuidar la manera de hablar y comunicarse en casa, ya que es algo fundamental para que los pequeños adquieran una forma de comunicarse y expresarse correcta y educada.

El proyecto se va a desarrollar en cinco fases. Está programado para llevarse a cabo en un curso escolar. En cada una de las fases se pretenderá alcanzar un objetivo, trabajando sus diferentes contenidos a través de actividades y juegos para motivar al alumnado. Se llevará a cabo de la siguiente manera:

3.1. Primera fase: Evaluación inicial

Esta fase se realizará en el mes de septiembre. Consiste en una evaluación inicial para comprobar cuáles fonemas pronuncian los niños adecuadamente y cuáles no. La actividad que se realizará en esta evaluación inicial será:

ACTIVIDAD 1: "LEYENDO IMÁGENES".

En esta actividad se mostrará al alumnado unos bits de inteligencia con diferentes dibujos y deberán decir qué es lo que ven. Como el alumnado aún no sabe leer, se le mostrará el dibujo de la palabra que se desea que diga. Se realizará en dos sesiones, en la primera se trabajará la pronunciación de las consonantes /p/, /b/, /t/, /d/, /k/, /g/, /m/, /n/y / n̪ /. Y en la segunda se trabajarán las consonantes /f/, / ϑ /, /s/, /l/, / l̬ /, /r/ y / r̄ /. Con dichos bits intentaremos estimular la pronunciación de dichas palabras y atraer a los alumnos hacia el concepto de conciencia fonológica, dándose cuenta de que existen sonidos diversos.

3.2. Segunda fase: Desarrollo de órganos fono-articulatorios

La segunda fase se llevará a cabo en el mes de octubre. Se realizarán cuatro actividades de ejercicios y juegos para desarrollar los órganos fono-articulatorios, para mejorar el desarrollo del lenguaje oral. Las actividades que se realizarán en esta fase son las siguientes:

ACTIVIDAD 2: "EL GUSANITO A TRAVÉS DEL ESPEJO".

En primer lugar, se realizarán ejercicios de praxias buco-faciales viendo un cuento en la pizarra digital. Tras la finalización del cuento, se le entregará a cada alumno un pequeño espejo de mano en el que se observarán haciendo de nuevo las praxias buco-faciales trabajadas en el cuento. Seguidamente, la maestra podrá realizar nuevas praxias con los pequeños para que continúen desarrollando sus órganos buco-fonatorios.

ACTIVIDAD 3: "¡CORRE POMPÓN!".

Esta actividad se trata de un ejercicio de soplo, en el que los alumnos deberán soplar con una pajita varios pompones siguiendo un camino hasta llegar a la meta. Se realizará en el suelo, simulando que las cintas pegadas son el camino de la carrera. En este ejercicio también se trabaja la coordinación óculo- manual del pequeño, ya que debe tener la pajita bien cogida con la mano para soplarle a los pompones, y conseguir que lleguen a la meta siguiendo el camino sin salirse.

ACTIVIDAD 4: "¡ESPEJITO, ESPEJITO!".

Esta actividad consiste en un juego por parejas, en el que uno de los alumnos deberá ser el reflejo del otro. Los ejercicios buco-faciales a realizar son faciales, linguales y labiales. Se dirá a los pequeños los ejercicios buco-faciales que deben realizar, siendo la maestra las que las dicte. Los alumnos deberán realizarlas correctamente, y seguidamente su pareja, ya que es su reflejo. Los roles cambiarán cuando se realicen los ejercicios buco-faciales dichas por la maestra.

ACTIVIDAD 5: "SOMOS PELUQUEROS".

En esta actividad el alumnado realizará un ejercicio de soplo con pajitas y acuarelas. Se entregará a cada alumno un dibujo de un muñeco que le falta el cabello, y ellos con las pajitas deberán soplarle a las acuarelas para dibujarle su pelo. Con esta actividad trabajarán el soplo y controlarán la respiración, creando el cabello de su dibujo.

Con estas cuatro actividades, se desarrollarán los órganos buco-faciales para una mejor pronunciación de los fonemas. Mover la lengua hacia diversos lados, el soplo, y otro tipo de ejercicios linguales y labiales mejorará el dominio de los órganos fundamentales para una mejor vocalización.

3.3. Tercera fase: Desarrollo de las vocales

Esta fase se llevará a cabo durante el mes de noviembre y diciembre. En estos dos meses se trabajarán las cinco vocales. A continuación, se explican las actividades:

ACTIVIDAD 6: "SOMOS POETAS".

Esta actividad se realizará en cinco sesiones. En cada sesión el alumnado recitará junto con la maestra una pequeña poesía correspondiente a cada vocal, con el fin de que sepan pronunciar adecuadamente las vocales y también, si son capaces, reconocerlas. Las poesías deberán ser sencillas, reiterativas y con especial hincapié en el fonema que estamos trabajando, tipo: "La letrita A / cuida de sus animalitos, / y alegre está al verlos tan bonitos. / ¡A, a, a, qué alegre la A está!".

ACTIVIDAD 7: "A, E, I, O, U".

En esta actividad se recitará un poema de todas las vocales juntas. De esta manera el alumnado repasará y recordará todo lo aprendido en las anteriores actividades y sesiones. La maestra ayudará al alumnado a recitar este poema, el cual se podrá representar haciendo gestos, praxias, etc.

En esta actividad el alumnado ya habrá trabajado todas las vocales, las cuales deberán pronunciar adecuadamente. Se espera que los alumnos sean capaces de pronunciarlas correctamente y sepan el sonido de cada fonema.

A esta edad, la musicalidad y el ritmo de las poesías son muy atractivas para los niños. Repetir la poesía de cada vocal que recitará la maestra les proporcionará una mejor pronunciación de las diversas vocales.

3.4. Cuarta fase: Desarrollo de consonantes seleccionadas

Esta fase se desarrollará en cuatro meses, desde enero hasta abril. Se trabajarán las consonantes oclusivas /p/, /b/, /t/, /d/, /k/, /g/, /s/ y / ϑ / se trabajarán en el mes de abril.

ACTIVIDAD 8: "CONOCIENDO A LA /P/ Y A LA /B/".

En esta actividad se presentará al alumnado los fonemas /p/ y /b/ a través de canciones, para que se familiaricen poco a poco con ellas, con el fin de que sean capaces de reconocer que sonido pertenece a cada letra.

ACTIVIDAD 9: "/P/, /B/, Y SUS TRABALENGUAS".

Esta actividad quedará dividida en dos sesiones. En la sesión una se trabajará la letra p y en la sesión dos la b. La actividad consiste en que el alumnado sea capaz de pronunciar adecuadamente el sonido del fonema /p/ y /b/. Se recitará un trabalenguas donde se repite continuamente el sonido de la letra que se esté trabajando. Mientras que el alumnado recite el trabalenguas mirará los movimientos que la maestra hace con la boca, haciéndolos ellos también. Los trabalenguas se recitarán lentamente para que todos sigan el ritmo, tipo: "El Pollito piquito, picotea / poquito a poquito / pica que te pica / con el piquito".

ACTIVIDAD 10: "LAS AMIGAS /T/ Y /D/".

La actividad consiste en leer cuentos con onomatopeyas de las letras t y d (*El topo Tomás* y *Dino el Dinosaurio*). Las onomatopeyas que aparecen en los cuentos ("tic, toc" o "din, don") serán las que tendrán que repetir los alumnos con la maestra cuando se esté leyendo la historia. Se podrán realizar acciones mímicas y praxias faciales, linguales y labiales, mientras se cuenta la historia para hacerlo más divertido.

ACTIVIDAD 11: "INVENTANDO ONOMATOPEYAS".

En esta actividad el alumnado deberá crear sus propias onomatopeyas con las letras *t* y *d*. La maestra recordará las onomatopeyas de los cuentos que se trabajaron, como, *toc, toc, tic, tac...* para que el alumnado sea capaz de recordar y crear las suyas.

ACTIVIDAD 12: "¿QUÉ LETRA SOY?".

En esta actividad los alumnos deberán diferenciar qué palabras empiezan por el sonido de la letra *t* y cuáles por el sonido de la letra *d* a través de palabras dichas por la maestra, por ejemplo, "tapa, tela, tigre, topo, tambor", frente a "dado, dedo, dinosaurio, duende, diente".

ACTIVIDAD 13: "NOS VISITAN DOS NUEVAS LETRITAS".

En esta actividad se presentará al alumnado dos vídeos de las consonantes velares /k/ y /g/, para que comiencen a familiarizarse con el sonido de cada fonema. Tras finalizar los vídeos, la maestra dirá a los alumnos una serie de palabras de objetos y animales que comiencen por las letras *k* y *g*, y los pequeños deberán decir por qué letra comienza la palabra que la maestra dice ("kaki, kiwi, gato, guante").

ACTIVIDAD 14: "RIMAS, RIMAS Y MÁS RIMAS".

La actividad consiste en memorizar rimas de las consonantes velares k y g. Se realizará en dos sesiones. Primero, la maestra recitará la rima de la letra que corresponda, y después, los alumnos con la ayuda de la maestra. Se deberán aprender las rimas para decirlas entre todos, marcando la pronunciación en las palabras que aparezcan las letras k y g. Por ejemplo, "El koala Kiko / le encanta comer kikos / y tiene en su casa montones de kilos / Kiko el koala / el koala Kiko".

ACTIVIDAD 15: "LA /S/ Y LA / ϑ / VIENEN PARA QUEDARSE".

En esta actividad se leerá a los alumnos un pequeño cuento de las letras *s* y *z*, marcando la pronunciación en las palabras que aparezcan ambas consonantes, para que comiencen a distinguir entre un sonido y otro.

ACTIVIDAD 16: "ADINA, ADIVINANZA…".

En esta actividad se trabajarán las consonantes /s/ y / ϑ / a través de adivinanzas. La maestra recitará la adivinanza con el fin de que los alumnos descubran de qué letra se trata, y sepan que el sonido que más se pronuncia en la adivinanza pertenece al fonema trabajado.

ACTIVIDAD 17: "¿SABES QUIÉN SOY?".

En esta actividad la maestra dirá a los alumnos palabras de objetos y animales que comiencen y contengan las letras s y z. Se dirán las palabras de los objetos y animales marcando el acento en los fonemas /s/ y / ϑ /.

En esta fase, hemos seleccionado las oclusivas por ser las primeras consonantes que adquiere el niño y ser consonantes que a la edad de 3 años deben estar adquiridas normalmente. También hemos seleccionado las sibilantes /s/ y / ϑ/ por ser consonantes que en Andalucía (de donde surge este proyecto) deben ser trabajadas lo antes posible para ayudar a mejorar el característico seseo y/o ceceo de la zona. La utilización de poesías, trabalenguas y adivinanzas nos permitirán la repetición de dichos fonemas de forma atractiva para los niños.

3.5. Quinta fase: Evaluación final

Esta fase es la última del proyecto. Se realizará en el mes de mayo y junio, y consiste en una actividad que se corresponde a la evaluación final para comprobar si han alcanzado los objetivos y contenidos propuestos del presente proyecto.

ACTIVIDAD 18: "SOMOS LETRAS".

En esta actividad el alumnado deberá realizar una pequeña obra de teatro. Se llevará a cabo en seis sesiones. Cada alumno representará una letra, y aparecerá vestido de esa misma letra dibujada en un folio y decorada. Estas letras han sido trabajadas durante el proyecto, desde las vocales hasta las consonantes.

Un ejemplo de representación sería así: La letra A es una abeja, pues el pequeño deberá decir en el teatro "soy la A y soy una abeja". Otro alumno se presentará como la E: "Soy la E y soy un elefante". Así sucesivamente hasta que todos los alumnos representen a una letra.

En la última sesión se realizará el teatro, en el que todos los alumnos deberán decir qué letra han representado y, por último, se repasarán todas las letras juntas para terminar y dar por acabado el proyecto. La identificación de cada alumno con una letra y, por ende, con un fonema, permitirá a los alumnos repasar y desarrollar habilidades diferenciadoras de cada uno de los mismos. Cada niño identificará perfectamente la letra de la que se disfrazará y además, al ver el resto de letras en cada uno de sus compañeros de clase, les permitirá de forma lúdica también identificar el resto. Haremos hincapié en "soy la letra X y sueno X", para que sean conocedores de que cada letra tiene un sonido, facilitando la conciencia fonológica y la distinción grafía-fonema.

4. EVALUACIÓN Y SU DISEÑO

En Educación Infantil la evaluación forma parte del proceso educativo. Tiene como finalidad identificar los aprendizajes adquiridos, así como determinar el grado de consecución de los objetivos previstos y el ritmo y características de la evolución de cada alumno, tomando como referencia los criterios de evaluación de cada una de las áreas.

En el proyecto se ha realizado una evaluación inicial (fase 1), continua (a través de la evaluación de cada una de las actividades) y final (fase 5) del proceso educativo del alumnado.

La evaluación inicial se pretende realizar a través de la observación directa, en la que se obtenga una idea previa de los conocimientos que poseen los alumnos sobre lo que posteriormente se va a trabajar. Con esta evaluación inicial lo que se pretende es afianzar lo que el alumnado sabe, tenga dificultades, o no sepa antes de realizar el proyecto, para proporcionarle unos conocimientos nuevos, que se añadirán a lo que anteriormente ya sabía y conocía. Partiremos de ver si han sabido pronunciar las palabras que aparecían en los bits que se le ofrecen. Esto nos permitirá, además de conocer su nivel fonético, descubrir su nivel léxico, para otro tipo de actividades y/o proyecto.

Se pretende seguir en todo momento una evaluación continua al final de cada actividad, a través de una escala de valor y mediante una observación directa, evaluando los criterios que presenta cada actividad. En dicha escala de valor, estableceremos 4 valores: 1 (necesito más tiempo), 2 (estoy aprendiendo), 3 (lo hago bastante bien) y 4 (lo hago muy bien).

En la evaluación final se comprobará los resultados obtenidos de cada alumno tras la realización de la actividad planteada a través también de una escala de valor numérica. En esta escala se evaluará si los alumnos saben pronunciar cada fonema y cada letra trabajada a lo largo de todo el proyecto. No solo se evaluará si sabe identificar y pronunciar la letra que le ha tocado en el teatro, sino también en los ensayos de este, veremos si sabe identificar la letra y fonema de sus compañeros.

En cuanto a la evaluación del proyecto, debe ser global, continua y formativa, a través de la observación directa y sistemática. Además, se evaluarán los procesos de aprendizaje y la propia práctica educativa del docente. La evaluación del proyecto estará basada en el cumplimiento de objetivos, siendo posible la modificación de las actuaciones teniendo en cuenta las necesidades del alumnado. Para ello se realizará una evaluación continua del proyecto. La evaluación final nos servirá para plantear nuevos objetivos y posibles mejoras. Se plantearán una serie de ítems a evaluar como: ¿Se han conseguido los objetivos propuestos? ¿El tiempo utilizado ha sido el adecuado? ¿Ha sido poco trabajar un día a la semana? ¿Se ha conseguido que los alumnos interioricen los objetivos y contenidos que se han pretendido enseñar? ¿Han sido completas las sesiones? ¿Han sido adecuadas y dinámicas las actividades? ¿Han sido los recursos utilizados en cada actividad adecuados? A partir de las respuestas obtenidas, se establecerán observaciones y propuestas de mejora, para una futura aplicación del mismo proyecto con otros alumnos.

5. CONCLUSIONES

Tras la realización de este proyecto hemos llegado a una serie de conclusiones:

1. Trabajar la conciencia fonológica con poesías y literatura de tradición oral es mucho más atractivo para los alumnos y permitirá una mayor motivación en los mismos. Tras la realización de este proyecto, el cual, aunque no se ha podido desarrollar por completo, sí se ha realizado parcialmente, nos hemos dado cuenta de que a los niños les atrae muchísimo la musicalidad y el ritmo de la poesía, y les hace más atractivo trabajar cualquier temática a partir de la misma.
2. Cuanto antes se comience a trabajar en el aula la conciencia fonológica, antes adquirirán los niños la lectoescritura. A partir de los estudios reseñados en la introducción, hemos podido conocer la gran importancia que tiene la conciencia fonológica a estas edades. Si bien la creencia general del profesorado es que el niño aprenderá a leer cuando tenga madurez y motivación, la ciencia ha demostrado que existen una serie de condiciones fundamentales para adquirir la lectura y una de ellas es la conciencia fonológica.
3. Hace falta una mayor formación del profesorado de Educación Infantil en conciencia fonológica. Al realizar nuestra búsqueda bibliográfica sobre actividades de conciencia fonológica nos hemos dado cuenta de que muchas de las que aparecían como tal no eran realmente actividades en las que se trabajase la fonética. Quizá sería bueno implementar un poco más dicha enseñanza en los centros universitarios de magisterio intentando que la base del futuro profesorado sea más sólida en cuanto a estos conocimientos, tal y como se deriva también de las encuestas realizadas recientemente al profesorado, y que son analizadas en la introducción a este artículo.

En conclusión, trabajar la conciencia fonológica permitirá a nuestros alumnos desarrollar mucho más rápidamente la lectoescritura y nos facilitará mucho los procesos para ello.

Aprovechemos la riqueza de nuestra literatura de tradición oral y de la poesía que es tan atrayente para estas edades para trabajar sin que se den cuenta dicha conciencia y conseguiremos alumnos lectores eficaces.

6. REFERENCIAS

Cerrillo, P. C., y Sánchez, C. (2015). La poesía y el teatro infantiles. En J. Mata, M. P. Núñez y J. Rienda, *Didáctica de la lengua y la literatura.* Pirámide.

Colomer, T. (2010). *La Literatura Infantil en la Escuela* [Archivo PDF]. https://bit.ly/3okCT8w

Giménez, A. (2022). *Primera sesión formativa sobre el aprendizaje de la lectura* [Vídeo del grupo de investigación Leeduca].

Giménez, A., Sánchez, A. Flores, A., y Luque, J. L. (2023). Teachers' opinions about the teaching of reading in Spain. *Psicología Educativa, 29*(1), 65-73.

Martín, R. A. (2009). *Manual de Didáctica de la Lengua y la Literatura.* Síntesis.

Mata, J., Núñez, M. P. y Rienda, J. (2015). *Didáctica de la lengua y la literatura.* Pirámide.

National Reading Panel (2000). *Teaching children to read: An evidence-based assessment of the scientific research literature on reading and its implications for reading instruction: Reports of the subgroups.* Nichhd.

Rueda, M. (2003). *La lectura. Adquisición, dificultades e intervención.* Amarú.

FORMACIÓN DE LA DOCENCIA PARA LA DIVERSIDAD EN LA ESCUELA

Maribel Enaida Alegre Jara[1]*, Eva María Rojas Cordero*[1]

El presente texto nace en el marco de un estudio realizado en el marco de financiamiento de los fondos nacionales asignados a la universidad pública en Perú, Universidad Nacional del Santa (Perú).

1. INTRODUCCIÓN

Aprender a vivir entre personas diferentes e incluir a niños, jóvenes y adultos con habilidades especiales para que todos puedan desarrollar al máximo su potencial; se ha convertido en el principal desafío del magisterio, y las acciones orientadas para tal fin constituyen evidencias del compromiso por hacer real la inclusión. La atención en la diversidad es en la actualidad el principio orientador de la enseñanza básica que pretende proporcionar a todos los estudiantes una educación adecuada a sus características y necesidades por lo que la organización escolar debe procurar medidas complementarias y alternativas que consideren y garanticen la adecuación de la enseñanza a las diferencias individuales y ritmos de aprendizaje de cada uno de sus estudiantes.

El estudio realizado por García, Ismael el año 2018 denominado: La educación inclusiva en la Reforma Educativa de México y publicado en la Revista Nacional e Internacional de Educación Inclusiva el mismo año, hace un recorrido y análisis respecto a la educación inclusiva en el contexto mundial valorando su papel en la reforma educativa que recientemente se inició en México. El autor concluye que a pesar de la importancia que se da a la educación inclusiva en la reforma (constituye uno de los cinco ejes que la articulan) y del hecho de contar con suficiente evidencia cuantitativa y cualitativa, las autoridades educativas no la toman en cuenta evidenciándose en propuestas de integración educativa muy alejada de las expectativas que se tenían, una propuesta que no va a propiciar un avance en el proceso orientado a la inclusión. Finalmente, una de las conclusiones confirma que la propuesta de la Secretaría de Educación Pública - SEP no se relaciona con la educación inclusiva, sino con la integración educativa, pues está dirigida a un segmento muy particular de alumnos y pone como requisito que en las escuelas haya atención del personal de educación especial. Lo que propone la SEP es lo que se

1. Universidad Nacional del Santa (Perú)
2. Docente de la Universidad Nacional del Santa (Perú)

ha estado haciendo en el país desde hace mucho tiempo. Lo cierto es que no parece una propuesta derivada del interés por atender con calidad a los niños provenientes de grupos en condición de vulnerabilidad. La SEP procede como si no se contara con más de veinte años de experiencia, con miles de niñas y niños integrados en sus escuelas, con miles de profesionales de educación regular y especial trabajando cotidianamente para lograr la integración/inclusión de estos alumnos. No se consultó la evidencia y no hay indicios de que se haya consultado a maestros, personal de educación especial, directivos, padres de familia, alumnos integrados (García, 2018, pp. 49-62).

Los maestros de hoy necesitan la preparación y las herramientas necesarias para impulsar y superar con éxito esta realidad, y un desafío mayor lo tienen las facultades de las instituciones que forman a la docencia, pues de ellos depende y dependerá la atención de miles de niños en el Perú quienes a pesar de tener acceso en aulas regulares, carecen de una atención pedagógica que pueda promover el desarrollo de sus capacidades y habilidades considerando aun las condiciones básicas en las que son incluidos. Así, la formación docente constituye un desafío para las instituciones de educación superior y una forma de resignificar el concepto de inclusión. En todo el país, miles de niños, adolescentes y jóvenes con habilidades diferentes estudian en instituciones denominadas "inclusivas", sean públicas o privadas. Sin embargo, solo un pequeño porcentaje de este universo recibe atención especializada y soporte a través de los Servicios de Apoyo y Asesoramiento de las Necesidades Educativas Especiales (SAANEE).

El incremento masivo de la visibilidad y reconocimiento de la diversidad producido en estos últimos tiempos en la población escolar representa un desafío urgente en la educación. El problema radicaría en que la escuela y sus maestros no fueron formados para atender la diversidad; no se contempló en sus experiencias de preparación docente el trabajo con grupos heterogéneos de estudiantes; como resultado muchas veces la escuela ignora las condiciones propias de la atención pedagógica inclusiva en el desarrollo del proceso educativo. Esto conduce al incremento de las desigualdades entre los estudiantes que no poseen dificultades y aquellos que presentan alguna condición de desventaja. Ante estos obstáculos surge la necesidad de empoderar a la docencia en servicio, corresponde darle al maestro más autonomía para poner a prueba sus propuestas de mejora y estimularlo en la tarea de innovar y generar estrategias para el aprendizaje de sus estudiantes considerando sus diferencias. El maestro debe estar sensibilizado y conocer a profundidad el verdadero sentir de la inclusión educativa, para promover el respeto y la aceptación de este proceso en todos los miembros de la comunidad escolar, aquí el líder juega un rol protagónico. Es importante además detectar los posibles condicionantes o barreras que entorpecen esta tarea a fin de trabajar en su superación, al mismo tiempo que se crea una nueva cultura de respeto y valoración de las diferencias dentro de la escuela y fuera de ella.

Es así que la educación inclusiva se convierte hoy, en un reto transformador para la sociedad y, especialmente, para la estructura de la escuela actual, como institución encargada de acoger y socializar a generaciones que representan el presente y futuro de nuestro país. La responsabilidad del cambio de paradigma exige actitud positiva y propositiva de la docencia para saber valorar las diferencias enriquecedoras en el ámbito escolar. Este profundo cambio debe orientarse a superar las barreras impuestas por la sociedad y para ello, será necesario que el docente renueve su práctica cuando se requiera para favorecer la mejora continua. La formación permanente representa un derecho y a la vez un deber para garantizar la educación para todos; esta necesidad de cambio del enfoque de formación ha sido destacado por diversos autores (Freire, 2010; Martín, 2015; Delgado, 2013; Imbernón, 2011), que enfatizan en el papel protagónico del docente para el desarrollo personal y social. En los últimos años y a raíz de las exigencias que demanda los procesos de inclusión educativa en la Educación Básica Regular en el Perú, se hace necesario no solo capacitar al magisterio en servicio sino además reformular los planes de formación de la docencia desde la educación superior a fin de que consoliden los aportes teóricos, normativos y prácticos relacionados con el tema de la inclusión educativa; y a partir de ello desarrollen capacidades que les permitan enfrentar de manera favorable los desafíos en las escuelas inclusivas a través de aplicación de estrategias y recursos pertinentes e innovadores, propuestas tanto por especialistas como por ellos mismos, con el propósito de brindar un servicio responsable en el marco la atención en la diversidad.

Para el Banco Interamericano de Desarrollo (2017) es indudable que, uno de los factores que determina la calidad educativa y el desarrollo de capacidades y competencias de las y los estudiantes, es la capacidad profesional del docente para brindar una educación de calidad, así como la capacidad de adecuarse a las necesidades educativas de las y los estudiantes con diversidad funcional (p. 52); dichas capacidades se logran mediante la capacitación, evaluación y promoción permanente del docente desde los procesos formativos. Así, los recursos y apoyos constituyen la garantía de éxito junto con la experticia del docente para la atención pedagógica en el aula inclusiva. Al respecto López-Vélez (2018), explica que este apoyo debe estar entendido, por un lado, por toda acción que se lleve a cabo para eliminar o reducir las barreras a la presencia, el aprendizaje, la participación y el logro de cualquier alumnado en el aula. Por otro, se concibe como la utilización y movilización de los recursos disponibles en el centro y en el aula, para ponerlos al servicio de la diversidad. En muchos casos, el énfasis no debe estar en contar con más número de profesionales y recursos, aunque esto también es necesario, sino en utilizar de forma eficaz y equitativa los ya existentes (p. 68).

López-Vélez (2018) hace referencia a las precisiones al respecto en palabras de Booth y Ainscow (2015, p. 48): Nosotros adoptamos un concepto de «apoyo» mucho más amplio entendiéndolo como «todas las actividades que aumentan la capacidad del centro escolar de responder a la diversidad del alumnado de forma que se les valore a todos y todas igualmente». En este sentido, los esfuerzos a fin de descubrir y reducir las barreras al aprendizaje y la participación, por un lado, y movilizar recursos disponibles por otro, son ambas actividades de apoyo.

Algunas precisiones respecto a la gestión de apoyos en palabras de Janney y Snell (2004) es que los apoyos (...) deben diseñarse para modificar los elementos del currículo, el aula, la lección o la actividad, de tal modo que posibiliten que esa persona sea educada junto con sus compañeros sin discapacidad. Muchos apoyos desaparecerán una vez que el alumno participe con éxito en una actividad y muestre que domina nuevas competencias. Los apoyos deberían ser siempre lo menos intrusivos posible. Puede resultar difícil eliminar o reducir apoyos demasiado intrusivos, ya que tienden a llamar la atención sobre el alumno de forma innecesaria y, por tanto, pueden llegar a estigmatizar su participación. (...) A veces la implicación de los compañeros puede ayudar a los profesionales a diseñar adaptaciones menos intrusivas en el aula (Janney y Snell, 2004), en (AAIDD, 2011, pp. 278-279).

En el Perú, la universidad, como institución educativa de acuerdo con lo establecido en la Ley Nº 30220 - Ley Universitaria, tiene dentro de sus roles "Formar profesionales de alta calidad de manera integral y con pleno sentido de responsabilidad social de acuerdo a las necesidades del país", "Proyectar a la comunidad sus acciones y servicios para promover su cambio y desarrollo", "Realizar y promover la investigación científica, tecnológica, humanística y la creación intelectual y artística". El Proyecto Educativo Nacional al 2036 (2020), contiene las voces de muchos peruanos, incluidas decenas de aportes de diversas entidades y expertos que demandan cambiar nuestra educación con urgencia. La orientación estratégica 2 demanda que las personas que ejercen la docencia en todo el sistema educativo se comprometan con sus estudiantes y sus aprendizajes, comprendan sus diferentes necesidades y entorno familiar, social, cultural y ambiental, contribuyan de modo efectivo a desarrollar su potencial sin ningún tipo de discriminación, desempeñándose con ética, integridad y profesionalismo, desplegando proactivamente su liderazgo para la transformación social y construyendo vínculos afectivos positivos (p. 95); Precisa además, entre otras consideraciones, que los docentes de todo el sistema educativo deben ser capaces de: garantizar que las y los docentes desarrollen aprendizajes que les permitan realizar su labor profesional en instituciones educativas de alta diversidad en la composición estudiantil, incluyendo la atención de estudiantes en escuelas multigrado, inclusión de estudiantes con discapacidad y visión crítica de los estereotipos raciales, culturales, de género y cualquier otra forma de discriminación, fomentando ambientes educativos solidarios (p. 100).

Así, la formación docente constituye un desafío para las instituciones de educación superior y una forma de otorgar un sentido diferente al concepto de inclusión. En todo el país, miles de niños, adolescentes y jóvenes con habilidades diferentes estudian en instituciones denominadas "inclusivas" públicas o privadas. Sin embargo, solo un pequeño porcentaje de este universo recibe atención especializada y soporte a través de los Servicios de Apoyo y Asesoramiento de las Necesidades Educativas Especiales (SAANEE). La Carrera Profesional de Educación Primaria en la Universidad Nacional del Santa desde el 2018 ha incluido en su plan de estudios formativos asignaturas relacionadas a la atención de las habilidades diferentes en la escuela:

ASIGNATURAS RELACIONADAS CON LA ATENCIÓN A LA DIVERSIDAD	CICLO
Detección y tratamiento de problemas de conducta del niño.	VI
Taller de sistemas alternativos y aumentativos de la comunicación.	VII
Detección y atención psicopedagógica de niños con habilidades diferentes.	IX
Didáctica de educación física y psicomotricidad.	V
Taller de materiales educativos en educación primaria.	VI
Estrategias para la inclusión educativa.	VIII
Práctica pedagógica con niños con dificultades de aprendizaje.	X

Figura 1. Asignaturas del plan de estudios 2018 carrera profesional de Educación Primaria-UNS que guardan relación con la formación para la atención en la diversidad. Fuente: Elaboración propia.

Sin embargo, el profesional docente no sólo debe concentrarse en analizar críticamente los sistemas de inclusión/exclusión sino, además, debe ser capaz de abordar con criterio científico y técnico las mejoras necesarias que le permitan eliminar o disminuir las barreras de acceso y participación de ciertos estudiantes, y abordar con éxito la educación en el contexto inclusivo. De acuerdo con la Observación General N° 13 del Comité de Derechos Económicos, Sociales y Culturales (DESC) de Naciones Unidas, el derecho a la educación tiene cuatro componentes fundamentales e interrelacionados entre sí: disponibilidad, accesibilidad, aceptabilidad y adaptabilidad. Estos deberán ser leídos a la luz de todos los avances que ha habido en el sistema internacional en lo relativo al derecho a la educación inclusiva. Es justamente la Disponibilidad el componente que especifica que los Estados deben garantizar que las instituciones educativas se encuentren disponibles en cantidad y calidad suficientes. Para ello, además de ser necesario que existan instituciones educativas regulares en número suficiente en las diferentes regiones del país, éstas deben contar con infraestructura accesible, materiales de enseñanza adecuados, profesores calificados y todas las condiciones necesarias para que las y los estudiantes con discapacidad puedan recibir una educación de calidad y sin barreras.

En este escenario es necesario que las Carreras de Educación en la Universidad Nacional del Santa se proyecten como instancias formadoras de docentes líderes con competencias necesarias para desempeñar de manera exitosa su rol transformador ante los desafíos que la educación y sus miembros traen consigo en la era del reconocimiento y valoración de la diversidad. El diseño de un Programa de atención a la diversidad y apoyos educativos constituye una propuesta que busca mejorar la formación profesional docente mediante una serie de actividades orientadas a la adquisición, uso y manejo de recursos diversos para abordar las habilidades diferentes más comunes en la escuela.

2. OBJETIVO

Diseñar un Programa de Atención a la Diversidad y Apoyos Educativos para mejorar de la Formación de los Estudiantes de la Carrera Profesional de Educación Primaria. Universidad Nacional del Santa 2020.

3. METODOLOGÍA

La investigación se enmarca en el tipo descriptivo - proyectivo, ya que involucra la creación, diseño y elaboración de una propuesta (Hurtado, 2010, p. 331). En este sentido Hurtado (2010) afirma que en la investigación proyectiva se utilizan diversos instrumentos para cubrir diversos estadíos que permitan formular la propuesta. Para cubrir el primero deben utilizarse instrumentos abiertos y flexibles como las entrevistas (p. 334). Asimismo, propone un diseño transeccional descriptivo propositivo; en tanto se obtienen datos en un tiempo único, respecto a la población determinada y plantea tratamiento sin intención de administrar (Sánchez y Reyes, 1996; Jiménez y Carrera, 2005; Pinal, 2006).

El desarrollo del estudio responde al uso de una metodología mixta principalmente cualitativa, para el registro de información, análisis e interpretación de datos numéricos considerando durante el proceso los métodos analíticos, deductivos y sintéticos. La propuesta de un Programa de Atención a la Diversidad y Apoyos Educativos para mejorar la formación docente está inmersa en el paradigma interpretativo, dentro del cual, el investigador según Galeano (2004, p. 19). [...] desarrolla un contacto directo con los actores y escenarios que estudian, porque su interés radica en comprender desde ellos y desde la observación de sus acciones y comportamientos el conocimiento que tienen de su situación de las formas que utilizan para enfrentar la vida diaria y de los escenarios.

El trabajo de investigación tiene un diseño etnográfico, en la medida en que, según la misma autora, capta el punto de vista de un grupo social, describiendo las acciones y los hechos que se desarrollan, se centra en comprender el contexto, modificando la reflexión de las personas sobre creencias, prácticas, sentimientos... el investigador se centra en comprender el mundo de significaciones que las personas les atribuyen a sus propias experiencias (p. 56). La investigación se desarrolló durante el período 2020 – I, durante la asignatura "Estrategias para la Inclusión Educativa" correspondiente al IX Ciclo de la carrera profesional de "Educación Primaria". De la población del estudio, se tomó como muestra representativa a la totalidad, 28 estudiantes matriculados en la asignatura

"Estrategias para la Inclusión Educativa" y a 35 docentes de dos Instituciones Educativas de la ciudad de Chimbote que tienen a cargo estudiantes procedentes de los Centros de Educación Básica Especial - CEBE de la ciudad, con el fin de recoger información específica y particular de la tarea docente.

La elaboración de la propuesta del programa en su Primera fase: contempló el planteamiento de la realidad problemática, la misma que surge tanto de los referentes teóricos científicos existentes en torno a la Inclusión Educativa que respalda la propuesta y la formación docente; y el referente práctico que expresa de manera directa la problemática desde la perspectiva de los docentes en servicio; para tal fin se aplicó un cuestionario cuyos indicadores de valoración se organizaron en las 3 dimensiones relacionadas con el rol del docente en la Educación Inclusiva y definidas por el Ministerio de Educación del Perú (2006) en el Manual de Inclusión: elaborar políticas, Crear culturas y Desarrollar practicas inclusivas. El cuestionario aplicado a los docentes constó de dos partes; una Primera Parte con 62 preguntas relacionadas con su desempeño en las tres dimensiones consideradas en el rol del docente inclusivo: generar políticas, desarrollas prácticas y crear culturas. La Segunda Parte, contiene dos preguntas; la primera relacionada con la orientación más relevante de la tarea docente en el marco de la educación inclusiva, y la segunda pregunta, referida a la percepción del docente respecto a la atención de niños/as con necesidades educativas especiales.

CUESTIONARIO APLICADO A DOCENTES SOBRE EL DESEMPEÑO DEL DOCENTE INCLUSIVO				
Estructura	Contenido		N° Ítems	
			FI	F%
PARTE I	DIMENSIÓN DEL DESEMPEÑO DEL DOCENTE INCLUSIVO	A. Crear Culturas	18	28.1
		B. Elaborar Politicas	19	29.6
		C. Desarrollar Prácticas Inclusivas	25	39.1
PARTE II	Detección de la orientación de la tarea inclusiva en la escuela.		1	1.6
	Postura sobre el trabajo con estudiantes con Necesidades Educativas Especiales asociadas a la discapacidad.		1	1.6
TOTAL			64	100

Figura 2. Cuestionario aplicado a docentes sobre el desempeño del docente inclusivo. Fuente: Adaptación del Manual Estratégico de Apoyo a la Educación Inclusiva en Rumanía, propuesto por el Foro Educativo en alianza con el Ministerio de Educación en el Perú (2007) sobre el rol del docente inclusivo.

La selección de necesidades se obtuvo en función a las categorías seleccionadas por los docentes al evaluar su perspectiva respecto a cada ítem propuesto en cada dimensión: N: Nunca; Av: A veces y S: Siempre. De ellos se obtuvo información importante sobre las necesidades y limitaciones en su desempeño, las mismas que han servido para enriquecer la propuesta de este estudio; en cada Dimensión del Desempeño del Docente Inclusivo, el porcentaje de valoración "NUNCA", definió los indicadores inclusivos referenciales para desarrollar la propuesta. Los resultados de este instrumento permiten definir la problemática y enriquecer la implementación teórico práctico a través de la incorporación de temas y procesos metodológicos que constituyen factores que limitan y condicionan la labor docente desde su propia percepción en la actividad misma. elaborado para captar información respecto a la atención educativa de los niños/as incluidos/as desde la perspectiva del docente en servicio; que pudo hacer posible la caracterización de las tendencias para el desarrollo de la asignatura de Estrategias para la inclusión educativa.

La Segunda fase: Se inició con la aplicación de una evaluación inicial a los estudiantes del IX Ciclo a través de un cuestionario, el mismo que constó de 28 preguntas y permitió además hacer reajustes en el desarrollo de la propuesta; para sí estructurar el proceso de formación dando respuesta a estas necesidades. este constó de dos partes. La Primera Parte, consta de 28 preguntas relacionadas con el componente Teórico y Práctico del Desempeño docente para la diversidad, presenta alternativas múltiples y respuestas exactas y estas determinan los resultados obtenidos para la valoración de la Propuesta

PRE TEST PARA EVALUAR NECESIDADES EN FORMACIÓN DOCENTE PARA LA DIVERSIDAD			
N° Ítems	**Total**		**Componente de la Propuesta**
	Fi	**F%**	
1, 2, 3, 4, 5, 6, 8, 12, 13, 14, 18, 19, 21, 28	14	50	Teórico
7, 9, 10, 11, 15, 16, 17, 20, 22, 23, 24, 25, 26, 27	14	50	Práctico
Total	**28**	**100**	**Teórico Práctico**

Figura 3. Cuestionario: parte 1 sobre el componente Teórico y Práctico de formación de la docencia para la diversidad. Fuente: Elaboración propia.

En la siguiente figura se aprecia la asignación de categorías y escalas de valoración para la parte 1 de los resultados del cuestionario, aplicado a los Estudiantes:

VARIABLES	VALORACIÓN		NIVEL DE SATISFACCIÓN
CATEGORÍAS Y ESCALAS DE VALORACIÓN	Muy Satisfactorio	MS (20 - 16)	ADECUADO
	Satisfactorio	S (11-15)	
	Poco Satisfactorio	PS (10 - 06)	INADECUADO
	Insatisfactorio	I (01 - 05)	

Figura 4. Categorías para el cuestionario: parte 1 sobre el componente Teórico y Práctico de formación de la docencia para la diversidad. Fuente: Elaboración propia.

La segunda parte del cuestionario contiene una sola pregunta, referente importante para complementar su validez, desde la perspectiva del propio estudiante para asignarle algún nivel de satisfacción a su desempeño antes la propuesta del programa.

En la presente investigación se ha empleado esencialmente la metodología de investigación cualitativa, la cual permitió estudiar la situación problemática del objeto y campo a investigar en la medida en que se ejecutan las tareas científicas planificadas en el diseño metodológico y con sus resultados se va realizando los análisis necesarios y elaborando las conclusiones correspondientes. El objeto del mismo consiste en corroborar que el conjunto de actividades que puede aportar a los estudiantes los componentes cognitivos, prácticos y actitudinales necesarios para la mejora en su formación docente para la diversidad en la escuela.

4. DESARROLLO DE LA INVESTIGACIÓN

La implementación de la propuesta: Programa de Atención a la Diversidad y Apoyos Educativos para mejorar la Formación de la docencia para la diversidad en la escuela ha tomado los criterios expresados por los docentes en servicio permitió constatar que esta manera de dirigir la formación y desarrollo de las habilidades pedagógico-profesionales, constituye una vía para elevar la motivación por la profesión y una premisa básica de la enseñanza-aprendizaje desarrolladora de un modo de actuación profesional.

Dimensión del desempeño del docente inclusivo	Selección de enunciados por Categorías					
	N (Nunca)		Av (A veces)		S (Siempre)	
	Fi	F%	Fi	F%	Fi	F%
A. Crear Culturas	3	16.6	10	55.6	5	27.8
B. Elaborar Políticas	5	26.3	12	63.2	2	10.5
C. Desarrollor Prácticas Inclusivas	14	56	8	32	3	12

Figura 5. Resultados aplicación del Cuestionario aplicado a docentes sobre el desempeño del docente inclusivo. Fuente: Elaboración propia.

Según la Tabla 5, la problemática expresada por los docentes en servicio está relacionada principalmente con la tercera Dimensión : Desarrollo de Prácticas Inclusivas ; reflejando de manera clara la necesidad de incorporar en los procesos de formación profesional y formación continua, espacios relacionados con el desarrollo y perfeccionamiento de contenidos conceptuales, procedimentales y actitudinales, respecto a la atención de niños y niñas con habilidades diferentes. Estos indicadores representan las principales debilidades en la atención de los estudiantes con habilidades diferentes, sentidas por los docentes en actividad y han servido como referente importante en la definición del programa. En la parte II, del cuestionario: la primera pregunta define la orientación de la tarea inclusiva en la escuela y los resultados evidencian que la totalidad de los docentes consideran que el aspecto más débil en cuanto a la inclusión Educativa está en función a la atención de niños/as con habilidades diferentes (Discapacidad). La segunda pregunta sobre su postura como docente ante la pregunta: ¿Si le resulta o no gratificante trabajar con estudiantes con necesidades educativas especiales?, el 60% de los docentes encuestados respondió de manera negativa y un importante 40% respondió afirmativamente; entre los argumentos más destacados para fundamentar sus respuestas tenemos: falta de preparación profesional, Apoyo limitado de las Instituciones encargadas de brindar asesoría en la educación Inclusiva: SAANEE, CEBE, Ministerio de Educación, Unidad de Gestión Educativa Local y la falta de recursos materiales para trabajar con niños especiales. Sin embargo, hay que destacar que un porcentaje importante que refiere sentir gratificante trabajar con estos niños, expresan entre las razones más comunes: consideran que es un reto como profesionales el lograr éxito con estos niños y sienten que es gratificante darles la oportunidad a estos niños para compartir experiencias comunes.

Tal como refiere Sánchez y Morgado (2020) los docentes hacen hincapié en otras características que les definen como profesionales a la formación inicial docente como un aspecto clave para poder desarrollar prácticas inclusivas por lo cual consideran que es importante estar informados acerca de las características de su alumnado: tipo de discapacidad, necesidades y ajustes necesarios (p. 38).

En la aplicación del cuestionario a estudiantes de la carrera profesional de Educación Primaria de la Universidad Nacional del Santa se tuvo como resultado de la primera parte un promedio general de nueve (9) puntos, atribuyéndosele una valoración cualitativa definida por la escala general de Poco Satisfactorio (PS).

En la segunda parte de la aplicación del cuestionario al estudiante sobre nivel de satisfacción a su desempeño antes la propuesta del programa se obtuvo que:

VALORACIÓN	Parte II: Respecto a la valoración de su Formación Profesional para el Desempeño Docente en el Marco de la Inclusión Educativa	
	Cuestionario	
	Fi	F%
Muy Satisfactorio	-	-
Satisfactorio	6	21.4
Poco Satisfactorio	17	60.7
Insatisfactorio	5	17.9
TOTAL	28	100

Figura 6. Segunda parte del cuestionario sobre el nivel de satisfacción a su desempeño antes de la propuesta del programa. Fuente: Elaboración propia, 2023.

En cuanto a los resultados de la segunda parte del cuestionario al estudiante que corresponde a una única pregunta para determinar el grado de satisfacción de los estudiantes respecto a su formación profesional para el desempeño Docente en el Marco de la Inclusión Educativa, se obtuvo un resultado Poco Satisfactorio. Este dato demuestra que no obstante el plan de estudios de la carrera de educación haya incorporado asignaturas relacionadas a la atención a la diversidad en la escuela los estudiantes no se sienten preparados para la enseñanza inclusiva que permita un adecuado acompañamiento al estudiante con discapacidad en la escuela. Como refiere Ramos *et al.* (2022) es muy necesario trabajar en el desarrollo profesional y formación inicial de los docentes para garantizar que estos conozcan y apliquen el enfoque de educación inclusiva en sus labores (p. 178).

El estudio permitió generar la propuesta de un Programa de Atención a la Diversidad y Apoyos Educativos para mejorar de la Formación de los Estudiantes de la Carrera Profesional de Educación Primaria en la Universidad Nacional del Santa. La cual se debe desarrollar en tres fases, como se aprecia en la imagen siguiente figura:

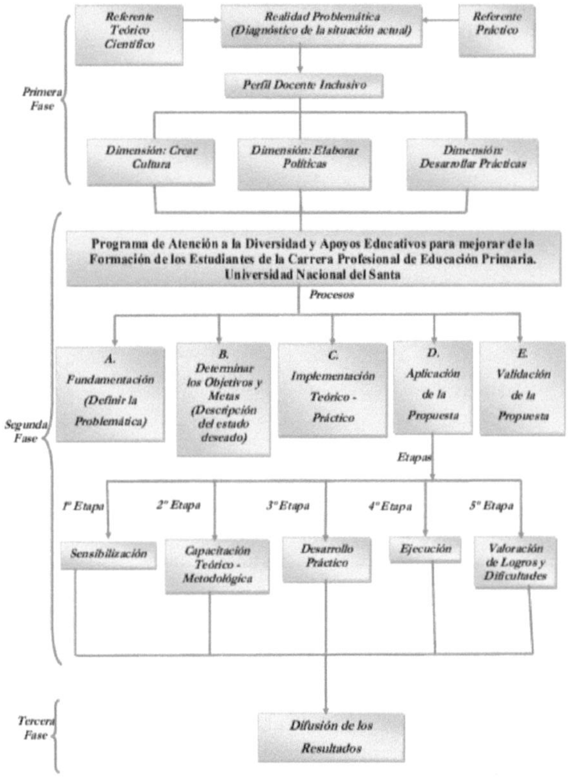

Figura 7. Diseño gráfico del Programa de Atención a la Diversidad y Apoyos Educativos para mejorar de la Formación de los Estudiantes de la Carrera Profesional de Educación Primaria en la Universidad Nacional del Santa. Fuente: Elaboración propia.

La Primera fase: debe contemplar el planteamiento de la realidad problemática, la misma que surge tanto de los referentes teóricos científicos existentes en torno a la Inclusión Educativa que respalda la propuesta y la formación docente; y el referente práctico que expresa de manera directa la problemática desde la perspectiva de los docentes en servicio y organizadas en las 3 dimensiones relacionadas con el rol del docente en la Educación Inclusiva y definidas por el Ministerio de Educación del Perú. A partir de la Segunda fase se estructura el proceso de formación dando respuesta a estas necesidades descubiertas; un aspecto para resaltar es la Aplicación de la propuesta que representa el proceso de intervención a través de estrategias Didácticas, la cual debe iniciarse con un proceso previo de sensibilización en función a contenidos a desarrollar, cabe precisar que siendo la sensibilización un aspecto importante en el logro de objetivos su desarrollo está programado en la transversalidad del desarrollo de los contenidos previstos. El proceso de sensibilización hace referencia a la necesidad de establecer un contexto mental en el estudiante que le permita acercarse al aprendizaje significativo en las mejores condiciones posibles. Las líneas de fuerza de este contexto mental son tres: la motivación, las actitudes y el control emocional. Dicho de otra manera, para que el alumno construya sus conocimientos y no se limite a reproducir los datos informativos que recibe del profesor o del libro de texto, es necesario arrancar de él un triple compromiso inicial: querer aprender de manera significativa, crear disposición favorable hacia el aprendizaje, y desarrollar un clima emocional adecuado, es decir, motivación, actitudes y control emocional. Si el alumno no tiene interés por aprender, sus actitudes son más bien negativas y está dominado por la ansiedad, el aprendizaje significativo difícilmente podrá producirse. En la Tercera fase: Los estudiantes que participarían de la propuesta deben demostrar las habilidades adquiridas desarrollando Seminarios talleres en las escuelas inclusivas con las que se intercambiaron experiencias para el proceso de generación de la propuesta. Es importante señalar la importancia del clima emocional para el correcto desarrollo y el avance académico. Barrientos-Báez (2019) señala la importancia de introducir de manera transversal en la escuela la enseñanza de la inteligencia emocional para saber gestionar las emociones propias y las de los demás en un escenario cualquiera.

5. CONCLUSIONES

El estudio ha generado el diseño de una propuesta de Programa de Atención a la Diversidad y Apoyos Educativos para mejorar de la Formación de los Estudiantes de la Carrera Profesional de Educación Primaria en la Universidad Nacional del Santa – Perú. La metodología seguida para implementación del programa y los criterios expresados por los expertos (docentes en servicio) permite constatar que esta es la manera de dirigir la formación y desarrollo de las habilidades pedagógico-profesionales y constituye una vía para elevar la motivación por la profesión y una premisa básica de la enseñanza-aprendizaje desarrolladora desde un modo de actuación profesional.

Se comprobó que el proceso seguido para elaborar la propuesta concebida favorece la dirección del proceso de enseñanza-aprendizaje porque los problemas de carácter didáctico que se manifiestan en las escuelas brindan posibilidades de dirigir un proceso desarrollador de habilidades; a su vez, transferir el contenido de la enseñanza y las experiencias que obtienen los estudiantes en su práctica, condición para desarrollar las habilidades pedagógico-profesionales.

La realidad respecto a la Educación Inclusiva desde el Desempeño de la Docencia revela en este estudio, la necesidad de formar profesionales para desempeñar pertinentemente su labor en este campo; en las tres Dimensiones: Creando Culturas, Elaborando Políticas y sobre todo Desarrollando Prácticas; precisamente esta última dimensión es reconocida por los docentes en servicio como la más débil y limitante en cuanto a su desempeño. Por ello, ha sido considerada como referente orientador de la propuesta.

Asimismo, el estudio preliminar a la propuesta permitió descubrir que la deficiencia en cuanto a la atención pedagógica en la diversidad se centra en la atención de estudiantes con habilidades diferentes (discapacidad) y que un factor que condiciona este problema es, principalmente, la falta de preparación profesional para tal fin. La propuesta para mejorar la Formación Docente, ha sido diseñada considerando tanto los aportes teóricos, como prácticos brindados por la experiencia de profesionales que desempeñan labor docente; se enmarca dentro de la didáctica por cuanto las acciones previstas, se encaminan a la transformación del proceso de enseñanza aprendizaje en la asignatura "Estrategias para la Inclusión Educativa", que corresponde al IX Ciclo de la Carrera Profesional de Educación Primaria en la Universidad Nacional del Santa.

Las características de la propuesta constituyen en sí, un valioso aporte metodológico y práctico, que derivan de una lógica científica; la misma que tiene la posibilidad de

ESTRATEGIA DE PERMANENCIA "MIBA", MODELO INTEGRAL PARA MITIGAR LA DESERCIÓN ESCOLAR EN LAS INSTITUCIONES EDUCATIVAS EN COLOMBIA

Sandra Patricia Álvarez Pérez[1]

El presente texto nace en el marco de la tesis Doctoral de la Universidad Pedagógica Experimental Libertador (Colombia).

1. INTRODUCCIÓN

En el contexto investigativo o inventivo, existen algunas complejidades respecto al uso de términos, lo cual es considerable establecer criterios válidos a los fines de precisar qué es un constructo teórico. Es muy común que se hable de teoría, así como de aproximación teórica, modelos y constructos teóricos. En tal sentido, es importante establecer una distinción que sirva de noción respecto a cada uno y en consecuencia apreciar la intención de la investigación presente, dado que corresponde a uno de los productos de la comprensión fenoménica de la investigación denominada Modelo Integral de Bienestar al Aprendices/estudiantes (MIBA), quien busca generar estrategias de permanencia educativa para mitigar la deserción en las instituciones de educación.

Eliminar: la cual surge de la Tesis Doctoral constructo teórico de la inclusión digital en los procesos de enseñanza y aprendizaje para la formación profesional integral de los instructores /docentes y aprendices/estudiantes de las instituciones educativas.

Esta monición fenomenológica sobre lo examinado a través de la investigación recoge de la realidad educativa lo que algunas existencias han experimentado acerca de la educación presencial y virtual, evidenciando de qué manera estos actores han sido beneficiados, los momentos durante la pandemia y con lo que tecnológicamente enfrentaron la situación, develando si realmente fueron favorecidos como comunidad.

En este contexto, se hace necesario y pertinente una interpretación de larealidad de la inclusión digital en la comunidad educativa, que de un día para otro se vio obligada a cambiar, la pandemia Covid 19 aceleró este proceso, transformando la formación profesional presencial en virtual y con las decisiones del Gobierno para contener su propagación envían a toda lapoblación Colombiana a un confinamiento indefinido, donde los aprendices e instructores se han visto obligados a cambiar sus ambientes de aprendizaje por las habitaciones de sus casas; los contenidos curriculares fueron trasladados a la web por medio del uso de herramientas para la enseñanza virtual, la utilización de didácticas

1. Unidad Tecnológica de Santander (Bucaramanga, Santander, Colombia).

virtuales para la adquisición de competencias y diversas estrategias de formación y evaluación de aprendizaje.

Así mismo el aprendizaje ya no es individual sino colectivo, donde los participantes son grupos de familias que acompañan, motivan y sufren múltiples emociones ya que las condiciones de acceso a internet, soporte técnico y contar con dispositivos necesarios como computadores, tabletas, celulares es todo un desafío siendo esto tanto en los sectores urbanos como en los rurales, generando brechas digitales. Los instructores/docentes jamás pensaron que tendrían que cambiar su forma de impartir su formación profesional de lo presencial a lo virtual y que su labor docente se convertiría en Teletrabajo, labor que produjo en cada uno de ellos tuviera que reinventarse y realizar una reconstrucción del conocimiento asegurando el crecimiento personal y profesional tanto de ellos como de los aprendices; donde la didáctica virtual, tema al cual se requiere prestarle atención teniendo en cuenta que no es lo mismo impartir pedagógicamente la formación profesional presencial que hacerlo de la misma manera virtual, son dos metodologías totalmente diferentes que deben ser nutridas desde diferentes perspectivas y humanizadas.

Así mismo los instructores/docentes mentores de la formación profesional también se enfrentaban al fenómeno de la Deserción, esta manifestación que durante décadas ha sido materia de investigaciones, se agudizo aún más por el Covid 19, un alto índice de abandono escolar en las instituciones emerge siendo producto de la misma brecha digital que es antagónica de la inclusión digital y este momento histórico ha sido un gran precursor de este aumento considerable alto índice de abandono escolar muy representativo en cada programa de las instituciones educativas.

Sin desconocer que la deserción escolar es un tema de tanta importancia en la presencialidad ya que a través de los tiempos en el mundo hay una gran mayoría de los países que siempre ha existido un porcentaje que acompaña este fenómeno; en Colombia, ha sido investigado por diversas entidades, un reflejo es el estudio realizado por instituciones como el Instituto Colombiano de Crédito Educativo y Estudios Técnicos en el Exterior ICETEX y la Asociación Panamericana de Instituciones de Crédito Educativo ÁPICE, donde tomaron como piloto 20 Instituciones de Educación Superior IES del país, como medida para implementar acciones de apoyo integral al estudiante. Así mismo el MEN ha realizado convocatorias liderando propuestas para mejorar la permanencia escolar.

En las décadas recientes, el sistema de educación de la formación profesional integral en Colombia también ha propendido no tan solo por la preparación académica, sino por la sensación de bienestar, medición y estrategias para mitigar la deserción escolar, generando en los aprendices cursos que repercutan en su dinámica integral académica. En tal sentido, se hace necesario y pertinente una interpretación de la realidad de la deserción escolar en las comunidades educativas, que a través de su línea de tiempo ha venido reflejando de manera significativa el crecimiento desbordante de ausentismo, deserción de sus clientes en los diferentes programas de formación a nivel nacional y así mismo la no certificación de sus estudios académicos.

El Modelo Integral de Bienestar al Aprendiz/estudiantes (MIBA) nace de la investigación fenoménica de una realidad, es un conjunto de políticas, planes y acciones orientadas a brindarle apoyo académico, psicológico, administrativo, tecnológico, financiero y complementario con miras a garantizar el ingreso, permanencia, del aprendiz/estudiante en su etapa lectiva, productiva y egresados para una buena inserción a la vida laboral.

Este modelo consiste en brindar oportunidades de acceso y permanencia en las instituciones educativas a los jóvenes desde la educación básica media y aprendices/

estudiantes que ingresan al centro por convocatoria nacional, de todos los programas en general. El modelo se centra en las necesidades prioritarias, para que, por medio de un diseño de estrategias se disminuya el índice de deserción de aprendices/estudiantes. Esta estrategia integral de atención, acompañamiento y permanencia, consta de las siguientes Líneas de Acción fundamentales que permitirán en los aprendices la culminación de sus estudios y así mismo la certificación: 1) Línea de acción pedagógica; 2) Línea gestión educativa; 3) Línea de acción vocacional y académica; 4) Línea de acción tecnológica.

2. OBJETIVOS

Objetivo General

Generar un modelo que emerge del constructo teórico de la inclusión digital en los procesos de enseñanza y aprendizaje que subyacen para la Formación Profesional Integral de los instructores/docentes y aprendices/estudiantes, de permanencia para evitar la deserción escolar en las instituciones educativas en Colombia.

OBJETIVOS ESPECÍFICOS

Interpretar las categorías del constructo teórico de la inclusión digital de la formación profesional integral de los instructores/docentes y aprendices/estudiantes en los procesos de aprendizaje y enseñanza, para relacionarlos con la vida educativa de los sujetos de la academia educativa a través de los significados arrojados en la investigación.

Develar las concepciones que tienen los instructores/docentes y aprendices/estudiantes sobre la deserción escolar en la Formación Profesional Integral de la Regional Santander.

Evaluar las estrategias existentes de permanencia, ausentismo y deserción en la institución educativa de formación para el trabajo en Colombia Regional Santander.

Derivar constructos teóricos sobre la permanencia educativa como estrategia para mitigar la deserción escolar en la formación profesional integral de los instructores/docentes y aprendices/estudiantes de las instituciones educativas en Colombia.

3. METODOLOGÍA

La metodología representa la ciencia en desarrollo, compleja, transdiciplinaria hacia la definición del objeto de estudio. Para Buitrago (2009, p. 72), señala la "Ciencia se designa a todo aquel conocimiento adquirido a través delestudio o de la práctica, constituido por una serie de principios y leyes, deducidos mediante la observación y el razonamiento, y estructurados sistemáticamente para su comprensión" Entonces, esta investigación parte de la concreción de ciencia, lo cual implica el cimiento para generar constructos teóricos sobre la inclusión digital para la formación profesional integral en la regional Santander del Servicio Nacional de Aprendizaje (Sena)y parte de lo planteado por, al señalar que para Piñero, Rivera y Esteban (2019, p. 84):

> *Durante el proceso el investigador articula los procedimientos que pudieron estar previamente previstos, se despliegan o rediseñan deacuerdo a la emergencia de nuevas situaciones o significadosrelevantes, bien por la vía del contexto, los hallazgos, o la aplicaciónmisma de los procedimientos empleados.*

De acuerdo a los autores, se persigue un proceso constructivo- interpretativo de la realidad estudiada. En tal sentido, la investigación se apoyaen el paradigma interpretativo, el cual promueve el interés por adentrarse en develar el significado subjetivo que el accionar dentro de la investigación tienen los sujetos de la investigación para descubrir esos significados que dansentido a la realidad social; según Piñero y Rivera (2013, p. 31-32), este paradigma se define "Como intento de superar la rigidez y la unilateralidad del positivismo [...] Los investigadores de orientación interpretativa se centran en la descripción y comprensión de lo que es único y particular del sujeto más que en lo generalizable" y, persigue un acercamiento a la realidad cognoscente propia de las ciencias sociales.

Esta visión dialéctica orienta hacia la interpretación de hallazgos para deesta manera generar desde el mismo conocimiento, la conformación deaspectos sociales derivados del entorno donde interactúan los sujetos de la investigación. Razón por la cual, la fenomenología está íntimamente ligada eneste proceder investigativo. En palabras de Rodríguez, Gil y García (1999, p.42), la fenomenología:

> *Busca conocer los significados que los individuos dan a su experiencia, lo importante es aprehender el proceso de la interpretación por el que la gente defiende su mundo y actúa en consecuencia. El fenomenólogo intenta ver las cosas desde el punto de vista de otras personas, describiendo y comprendiendo e interpretando.*

Dada la amplitud en la diversidad fenomenológica desde los postulados de Husserl como creador de esta escuela del pensamiento filosófico y la naturaleza de la investigación, la corriente fenomenológica será la interpretativa representada por la hermenéutica Heideggeriana. Martínez (2004, p.107), señala que Heidegger (1974) "Sostiene que el ser humano es ser "interpretativo", porque la verdadera naturaleza de la realidad humana es "interpretativa" por lo tanto la interpretación no es un instrumento para adquirir conocimientos, es el modo natural de ser de los seres humanos.

Partiendo de estas consideraciones el diseño fenomenológico de la investigación, se centra en los pasos presentados por Martínez (Ob.cit), el cualadvierte que "Se fundamentan básicamente en las ideas de Husserl (1963), Heidegger (1974), Kaam (1966), Schutz (1967), Spiegelberg (1976), Giorgi (1971-1985), Kuiken (1981), Moustakas (1994), Riemen (1998), Creswell (1998) y Martínez (1996b)" (p.141), las cuales se presentan a continuación:

Etapa Descriptiva: En este proceso Martínez (Ob.cit) destaca que "Una buena descripción es un conditio sine qua non para poder realizar unainvestigación digna de respeto, lograr conocimientos válidos y no embarcarsepor un camino de ilusión, engaño y decisión" (p.141) razones esenciales, pararealizar con el mayor atino los protocolos iniciales de memorias y metáforas descriptivas que darán paso a las categorías emergentes

Etapa Estructural: Heidegger (1974) citador por Martínez (Ob.cit) considera importante tomar en consideración la actividad mental que "Permitaver lo que muestra (en nuestra conciencia) tal como se muestra por sí mismoy en cuanto se muestra por sí mismo" (p.145). A este respecto Heidegger afirma que, esta reducción fenoménica requiere las habilidades del investigador para evitarla rigurosidad; pues cada uno de los pasos se encuentra enlazados entre sí y dan continuidad a los protocolos donde se delimitan las categorías finales producto de las voces de los informantes clave.

Discusión de Resultados*:* Luego de la reducción del fenómeno y la caridad de los hallazgos, se realiza la interpretación de los resultados. Para Martínez (Ob.cit) "El objetivo de esta etapa es relacionar los resultados obtenidos en la investigación con las conclusiones de otros investigadores para compararlas, contraponerlas, entender mejor las posibles diferencias y, de ese modo, llegar a una *interacción* mayor" (p.153).

Lo que implica en la metodología fenomenológica la producción intelectual sobre la problematización del objeto de estudio en correspondenciacon los objetivos planteados, y por consiguiente la producción de teoríaemergente derivada de los hallazgos.

Esta etapa será más evidente en los procesos de contrastación y teorización, destacados en el proceso de análisise interpretación de los resultados.

En este respecto de la investigación confluyen elementos socioeconómicos, ambientales, geopolíticos, que inciden en su selección y adecuación a la investigación. Por ello, el contexto seleccionado es la institución educativa para el trabajo en Colombia en Bucaramangay ocho centros de formación de la regional Santander sus acciones están orientadas específicamente a la formación profesional integral del personal requerido por los diversos sectores económicos, específicamente el sector comercio y servicios. orientadas específicamente a la formación profesional integral del personal requerido por los diversos sectores económicos, específicamente el sector comercio y servicios.

Informantes Clave, quien alimenta la investigación. Obviamente no se trabajará sobre cantidad, pero sí sobre la calidad de la información recabada y suministrada por estos actores sociales.De tal manera, que para su selección se toma en cuenta, la realidad de la virtualidad en estos tiempos de pandemia por el coronavirus, el manejo de algunos elementos informáticos para realizar la entrevista, el carácter ameno, cordial y la disposición de tiempo para la recolección de la información en los lapsos requeridos y establecidos. Cada informante tendrá un seudónimo con el fin de resguardar la confianza y la identidad. Tal como se demuestra en eltabla 1.

Informantes Clave

Seudónimo	Sedes
INSTR001	Centro De Gestión Agroempresarial Del Oriente(Vélez)
INSTR002	Centro Industrial De Mantenimiento Integral(Girón)
INSTR003	Centro Industrial Del Diseño Y La Manufactura(Floridablanca)
INSTR004	Centro De Atención AlSector Agropecuario (Piedecuesta)
APREN005	Centro De ServiciosEmpresariales Y Turísticos (Bucaramanga)
APREN006	Centro Industrial Y Del Desarrollo Tecnológico(Barranca)

Tabla 1. Fuente: Elaboración propia 2021.

Mediante la aplicación de las Técnicas e Instrumentos para la Recolección de la Información, se inicia el trabajo de campo y, su efectividad depende de la correcta selección y aplicación de las mismas; sin perder de vista los objetivos de la investigación. En consecuencia, la técnica a emplear será la entrevista en profundidad, definida por Strauss y Corbin (2002, p.45) como: "Encuentros cara a cara entre el investigador y los informantes, encuentros dirigidos hacia la comprensión de las perspectivas que tienen los informantesrespecto de sus vidas, experiencias o situaciones".

Esta entrevista requiere su adaptación a las herramientas virtuales, donde los elementos esenciales son: conectividad y equipos tecnológicos; de tal manera que al momento de realizar la entrevista en profundidad a través de Google Meet, se logró la empatía, confianza para responder, versatilidad ylas respuestas coherentes con la finalidad de la entrevista. Es importante destacar, que una vez realizada la entrevista y la aplicación de los protocolos fue valorada su repetición hasta llegar a la saturación de la información.

La fiabilidad en la investigación cualitativa, se logra cuando el investigador a través de observaciones y conversaciones prolongadas con lossujetos de la investigación, recolecta información que produce hallazgos y luego éstos son reconocidos por los informantes como una verdadera aproximación sobre lo que ellos piensan y sienten con una consistencia. La fiabilidad, a juicio de Martínez (Ob.cit, p. 146) es:

> *Una condición técnica de los instrumentos en una investigación. Sedefine como la consistencia de los resultados o hallazgos obtenidos,es decir se trata de la certeza de las informaciones obtenidas, las cuales deben aproximarse al punto de vista de cada escenario o sujeto informante.*

En tal sentido, el investigador tiene la tarea de captar la realidad de la mejor manera, sin sesgos y discriminaciones para insertarse en ese mundo einterpretar su accionar fenoménico. Para lograrlo, la investigación utilizará la triangulación como técnica en la investigación cualitativa, esencial para minimizar las inconsistencias de la credibilidad y con el fin de reinterpretar el fenómeno en estudio.

Técnicas y Análisis de la información, en el proceso investigativo emergen una serie de aspectos yconsideraciones que requieren organización e interpretación de la información. De allí, que los procedimientos para la aplicación del método representan el éxito investigativo en generar. Por tal razón, la Categorización, Estructuración,Triangulación y la Teorización, son procesos constituyen la esencia de la laborindagatoria.

Finalmente, la Teorización para Martínez (Ob.cit, p.278-279) "Trata de integrar en un todo coherente y lógico los resultados de la investigación en curso mejorándolo con los aportes de los autores reseñados en el marco teórico referencial después del trabajo de contrastación", pues al analizar cualitativamente los datos se buscará la organización de conceptos, y sus relaciones con el apoyo de esquemas teóricos explicativos, cuyas comparaciones e interpretaciones confluirán en las relaciones que reúnen la teoría coherente construida.

4. DESARROLLO DE LA INVESTIGACIÓN

Este capítulo se evidencia los aportes de los actores sociales, la vinculación entre estos aportes y las fuentes teóricas que hicieron posible que emergieran los aspectos más relevantes para la teorización de la investigación lo cual se desarrollaron a través de categorias modulares y superponen un marco de categorias que conjunto con los códigos le brinda sostenibilidad a la investigación.

El conjunto de categorías que emergen de las entrevistas llevadas a cabo en la Tesis Doctoral arrojaron la siguiente información : En cuanto a la categoría ejemplar ***Conocimiento Disciplinar*** se suscriben la Categorías: 1. Acción docente constituida por las subcategorías a. Procesoenseñanza-aprendizaje, b. acompañamiento y c. feedback; 2. Alfabetización Digital en la que se enfatizan a. alfabetización, b. fortalecimiento del área disciplinar, c. búsqueda, localización y análisis de información; 3. Conocimiento de TIC compuesta por: a. Conocimiento científico ytecnológico, b. uso de plataformas; 4. Inclusión digital: a. Brecha digital, b. accesibilidad, c. actuación gubernamental ante las brechas digitales.

Asimismo con la categoría ejemplar ***Saber Pedagógico Instalada por el Covid 19,*** integrado por las categorías: 1. Didáctica virtual conformada por las subcategorías:

a. Didáctica por parte del instructor, b. estrategias de enseñanza, c. recursos para el aprendizaje, d. técnicas de aprendizaje, e. dominio de competencias digitales, f. diseño de propuestas digitales; 2. Interdependencia grupal, destacada por las subcategorías: a. Trabajo colaborativo, b. alternativa individual, c. evaluación de los aprendizajes; finalmente 3. Teletrabajo, integrado por: a. Neo normalidad laboral, b. virtualidad improvisada, c. humanización en contexto virtual y d. nivel educativo.

Esta distribución permitió a la investigadora valerse de las contribuciones experienciales de los informantes claves, cotejados con recursos literarios, observando los efectos de estructurar el marco de conceptos aprehendidos en el giro fenoménico, pues ante dicha realidad en el que subyace las instituciones educativas con data existencial y soporte, quedaron suscritas las voces de los informantes evocando las diversidad de situaciones que permiten hacer estudios a profundidad teniendo en cuenta que la educación es uno de los contextos mayormente influyente en los seres humanos.

4.1. Modelo Integral de Bienestar al Aprendiz y/o Estudiantes (MIBA)

Miba, es una propuesta educativa que se formula en el marco denominado La Nueva Ingeniería de la Educación, que nace para cubrir vacíos académicos como una forma de mejora efectiva para los procesos educativos que en post pandemia se pueden seguir desarrollando tanto en la virtualidad como en la presencialidad.

El Modelo Integral de Bienestar: Es un conjunto de políticas, planes y acciones orientadas a brindarle apoyo académico, psicológico, administrativo, tecnológico, financiero y complementario con miras a garantizar el ingreso, permanencia, del aprendiz en su etapa lectiva, productiva y egresados para una buena inserción a la vida laboral.

Este modelo consiste en brindar oportunidades de acceso y permanencia articulando toda la academia, orientado a los jóvenes desde la educación básica media y aprendices que ingresan a los centros de formación por convocatoria nacional, de todos los programas en general. El modelo se centra en las necesidades prioritarias, de manera particular, para que, por medio de un diseño de estrategias se disminuya el índice de deserción de aprendices y/o estudiantes de las academias educativas.

Esta estrategia integral de atención, acompañamiento y permanencia, ha propendido no tan solo por la preparación académica, sino por la sensación de bienestar, medición y estrategias para mitigar la deserción escolar, gestando las siguientes líneas de acción fundamentales que permitan en los aprendices la culminación de sus estudios y así mismo la certificación: 1) Línea de acción pedagógica; 2) Línea gestión educativa; 3) Línea de acción vocacional y académica; 4) Línea de acción tecnológica, (ver imagen 1).

Imagen 1. Fuente: Elaboración propia 2021

Línea de gestión Educativa:

Fase 1. Preparación para el ingreso Aprendiz: 1. Charla informativa de perfil del Aprendiz y programas de formación.

Fase 2. Pruebas de aspiración vocacional (IPO)

Fase 3. Grupo Seleccionado.

Fase 3. Adaptación al Grupo Periodo de Prueba.

Fase 4. Permanencia - Etapa Lectiva Enfoque Praxeológico - Etapa Productiva

Fase 5. Certificación.

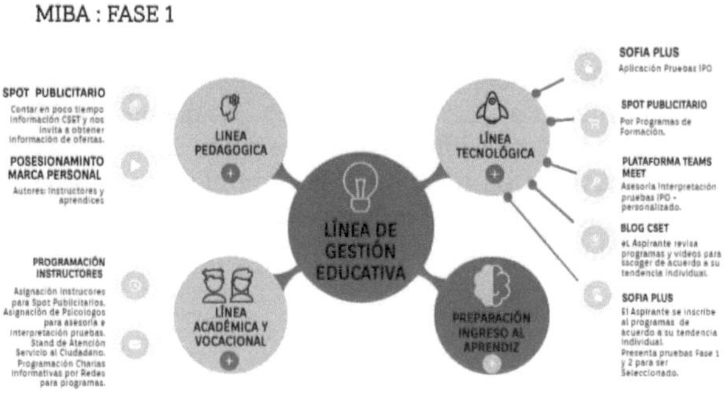

Imagen 2. Fuente: Elaboración propia 2021

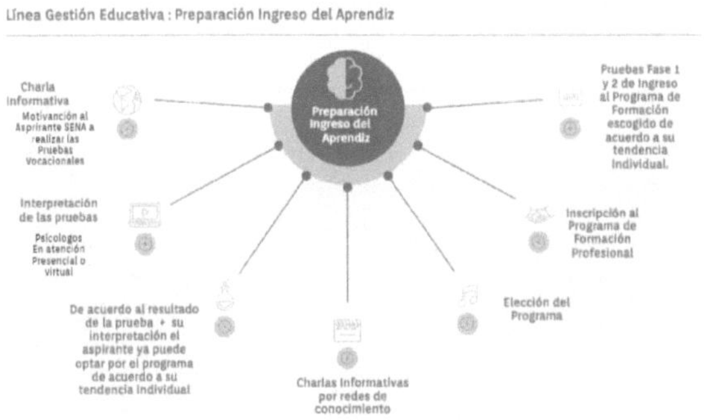
Línea Gestión Educativa : Preparación Ingreso del Aprendiz
Preparación Ingreso del Aprendiz
Charla informativa
Motivanción al Asprirante SENA a realizar las Pruebas Vocacionales
Interpretación de las pruebas
Psicologos En atención Presencial o virtual
De acuerdo al resultado de la prueba + su interpretación el aspirante ya puede optar por el programa de acuerdo a su tendencia individual
Charlas informativas por redes de conocimiento
Elección del Programa
Inscripción al Programa de Formación Profesional
Pruebas Fase 1 y 2 de Ingreso al Programa de Formación escogido de acuerdo a su tendencia individual.

Imagen 3. Fuente: Elaboración propia 2021

Línea pedagógica:

Fase 1. Formación al Instructor: Que consiste en la preparación de juego de roles, simulación y orientación; Alfabetización digital, para la permanencia del aprendiz/estudiante.

Fase 2. Diseño Inducción: Materiales de apoyo por programas e información general Sena; Divulgación general a instructores; Aplicación.

Fase 3. Interdependencia Grupal: Lectiva y Productiva: Diseño de Evaluación y aplicación a aprendices en Etapa Lectiva y Productiva; Plan de mejoramiento vocacional para instructores de acuerdo al análisis de la evaluación; acompañamiento y fin del proceso.

Fase 4. Acompañamiento y Feedback: Etapa Lectiva, esquema de permanencia del aprendiz - seguimiento aprendices ausentes - alertas tempranas; Desarrollo pedagógico y didáctico, desde el enfoque praxeológico como ejercicio de práctica para E. Productiva.

Fase 5. Evaluación: Acompañamiento del Instructor/Docente; Alfabetización; Lecciones Aprendidas.

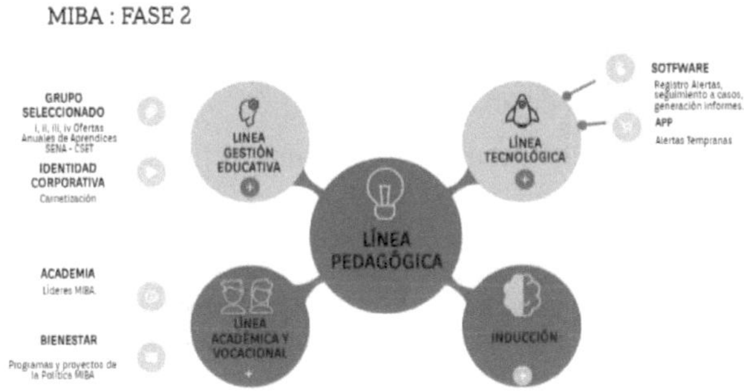

Imagen 4. Fuente: Elaboración propia 2021

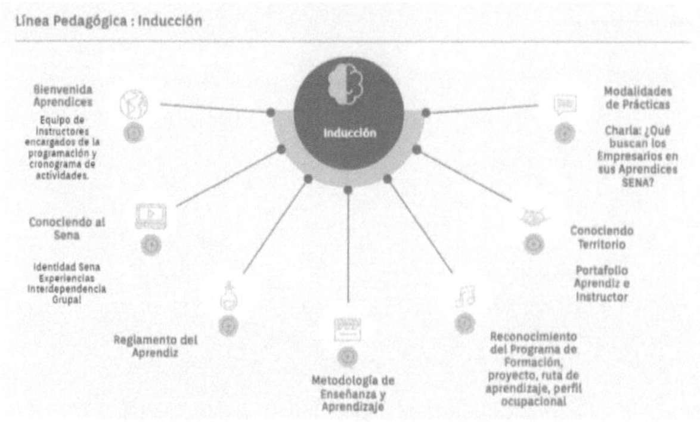

Imagen 5. Fuente: Elaboración propia 2021

La línea vocacional y académica:

Fase 1. Dentro de ejercicio se deberán realizar las siguientes acciones:

- Aplicación prueba IPO, tendrá como fin la orientación o la guía para clarificar el interés profesional y ocupacional del aspirante a la institución y permitir que se inscriba en el programa que sea de su agrado y de interés.
- Después de recopilada la información se realizará un análisis estadístico para revisar la tendencia de los programas, el cual sirve para el lanzamiento de las ofertas.
- De acuerdo al informe aplicado de la prueba IPO al aspirante, se realizará una asesoría donde se haga la interpretación del instrumento aplicado. Este ejercicio se desarrollará con pequeños grupos de acuerdo a la clasificación generada por la misma prueba (grupos administrativos, grupos de cocina, grupos de salud, grupos de cuidado personal, entre otros).
- Charla informativa se sugiere al aspirante la escogencia del programa de formación de acuerdo a su desarrollo y habilidades. Dicha asesoría se desarrollará en fechas establecidas virtualmente y/o presencialmente, por grupos según perfiles.
- Elección de programa de formación.

Fase 2. Dentro de este ejercicio se toman dos acciones la primera Académica y la segunda Área psicológica:

Se contará con un grupo representante de Instructores en cada jornada tanto presencial como virtual en general de los programas de formación denominado Líder MIBA, el cual hará la función de ser el encargado de recopilar la información de todas las alertas académicas por inasistencia, bajo rendimiento académico, dificultades de aprendizaje, otros que no estén dentro de una tipificación normal.

A partir de este análisis que reporta el Líder MIBA, se genera la posibilidad de crear y alimentar programas pertinentes para dar apoyo a las necesidades surgidas desde psicología educativa, para abordar desde la pertinencia los indicadores de bajo rendimiento académico o la posible deserción surgida por falta de métodos o técnicas propias para el aprender con facilidad, también el desconocimiento por parte de los aprendices de sus hábitos y tendencias de aprender, entre otros.

Según el Colegio Colombiano de Psicólogos (COLPSIC). (s.f.), la psicología educativa en Colombia tiene como objeto de estudio: Los procesos de enseñanza aprendizaje en escenarios educativos, sean estos de carácter formal, informal y de educación para el desarrollo humano y el trabajo; teniendo presente la interacción permanente entre los saberes de la psicología y los saberes de la educación, así mismo las variables de naturaleza psicológica que intervienen en el proceso educativo, las variables neurocognitivas y socioculturales implicadas en dichos procesos.

En este caso se da a entender que es de gran importancia para la institución contar con personas idóneas, quienes se encargarán de proponer programas pertinentes y sus respectivos diseños en cada caso en particular, los cuales serán dirigidos a quienes se identifican con falencias o a cualquier interesado en el proceso de entrenamiento.

Acciones:

Se parte de diagnosticar la situación a través del diálogo con el aprendiz, revisando el proceso formativo en general y su histórico académico, si se considera pertinente se aplican pruebas (enmarcadas en el proceso de adquisición del aprendizaje, vinculando todos los factores recocidos) que puedan ayudar a reconocer la falencia.

- Si el caso individual requiere de manejo externo se remite a EPS con carta institucional.
- Si el caso en particular lo puede manejar internamente la institución se mira la pertinencia y de forma inmediata se integra al aprendiz a la dinámica correspondiente según necesidad, llevando el proceso de evolución.

Los medios que se pueden implementar para ayudar al cumplimiento de los objetivos específicos y generales de las planificaciones para mejorar el proceso de aprendizaje y desenvolvimiento del aprendiz son:

- Estrategias didácticas que tomen en cuenta inquietudes de los interesados.
- Estrategias lúdicas que impliquen mayor participación del proceso de aprendizaje.
- Estrategias motivacionales para que se de manera personal pueda plantear metas de aprendizaje.
- Estrategias de estudio para que pueda tener un medio a través del cual de solución a su necesidad de adquirir el conocimiento sin dificultad.

Las estrategias propuestas aportan al control de los procesos de aprendizaje, porque: permiten que haya mayor conciencia para dar cuenta de lo que cada uno hace, genera exigencias de quienes las realizan, ayudan en la planificación y examen de las propias realizaciones, adicionalmente, permite la visualización de aciertos y dificultades, además de la aplicación de estrategias de estudio pertinentes para cada situación, y la valoración de logros obtenidos y corrigen sus errores.

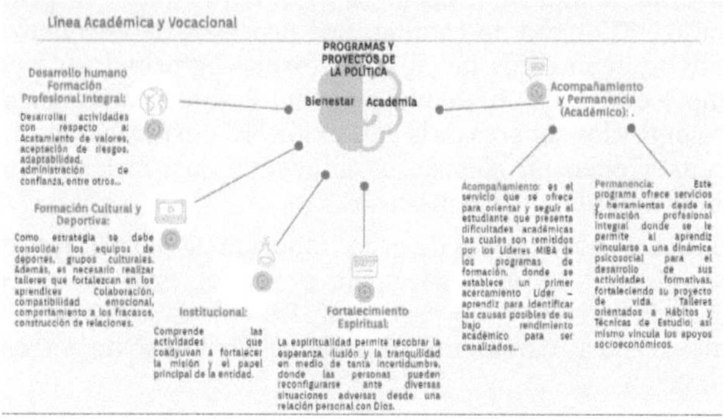

Imagen 6. Fuente: Elaboración propia 2021

Acompañamiento y Permanencia (Académico)

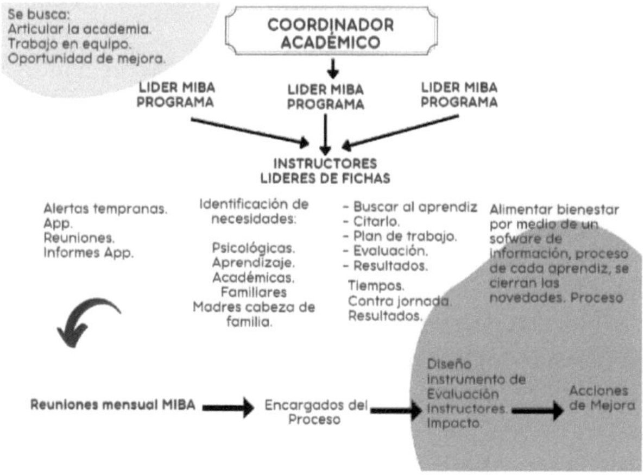

Imagen 7. Fuente: Elaboración propia 2021

Fase 3. El proceso de adaptación al periodo de prueba consiste en dotar a los aprendices en general de competencias integrales y habilidades correspondientes para fortalecer sus competencias relacionales en el ámbito familiar, social y laboral.

Las habilidades interpersonales se constituyen en un pilar fundamental en cualquier ámbito de la vida, si están se desarrollan es más factible alcanzar metas y logros tanto personales, como de grupo y a su vez dan estabilidad emocional en el trato y convivencia con otras personas.

- Crear un programa abierto y de participación a los aprendices interesados para ser entrenados en la visión de las competencias de Johnny Tarcica y Marco Masis.
- Manejo de grupo de pares.
- Es importante que desarrollen habilidades sociales como: Conocimiento y confianza entre los miembros del grupo, comunicación precisa evitando

ambigüedad, escucha, respeto, aceptación y apoyo de unos a otros, solución de conflictos de forma constructiva, inteligencia Emocional, desarrollo de Habilidades de autocontrol y fortaleza personal.

Académica: Desde la coordinación académica se desarrollarán diversos apoyos mencionados a continuación:

- De cada programa de Formación se nombrarán representantes instructores/docentes llamados Lideres MIBA, los cuales tendrán la función de recepcionar de los compañeros de las Fichas de su programa las dificultades académicas, sociales, psicológicas, entre otras.
- El líder MIBA, será el comisionado de mantener informado a su equipo de compañeros los cuáles serán las personas encargadas de dominar las aplicaciones de alertas tempranas e informar los posibles casos de deserción estudiantil.
- El líder MIBA, asistirá a reuniones mensuales con bienestar al aprendiz donde informará temas de interés para el mejoramiento de la estrategia y entregará informes de la permanencia de los aprendices de la ficha (casos).

Equipo interdisciplinario: Este equipo está integrado por Instructores/docentes Líderes MIBA de todas las Fichas, Psicólogos especializados y coordinador académico, los cuales tendrán las facultades de:

- Analizar los casos de aprendices y revisar la necesidad de cada uno de ellos (si es académica, problemas de aprendizaje, adaptación al cambio, psicológica, emocional, espiritual, entre otras).
- Ya analizados los casos, se categorizan de la siguiente manera: Desarrollo humano Formación Profesional Integral (Académico), Formación Cultural y Deportiva, Acompañamiento y Permanencia o Fortalecimiento Espiritual; para ser remitidos a Bienestar al Aprendiz y organice las actividades que fortalezcan el área de necesidad de cada aprendiz (ver programas y proyectos de la política).
- Acompañamiento, el Líder MIBA, indaga y analiza si se cumplió con el objetivo del mejoramiento de los aprendices.
- El líder MIBA, redacta un informe semestral donde se evidencie los casos, causas y actividades de fortalecimiento, acompañamiento de los aprendices.
- El líder MIBA puede proponer acciones de mejora a la estrategia Bienestar al Aprendiz en aras de proporcionar la permanencia de los aprendices de su programa de formación.

Desde la coordinación académica se tratarán los casos expuestos por los Líderes MIBA junto con pedagogía, de instructores para ser remitidos a acompañamientos vocacional, mejoramiento de su área disciplinar y alfabetización.

MIBA : FASE 3

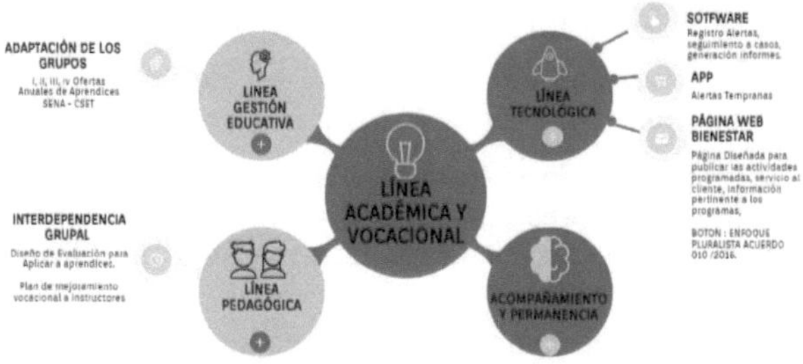

Imagen 8. Fuente: Elaboración propia 2021

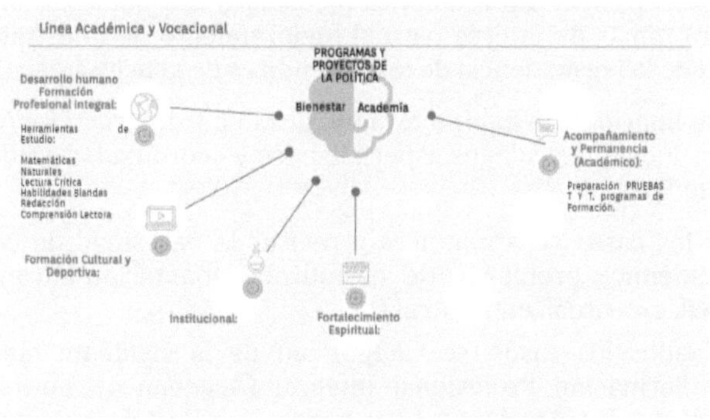

Imagen 9. Fuente: Elaboración propia 2021

MIBA : FASE 4

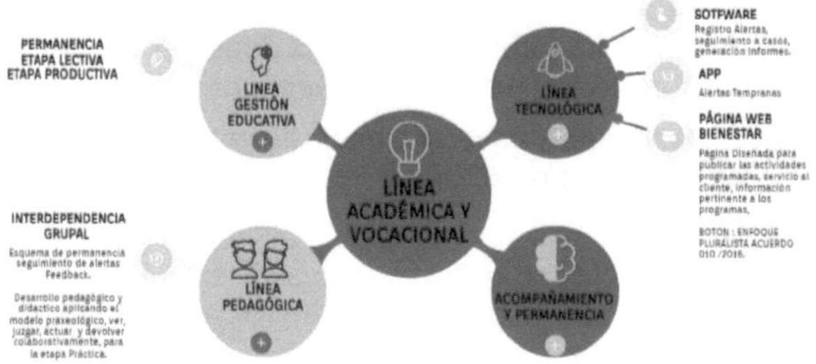

Imagen 10. Fuente: Elaboración propia 2021

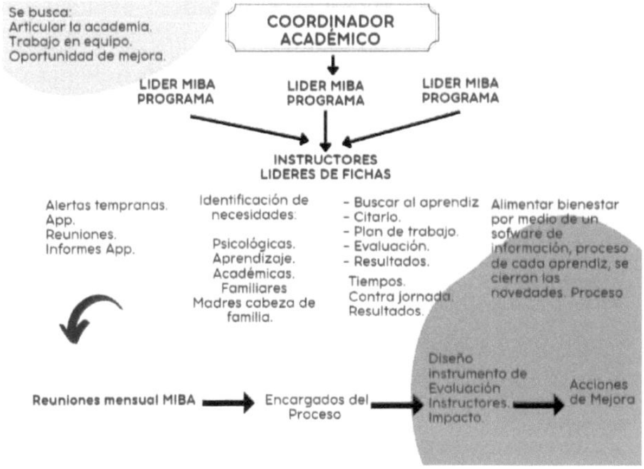

Imagen 11. Fuente: Elaboración propia 2021

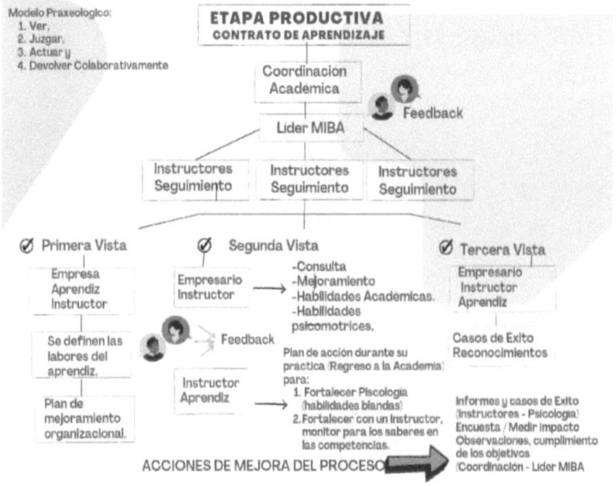
Modelo Praxeologico:
1. Ver,
2. Juzgar,
3. Actuar y
4. Devolver Colaborativamente
ETAPA PRODUCTIVA
CONTRATO DE APRENDIZAJE
Coordinacion Academica
Feedback
Lider MIBA
Instructores Seguimiento
Instructores Seguimiento
Instructores Seguimiento
Primera Vista
Empresa
Aprendiz
Instructor
Se definen las labores del aprendiz.
Plan de mejoramiento organizacional.
Segunda Vista
Empresario
Instructor
-Consulta
-Mejoramiento
-Habilidades Academicas.
-Habilidades psicomotrices.
Feedback
Instructor
Aprendiz
Plan de acción durante su práctica (Regreso a la Academia) para:
1. Fortalecer Piscologia (habilidades blandas)
2. Fortalecer con un instructor, monitor para los saberes en las competencias.
Tercera Vista
Empresario
Instructor
Aprendiz
Casos de Exito
Reconocimientos
Informes y casos de Exito (Instructores - Psicologia)
Encuesta / Medir impacto
Observaciones, cumplimiento de los objetivos
(Coordinación - Lider MIBA
ACCIONES DE MEJORA DEL PROCESO

Imagen 12. Fuente: Elaboración propia 2021

La línea Tecnológica:

Fase 1: Prueba vocacional: Plataforma Sofía Plus; Charlas y Asesorías: Plataforma Teams.

Fase 2. Se contará con la Plataformas digitales, herramientas digitales, diseño y desarrollo de página Web Bienestar al Aprendiz/estudiante, Atención en Línea, grupo WhatsApp informativo - virtual.

Fase 3. Plano de configuración técnica territorio - Dispositivos, para la lista de asistencia que genere alertas tempranas de deserción, App informativa (instructor/docente bienestar).

Fase 4: Ventana de observación (App y plataforma, seguimiento a casos para el aprendiz – instructor, sistema donde se registren los casos, novedades y evolución, informe de casos: sistema SIGUEME.

Fase 5. Certificación Sofía Plus, Desarrollo de Estrategias tecnológicas para seguimiento al egresado.

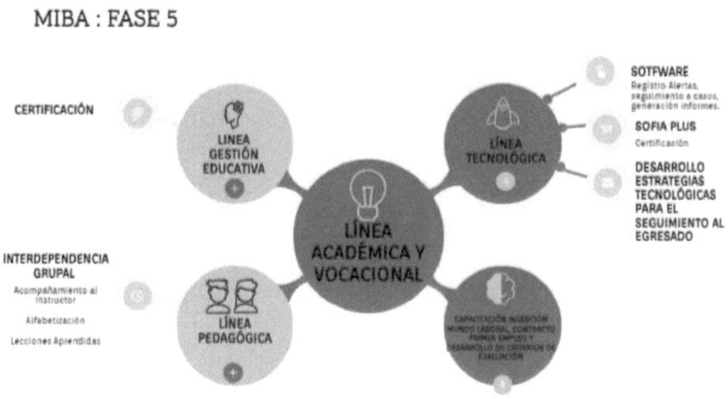

Imagen 13. Fuente: Elaboración propia 2021

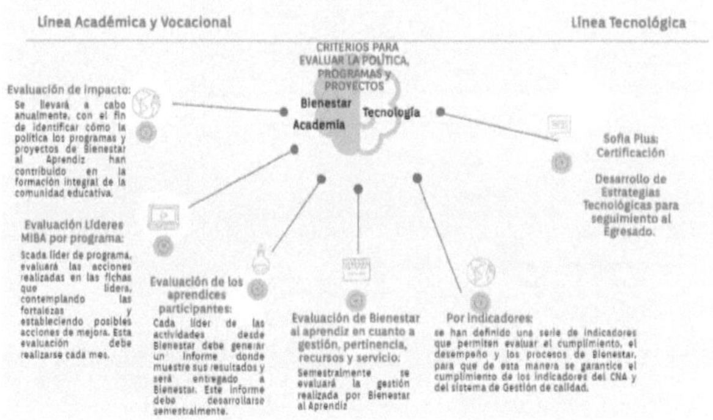

Imagen 14. Fuente: Elaboración propia 2021

Etapa de Diseño e Implementación:

- Estudios de diagnóstico y preparación de las condiciones de desarrollo de las
- Diferentes líneas de acción.
- Prueba Piloto.
- Sensibilización, comunicación y difusión a toda la comunidad educativa.
- Ejecución de las diferentes Líneas de acción en sus primeros componentes de
- acuerdo alas evaluaciones iniciales diagnósticas.
- Consolidación, análisis y proyecciones.

- Monitoreo y seguimiento para la sistematización y evaluación de la estrategia.

Etapa de Posicionamiento:

- Desarrollo de los diferentes Líneas de Acción, basados en la prueba piloto el monitoreo y seguimiento parala realización de ajustes, mejoras y fortalecimiento de las diferentes ejecuciones.
- Evaluación y difusión de los resultados.
- Ampliación de la participación de los diferentes actores.
- Consolidación de la estrategia a la comunidad educativa.

Etapa de Consolidación:

- Incorporación de la estrategia en las áreas de la comunidad educativa.
- Evaluación de los indicadores de logro y de impacto.
- Redefinición de los Líneas de Acción para su mantenimiento consolidación y proyección.

LÍNEAS DE ACCIÓN DE LA POLÍTICA

Estrategias:

Promover las instituciones educativas en la implementación del proceso de gestión del modelo para mejorar sus procesos de Deserción educativa y que se empiece a dominar la temática de permanencia de tal manera que se disminuyan los altos índices de ausentismo y deserción.

Fortalecer el área de Bienestar tanto para estudiantes como aprendices en su funcionamiento y articulación con la comunidad educativa.

Fortalecer el área espiritual de la comunidad educativa.

Establecer los procesos que precisa información cualitativa y cuantitativa, que, de cuenta de los resultados y acciones de mejoramiento del bienestar, la permanencia y graduación de los estudiantes.

Establecer los procesos de permanencia y acompañamiento la detención temprana de la posible deserción de los aprendices/estudiantes en las diferentes redes de conocimiento.

PROGRAMAS Y PROYECTOS DE LA POLÍTICA

Desarrollo humano Formación Profesional Integral: Desarrollar actividades con respecto a: Acatamiento de valores, aceptación de riesgos, adaptabilidad, administración de confianza, asertividad, atención al detalle, autoaprendizaje, autoconfianza, autodesarrollo, autodisciplina, automotivación, autoridad, auto supervisión, capacidad de concentración, capacidad de coordinación, capacidad de evaluación, capacidad de negociación, capacidad de respuesta, comunicación escrita, cumplimiento de normas, confiabilidad, desarrollo personal, espíritu visionario, flexibilidad, gestión del conflicto, gestión de la información, gestión del talento, gestión de cambio, impacto e influencia, liderazgo transformacional, interdependencia grupal, manejo de incertidumbre, tolerancia a la presión, toma de decisiones, trabajo en equipo.

Formación Cultural y Deportiva: a través del deporte y de la cultura se crean vínculos sociales y afectivos con los grupos, en los cuales se identifica el liderazgo, trabajo en equipo y así mismo el logro de identificación de su deporte favorito o actividad cultural preferida. Como estrategia se debe consolidar los equipos de deportes, grupos culturales. Además, es necesario realizar talleres que fortalezcan en los aprendices Colaboración, compatibilidad emocional, comportamiento a los fracasos, construcción de relaciones.

Acompañamiento y Permanencia (Académico): Ambos conceptos se comprenden de la siguiente manera:

Acompañamiento: es el servicio que se ofrece para orientar y seguir al estudiante que presenta dificultades académicas las cuales son remitidos por los Líderes MIBA de los programas de formación, donde se establece un primer acercamiento Líder – aprendiz/estudiante para identificar las causas posibles de su bajo rendimiento académico para ser canalizados. Como iniciativas académicas están: Acompañamiento instructores, desde su área disciplinar, ofreciendo tutorías académicas al aprendiz, brindando el apoyo del área específica que permitan desarrollar habilidades para mejor su rendimiento académico, donde la coordinación académica podrá asignar instructores y aprendices con excelente desempeño académico, en horarios de atención personalizada.

Permanencia: Este programa ofrece servicios y herramientas desde la formación profesional integral donde se le permite al aprendiz vincularse a una dinámica psicosocial para el desarrollo de sus actividades formativas, fortaleciendo su proyecto de vida. Talleres orientados a Hábitos y Técnicas de Estudio; así mismo vincula los apoyos socioeconómicos.

Desarrollo de Talleres como: Capacidad de asesorar, capacidad de abstracción, capacidad de análisis, capacidad de síntesis, capacidad de investigación, creatividad, delegación y empoderamiento, destreza comunicativa, optimización del tiempo, organización de trabajo, orientación a la calidad, orientación al logro, orientación al servicio.

Fortalecimiento Espiritual: El desarrollo espiritual abre espacios de conciencia de las emociones negativas y positivas consigo mismo y con los demás; la espiritualidad permite recobrar la esperanza, ilusión y la tranquilidad en medio de tanta incertidumbre, donde las personas pueden reconfigurarse ante diversas situaciones adversas desde una relación personal con Dios. A lo que se expresa que este espacio es tan importante como los mencionados anteriormente. Donde se proponen espacios para consejería, convivencias, celebraciones del día de la Biblia y un guía espiritual que impacte la comunidad educativa.

Institucional: Comprende las actividades que coadyuvan a fortalecer la misión y el papel principal de la entidad.

CRITERIOS PARA EVALUAR LA POLÍTICA, PROGRAMAS y PROYECTOS

La política y los programas de bienestar al Aprendiz, se evaluarán de la siguiente forma:

Evaluación de impacto: Se llevará a cabo anualmente, con el fin de identificar cómo la política los programas y proyectos de Bienestar al Aprendiz/estudiante han contribuido en la formación integral de la comunidad educativa.

Evaluación Líderes MIBA por programa: cada líder de programa, evaluará las acciones realizadas en las fichas que lidera, contemplando las fortalezasy estableciendo posibles acciones de mejora. Esta evaluación debe realizarse cada mes.

Evaluación de los aprendices participantes: cada vez que se realicen actividades de Bienestar al Aprendiz/estudiante desde los programas y proyectos de la política dirigidas ala comunidad educativa, se deben generar evaluaciones para medir el impacto, participación y se puedan proyectar acciones de mejoras. Cada líder de las actividades desde Bienestar debe generar un informe donde muestre sus resultados y será entregado a Bienestar. Este informe debe desarrollarse semestralmente.

Evaluación de Bienestar al aprendiz en cuanto a gestión, pertinencia, recursos y servicio: Semestralmente se evaluará la gestión realizada por Bienestar al Aprendiz/estudiante, contemplando pertinente de las actividades, si fueron suficientes, que tan flexibles estuvieron y la calidad de la orientación, si se contaron con los recursos suficientes, y se contó con el personal idóneo y calificado.

Por indicadores: se han definido una serie de indicadores que permiten evaluar el cumplimiento, el desempeño y los procesos de Bienestar, para que de esta manera se garantice el cumplimiento de los indicadores del CNA y del sistema de Gestión de calidad.

5. CONCLUSIONES

Replantear la educación a través de estrategias de permanencia donde el autor principal es el cliente en este caso los aprendices se puede lograr a través de una pedagogía en la nueva era educativa donde el escenario institucional construya un verdadero desarrollo integral de una manera recíproca entre toda la academia.

Desarrollar dos análisis distintos donde se revise la deserción escolar en la forma de vida en el esquema de la presencialidad y el otro dentro del esquema virtualidad. Ya que el modelo se ajusta para cualquier tipo de formación educativa, pero si se debe establecer su aplicabilidad en distintos escenarios.

Las instituciones educativas deben contar con herramientas tecnológicas que generen las alarmas de prevención de deserción en los aprendices.

Finalmente, la nueva disciplina educativa, no escapa a esta ontología y responder a los nuevos desafíos, por consiguiente, es preciso darles mayor preeminencia a brindar oportunidades de acceso y permanencia a los jóvenes hasta su titulación que seguir enfrentando las adversidades y desavenencias que produce la deserción estudiantil.

6. REFERENCIAS

Buitrago, F (2009). *Metodología de las Ciencias Sociales II. Colección textos universitarios en las Ciencias Sociales.* México: Harla, 72.

Martínez, M (2004). *Ciencia y Arte en la Metodología Cualitativa.* (1ª ed). México: Trillas, 107.

Piñero, M., y Rivera, M. (2013.) La *Investigación cualitativa: orientaciones procedimentales.* Barquisimeto: UPEL-IPB, 84.

Rodríguez, G, Gil, J y García, E. (1999). *Metodología de la Investigación Cualitativa.* (2ª ed). Magala: España: Aljibe, 42.

Strauss, A y Corbin, J. (2002) *Bases de la investigación Cualitativa.* Argentina, 45.

REDES DE INVESTIGACIÓN ESTUDIANTIL: APRENDIZAJE BASADO EN EL PENSAMIENTO

Katiuska Azólas Pérez[1], *Mauricio Ubilla Riquelme*[1], *Alejandra Saavedra González*[1]

El presente texto nace en el marco del concurso de investigación en docencia universitaria 2022 (N°24) de la Universidad Bernardo O'Higgins, "Red de estudiantes investigadores Ética y Ciudadanía: El Congreso Académico como estrategia pedagógica para el desarrollo de habilidades investigativas e identidad profesional".

1. INTRODUCCIÓN

Una de las tareas más apremiantes para la educación superior, es la formación para la investigación, pues esta se considera una función trascendental en la sociedad actual, toda vez que, como proceso, la investigación educativa debe estimular la curiosidad, la reflexión, el cuestionamiento y la duda. Bases fundamentales para el desarrollo de la introversión autónoma y compartida respecto de las distintas formas de comprensión sobre el sentido de la realidad sociocultural y las múltiples posibilidades de mejorarla.

Sin embargo, las asignaturas que las universidades han desarrollado, mayoritariamente, tratan sobre metodologías de investigación. Siendo su principal propósito, que los y las estudiantes adquieran elementos teóricos sobre conceptos, métodos y técnicas que no los exponen a situaciones reales sino usualmente serán utilizadas, posteriormente, en los trabajos de investigación. Observándose, a partir de lo anterior, limitaciones en su alcance formativo pues el desarrollo de competencias como la observación, indagación y crítica se ven limitadas, por consiguiente, se carece de una cultura en investigación y no se logra desarrollar el espíritu investigativo, así como también, el interés por la investigación toda vez que, a investigar se aprende investigando.

2. OBJETIVOS

El objetivo principal es evaluar la contribución de la red estudiantil de investigación y el congreso académico como espacio de divulgación científica, distinguiendo el aporte de ambas estrategias de la metodología del aprendizaje basado en el pensamiento y en la reducción de la brecha que existe entre el currículo, la investigación y la práctica pedagógica. Visibilizando cómo los investigadores principiantes potencian su desempeño

---

1. Universidad Bernardo O'Higgins (Chile)

investigativo y las habilidades de pensamiento científico, en el proceso de enseñanza aprendizaje y formación de identidad profesional de los y las estudiantes de que cursan la asignatura de Ética y Ciudadanía de la Universidad Bernardo O'Higgins de Chile.

3. MARCO TEÓRICO

La investigación formativa se concibe como un proceso que, además de integrar prácticas y actores diversos, supone la interiorización de hábitos y actitudes para el desarrollo de aquellas habilidades y valores que exige el proceso y la acción de investigar, como una actividad ética, que va más allá de la actividad técnica, por su profundidad como proceso, la presencia de diversas creencias, actitudes, costumbres, contextos y el conflicto de valores que implica intervenir en un escenario social cambiante, definido por la interacción simultánea de múltiples factores y condiciones (Pérez Díaz *et al.*, 2019).

Los avances educativos, experimentados a través de la historia, han estado focalizados en gestionar aprendizajes que respondan a aspiraciones planteadas en determinadas metas formativas, que con el paso del tiempo han ido privilegiando herramientas pedagógicas acordes con los modos de pensamiento crítico, como estilo predominante del aprendizaje basado en pensamiento. Potenciando una búsqueda constante de medios didácticos, para orientar la interrelación entre el proceso de enseñanza y el de aprendizaje, con el propósito de generar múltiples oportunidades de acceso al conocimiento, respetando las posibilidades del contexto y la disponibilidad que caracteriza la realidad de quienes pretenden incursionar en nuevas experiencias de aprendizaje, que fortalezcan las habilidades necesarias para manejar la complejidad y resolver situaciones problemáticas, a partir de la reflexión en la acción y la creación de nuevas realidades, como instrumentos para la generación de aprendizajes significativos (Asunción, 2019).

3.1. Investigación formativa y aprendizaje basado en el pensamiento

La heterogeneidad de los escenarios educativos, las motivaciones, experiencias, cosmovisiones, capacidades y aptitudes individuales de quien aprende son variadas y regularmente dan cuenta de brechas que pueden ser abismales, no obstante, la incorporación de espacios sostenibles de aprendizaje individual, colectivo y/o colaborativo, cimentadas en el aprendizaje basado en el pensamiento, se constituyen finalmente, en prácticas docentes que facilitan y crean condiciones eficaces para la investigación, que permiten promover los talentos de las y los estudiantes.

Lo anterior, sitúa a la universidad como un espacio de aprendizaje y convivencia que facilita el desarrollo de ciudadanos autónomos, libres y democráticos. A partir del despliegue de experiencias educativas reflexivas, creativas y culturales, donde todos los agentes educativos, se constituyen en protagonistas activos del proceso de implementación, ejecución y evaluación de nuevas habilidades, conocimientos, experiencias y formas de autoconocimiento que surgen desde la investigación como espacio para la co-construcción de otras realidades (Prat *et al.*, 2020).

Asumiendo la investigación dialéctica como método, sometiendo a cuestionamiento y reelaborando la experiencia y la acción de investigar, de manera de sensibilizar y lograr conciencia respecto de los problemas sociales y/o productivos, agudizando la reflexión y la atención hacia aspectos importantes que estimulen el debate, el intercambio de opiniones, profundicen el entendimiento, la flexibilidad, la adaptación e incrementen la capacidad en la resolución de problemas.

> La innovación educativa se genera a partir del análisis de las necesidades del alumnado, la implementación (experimentación) de nuevos modelos de enseñanza-aprendizaje y la adaptación de los contenidos a las nuevas realidades sociales. En este escenario, las universidades se convierten en espacios idóneos para producir nuevos conocimientos y contribuir al crecimiento de las sociedades porque desempeñan un papel fundamental en tres ámbitos: la investigación y explotación de sus resultados; la educación y la formación; y el desarrollo regional y local al que pueden contribuir de manera significativa (Piqueras *et al.*, 2020, p. 186).

En la misma línea de la afirmación anterior, Reynosa *et al.* (2020) plantean que los procesos educativos continúan siendo determinantes en la formación de investigadores con responsabilidad social y compromiso con el desarrollo humano. Distinguiendo la forma cómo se aprende, considerándola un factor esencial respecto de la función social del aprendizaje como proceso. Circunstancia en que la didáctica, como herramienta para la enseñanza y la práctica investigativa, se observa como un elemento crítico, dinámico, sistémico, que organiza el proceso de enseñanza-aprendizaje sobre bases científicas y que se vincula con las nuevas tecnologías aplicadas a la educación.

3.2. Redes de investigación estudiantil y congreso académico

Las metodologías activas, son entendidas como aquellos métodos, técnicas y estrategias utilizadas para convertir el proceso de enseñanza, en actividades que fomenten la participación activa del estudiante y lleven al aprendizaje. Según señalan Puga y Jaramillo (2015), son estrategias que el docente propone en el aula para involucrar al estudiante en su propio aprendizaje, que se llevan a cabo de forma constructiva, para desarrollar competencias específicas y transversales, garantizando así una formación integral. Caracterizándose por diversos aspectos, a saber: el estudiante como centro del aprendizaje, la incorporación del aprendizaje constructivo, la colaboración en equipo en la resolución de tareas complejas y el aprendizaje basado en el pensamiento como modelo de trabajo. Todos factores que proporcionan una visión compleja de la realidad, apuntando a una educación más sensible y humana, contemplando, tanto, la integración de las Tecnologías de Información y Comunicación (TIC) como el desarrollo del pensamiento crítico.

El congreso académico y las redes de investigación estudiantil, como estrategias en el marco de las metodologías activas, impulsan el análisis de situaciones sociales y/o productivas, desafiando a docentes y estudiantes en la búsqueda colaborativa de posibles soluciones a diferentes problemas. La interacción entre el grupo de estudio, durante el proceso de investigación, así como, la construcción teórica y el razonamiento crítico que surgen durante este curso, siguen una espiral introspectiva de ciclos de planificación, observación y reflexión. Potenciando la generación de comunidades de indagación, de docentes y estudiantes, autocríticas, informadas y comprometidas, capaces de analizar sus propios juicios e impresiones de manera participativa e igualitaria, promoviendo una comunicación simétrica en el discurso teórico y práctico de la investigación.

Orientando en este curso, el papel de las redes de investigación estudiantil, como colectivo de indagación, hacia la definición de roles y conductas investigativas y el del congreso académico, como espacio de divulgación científica, hacia la producción de conocimiento, el desarrollo de valores, normas, procedimientos y lenguajes comunes que permitan la expansión de innovaciones investigativas que crean en la posibilidad de llegar al cambio desde una perspectiva positiva y democrática. Dando cuenta de la finalidad de la investigación en el hacer, que parte desde y para el estudiante, con métodos, técnicas y estrategias, donde ellos participen activamente, sean capaces de tomar decisiones y se

5. DESARROLLO DE LA INVESTIGACIÓN

La etapa de reducción de datos estableció categorías temáticas, de las cuales emergieron cuatro dimensiones, que buscan la comprensión en profundidad de las percepciones de los distintos actores del proceso en estudio.

Una primera dimensión es la formación inicial en investigación, entendida como aquella actividad que desempeña un papel fundamental en el proceso formativo, pues permite conocer, describir y comprender, con cierta precisión, la realidad social y productiva, sus características y funcionamiento, así como también, la relación que existe entre los elementos que la configuran. Concibiendo el aprendizaje como un proceso dinámico, que permite vincular y aplicar contenidos en situaciones y problemas de la vida real. Propiciando la autorreflexión, la capacidad para seleccionar, criticar, verificar y recapacitar sobre las ideas recopiladas. Generando una interacción interdisciplinar para el abordaje holístico de los fenómenos sociales, elevando las condiciones académicas, potenciando el desarrollo científico, despertando inquietudes y conocimientos aplicables a la realidad a partir de soluciones científicas.

La segunda dimensión hace referencia a los espacios de aprendizaje innovadores, donde se consideran tanto el congreso académico como la red estudiantil de investigación, pues ambas instancias se presentan, como espacios flexibles que facilitan el trabajo colaborativo y la producción de aprendizajes significativos, en escenarios alternativos que favorezcan las articulaciones entre el ser, el saber y el saber hacer. Favoreciendo la conformación de redes de colaboración en función de una formación de calidad que proporciona elementos para el análisis, la reflexión y la toma de decisiones, preparando a los y las estudiantes para elegir su propia ruta de aprendizaje en función del auto aprendizaje y del aprendizaje colaborativo, a través de redes de conocimiento que permiten el intercambio de experiencia y proyectos que aprovechen los recursos de sus participantes y la interacción multidisciplinar.

Una tercera dimensión, es la contribución a la formación profesional, que considera la investigación formativa como un proceso que mejora la enseñanza con un fin emancipador, cuyo propósito es generar conocimiento a través de los proyectos de investigación. Permitiendo actuar colocando en práctica los conocimientos adquiridos para la toma de decisiones en base al conocimiento interdisciplinar pro-desarrollo social, humano y económico a la base de la innovación desde la responsabilidad, el profesionalismo y el respeto a la sociedad.

La cuarta dimensión hace referencia a las metodologías activas y la evaluación auténtica, las que consideran estrategias de enseñanza y evaluación de los aprendizajes que proporcionan habilidades para la resolución de problemas de la vida real, implementando un trabajo colaborativo mediante las tecnologías de la información y comunicación como ciudadanos responsables y activos. Donde el estudiante es el centro del proceso, incorporando procesos de enseñanza y evaluación de los aprendizajes democratizados, transmitiendo la información uno a uno, promoviendo la participación y el aprendizaje desde un enfoque profundo de manera que los y las estudiantes puedan abordar distintas tareas complejas a partir de la preparación y construcción colaborativa y participativa de significados, estableciendo aprendizajes estables en el tiempo.

5.1. Resultados

Lo resultados obtenidos, sintetizan hitos relevantes dentro de este estudio, que expresan las percepciones tanto de estudiantes como docentes, respecto del congreso académico y la red estudiantil de investigación, entendidos como espacios de divulgación y acción científica, distinguiendo su contribución dentro de la metodología del aprendizaje basado en el pensamiento.

5.2. Formación inicial en investigación

Los hallazgos en relación con esta actividad indican que tanto estudiantes como docentes, consideran en sus declaraciones, que la formación inicial en investigación estimula y desarrolla el pensamiento crítico, desarrolla la capacidad de análisis, argumentación y fortalece aquellas actividades intelectuales básicas de lectura y escritura académica. De forma particular los y las estudiantes perciben que desarrollan la capacidad de evaluar y juzgar para construir una verdad objetiva, incorporando herramientas para identificar soluciones prácticas a problemas concretos y fortaleciendo aquellas actividades intelectuales básicas de lectura y escritura académica. Los docentes, en cambio, refieren en primer lugar que los y las estudiantes pueden vivenciar el trabajo cooperativo en equipo con una secuencia sistémica y organizar y analizar la información para su comunicación.

En relación con la importancia que le otorgan al desarrollo de las habilidades investigativas, en el primer ciclo de la formación de pregrado, los y las estudiantes refieren que esto favorece y fortalece la investigación formativa, las capacidades intelectuales como observar, sintetizar, crear hipótesis, teorías y la construcción, identificación y solución de problemas. Los docentes, en cambio, refieren que el desarrollo de estas habilidades fortalece el diálogo, la construcción del saber y las estructuras de sentido, así como, las capacidades intelectuales como analizar, abstraer y demostrar que permiten tomar conciencia, construir principios y concluir respecto de la realidad social observada.

Tal como se muestra a continuación, tanto estudiantes como docentes coinciden en que las siguientes son las habilidades fundamentales para desarrollar un proceso investigativo (Figura 1).

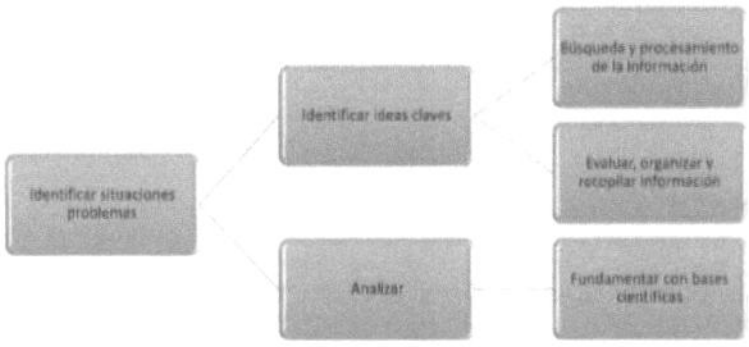
Identificar situaciones problemas
Identificar ideas claves
Analizar
Búsqueda y procesamiento de la información
Evaluar, organizar y recopilar información
Fundamentar con bases científicas

Figura 1. Habilidades investigativas fundamentales. Fuente: Elaboración propia.

Con relación a las limitantes, tanto estudiantes como docentes, hacen referencia a la autogestión del tiempo, a la capacidad de tomar decisiones respecto del proceso investigativo, así como también, al trabajo con fuentes bibliográficas, la búsqueda de información actualizada y la falta de conocimiento respecto de la escritura académica.

Espacios de aprendizaje innovadores

Respecto a la participación en un equipo de investigación interdisciplinario y como este favorece la autonomía, creatividad y actitud crítica, los y las estudiantes, señalan que observan un incremento en el desarrollo de su capacidad de análisis, responsabilidad, compromiso y resistencia a la incertidumbre. Además, indican que pueden identificar, formular y resolver problemas en contextos reales o simulados y que finalmente logran desarrollar una actuación y conducta organizada en la búsqueda y generación de conocimiento. Los docentes, en cambio, identifican que sus estudiantes esencialmente son capaces de analizar, desarrollar habilidades de pensamiento y destrezas para socializar con otros.

Con relación a la flexibilidad, variedad y eficiencia del congreso académico, como espacio de aprendizaje innovador, los y las estudiantes indican que valoran la movilidad y diversidad de temáticas a investigar que escoge cada equipo, la capacidad para aprender de forma colaborativa entre estudiantes/profesores y el trabajo cooperativo, que permite la creación colectiva de conocimiento. Los docentes, por otro lado, valoran el incremento de un pensamiento flexible, la capacidad de análisis, responsabilidad, compromiso, resistencia a la incertidumbre y el desarrollo de una conducta organizada en la búsqueda y generación de conocimiento.

Por último, en función de la generación de redes de conocimiento colaborativo, los y las estudiantes señalan que aprecian el aprendizaje colaborativo desde la interacción e intercambio de saberes y prácticas en la investigación, así como también, la posibilidad de reconstruir conocimiento aceptando diversas posturas y ritmos de aprendizaje. Por otra parte, los y las docentes, relevan la capacidad de aprender cooperativamente entre estudiantes y profesores, la movilidad y flexibilidad de temáticas a investigar que escoge cada equipo y el trabajo cooperativo que lleva a la creación de nuevo conocimiento.

Graficando las habilidades investigativas experimentadas en el proceso de la siguiente manera (Figura 2).

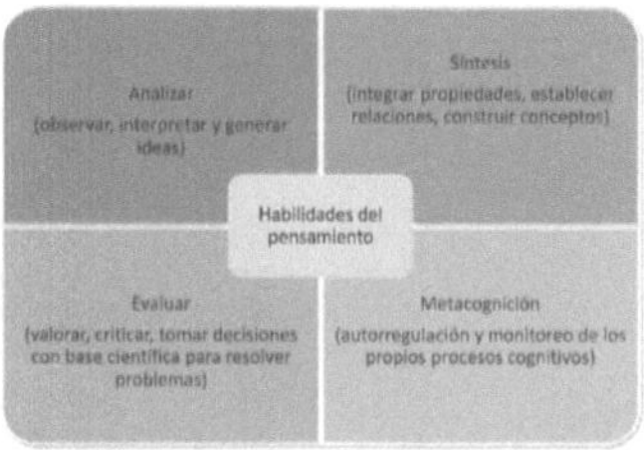

Figura 2. Habilidades investigativas experimentadas. Fuente: Elaboración propia.

En síntesis, las posibilidades que entregan el congreso y la red de investigación estudiantil, como redes de conocimiento colaborativo, según la percepción de los y las estudiantes están determinadas por el aprendizaje colaborativo desde la interacción y el intercambio de saberes y prácticas en la investigación. Coincidiendo en cierta medida con los y las docentes quienes destacan la capacidad de aprender de forma cooperativa entre estudiantes y profesores.

Contribución a la formación profesional

En esta dimensión los hablantes refieren, fundamentalmente, que la mayor contribución la perciben en el desarrollo de la capacidad de análisis respecto de la realidad social a partir del aprendizaje basado en el pensamiento, sensibilizando la observación de la realidad social. Potenciando el pensamiento crítico y promoviendo un rol activo de los y las estudiantes participantes del proceso, instalando la responsabilidad social y el compromiso con el desarrollo humano como actitudes a la base del proceso y la acción de investigar y la adquisición de conocimientos. Generando autonomía, conocimientos útiles y aplicables a la vida profesional que permiten el desarrollo interdisciplinar de los y las participantes de la asignatura, Instalando habilidades que se proyectan en el futuro desempeño profesional e incrementando la percepción de constituirse en un aporte al desarrollo social como ciudadanos activos y transformadores. Relevando la información, el trabajo en equipo, la investigación, el desarrollo del pensamiento crítico, el aprendizaje y crecimiento en habilidades (Figura 3).

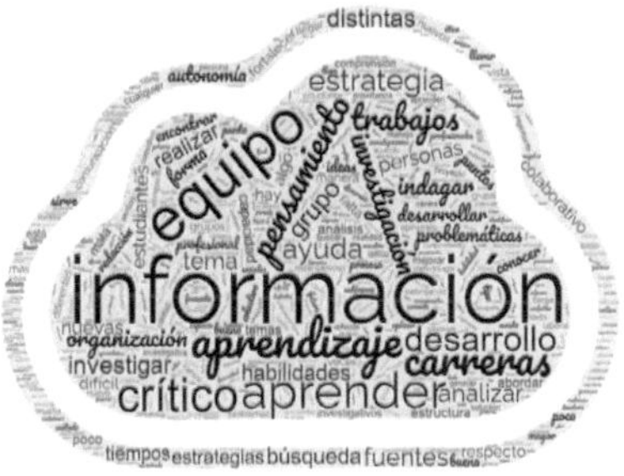

Figura 3. Nube de palabras contribución de las habilidades de investigación a la formación y desempeño profesional. Fuente: Elaboración propia.

De acuerdo con lo declarado por los participantes de este estudio, la contribución a la formación y desempeño profesional se expresa en los siguientes testimonios entregados por los y las estudiantes:

> E1: "Participar en este tipo de actividades fomenta el desarrollo de habilidades de búsqueda de información, análisis, y redacción, que nos acercan a la realidad y nos permiten aprender nuevas ideas de los otros".
>
> E2: "Esto ayuda con el aprender a buscar información de fuentes confiables y a aprender a escuchar al otro tanto como trabajar en equipo para aprender a enfrentar al mundo y saber cómo interpretarlo".
>
> E3: "Permite desarrollar el pensamiento crítico, promueve la autonomía y la responsabilidad, estimula el descubrimiento de nuevos pensamientos y la resolución de problemas reales. Desarrollando la capacidad de respeto por otros puntos de vista y argumentar con bases científicas".

Por otro lado, los docentes refieren que:

> D1: "Permite fortalecer el pensamiento crítico y la reflexión constante por parte de nuestras y nuestros estudiantes, del impacto de sus acciones como profesionales en el cambio de una realidad".
>
> D2: "Lo mejor es que aprendan a investigar y que valoren el trabajo autónomo, utilizando como medio el aprendizaje significativo, holístico y que genera contexto. Es así como puede autorregular su proceso, ya que está constantemente recibiendo retroalimentación, permitiéndole accionar lo que requiera para acortar la brecha identificada".

> *entre ambas. Y todo ello supone un reto importante para los docentes universitarios ya que deben formar a ciudadanos activos, centrando el aprendizaje en la adquisición y desarrollo de competencias por parte del alumnado que se adecuen al mercado laboral y a una sociedad cambiante (Piqueras et al., 2020, p. 187).*

Enseñar a investigar es un proceso complejo y diversificado, de acuerdo con lo que señala Castro-Rodríguez (2022), puesto que implica el desarrollo de un programa analítico con unidades temáticas que permitan a los y las estudiantes encontrarse con experiencias significativas en investigación.

> *Las metodologías activas pretenden formar ciudadanos conscientes de su realidad, transformadores, que provoquen cambios sociales y personales a fin de tejer reconciliación entre nosotros y en el entorno más próximo, a través del diálogo y la inclusión. Hoy día, se hace necesario que el docente aplique metodologías activas en el aula de clases como una forma de incentivar la participación del estudiante para que asuma su responsabilidad de pensar, soñar y de crear las condiciones idóneas para cumplir un rol protagónico en la sociedad, sea activo en la busca de soluciones, piense, valore y se conecte con su entorno y su identidad como ciudadano y desarrolle habilidades que le aseguren una mejor calidad de vida. Para ello, el docente de hoy debe ser agente de cambio, culto, idóneo y actualizado (Asunción, 2019, p. 12).*

La investigación formativa, en conjunto con las redes colaborativas de investigación estudiantil, promueven el aprendizaje autónomo y creativo, potenciando la formación de profesionales con una mayor calidad humana, capacidad y compromiso social. En este contexto, al investigar un problema social, el estudiante se ve expuesto a un contexto real con un nivel de complejidad cognitiva que lo demanda a construir conocimiento y lo interpela a tomar decisiones, haciendo uso de sus habilidades cognitivas de orden superior (Villarroel y Bruna, 2019).

7. CONCLUSIONES

Es a partir de los resultados obtenidos que fue posible comprobar que las prácticas pedagógicas en el aula mejoraron, incrementando el valor que le otorgan, docentes y estudiantes, a la reflexión permanente sobre la acción pedagógica mediada por la investigación.

Las conclusiones, por tanto, permiten corroborar que potenciar capacidades de facilitadores en el desarrollo de habilidades investigativas y de pensamiento crítico, en todos los agentes educativos activos del proceso de implementación, desarrollo y evaluación de estas experiencias de aprendizaje situadas, permite que se vivencien procesos de aprendizaje, desaprendizaje y reaprendizaje que promueven la renovación e innovación continua del conocimiento en la formación de pregrado, como uno de los ejes fundamentales a la hora de hablar de formación integral en las y los estudiantes universitarios.

Además, es posible afirmar que el nivel de efectividad que estudiantes y docentes perciben del congreso académico, como estrategia pedagógica en la mejora del desempeño investigativo, se ve expresado en el progreso de habilidades organizativas, comunicacionales y colaborativas. Describiendo aquellas estrategias consideradas efectivas a la base del congreso como actividad productiva de conocimiento, que demuestran la premisa que se aprende a investigar, investigando con otros. Expresándose esto último en la contribución de la generación de una red de investigación estudiantil como estrategia productiva de desarrollo interdisciplinar de habilidades del pensamiento científico, que empodera a los y las estudiantes en la conducción de su propio trabajo científico. Y tal como señalan Flores *et al.* (2022) es esa curiosidad en la búsqueda del objeto de la investigación, por medio de los encuentros de semilleros, es lo que brinda las herramientas que permitirán al estudiante el desarrollo del quehacer del investigador.

Finalmente, esta innovación educativa, incorpora el aprendizaje basado en el pensamiento en el abordaje de la investigación formativa, instalando el congreso y la red de investigación como situaciones idóneas para producir nuevos conocimientos. Potenciando nuevos espacios de reflexión, tanto para docentes como para estudiantes, orientando enseñanza a la formación de profesionales con pensamiento crítico y capacidad para el aprendizaje permanente, con herramientas que les permitan plantear soluciones a problemas sociales y/o productivos reales y contingentes, en un contexto social más amplio como aporte desde su propia área disciplinar. Forjando a través de esta experiencia verdadero aprendizaje significativo.

8. REFERENCIAS

Asunción, S. (2019). Metodologías activas: Herramientas para el empoderamiento docente. *Revista Tecnológica-Educativa Docentes 2.0*, *7*(1), 65–80.

Castro-Rodríguez, Y. (2022). Revisión sistemática sobre los semilleros de investigación universitarios como intervención formativa. *Propósitos y Representaciones*, *10*(2), e873. https://doi.org/10.20511/pyr2022.v10n2.873

Fernández Piqueras, R., Guerrero Valverde, E., Cebrián Cifuentes, S., y Ros Ros, C. (2020). Innovación educativa universitaria y metodologías activas para el aprendizaje de las competencias específicas del grado. Edetania. *Estudios y Propuestas Socioeducativos*, *58*, 183–200. https://doi.org/10.46583/edetania_2020.58.723

Flores, H. F., Blácido, I. R., Henostroza, S. L. P., Baquerizo, P. A. S., y Tueros, H. R. A. (2022). La investigación formativa como estrategia didáctica para el fortalecimiento del aprendizaje en estudiantes universitarios. *Dilemas contemporáneos: Educación, Política y Valores*. https://doi.org/10.46377/dilemas.v9i2.3113

Hernández, R., Fernández, C. y Baptista, P. (2014). *Metodología de la investigación*. McGraw-Hill.

Numa-Sanjuan, N., y Márquez Delgado, R. A. (2019). Los Semilleros como espacios de investigación para el investigador novel. *Propósitos y Representaciones*, *7*(1), 230–248. https://doi.org/10.20511/pyr2019.v7n1.289

Pérez Díaz, A. B., López García, J. C., y Buendía Espinosa, A. (2019). El congreso académico como espacio para la formación de investigadores. El caso del Encuentro Nacional de Estudiantes de Posgrado en Educación. *Revista mexicana de investigación educativa*, *24*(83), 1109–1134. https://doi.org/10.46583/edetania_2020.58.723

Puga Peña, L. A., y Jaramillo Naranjo, L. M. (2015). Metodología activa en la construcción del conocimiento matemático. *Sophia, Colección de Filosofía de la Educación*, *19*, 291–314. https://doi.org/10.17163/soph.n19.2015.14

Prat, J. A., Buchs, C., Angrill, M. C., i Ortiz, D. C., Pairoli, A. C., Feliu, J. C., y Callado, C. V. (2020). El aprendizaje cooperativo en la universidad del siglo XXI: Propuestas, estrategias y reflexiones. Graó.

Reynosa Navarro, E., Serrano Polo, E. A., Ortega-Parra, A. J., Navarro Silva, O., Cruz-Montero, J. M., y Salazar Montoya, E. O. (2020). Estrategias didácticas para investigación científica: relevancia en la formación de investigadores. *Revista Universidad y Sociedad*, *12*(1), 259–266.

Suárez, E. (2022). Enfoque fenomenológico en las ciencias humanas, la investigación y la innovación. *Observador Del Conocimiento*, *7*(4), 96–109.

Villarroel, V., y Bruna, D. (2019). ¿Evaluamos lo que realmente importa? El desafío de la evaluación auténtica en educación superior. *Calidad en la educación*, *50*, 492–509. https://dx.doi.org/10.31619/caledu.n50.729

ENSEÑANZA-APRENDIZAJE DE LA PROGRAMACIÓN LINEAL: RESULTADOS DE LA COMBINACIÓN DE METODOLOGÍAS ACTIVAS

Norka Bedregal-Alpaca[1]*, César Baluarte-Araya*[1]

El presente texto se realiza como parte de la integración de Metodologías Activas de Enseñanza-Aprendizaje en el marco del modelo educativo de la Universidad Nacional de San Agustín de Arequipa.

1. INTRODUCCIÓN

La pandemia de COVID-19 ha impulsado el crecimiento de la e-educación, especialmente en su modalidad no presencial. Esto ha llevado a la necesidad de repensar la educación presencial universitaria. Sin embargo, en lugar de desaparecer, ambas modalidades deben coexistir y colaborar estrechamente. Combinar la educación presencial y la e-educación permitirá aprovechar sus ventajas y superar los desafíos, creando así un modelo educativo mixto efectivo y eficiente (Núñez Barrio *et al.*, 2018).

Las instituciones de educación superior deben adoptar un enfoque flexible que combine la educación presencial y no presencial, con el objetivo de brindar una formación favorable a los estudiantes. Según Fernández (2023), es importante tener un control riguroso sobre la actividad educativa no presencial para garantizar el cumplimiento de las exigencias académicas que conducirán al éxito de los futuros profesionales.

El profesor universitario desempeña un papel esencial como facilitador del aprendizaje activo, brindando orientación, apoyo y retroalimentación a los estudiantes. Su labor consiste en diseñar experiencias de aprendizaje significativas, gestionar el proceso educativo y promover el desarrollo de habilidades y competencias relevantes. Además, debe implementar y supervisar actividades individuales y cooperativas que fomenten el desarrollo de competencias y aumenten la motivación estudiantil (Bedregal-Alpaca, 2019).

La necesidad de adaptarse a la enseñanza en línea y el uso de herramientas tecnológicas ha llevado a los profesores a desarrollar competencias digitales y estrategias didácticas innovadoras. Según Rodrigues y Correa (2020), la aplicación de metodologías activas de enseñanza-aprendizaje ha sido fundamental, pues implican que los estudiantes adquieran contenidos y competencias de manera activa y protagonista (Paños, 2017).

1. Universidad Nacional de San Agustín de Arequipa (Perú)

Las metodologías activas fomentan el desarrollo de habilidades relevantes en el siglo XXI, como el pensamiento crítico, la resolución de problemas, la creatividad, la comunicación efectiva y el trabajo en equipo. Según Misseyanni *et al.* (2018), estas metodologías brindan a los estudiantes habilidades para abordar problemas reales y los preparan para ser ciudadanos responsables y comprometidos. Investigaciones previas han demostrado sus efectos positivos en el aprendizaje de los estudiantes (Sila Olgun, 2009).

En este contexto, en este trabajo se describe la experiencia de combinar tres metodologías activas: Aprendizaje Cooperativo (AC), Aprendizaje Basado en Problemas (ABP), Aprendizaje Basado en Proyectos (ABPr) y Aprendizaje Invertido (AI) para mejorar los resultados de aprendizaje de la Programación Lineal; experiencia que se realizó con estudiantes universitarios de la carrera de Ingeniería de Sistemas.

2. OBJETIVOS

Generales

Aplicar las metodologías activas de Aprendizaje Basado en Problemas, Aprendizaje Cooperativo y Aprendizaje Basado en Proyectos con el fin de potenciar el aprendizaje de la Programación Lineal.

Específicos

1. Promover la participación activa de los estudiantes.
2. Fomentar la competencia de trabajo en equipo
3. Incentivar el uso efectivo de recursos tecnológicos en la solución de un problema de su entorno.

3. MARCO TEÓRICO

Según Aiche (2011), la metodología activa surge "para la construcción del conocimiento busca formar en el estudiante habilidades tales como autonomía, desarrollo del trabajo en pequeños equipos multidisciplinares, actitud participativa, habilidades de comunicación y cooperación, resolución de problemas, creatividad y otros".

Oliver-Hoyo *et al.* (2011) investigaron el uso de metodologías activas para la enseñanza de la Física. Los estudiantes enfrentaron el desafío de resolver un problema de hidrostática de forma individual y, posteriormente, se analizaron sus respuestas de manera colectiva en grupos. Los resultados obtenidos demostraron una mejora en el número de respuestas correctas cuando se trabajó en grupo, validando así los beneficios del aprendizaje cooperativo.

En el estudio realizado por González (2013), se recopila la opinión del profesorado sobre su estilo de enseñanza y el nivel de conocimiento, uso e importancia atribuidos a diversas metodologías activas. Los resultados obtenidos revelan que el desarrollo de competencias profesionales en el ámbito universitario está principalmente relacionado con metodologías como la lección magistral participativa, el aprendizaje basado en problemas y el aprendizaje cooperativo, mientras que el uso del portafolio no está suficientemente difundido en la comunidad universitaria.

En un estudio realizado por Flores-Fuentes y Juárez-Ruiz (2017), se implementó el enfoque de aprendizaje basado en proyectos en el curso de Geometría y Trigonometría. Se realizaron ajustes en las actividades y evaluación, se planteó una situación problemática y se diseñó una secuencia didáctica. Se proporcionaron materiales y se utilizó una matriz de desempeño para evaluar las competencias. Los resultados mostraron un aprendizaje más interesante y significativo en los estudiantes, así como una mejora en su motivación para aprender Matemáticas.

Bedregal *et al.* (2019) describen una experiencia que integra el Aprendizaje Basado en Problemas (ABP), técnicas de aprendizaje cooperativo y el uso de las TIC en la enseñanza de la derivada de una función. Se planteó un problema relevante para los estudiantes, que les ayudó a comprender el concepto de derivada como razón de cambio. A diferencia del enfoque tradicional, se enfocó en el análisis de la razón de cambio para introducir la noción de derivada. Los resultados demostraron que los estudiantes alcanzaron los objetivos educativos y mostraron satisfacción con la metodología utilizada.

Para Asunción (2019), se hace necesario que el docente aplique metodologías activas en el aula de clases como una forma de incentivar la participación del estudiante para que asuma su responsabilidad de pensar, soñar y de crear las condiciones idóneas para cumplir un rol protagónico en la sociedad, sea activo en la busca de soluciones, piense, valore y se conecte con su entorno y su identidad como ciudadano y desarrolle habilidades que le aseguren una mejor calidad de vida. Para ello, el docente de hoy debe ser agente de cambio, culto, idóneo y actualizado.

Rodríguez *et al.* (2019), afirman que la adquisición de habilidades para resolver problemas y ejercicios matemáticos es una tarea fundamental que debe ser abordada desde la educación primaria hasta la educación. Proponen un conjunto de indicadores que permiten medir el desarrollo de la habilidad para resolver problemas matemáticos desde la perspectiva de la comprensión interna, y también proporcionan una escala que facilita la evaluación mediante procedimientos estadísticos.

Altino *et al.* (2020) proponen que, actualmente, las metodologías activas de aprendizaje están siendo objeto de debates educativos. Estas metodologías tienen como finalidad el desarrollo de habilidades y competencias necesarias en la sociedad contemporánea, basándose en el protagonismo del alumno en el proceso de enseñanza y aprendizaje. El análisis de las investigaciones señala el uso de propuestas de incorporación de métodos activos para el aula de matemáticas en general, presentando aplicaciones del Team Based Learning, Just-in-Time Teaching y la Peer Instruction, por ejemplo.

Vilanculo (2020), realiza una investigación sobre la enseñanza de la física, el objetivo es aportar enfoques didácticos que permitan la participación activa del estudiante y la construcción de conocimientos. Utiliza un enfoque de resolución de problemas para la enseñanza-aprendizaje de los conceptos de calor y temperatura.

Bedregal-Alpaca *et al.* (2020) afirman que estudiantes y profesores enfrentan problemas en los procesos de enseñanza-aprendizaje del álgebra matricial debido al nivel de abstracción requerido, la dificultad de los cálculos y la forma en que se presentan los contenidos. Proponen que el Aprendizaje Basado en Problemas es una solución a este problema ya que contextualiza los contenidos en la vida cotidiana, permite a los estudiantes construir activamente ese conocimiento y contribuye al desarrollo de habilidades.

Longas-Flórez (2021) afirma que el compromiso de los docentes con las metodologías y herramientas que hicieron posible la adaptación a los cambios permitió resurgir en la academia y dar continuidad a la actividad académica con el apoyo de los nuevos escenarios académicos para la enseñanza y el aprendizaje que surgieron durante la pandemia.

4. METODOLOGÍA

La investigación es un estudio de caso desarrollado con los estudiantes de la Escuela Profesional de Ingeniería de Sistemas de la Universidad Nacional de San Agustín de Arequipa (Perú).

La población estudiada fue un grupo de 47 estudiantes matriculados en la asignatura Investigación Operativa en el periodo académico 2022-B. La muestra estuvo conformada por 40 estudiantes agrupados en 8 equipos de 5 integrantes cada uno, pues dos estudiantes abandonaron el curso y un equipo no presentó el informe final de la actividad.

Se aplicó la investigación-acción, ya que según Sandín (2003) este tipo de metodología se caracteriza por su aplicación en un contexto natural conocido ampliamente por el investigador, el uso de múltiples métodos participativos, interactivos y humanísticos.

La investigación se realizó combinando los pasos propuestos para las metodologías Aprendizaje Basado en Problemas y Aprendizaje Basado en Proyectos (que se explican en detalle en la siguiente sección).

La investigación se desarrolló en tres fases: (a) Preparación para la secuencia didáctica, (b) Implementación de la secuencia didáctica y (c) Análisis de los resultados de la intervención educativa.

5. DESARROLLO DE LA INVESTIGACIÓN

5.1. Preparación para la secuencia didáctica

Competencia de la asignatura: Aplica conocimientos de matemática, computación e ingeniería como herramienta para evaluar, sintetizar y mostrar información como fundamento de sus ideas y perspectivas para la resolución de problemas que lleven a la transformación del contexto.

Temática: Aplicaciones de la Programación Lineal

Competencia del tema: Analiza, aplica y resuelve problemas mediante modelos de Programación Lineal, valorando la importancia de las herramientas matemáticas y demostrando precisión en los resultados obtenidos.

Contenidos a trabajar: Modelos lineales, Método simplex, Dualidad, Sensibilidad, Transporte

Objetivo de la secuencia: Los estudiantes, trabajando en equipos, deben formular e implementar un proyecto de aplicación de las técnicas y procedimientos de la Investigación de Operaciones para resolver un problema complejo de la vida real, de modo que la solución del modelo propicie la toma de decisiones razonada.

Duración de la secuencia: Considerando que esta actividad además de valorar la aplicación de la IO en la solución de problemas reales, también se enmarca en las actividades de investigación formativa, se planificó para realizarse a lo largo de la tercera fase (6 semanas).

Estrategias didácticas utilizadas: Aprendizaje Invertido (AI), Aprendizaje Cooperativo (AC), Aprendizaje Basado en Problemas (ABP), Aprendizaje Basado en Proyectos (ABPr)

Recursos: Aula virtual en la plataforma Moodle, Software de aplicación: Win Qsb, Excel-Solver, PHP Simplex, Contenidos curados depositados en al aula virtual: Videos explicativos, Espacios para trabajo cooperativo, Formatos para presentación de informes, Enlaces al SW de aplicación, Lecturas específicas, Foro de consultas.

5.2. Implementación de la secuencia didáctica

A lo largo el desarrollo de la asignatura se consideró la metodología del Aprendizaje Invertido, en particular la estrategia el Just in Time Teaching. En consecuencia, para esta actividad también se tuvo un antes, un durante y un después de la clase (conjunto de sesiones de clase).

5.2.1. Antes de clase

Tareas del profesor

El profesor identificó los equipos base, en los cuales los estudiantes venían trabajando las actividades de mayor duración o importancia en la asignatura. Buscando que el trabajo cooperativo fuera exitoso, se reforzó la idea de que los estudiantes debían trabajar juntos para lograr los objetivos de la actividad, asegurando que todos que ellos alcanzaran los resultados de aprendizaje esperados.

Solicitó se consideren los siguientes roles: Coordinador del grupo, Experto en el tema (El estudiante con mayores calificaciones dentro el grupo), Organizador de materiales, Moderador de discusiones, Editor. Estos roles debían ser rotativos, de modo que cada integrante del equipo pueda desempeñar cada uno de los roles definidos. Adicionalmente todos los integrantes del equipo debían cumplir el rol de Investigador, pues la actividad se enmarca en el contexto de investigación formativa.

Como los grupos ya estaban creados en la plataforma Moodle, se configuraron las actividades pertinentes para el trabajo cooperativo (foro, chat y wiki), de manera que funcionaran por separado para cada grupo.

Además, se prepararon videos explicativos de los pasos a seguir para aplicar adecuadamente las metodologías: Aprendizaje Basado en Proyectos y Aprendizaje Basado en Problemas.

Tareas del estudiante

Individuales: Descargar y leer el material colocado en el aula virtual Ver el video en el que se dan instrucciones para la actividad Identificar el equipo con el que dará solución al problema Cumplir con el rol que debe cumplir en el equipo	Grupales: Planificar el trabajo y las actividades, según las indicaciones dadas en el video. Contribuir al logro de los objetivos grupales

5.2.2. Durante la clase

En la planificación de las actividades a desarrollar (Tabla 1) para lograr los resultados de aprendizaje esperados, se tuvo en cuenta que, a lo largo de las 6 semanas, se tenía que seguir con el avance normal en los contenidos de la asignatura, por tanto, se valoró la duración y peso de las actividades a desarrollarse.

SEMANA	ACTIVIDADES
1 Presencial	**Inicio** Se implementaron dos cuestionarios en el aula virtual: uno para evaluar la comprensión del material relacionado con las metodologías de ABP y ABPr. El segundo sirvió como repaso de los principales conceptos y algoritmos de la Programación Lineal.
	Desarrollo Se presentó la actividad a realizar, explicando las características y explicación el alcance del proyecto que los estudiantes debían realizar. Se dieron indicaciones para las tareas individuales y grupales Explicación de las características de las actividades de Moodle (foro, chat y wiki) que podrían utilizar para trabajar el problema. La Wiki se utilizará como e-portafolio, para consignar las actividades realizadas por el equipo. Se explicaron los pasos a seguir para formular y ejecutar el proyecto (Fig. 1) y los pasos a seguir para solucionar el problema identificado (Fig. 2). Cada grupo, en relación al proyecto, presentaron la situación problema identificada El profesor realizó tutorización del trabajo y seguimiento a través de la plataforma Moodle Se presentó la rúbrica parala evaluación de la situación problema.
	Cierre Se absolvieron preguntas, dudas o cuestionamientos. Cada equipo recibió retroalimentación en la formulación del problema, de modo que pudieron refinar y ajustar los objetivos del proyecto.
2 Virtual	Primera parte del proyecto Los estudiantes entregaron la primera parte del proyecto: Problema delimitado, preguntas de investigación, objetivos, diseño del instrumento para el recojo de datos. El profesor realizó tutorización del trabajo y seguimiento a través de la plataforma Moodle Se utilizó una lista de cotejo para evaluar el entregable. Se publicaron en el aula virtual las indicaciones para las siguientes etapas del proyecto.

3-5 Virtual	**Segunda parte del proyecto** El profesor dio las indicaciones para las siguientes etapas del proyecto, los estudiantes siguieron los pasos para solucionar el problema (fig.1), por tanto: Co-evaluaron la originalidad de los problemas identificados y el alcance de los objetivos planteados. Presentaron un plan de trabajo donde se especificaban y describían las tareas previstas para dar solución al problema. Buscaron, contrastaron y analizaron la información que necesitaban para realizar el trabajo. El profesor orientó y actuó como guía, realizando tutorización del trabajo y seguimiento a través de la plataforma Moodle. También, se explicaron y publicaron en el aula virtual las reglas a seguir para la exposición de sus trabajos y los instrumentos que se utilizarían para la evaluación de los productos.
6 Presencial	Los estudiantes realizaron la entrega del informe final del proyecto. El profesor evaluó el informe final utilizando una rúbrica y publicó en el aula virtual la retroalimentación respectiva. Los estudiantes, teniendo en cuenta las observaciones recibidas pudieron realizar ajustes en su proyecto. Luego elaboraron un video (con una duración máxima de 15 minutos), el cual debían subirlo a una carpeta en el Google-Drive. En el video expusieron los pasos seguidos, el problema identificado, la solución propuesta y las recomendaciones pertinentes. Los estudiantes tuvieron acceso a una galería de videos (la carpeta en Google-Drive), luego hicieron una evaluación por pares de los proyectos ejecutados presentados de manera sintetizada en los videos (utilizaron la rúbrica proporcionada por el profesor). Finalmente se aplicó una encuesta a los estudiantes, en la que se autoevaluaron en relación al trabajo cooperativo realizado a lo largo de la ejecución del proyecto (utilizan rúbrica proporcionada por el profesor) y valoraron la actividad realizada.

Tabla 1. Actividades en el momento de clase. Fuente: Elaboración propia.

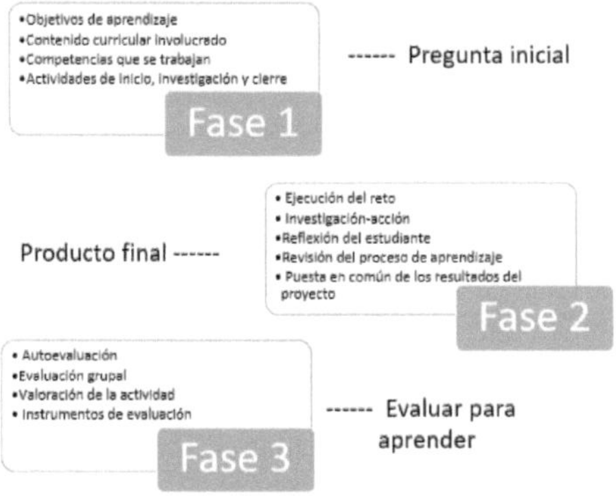

Figura 1. Pasos para aplicar el Aprendizaje Basado en Proyectos. Fuente: Adaptación de la propuesta de Hernández-Barco (2021).

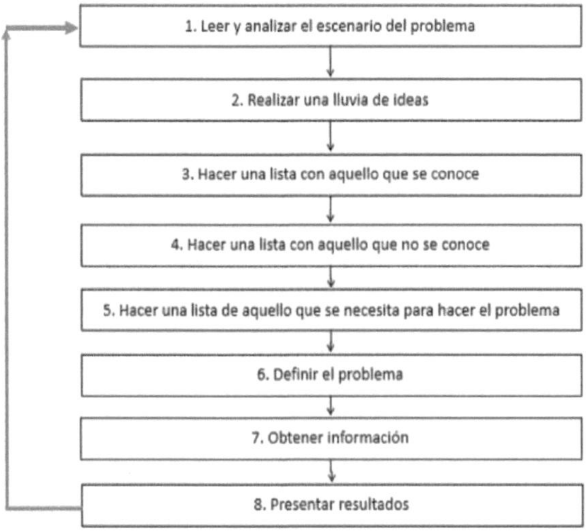

Figura 2. Pasos para aplicar el Aprendizaje Basado en Problemas. Fuente: Morales y Landa (2004).

6. RESULTADOS

6.1. Relacionados con la naturaleza de los proyectos

Se recibieron los informes finales de 8 equipos, las situaciones problema estudiadas fueron:

1. Maximización de las utilidades de una empresa panificadora que se enfoca principalmente en la producción de 8 tipos de pan; en fechas especiales como en navidad produce panetones, en el mes de noviembre produce "guaguas" y además proporciona el servicio de horneado.
2. Maximización de las utilidades de una agro-veterinaria que se dedica a la comercialización de productos agrícolas, medicamentos y alimentos para ganado vacuno, ovino, camélidos sudamericanos, etc. La empresa cuenta con una tienda principal donde se realizan las actividades principales como ventas al por mayor y preparación de productos derivados. La empresa tiene también dos sucursales en las que solo se realizan ventas de productos originales.
3. Programación de horarios de cursos y asignación de grupos para estudiantes de Ingeniería de Sistemas, satisfaciendo un conjunto de restricciones tales como: turno, disponibilidad de tiempo para el almuerzo, tiempo de traslado de casa a la universidad y viceversa y tiempos de espera.
4. Optimización de utilidades de una microempresa dedicada a la comercialización de bebidas alcohólicas, tanto de marcas registradas y conocidas como de bebidas preparadas artesanalmente. En este último caso se atendió a las recetas específicas para cada tipo de mezcla.
5. Programación de las actividades para el periodo vacacional de un estudiante universitario, considerando tiempo para trabajo eventual, cursos de capacitación, tiempo para practicar un deporte y tiempo para dedicar a la familia.
6. Optimización de las utilidades de una empresa dedicada a la producción de helados artesanales con diversas presentaciones: paletas de crema con sabor de fruta, paletas de hielo con sabor de fruta, potes individuales, potes de 1 y 5 kilos, otras presentaciones propias. Se consideraron la disponibilidad por temporada de varias frutas y la fluctuación de posibles ventas según la temporada del año.
7. Maximización de las utilidades de una micro empresa de confecciones textiles que se dedica a dos rubros: arreglo de ropa para damas, caballeros y niños y, confección de prendas de vestir para damas. La empresa no cuenta con información registrada de los ingresos obtenidos por los arreglos, por lo que tuvieron que hacer proyecciones en base a los datos observadas de una semana de funcionamiento. Se integraron al modelo los costos y el tiempo que demora la confección de cada tipo de prenda.

Programación de actividades de refuerzo pedagógico para prevenir dificultades que puedan derivarse de carencias socioculturales y ritmos madurativos lentos, de modo que se gestionaba adecuadamente los recursos disponibles: horarios de tutores y tutoreados, remuneraciones de tutores, especialidad de los tutores, casos especiales.

6.2. Relacionados con el desempeño académico

Se analizaron las calificaciones finales de la asignatura de dos años consecutivos: en el año 2021 se realizó una actividad similar, pero sin incluir los pasos de las metodologías ABP y ABPr, mientras que, en el año 2022 se tuvo especial cuidado en integrar esos pasos en el desarrollo de la actividad. La Figura 3 muestra una mejora en el porcentaje de estudiantes aprobados como consecuencia de la aplicación de estas metodologías activas.

Para deslindar la posibilidad de que esa diferencia no fuera significativa, se realizó una prueba t para muestras separadas suponiendo varianzas diferentes (Tabla 2). Como resultado se puede afirmar que la diferencia es estadísticamente significativa, por tanto, si hubo mejoras en los resultados académicos, la calificación final promedio se incrementó en casi un punto.

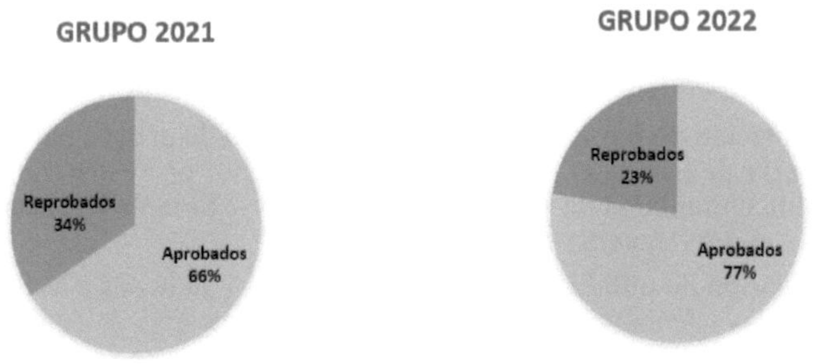

Figura 3. Comparación del porcentaje de aprobados y reprobados. Fuente: Elaboración propia.

	2021	2022
Media	12.496666667	13.5
Varianza	3.481609195	3.64102564
Observaciones	30	40
Diferencia hipotética de las medias	0	
Grados de libertad	63	
Estadístico t	-1.172007535	
P(T<=t) una cola	0.122803575	
Valor crítico de t (una cola)	1.669402222	
P(T<=t) dos colas	0.245607151	
Valor crítico de t (dos colas)	1.998340543	

Tabla 2. Prueba t para dos muestras con varianzas desiguales. Fuente: Elaboración propia.

6.3. Relacionados con la percepción de los estudiantes

Se realizó una encuesta a través del aula virtual, en ella se consideraron tres dimensiones. La Figura 4 muestra los resultados para la dimensión "Dificultades enfrentadas". Cerca de la mitad de los estudiantes (45%) opinan que este tipo de actividades demandan más tiempo. Por otra parte, el haber construido la costumbre de trabajar en línea favoreció la realización de la actividad pues solo el 10% tuvo dificultades con la coordinación de las tutorías, mientras que, el 12% tuvo problemas con la coordinación de los horarios de las reuniones para el trabajo grupal.

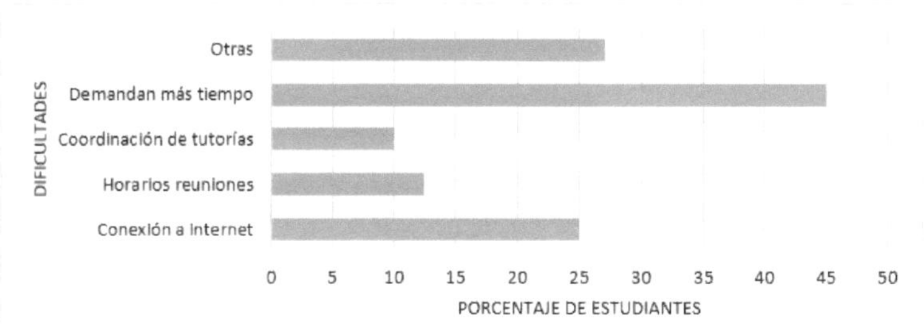

Figura 4. Dificultades percibidas por los estudiantes en la realización de la actividad. Fuente: Elaboración propia.

En la dimensión "Sugerencias para mejorar la actividad" (Figura 5) se observa que, poco más del 60% de los estudiantes considera que deberían implementarse más espacios de discusión, cerca del 38% de los estudiantes percibe que es necesario contar con más tiempo para la realización de este tipo de actividades, mientras que, cerca del 25% pide retroalimentación más específica.

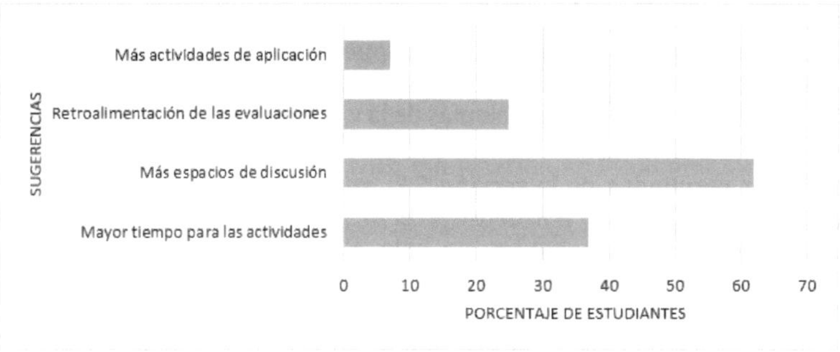

Figura 5. Sugerencias realizadas por los estudiantes para mejorar la realización de la actividad. Fuente: Elaboración propia.

Los resultados de la dimensión "Desarrollo de habilidades blandas", también llamadas competencias genéricas, se muestran en la Figura 6. El 80% de los estudiantes percibe que la actividad contribuyó al desarrollo de su competencia digital, el 74% coincide en que desarrollaron su habilidad para trabajar en equipo, situación similar se observa en relación al desarrollo de las habilidades para el manejo de información.

Methodology for Science Education: An Approach in Prospective Teachers. Sustainability. *13*(6), 3385. doi:10.3390/su13063385

Longas-Flórez, Y. Z. (2021). Metodologías y herramientas de aprendizaje utilizadas en las clases remotas en Unisangil. En F. R. Garay (Eds.) *Experiencias de éxito en la transición de lo presencial a lo remoto en la educación superior* (pp.29-48). Editorial Universidad Católica de Colombia.

Misseyanni, A., Papadopoulou, P., Marouli, C., y Lytras, M. D. (2018). *Active learning strategies in higher education*. Emerald Publishing Limited.

Morales, P., y Landa, V. (2004). Aprendizaje Basado en Problemas. *Theoria, 13*(1), 145–157.

Núñez Barriopedro, E., Monclúz I. M., y Ravina Ripoll, R. (2019). El impacto de la utilización de la modalidad b-learning en la educación superior. *Alteridad, 14*(1), 26–39. https://doi.org/10.17163/alt.v14n1.2019.02

Oliver-Hoyo, M., Alconchel, F., y Pinto, G. (2011). Metodologías activas para el aprendizaje de la física: un caso de hidrostática para su introducción en la práctica docente. *Revista Española De Física, 26*(1), 45–50.

Paños, J. (2017). Educación emprendedora y metodologías activas para su fomento. *Revista Electrónica Interuniversitaria de Formación del Profesorado, 20*(3), 33–48. https://doi.org/10.6018/reifop.20.3.272221

Rodrigues Brito, T., y Correa Cortela, B. S. (2020). A con-dição da docencia universitária no contexto atual das universidades: marcas históricas, realidade e perspectivas. *Revista de Iniciação à Docência, 5*(1), 9–23.

Rodríguez, L. A., Gamboa, M. E., y Oliva, L. D. (2019). Diseño de escala de medición de la resolución de problemas del proceso de enseñanza-aprendizaje de la Matemática. En R. Velázquez (Eds.) *Informática, Matemática y Ciencias de la Información.*

Özlem Sila O. (2009). Engaging elementary preservice teachers with active learning teaching methodologies. *The Teacher Educator, 44*(2), 113–125.

Vilanculo, J., Mutimucuio, I., y Silva, C. (2020). Metodologías activas para la enseñanza y el aprendizaje de la física: Caso de estudio de la formulación de conceptos de calor y temperatura. *Revista Científica Multidisciplinar Núcleo do Conhecimento. 5*(7), 84–107.

ESTRATEGIAS DIDÁCTICAS EN EDUCACIÓN SUPERIOR PARA FORTALECER EL DESARROLLO SUSTENTABLE

Rodolfo Camacho Pérez[1], José Cesar Macedo Villegas[1]

1. INTRODUCCIÓN

Este trabajo se realiza mediante una investigación documental con metodología cualitativa, partiendo del supuesto de que con estrategias didácticas colaborativas se eleva en gran medida la calidad del aprendizaje de los estudiantes y se motiva la generación de capacidades y habilidades con el fin de preservar el medio ambiente donde habitan. Se busca dar cuenta de cómo llevando a cabo un plan de intervención con estrategias didácticas de enseñanza-aprendizaje, se permite mejorar la práctica docente, específicamente en lo relativo a la metodología colaborativa, con lo que se consigue la participación social de los egresados para el desarrollo comunitario con un enfoque ambientalista.

Con esta investigación se plantea la necesidad de la reflexión de los maestros en su actividad docente, para que trabajen e innoven de manera colectiva, con un sentido ambientalista. Asimismo, se debe señalar que, como plantea Latorre (2005), el objetivo detrás de esta intervención investigativa es analizar la práctica docente para mejorarla, y para ello se requiere establecer ciclos de mejora continua a partir de los resultados que se obtengan en cada proceso de observación, acción y reflexión, para iniciar otro ciclo persiguiendo mejores relaciones entre investigadores, maestros y estudiantes. Con nuevos ciclos de investigación podremos implementar acciones y reflexiones, que conlleven a un mejor desarrollo sustentable para mantener la biodiversidad ambiental.

A finales del siglo XX, la educación superior se refundó teniendo muchos cambios, entre ellos la definición de nuevos roles y retos, ya que la evolución social y económica, derivada de la globalización, les plantea a los actores de este nivel educativo mayores niveles de eficiencia y garantía de calidad de los servicios que ofrecen. En este marco, los organismos mundiales, como la UNESCO, organismo de la ONU para la Educación, la Ciencia y la Cultura, así como las asociaciones internacionales que imparten la educación superior, se han ocupado en impulsar, al interior de los países, políticas públicas que se busca deriven en estrategias institucionales, todo para garantizar la calidad y mayores niveles de eficiencia de la educación superior (UNESCO, 2019).

Por otro lado, las herramientas de gestión y desarrollo organizacional han adquirido una gran relevancia, ya que se han convertido en la parte central de programas nacionales de mejora de este nivel educativo. Entre estas herramientas destaca la planificación

1. Universidad Michoacana de San Nicolás de Hidalgo (México)

estratégica y las estrategias didácticas, que han pasado a ocupar un sitio incuestionable tanto en el ámbito de las secretarías y ministerios de educación, como entre los especialistas y equipos de gestión institucional de las IES en todo el mundo.

El profesor debe convertirse en un facilitador y motivador que pueda estar monitoreando el avance y las actuaciones de sus estudiantes para que logren su objetivo de desarrollar sus habilidades sociales y cognitivas mediante la construcción de conocimientos sólidos que eleven su calidad moral y fortalezcan su personalidad con principios éticos. Por lo tanto, el docente debe ser todo un profesional en principios y valores para que sirvan de referente y modelo a los jóvenes que está formando, ya que en el proceso de interacción los estudiantes y el profesor aprenden conjuntamente entre ellos. Así, señala Carretero (1997) que el conocimiento es el producto de la interacción social y cultural.

Por último, haciendo un análisis documental encontramos una serie de ventajas al aplicar la colaboración, como estrategia didáctica para mejorar la calidad educativa en el nivel superior, tomando como referencia para nuestro caso a la UMSNH, dejando plasmado en nuestras conclusiones lo que a nuestro juicio consideramos relevante para lograr lo que planteamos como esencia en este trabajo y esperando que a los lectores les sea de utilidad para continuar trabajando en este sentido por el bien de la educación y del medio ambiente.

2. OBJETIVO

El objetivo ha sido el de demostrar que con el uso de estrategias didácticas colaborativas en el proceso docente educativo se mejora la calidad educativa en las instituciones de educación superior (IES) y también se fortalece la conciencia del estudiantado hacia el cuidado ambiental.

3. METODOLOGÍA

La metodología que se utilizó fue la cualitativa con el modelo de la investigación en la acción, ya que procedimos a realizar una investigación documental para soportar nuestro planteamiento.

4. MARCO REFERENCIAL

Según Vlasich De la Rosa (2010), la historia de la educación evolucionó con el ser humano, ya que, en las sociedades desde su origen en comunidades primitivas, el punto de referencia se dio cuando el ser humano pasa de ser nómada a sedentario; donde ya se benefició de sus primeras labores, como caza, pesca, agricultura y recolección de sus alimentos. Podemos decir entonces que la pedagogía aparece al depurarse técnicas y métodos, cuyo objeto es el de tener y aprovechar mejor el conocimiento, y contar con una herramienta para reflexionar los hechos educativos de cada momento histórico.

Para Álvarez de Zayas (2004), educar es un proceso de formación de nuevas generaciones, por lo que la educación equivale de hecho a acumular en cada uno de los individuos todo el trabajo de la humanidad anterior a él; a hacer de cada uno de ellos una síntesis del mundo viviente, hasta el momento en que vive; a equipararlo con su época, de modo que pueda mantenerse a flote por encima de ella y no por debajo de su momento, con el cual no será posible mantener el equilibrio; y a capacitar al hombre para la vida. La educación o proceso educativo se da en un contexto social, se desarrolla como sistema para influir en la formación de todos los miembros de dicha sociedad. Esta es la educación en sentido amplio e implica la formación de todos los rasgos cognitivos, afectivos y volitivos de la personalidad de estos.

Según Porto y Gardey (2008), la instrucción es el efecto y acción de enseñar (amaestrar, educar y adoctrinar con preceptos y reglas). Lo que se convierte en un método y sistema de enseñar, conformando un conjunto de principios e ideas que conforman los conocimientos que adquiere una persona. Según Vygotsky, se promueven las condiciones para el desarrollo de todas las potencialidades individuales y necesariamente tiene que concebirse un sistema de enseñanza que coadyuve al proceso de transformación personal y social.

La acción y efecto de aprender se considera como el aprendizaje adquirido, tal y como se indica en la web significados.com (2020). Por lo tanto, el proceso de asimilar la información y nuevos conocimientos mediante habilidades y técnicas específicas se considera aprendizaje del individuo. Para Vygotsky aprender no solo es un proceso individual sino también una actividad social de la persona. Resulta imprescindible considerar en su nivel evolutivo dos aspectos fundamentales: a) las reales capacidades del propio estudiante y b) el interés para aprender con ayuda de los demás para potencializar sus capacidades. El autor define "ZDP" a esta diferenciación; el nivel de desarrollo potencial bajo la guía de un adulto o en colaboración con un compañero más capaz.

En México se publicó en el Diario Oficial de la Federación (20/04/2021), la Ley General De Educación Superior, en la que sobresale lo siguiente:

Artículo 1. Esta ley es de observancia general para toda la República ya que está apegada a los preceptos del artículo 3 de la Constitución Política de los Estados Unidos Mexicanos, en lo que se refiere a la educación superior, por considerarse en ella las disposiciones de interés social para el orden público. Por lo tanto, corresponde a las autoridades educativas de la Federación su aplicación en las entidades federativas y los municipios, en los términos y ámbitos de competencia que esta ley establece para todas las instituciones de educación superior y las autoridades que las conforman. Y tiene por objeto lo siguiente:

1. Dar cumplimiento a la obligación del Estado de garantizar el derecho a la educación superior de su población.
2. Cumplir con el compromiso social de poner al servicio de la Nación y de la sociedad para alcanzar el desarrollo humanístico, productivo y económico del país, mediante el uso de la tecnología y el conocimiento científico en lo cultural y social, para motivar la capacidad creativa, innovadora y emprendedora de las personas con un alto sentido social aplicando sus conocimientos.
3. Vincular a la Federación con las entidades federativas y los municipios, para cumplir con encargo social que se le asigna a la educación superior.
4. Promover y vincular la participación social para la mejora continua de la educación superior en todo el país.
5. Orientar las políticas públicas del estado en materia de educación superior con fines progresistas.
6. Asignar criterios de financiamiento para la educación superior como un servicio público del Estado.
7. La educación superior debe regularse con la participación de los sectores público, social y privado.

Artículo 2. Que la ley otorgue autonomía a las universidades e instituciones de educación superior para que cuenten con todas las garantías institucionales del artículo 3 constitucional en su fracción VII, operando con sus propias leyes orgánicas, apegadas a la normatividad y disposiciones de la presente Ley.

Artículo 7. El desarrollo humano integral del estudiante se fomentará con la construcción de conocimientos en los programas de la educación superior.

Artículo 20. El Sistema Educativo Nacional, incluye a la educación superior como parte del respeto a los principios, fines y criterios previstos en el artículo 3 constitucional.

El articulado de los procesos que hagan coincidir a todos los actores e instituciones que prestan los servicios educacionales superiores, incluyendo la educación que imparta el Estado en el Sistema Nacional Educativo comprenderá el reconocimiento oficial de los estudios.

Artículo 24. Se establecerán los procedimientos para la coordinación de programas y recursos económicos del Conacyt, conforme a las disposiciones legales y las políticas de educación superior para que operen de manera articulada y convergente.

Artículo 28. Para el desarrollo sostenible del país se conjuntan todos los subsistemas universitarios, tecnológico y de escuelas normales y formación docente, en la educación superior en sus diferentes modalidades.

Artículo 29. La transmisión del conocimiento y la construcción de saberes, se consolida mediante la difusión en los ámbitos nacional, regional y local, de la cultura para que los egresados apliquen sus facultades para integrarse al sector laboral.

5. ORGANISMOS INTERNACIONALES QUE INFLUYEN EN LA EDUCACIÓN SUPERIOR

A partir de la posguerra, los organismos internacionales se posicionaron con relevancia en la discusión mundial sobre políticas económicas y sociales, lo que permitió en el ámbito educativo articular el debate sobre la internacionalización de las tendencias educativas contemporáneas. Existen claras diferencias entre los organismos, principalmente porque algunos únicamente realizan estudios y emiten recomendaciones y otros si otorgan financiamiento a proyectos; actualmente los más interesados en la problemática y soluciones en el ámbito de las IES son: el BM; la UNESCO; la OECD, el BID, la CEPAL y la OIE.

Los ejes principales del BM en educación superior son financiamiento, calidad, administración, resultados e internacionalización de las políticas. Tal y como Kapur (1997) lo señala, en algunas ocasiones el BM promueve y difunde opiniones e ideas ya sea de forma directa o indirecta para influir en los tomadores de decisiones en todo el mundo con respecto a la educación.

La UNESCO se fundó dentro de las Naciones Unidas para la Educación, la Ciencia y la Cultura, como el órgano encargado de hacer prevalecer los principios de libre intercambio de ideas y conocimiento para brindar oportunidades educativas de igualdad sin limitaciones para la búsqueda de la verdad, para contribuir a la paz y a la seguridad, promoviendo los valores y la colaboración entre los países mediante la educación, la ciencia y la cultura. Este organismo se caracteriza por su sentido humanista y social de la educación, distinguiéndose de los demás organismos que tienen una perspectiva más económica.

Sus principales políticas son la libertad en sus relaciones con los estados, para promocionar la libertad y la autonomía institucional en lo académico, así como el adecuado manejo de los recursos en la educación superior para mejorar los procesos de gestión, la calidad del personal docente, la infraestructura del medio universitario, los programas de estudiantiles y el desarrollo humano sostenible, buscando con ello la renovación de la enseñanza y el aprendizaje.

Ahora bien, la OECD se originó con el propósito central de la reconstrucción de las economías europeas posterior a la Segunda Guerra Mundial. En 1961, entre sus actividades fundamentales son la formulación y el estudio en una gran variedad de situaciones y esferas económicas y sociales, lo que hacen posible concentrar en alrededor de 200 áreas de análisis sus principales actividades. Por otro lado, no otorga financiamiento para el desarrollo de ningún proyecto, coincidiendo con la UNESCO en ese sentido. Recientemente, la OECD (2019) y los países socios adoptaron formalmente el primer conjunto de directrices de políticas intergubernamentales sobre Inteligencia Artificial (IA).

Para México y América Latina, de acuerdo con la directora ejecutiva del centro OECD, algunos de los puntos de mayor interés en relación a lo que toca a la educación son: a) La integración entre la educación superior y el empleo, a través de la integración social y productiva de los individuos; b) Basar la educación media superior aplicando el conocimiento real, efectivo y cualitativo para la solución de problemas y; c) La reducción de los recursos económicos empleados, proponiendo diversificar las fuentes de financiamiento en el nivel terciario.

El BID, otro organismo que nos ocupa, con sede en Washington, se constituyó en 1959, teniendo como objetivo que los países miembros de América Latina y el Caribe aceleraran el proceso de desarrollo económico y social (BID, 1994). En educación superior, mencionó que es la piedra angular para que las universidades de América Latina y el Caribe conjuguen esfuerzos para enfrentar los retos económicos y tecnológicos para mejorar productividad económica, para disminuir la diferencia en la modernización tecnológica que existe en la sociedad y en la economía, por lo que, recomendó colaboración entre universidades e industrias (BID, 1994, p. 1-8).

Se designa a sí mismo como el "Banco de la universidad" porque es el organismo financiero bilateral o multilateral que en Latinoamérica más ha contribuido a la educación superior. Morley (1995), citado por A. Maldonado (2000), establece que preferentemente financiará proyectos de desarrollo en áreas educativas como: 1. Nivel profesional, postgrado e investigación científica y tecnológica; 2. Formación técnica y profesional; 3. Con la educación formal garantizar destrezas sociales y de trabajo mínimas para los jóvenes y adultos; 4. Introducir formas sustantivas en la educación básica, formal y no formal a nivel primario y secundario, con mejores métodos docentes, estructura y organización; 5. Aplicación de los recursos destinados al funcionamiento de la educación y a promover fuentes alternas de financiamiento para mejorar la eficiencia.

Las acciones gubernamentales y las coincidencias del BID con las recomendaciones del BM en educación destacan las siguientes: 1. La calidad evaluación; 2. La diversificación de fuentes de financiamiento: Incipiente incorporación de los sectores industriales y financieros en los procesos académicos y esa diversificación institucional en cada una de las IES; 3. La educación superior diversificada. A pesar de que los estudiantes demandan servicios en las universidades del Estado, el gobierno preferentemente ha impulsado la creación de universidades tecnológicas y privadas. Así, en un período de 14 años se han crearon solo 3 universidades públicas, mientras que los centros tecnológicos y las universidades privadas suman 45 (OECD, 1997).

La CEPAL, un organismo no menos importante, contribuye al desarrollo social y económico de América Latina y el Caribe, para que se integre al resto del mundo fortaleciendo sus relaciones con los países miembros en los procesos de desarrollo comunitario. Creándose en 1948, y que a la fecha la integran 44 países miembros (33 de los continentes americano, europeo y asiático y 13 naciones asociadas), brinda asesoría, capacitación y apoyo a la cooperación regional e internacional, realizando estudios, investigaciones y publicaciones. La quinta Conferencia Ministerial sobre la Sociedad de la Información se llevó a cabo en la CDMX en 2015 (5-7 de agosto), en 2016 la Segunda Conferencia Regional sobre Población y Desarrollo estableció las futuras acciones que se llevaran a cabo (CEPAL, 2016).

Tema presente y futuro de la CEPAL es la agenda 2030 cuyo documento establece para el desarrollo sostenible 17 objetivos para enfocar los trabajos de las Naciones Unidas hasta el año 2030. Dicha agenda pone a las personas en el centro, haciéndola civilizatoria, porque defiende los derechos y pretende un desarrollo sostenible universal en todo el planeta, planteándose una alianza global donde los países participen por igual, para integrar solidariamente lo social, económico y medioambiental, con una visión holística del desarrollo. Como organismo ofrece sus capacidades técnicas interdisciplinarias y sus plataformas regionales intergubernamentales al servicio de sus estados miembros para cumplir de esta ambiciosa agenda (CEPAL, 2021).

Finalmente, la OIE que es un organismo internacional conformada por miembros de 182 países de todo el mundo, incluido México, direcciona la calidad de la educación superior en la Medicina Veterinaria y Zootecnia. Esta fue creada en enero 25 de 1924 a través de un "convenio internacional", dando origen primero a la Oficina Internacional de Epizootias (OIE), cuya creación corresponde a un deseo claramente expresado por el secretario general de la Sociedad de Naciones. Después, a partir del 2003, dicha Oficina se convirtió en la Organización Mundial de Sanidad Animal, pero conserva su acrónimo histórico. Son varias sus actividades y por su importancia social rescatamos el acuerdo del 2007 con el Centro para la Sanidad Animal y la Seguridad de los Alimentos para la Iniciativa que se refiere a los alimentos que son saludables para cualquier persona y en cualquier lugar del mundo (OIE, 2021).

5.1. Educación ambiental

La crisis ambiental planetaria que se sufre actualmente requiere de una educación solidaria para el cuidado del medio ambiente ante la emergencia del cambio climático. Es por ello por lo que, desde las primeras reuniones internacionales que ha promovido la UNESCO desde 1972 (ese mismo año en Suecia, creando el Programa de las Naciones Unidas sobre el Medio; en 1975, en Yugoslavia, el Seminario Internacional de Educación Ambiental; en 2007, en Sudáfrica; en 2009, en Canadá y en 2011 en Australia), siempre busca mejorar la calidad del medio ambiente con alternativas pedagógicas flexibles y adaptables a las condiciones de cada momento histórico. La Educación ambiental (EA) hace reflexionar al individuo formando un nuevo tipo de conciencia planetaria para sobrevivir (Morin, 2011, p. 35-52). La evolución de la especie humana, del planeta y del universo motiva que se fomente la capacidad de analizar y reflexionar sobre las distintas formas de vida en el universo.

El proceso interdisciplinario en la educación ambiental puede considerarse como una forma de desarrollar ciudadanos conscientes e informados sobre el ambiente en su totalidad comprendiendo su aspecto natural y modificado; lo que le permite tomar decisiones y actuar con capacidad para asumir el compromiso de asegurar la calidad ambiental. La

EA se orienta, según Leff (1998), al medio ambiente, pero de manera holística para que los sujetos y actores del proceso educativo orienten la educación al contexto social tanto ecológica y culturalmente hablando con una nueva pedagogía que impulse y motive el cuidado ambiental. La EA se transforma como un nuevo paradigma pedagógico para que el individuo desempeñe un papel crítico en la sociedad, estableciendo una relación armónica con la naturaleza, con un proceso de formación de actitudes y valores a fin de alcanzar mejores condiciones de vida y de trasformación social.

El inicio y la trayectoria de la EA en México tiene sus antecedentes desde 1993, 2003 y 2006, en cuyos años se han planteado mecanismos de educación ambiental para la sustentabilidad en México. Resaltan la recuperación de los antecedentes propios, los avances y perspectivas, ya que en estos documentos se plasman los diagnósticos que exponen la evolución conceptual del campo de la EA, los cuales fueron realizados en distintas etapas en el país. El desarrollo sustentable perfila la transición a la comprensión efectiva de la naturaleza en un contexto global para que de manera sistemática entendamos la crisis que amenaza el futuro del planeta. Los planteamientos de solución están en la educación para generar cambios en la calidad de vida y mayor conciencia y responsabilidad de la conducta personal y socialmente tener una relación armónica con nuestros semejantes y su entorno.

El desarrollo de habilidades críticas permite que bajo el debate se comprendan los procesos naturales y sociales, con un enfoque complejo y creativo, a fin de construir una visión de los cambios necesarios para conseguir la conservación y utilización sustentable de la biodiversidad, sostener un planeta sano y brindar beneficios esenciales para todos. Las alternativas que hacen posible un desarrollo sustentable se basan en la promoción de procesos de acción colectiva, articulando los esfuerzos individuales que permitan mejorar la organización con una percepción integral que hace posible la sustentabilidad.

La participación en actividades que contribuyan a resolver los desafíos ambientales son (Ambiental, 2017): conciencia y sensibilidad para enfrentar los desafíos con conocimientos y entendimiento pleno del medio ambiente, mostrando actitudes de motivación por mejorar y mantener la calidad ambiental y la preocupación por demostrar habilidades que contribuyan a solucionar problemas ambientales. La promoción de la sustentabilidad y la toma de conciencia ecológica se acrecienta con el conocimiento acerca del funcionamiento de la naturaleza para motivar conductas de la población que modifiquen sus actitudes, hábitos y habilidades sobre la educación ambiental que se considera como un proceso para toda la vida.

La educación ambiental es más que solo información sobre el ambiente	
Sensibilización ambiental	Datos sobre el ambiente
Incrementa la conciencia en temas ambientales, fortaleciendo sus conocimientos.	Trata las temáticas ambientales con información sobre hechos u opiniones referidas al tema.
Hace pensar a los individuos y los enseña a pensar de manera crítica.	Los individuos no siempre se enseñan a pensar de manera crítica.
Mejora las habilidades para tomar decisiones para resolver problemas.	Las habilidades para resolver problemas y tomar decisiones, no siempre mejoran
La opinión particular no es cerrada.	Se centra en defender la opinión particular.

Tabla 1. La educación ambiental como proceso. Fuente: Elaboración propia.

El análisis contribuye a determinar las condiciones pedagógicas que se derivan de la investigación educativa, como debe ser la intervención docente, plantear procedimientos eficientes para la asimilación de conocimientos y la perfección de conceptos, valores y actitudes de las personas (UNESCO, 1980). La educación sigue siendo un campo lleno de interrogantes de diversa índole que nos lleva a los fenómenos, hechos, personas y procesos. Lo que debe sustentarse en sus marcos conceptuales, epistemológicos, teóricos, metodológicos, académicos, entre otros (Caride, 2008). La investigación por su propia naturaleza es necesaria y pertinente porque construye los escenarios para los conocimientos y saberes pedagógicos que nos habilitan para converger relacionalmente con el ser humano y medio ambiente.

5.2. Desarrollo sustentable

Con el fin de garantizar la distribución equitativa de los recursos naturales en el presente y su disponibilidad para las generaciones futuras, el desarrollo sustentable (o desarrollo sostenible) maneja la importancia que tiene la administración eficiente y responsable de dichos recursos para preservar el equilibrio ecológico en la tierra, permitiendo la armonía con el aprovechamiento consiente de los recursos naturales para el bienestar social siendo la noción de desarrollo sustentable y su evolución partiendo del antiguo concepto de desarrollo, para darle con sensatez el progreso económico y material, a la sociedad conciliando los aspectos social, económico y ecológico, que se han convertido en los tres ejes fundamentales de la sustentabilidad.

Sin embargo, hay que reconocer que el desarrollo sustentable tiene como objetivo alcanzar un mejor nivel de vida con el uso racional de los recursos naturales a pesar de los riesgos que implica este modelo desarrollista al tratar de lograr el progreso económico y material de la sociedad pone en riesgo el ecosistema para la supervivencia de la humanidad; por ello, se requiere la atención en los ámbitos social, económico y ambiental buscando la viabilidad, la sustentabilidad y la equidad, en todo el ecosistema permitiendo un desarrollo socialmente justo, pero también respetuoso con el medio ambiente para contar con recursos suficientes para todos, englobándose en las dimensiones económicas, sociales y ambientales:

Sustentabilidad económica: debe ser viable en relación con el ambiente, es decir, que crecimiento económico no debe sobrepasar la capacidad de regeneración de los recursos naturales.

Sustentabilidad social: implica procurar el crecimiento demográfico, con índices soportables para el ambiente y la distribución equitativa de la riqueza.

Sustentabilidad ambiental: busca garantizar a la sociedad la existencia de los recursos naturales en el tiempo con viabilidad y crecimiento económico.

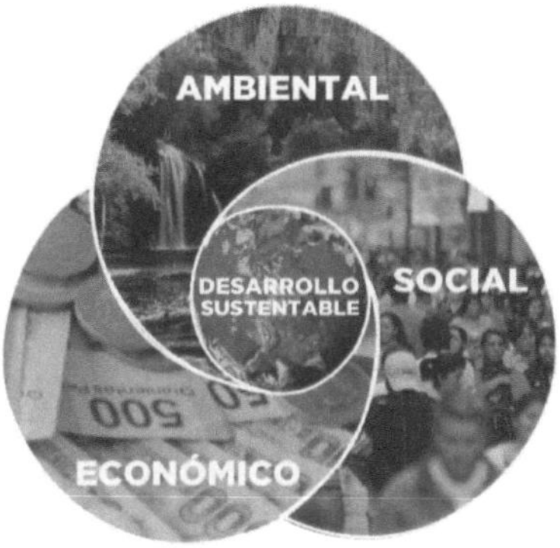

Figura 1. Dimensiones para el desarrollo sustentable. Fuente: https://sds.uanl.mx/desarrollo_sustentable

El cuidado ambiental con desarrollo sustentable o sostenible ha sido motivo de debate en las conferencias internacionales donde se abordan posturas en materia de desarrollo económico y medioambiental, sobresaliendo: Río de Janeiro, 1992; Nueva York, 1997; Johannesburgo, 2002; Río de Janeiro, 2012; Nueva York, 2015. En todas estas conferencias mundiales se ha discutido y planteado la necesidad inmediata del cuidado ambiental. Sin embargo, el discurso no se ha llevado a la práctica, como se desea teóricamente. Todas estas cumbres mundiales sobre el Desarrollo Sostenible las ha organizado la ONU.

De las discusiones llevadas a cabo en la cumbre de 2015 en Nueva York, resultó la agenda que contempla cumplir con *diecisiete objetivos para el año 2030 sobre el desarrollo sostenible,* teniendo como objetivo primordial erradicar la pobreza en el mundo con la inclusión a la salud, a la educación de calidad y al trabajo de toda la población con igualdad de género y socialmente el consumo responsable en las acciones de la producción para el cuidado ambiental, entre otros.

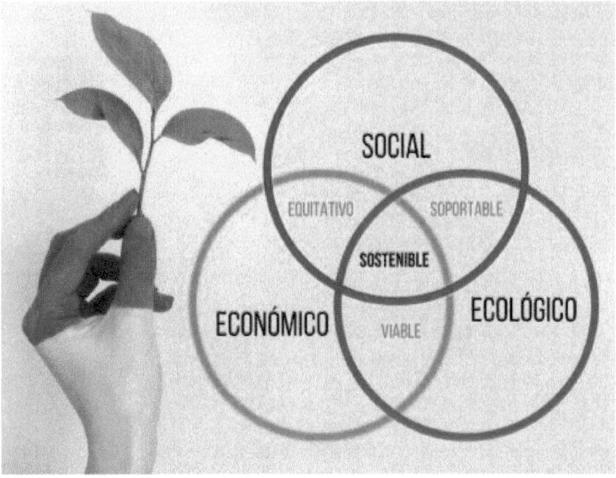

Figura 2. Ecosistema para la producción y el cuidado ambiental. Fuente: https://www.significados.com/desarrollo-sustentable

En la actualidad, el uso de la expresión desarrollo sustentable es más común en Latinoamérica y del desarrollo sostenible se habla más en Europa. A pesar de la especificidad, se usan indistintamente, es decir, si el desarrollo es sostenible, entonces también es sustentable, pues las dos se refieren a algo que se puede mantener en el tiempo, por lo que cualquiera de ellas es correcta, prevaleciendo en ambas la conciencia de no causar daños irreparables en el ecosistema.

6. RESULTADOS Y CONCLUSIONES

En toda la bibliografía revisada se ve el aprendizaje colaborativo como una estrategia didáctica de enseñanza-aprendizaje, importante en el ámbito educativo para mejorar la calidad de los aprendizajes y el desarrollo de las habilidades sociales. Debido a la habitual complejidad en la enseñanza-aprendizaje, se han tenido enfoques de colaboración en las estrategias didácticas. También, siguiendo la línea de Marzano *et al.* (2000), estos autores mencionan que la colaboración no se opone al trabajo individual para el aprendizaje, pudiendo considerarse como una estrategia complementaria para aprender y fortalecer el crecimiento del estudiante.

En relación con las agencias internacionales que intervienen en el rumbo de la educación superior en el ámbito mundial y con impacto en México, destaca la labor del BM porque no solo otorga financiamiento a diversos proyectos vinculados a las IES, también trabaja en programas educativos en más de 80 países y se ha comprometido a ayudar a los países a logar el objetivo de desarrollo sostenible para 2030 (BM, 2023).

Aunque no otorga financiamiento, uno de los principales organismos internacionales que ha intervenido para mantener una perspectiva más social y humanista de la educación por sus principios de igualdad de oportunidades educativas es la UNESCO, pretendiendo siempre la búsqueda de la verdad y el libre intercambio de ideas y conocimientos.

La CEPAL es otro organismo que brinda asesoría, capacitación y apoyo a la cooperación regional e internacional con la realización de estudios, investigaciones y publicaciones, para motivar espacios de diálogo y discusión entre los países y personalidades que pueden aportar puntos de vista para resolver problemas y brindar oportunidades en América Latina y el Caribe. Como obviar su tema actual y futuro: La agenda 2030 para el desarrollo sostenible, los 193 países miembros de las Naciones Unidas la aprobaron como un nuevo proyecto para que las personas se desarrollen en armonía con el planeta, buscando mediante alianzas la prosperidad y la paz, dándole a la educación superior de calidad su papel central para lograrlo.

El desarrollo sustentable que contempla el progreso económico y material, conciliando los ejes para la sustentabilidad que son el económico, el ecológico y el social, mediante el aprovechamiento responsable de los recursos naturales para el bienestar social, se fortalece con el enfoque pedagógico como proceso de cambio de los individuos para desempeñar un papel crítico y formativo sobre la educación ambiental, con el objeto de establecer una relación armónica con la naturaleza para alcanzar mejores condiciones de vida.

En este contexto coincidimos con otros autores en el sentido de que la educación es un derecho humano. A nivel personal consigue un empleo, eleva sus ingresos, mantiene la salud y reduce la pobreza. A nivel social, fomenta el desarrollo económico de la sociedad a corto, mediano y largo plazo, contribuye y motiva la innovación, apoya el fortalecimiento institucional, socialmente se fomenta la cohesión y la interacción.

Finalmente, la revisión sistemática de la bibliografía nos permitió realizar un análisis para brindarle a la comunidad académica una visión general de la investigación sobre la colaboración, recurso didáctico para la enseñanza-aprendizaje y la mejora de la calidad educativa en las instituciones de educación superior (IES).

Reconocemos y agradecemos también los aportes de muchos investigadores sobre lo tratado en este trabajo. Humildemente, los autores piden a los lectores sus críticas para seguir mejorando en este interesante campo de la educación, para ver frutos tangibles en el desarrollo comunitario y el cuidado del medio ambiente.

7. REFERENCIAS

Álvarez de Zayas, C. M. (2004). *La escuela en la vida (6ª ed.).* Pueblo y educación.

Ambiental, E. (26 de octubre de 2017). *Por qué es importante la educación ambiental.* Temas ambientales. Educación ambiental por un Desarrollo Sostenible. https://www.temasambientales.com

Banco Interamericano de Desarrollo (BID). (1994). *Información básica (pp. 1-8).* BID.

Banco Mundial (BM) (11 de abril de 2023). *Overview.* Education. Worldbank. https://www.bancomundial.org/es/topic/education/overview

Caride, J. A. (2008). *La educación ambiental en la investigación educativa: realidades y desafíos de futuro.* Centro Nacional de Educación Ambiental. https://n9.cl/vo5qf

Carretero, M. (1997). *¿Qué es el constructivismo?* Progreso.

CEPAL (2016). *Comisión Económica para América Latina y el Caribe 2016.* Naciones Unidas, CEPAL. Repositorio Digital. https://repositorio.cepal.org/handle/11362/40326

CEPAL (2021). *Agenda 2030 en América Latina y el Caribe para el Desarrollo Sostenible.* Naciones Unidas, CEPAL. https://biblioguias.cepal.org/agenda2030

Gobierno Federal de México (2021). *Ley General de Educación Superior. Diario oficial de la federación.* https://www.dof.gob.mx/nota

Kapur, D. P. (1997). *The Word Bank: Its first half-century, vols 1 y 2.* Brookings Institution Press.
Latorre, A. (2005). *La investigación-acción: Conocer y cambiar la practica educativa.* Graó.
Leff, E. (1998). *Saber ambiental.* Siglo XXI.
Marzano, R., Gladdy, B. y Dean, C. (2000). *What Works in Classroom Instruction.* McRel.
Morin, E. (2011). *¿Sociedad mundo o imperio mundo? Más allá de la globalización y el desarrollo. Gazeta de Antropología,* 19, artículo 1, 1-10. https://n9.cl/hprdb
Maldonado, A. (2000). *Los organismos internacionales y la educación en México. El caso de la educación superior y el Banco Mundial. Perfiles Educativos, 22*(87), 51-75.
OECD (1997). *Convención de lucha contra el cohecho de funcionarios públicos extranjeros en transacciones comerciales internacionales.* https://www.oecd.org/daf/antibribery
OECD (2019). *Centro de México.* OECD, Better policies for better lives. https://www.oecd.org/centrodemexico
OIE (2021). *¿Qué es la OIE? (Oficina Internacional de Epizootias).* https://n9.cl/fzytx
Porto, A. y Gardey, A. (25 de septiembre de 2008). *Definición de enseñanza.* Definición de. Sitio web. http://definicion.de/ensenanza
Significados (2020). *Significado de Aprendizaje.* Significados.com https://n9.cl/gxas
Significados (2020). *Desarrollo sustentable.* Significados.com https://n9.cl/vbj4m
UNESCO (1980). *La educación ambiental: Las grandes orientaciones de la conferencia de Tbilisi.* UNESCO.
UNESCO (2019). *La educación superior en el siglo XXI: Visión y acción.* https://n9.cl/2mb5p
De la Rosa, V. (8 de marzo de 2010). *Historia General de la Educación.* Blog Historia de la educación. http://historiageneraldelaedcucacion.blogspot.com

THE CONSTRUCTION OF EDUCATIONAL BRAND IN THE UNIVERSITY CONTEXT

Javier Casanoves-Boix[1], Mónica Pérez-Sánchez[2], Ana Cruz-García[3]

JJavier Casanoves-Boix would like to thank Inés Küster-Boluda and Natalia Vila-López for their suggestions and recommendations during the research phase.

1. INTRODUCTION

According to the theory of human capital (Becker, 1964), people seek education to improve their productivity in the labour market to achieve greater future gains. Mourad (2013) explains that tertiary education is one of the most important services that any economy can provide, while its quality is sometimes difficult to assess. The author claims that consumers usually consider their decision to choose one service over another as a risky choice, as this decision may play a crucial role in their future career. It may also be an expensive service. Third-level institutions can then be divided into two types: (1) public and (2) private.

Regarding public third level institutions, Vargas (2014) states that the quest for educational quality in the university sector is an asset that different sectors of society seek to achieve. In particular, the public university sector must adapt to the current competitive international market if it is to survive, due to the social, cultural, and economic changes that have taken place in recent decades. Although this is beyond the control of universities, if it is not successfully integrated into their strategies, they run the risk of failing to understand the new consumer of educational services. The public sector needs to compete by providing financial support that can counter the capitalist power of private investor groups, religious or otherwise (Knight, 2015).

In the context of the private university sector, Alam (2009) explains that this sector provides quality education and adapts to different economic periods, which is reflected in the annual increases in fees. Ortíz and Rúa (2017) add that, since the nineties, we can observe an important trend towards diversification in third-level education. This has directly benefited private universities, while at the same time hindering the development of the public university model. Thus, the contribution of private universities is essential

1. University of Valencia (Spain)
2. University of Guanajuato (Mexico)
3. Munster Technological University (Ireland)

to meet the needs of an increasingly globalised and internationalised society (Johnson et al., 2015).

In the same line, Küster (2012) considers that there is evidence that marketing theories and concepts can be applied to the educational context, namely the third level sector. The aim is to find results in terms of value, effectiveness and potential benefits.In this context, differentiation is undoubtedly the key to the relentless competition in which universities find themselves in order to continue to achieve the quota of the student population (Retamosa, 2018). In conclusion, universities are considered to play a key role in society. Therefore, investing in marketing strategies, whether in the public or private sector, is crucial in order to attract customers and talent, take advantage of external influences, be more competitive and achieve organisational goals.

2. RESEARCH OBJECTIVES

The objectives of this study are (1) to empirically analyse which variables determine brand capital in the university sector, (2) to examine whether there are differences in perception depending on the private vs. public status of the university. In doing so, this study contributes to the scientific advancement of marketing because, to date, although there are studies on brand capital and its variables, there are few studies that extensively investigate the perception of brand capital by different university participants, and none of them include the private vs. public focus of this study in Spain (Casanoves et al., 2019). This study can guide managers and other university bodies in their decision-making, helping them to develop appropriate strategies to maintain or improve the brand capital of their institutions.

To fully identify the role that the type of university plays in the educational process, the literature review section is divided into two main parts: (1) the perception of brand capital in third level institutions and (2) the differences in perception according to the private/ public sphere. These two aspects are discussed in more detail below

3. THEORETICAL FRAMEWORK

3.1. The perception of brand capital in third level institutions

Brand capital is defined as the individual relationship and experience that each consumer has with the brand, although there are also general guidelines and behaviours towards the brand that may occur in all consumers (Farquhar, 1989). Based on this definition, there are numerous studies that have focused on the different elements that make up brand capital. After reviewing the seven most relevant proposals in the literature (Farquhar, 1989; Aaker, 1992; Keller, 1993; Faircloth et al., 2001; Yoo y Donthu, 2001; Delgado y Munuera, 2002; Buil et al., 2010), four elements are shared by all authors: (1) brand awareness, (2) brand image, (3) perceived quality and (4) brand loyalty. Following this line of research, it is important to decipher the perceptions of the different higher education institutions in the public and private sectors in order to explain the different theoretical hypotheses.

3.1.1. Brand awareness

In the context of tertiary education, Brewer and Zhao (2010) explain that brand awareness in different universities in Sydney improves as brand knowledge, reputation, favourable opinions of the brand and course quality increase. Furey et al. (2014) explain that brand awareness in UK universities is maximised when the educational brand offers clear positioning, experience, vision of study and collaboration with the environment. Foroudi et al. (2017) argue that university brand awareness increases when the various brand elements such as identity, service facilities, public relations and the 'made in' effect are maximised.

Considering all the above, it is possible to formulate the first research hypothesis, H1: The perception of brand awareness influences the brand capital perception in third level institutions.

3.1.2. Brand image

In the context of tertiary education, Hamann et al. (2007) confirm that the prestige of a university is more important in improving its brand image than the educational needs that the institution can satisfy. Gómez y Medina (2010) explain that Spanish universities need to develop effective marketing plans and communication strategies to improve the brand image of the institution. Carmelo y Calvo (2010) argue that Spanish universities must face the challenge of breaking with complacent positions that refuse to believe that the student can be considered as a customer, by applying image management techniques that go beyond the marketing strategies and techniques for the specific product or service.

Considering all the above, it is possible to formulate the second research hypothesis, H2: The brand image perception influences the brand capital perception in third level institutions.

3.1.3. Perceived quality

In the context of tertiary education, Chen (2008) argues that the perceived quality of Canadian universities generates a positive international perception and, as a result, a willingness to use the educational service. Pinar et al. (2014) prove that perceived quality is the most important variable to consider in the creation of strong university brands, followed by brand reputation and emotional attachment. In this regard, library services are the most important, followed by student accommodation (entrance hall and cafeteria), professional development and facilities (e.g., gym, classrooms, laboratories, etc.). Ali et al. (2016) outline five dimensions related to the perceived quality of educational services, all of which influence the institutional image while maximising loyalty to universities in Malasia.

Considering all the above, it is possible to formulate the third research hypothesis, H3: The perceived quality perception influences the brand capital perception in third level institutions.

3.1.4. Brand loyalty

In the context of tertiary education, Bok (2009) argues that those universities that have included a commercialisation strategy for their services in their annual educational strategy value band loyalty as the most important variable for generating cross-selling between educational services. Brown and Mazzarol (2009) explain that Australian students become more loyal to their universities when their educational needs are met, something that should be considered by less prestigious universities seeking to compete in an increasingly deregulated and entrepreneurial market. Conejeros et al. (2010) argue that young people have more confidence in themselves than the education system has in them.

Considering all the above, it is possible to formulate the fourth research hypothesis, H4: The perception of brand loyalty influences the brand capital perception in third level institutions.

3.2. DIFFERENCES IN PERCEPTIONS OF BRAND CAPITAL ACCORDING TO THE PRIVATE/PUBLIC SPHERE OF THE THIRD LEVEL INSTITUTION

In examining the likely relationship between public and private universities and their brand capital, several scholars claim that perceptions may differ between different types of university. For example, in terms of brand awareness, Nicholls et al. (1995) argue that when considering an MBA, prospective students are more likely to value the brand awareness of private than public institutions because they view the student as a customer. Therefore, one of the objectives of their marketing campaigns is to keep the brand top of mind. As for public universities, Wigger and Von Weizsäcker (2001) argue that they take fewer financial risks because the state partially funds their expenses and therefore do not invest the same number of resources in maximising their brand awareness.

In terms of brand image, Marginson (2007) argues that it differs depending on whether the tertiary institution is public or private. For example, globalisation has led to increased efforts on the part of private universities to diversify their educational offerings to attract students from other countries who do not have private education and who, due to previous poor results, do not have access to public education. Similarly, the revolution in new technologies is also improving the image of public institutions, as students can now learn differently from traditional methods. As a result, the image of the institution (whether public or private) differs from the rest, depending on the effort invested in improving its educational services.

In terms of perceived quality, Gómez y Medina (2010) confirm that the quality of bachelor's degrees in Spain is better in public universities, while the quality of education is perceived to be worst in the private context. This is because most students believe that a public university will offer them more social and personal value once they have completed their pre-university studies.

Finally, with regard to loyalty, Hu y Hossler (2000) examines the differences in loyalty between public and private institutions. Students focus their loyalty on the cost of fees and the availability of financial support. For example, if they cannot access a private institution due to lack of money, they automatically lose trust in it. On the other hand, students from public universities love their universities and gradually adopt the values of the institution, thus maximising their loyalty to the educational brand.

Following the previous lines of enquiry, it is possible to propose this moderating hypothesis, H5: The perception of brand capital differs significantly between public and private universities. Figure 1 illustrates our proposed theoretical model to support the current research.

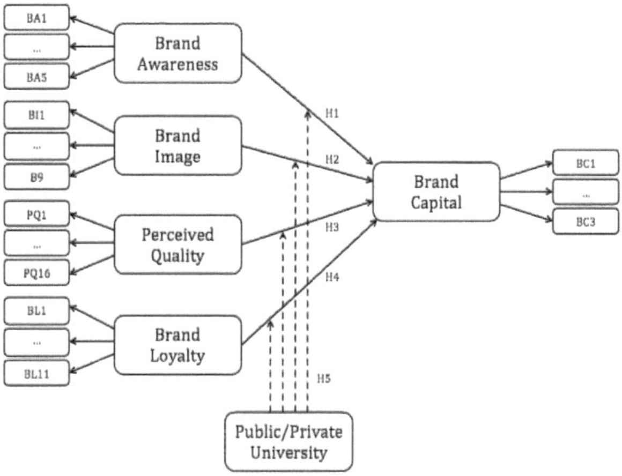

Figure 1. Theoretical model proposed for the current research. Source: Authors' own design.

4. METHODOLOGY

To investigate the hypotheses and proposed objectives, a quantitative study was carried out in Valencia (Spain). A non-probability convenience sample was used to quantify the target population, using official data from two public universities (Universidad de Valencia and Universidad Politécnica de Valencia) and six private universities (Universidad Católica de Valencia, Universidad CEU Cardenal Herrera, Universidad Europea de Valencia, ESIC Business & Marketing School, EDEM Business School and Universidad de Florida). This sample includes 138,592 university participants, of which 106,359 come from the public sector (65.48% from the University of Valencia and 34.52% from the Technical University of Valencia) and 32,233 from the private sector (48.44% from the Catholic University of Valencia, 29.83% from the University CEU Cardenal Herrera, 5.81% from the European University of Valencia, 2.01% from the ESIC Business & Marketing School, 1.82% from the EDEM Business School and 12.09% from Florida Universitaria). They all include staff or students from some of the eight universities surveyed at the time of the research.

The data collection used both an online (SurveyMonkey) and paper questionnaire and was sent to 2,342 university participants (1,304 from public universities and 1,038 from private universities). After collecting and filtering the information, there were 2,239 valid responses, of which 1,246 were from the public sector and 993 from the private sector.

The sample consists of a mixture of men and women (a very heterogeneous sample) from public (55.65%) and private (44.35%) universities. The average age was 40 for academic staff, 43 for non-academic staff and 20 for students. The respondents were of 36 different nationalities (Spanish being the most common, followed by French, Italian, Romanian, Colombian, Ecuadorian and Moroccan) and 41 higher education qualifications were recorded (degree, postgraduate and doctorate). In the public sector, 52% were students, 28% academic staff and 20% non-academic staff. In the private sector about 49% were students, 35% academic staff and 16% non-academic staff. In terms of seniority, around 58% of academic staff and 54% of non-academic staff respondents had worked for around 10 years on a full-time contract. Taking all this into account, it can be assumed that most of the responses received are of high quality and come from members of the university with a good knowledge of the functioning and know-how of their universities. It is also important to highlight the high level of participation and the low percentage of respondents who did not answer any of the classification questions (6.42%).

A five-point Likert scale (1=strongly disagree and 5=strongly agree) was used to measure the concepts of (1) brand awareness, (2) brand image, (3) perceived quality, (4) brand loyalty and (5) brand capital. The scale used was that proposed by Casanoves et al. (2020), which refers to the studies of Aaker (1992) and Keller (1993). They were chosen because they have a similar attitudinal approach to his study and have been used in various studies in the literature review.

Finally, the data analysis techniques are descriptive statistics and multivariate analysis and the packages used were SPSS v.19 for Windows for the descriptive techniques of the data and EQS 6.2 for the implementation of the multivariate techniques. The statistical data analysis in this study implies the application of different analysis methods depending on the type of information required, thus distinguishing between: (1) description and classification of the data, (2) hypothesis testing and (3) multi-group analysis.

5. FINDINGS

Firstly, the psychometric properties of the instruments were analysed. For this purpose, the information was divided into (1) the analysis of the quality of the items and (2) the validity of the scales, as shown in Table 1. It is important to note that the sampling error was calculated for 138,592 participating university members (106,359 from the public sector and 32,233 from the private sector). All of them were working or enrolled in one of the eight universities in Valencia (Spain) at the time of the survey, giving an error of 1% for a confidence level of 99%.

Reliability was checked using Cronbach's analysis (CA), which in all cases obtained values above 0.7 (Cronbach, 1951); and the analysis of composite reliability (CR), which also obtained values above 0.7 (Carmines and Zeller, 1979). The goodness of fit indices of the model also showed acceptable values (NFI=0.8; NNFI=0.8; CFI=0.8; IFI=0.8) as they are close to 0.9 (Hair et al., 2005). The RMSEA=0.07 indicator also shows an acceptable fit with a value between 0.05 and 0.08 (Browne and Cudeck, 1993), indicating that the structural model fits the data structure well.

At the same time, 8 of the original 52 items in the sample were eliminated (two belonging to brand image, five to perceived quality and one to brand capital), mainly due to their low factor load. However, it is important to stress that none of the factors had to be discarded, thus maintaining the original structure of the proposed construct, and noting that the remaining factor loads were above 0.6 (Bagozzi and Yi, 1988). An analysis of the average variance extracted (AVE) was also carried out according to the criteria of Fornell and Larcker (1981), which indicated that the validity of the factors was considered acceptable, since the results were equal to or above 0.5 in practically all cases.

Factor	Indicator	Load	*t* Robust	CA	CR	AVE
Brand Awareness	BA1	0.4***	14.1	0.8	0.8	0.5
	BA2	0.8***	33.7			
	BA3	0.9***	40.9			
	BA4	0.8***	39.0			
	BA5	0.7***	28.2			
Brand Image	BI1	0.7***	28.3	0.9	0.9	0.5
	BI2	0.7***	32.9			
	BI3	0.8***	37.8			
	BI4	0.7***	31.9			
	BI5	0.8***	17.2			
	BI6	0.7***	33.9			
	BI7	0.7***	30.3			
	BI8	0.7***	13.1			
	BI9	0.7***	28.6			
Perceived Quality	PQ1	0.7***	33.1	0.9	0.9	0.5
	PQ2	0.8***	22.0			
	PQ3	0.8***	35.7			
	PQ4	0.7***	36.8			
	PQ5	0.6***	27.1			
	PQ6	0.6***	24.3			
	PQ7	0.6***	26.2			
	PQ8	0.8***	25.1			
	PQ9	0.7***	25.4			
	PQ10	0.7***	38.9			
	PQ11	0.6***	32.9			
	PQ12	0.7***	31.1			
	PQ13	0.8***	24.8			
	PQ14	0.7***	32.4			
	PQ15	0.8***	36.1			
	PQ16	0.7***	32.6			
Brand Loyalty	BL1	0.8***	37.5	0.9	0.9	0.6
	BL2	0.8***	41.2			
	BL3	0.8***	39.2			
	BL4	0.8***	44.1			
	BL5	0.8***	41.2			
	BL6	0.6***	22.0			
	BL7	0.8***	38.3			
	BL8	0.5***	19.6			
	BL9	0.8***	36.0			
	BL10	0.7***	33.4			
	BL11	0.6***	29.1			
Brand Capital	BC1	0.7***	21.0	0.8	0.8	0.5
	BC2	0.8***	31.3			
	BC3	0.7***	38.3			

N = 2,239; ***p<0.01; **p<0.05; * p<0.1; Satorra-Bentler χ^2 (p) = 9,377.016 (0.0000), df= 1,263
CFI = 0.8 ; NFI= 0.8; NNFI= 0.8; IFI= 0.8; RMSEA = 0.07

Table 1. Reliability and convergent validity. Source: Authors' own design.

Secondly, a structural equation model based on robust maximum likelihood was used to test the hypotheses between the two types of universities separately (public and private), as shown in Table 2.

Hypothesis	Structural Relationship	*β* Estand.	*t* Robust	Test	Summary
H1a (Public)	Brand Awareness Perception --> Brand Capital Perception	0.20***	3.91	Accepted	H1. Accepted
H1b (Private)	Brand Awareness Perception --> Brand Capital Perception	0.20***	9.58	Accepted	
H2a (Public)	Brand image Perception --> Brand Capital Perception	0.55***	4.85	Accepted	H2. Accepted
H2b (Private)	Brand image Perception --> Brand Capital Perception	0.58**	2.36	Accepted	
H3a (Public)	Perceived Quality Perception --> Brand Capital Perception	0.12	1.27	Rejected	H3. Rejected
H3b (Private)	Perceived Quality Perception --> Brand Capital Perception	0.04	0.33	Rejected	
H4a (Public)	Brand Loyalty Perception --> Brand Capital Perception	0.19***	2.66	Accepted	H4. Accepted
H4b (Private)	Brand Loyalty Perception --> Brand Capital Perception	0.22**	2.51	Accepted	

N = 2,239; ***p<0.01; **p<0.05; * p<0.1; Satorra-Bentler χ^2 (p) = 9,377.016 (0.0000), df= 1,263
CFI = 0.8 ; NFI= 0.8; NNFI= 0.8; IFI= 0.8; RMSEA = 0.07

Table 2. Hypotheses testing. Source: Authors' own design.

The results indicate that the model designed for this research and its application to the university samples is satisfactory for 3 of the 4 hypotheses proposed. There is a positive relationship between perceptions of brand awareness, brand image (the most significant variable) and brand loyalty in relation to brand capital, leading to the acceptance of the first, second and fourth hypotheses (H1, H2 and H4). In other words, the more positive the perceptions of these three variables, the more favourable will be the perception of brand capital. However, the third hypothesis (perceived quality) does not show a fully positive relationship with brand capital. That is, among the 2,239 higher education representatives surveyed in both types of higher education institutions (public and private), this variable was not considered influential, so the third hypothesis (H3) was not accepted.

Finally, as shown in Table 3, a multi-group analysis was applied to the relevant variables of the proposed model to determine whether there are differences in perceptions (Byrne, 1989) depending on the type of university studied. The results show that there are differences in perceptions of the three key variables depending on the public/private position of the university. Therefore, we would accept the moderating hypothesis (H5) and the evidence found in the literature (Nicholls et al., 1995; Hu and Hossler, 2000; Wigger and Von Weizsäcker, 2001; Marginson, 2007; Gómez and Medina, 2010). These studies show that there are significant differences in the perception of brand capital depending on the public/private position. In this context, it is important to note that, according to the Likert scale (1-5), university participants from public universities have a higher perception of brand awareness, while in the private sector the highest perception is in brand image and brand loyalty.

		DESCRIPTIVES		ANOVA	
		M	DT	F	SIGN
Brand Awareness	1 Public University	3.65	0.77	5.77	0.02
	2 Private University	3.53	0.85		
Brand Image	1 Public University	3.40	0.74	12.55	0.00
	2 Private University	3.63	0.81		
Brand Loyalty	1 Public University	3.38	0.83	17.37	0.00
	2 Private University	3.66	0.92		

Table 3. Multi-group analysis. Source: Authors' own design.

6. DISCUSSION

The results of this study make a significant contribution to brand capital research, especially in the Spanish educational context, by including four relevant variables: (1) brand awareness, (2) brand image, (3) perceived quality and (4) brand loyalty. Based on the relevant lines of research and their critical analysis, it was decided to follow the suggestions of Farquhar (1989), Aaker (1992), Keller (1993), Faircloth, Capella and Alford (2001), Yoo and Donthu (2001), Delgado and Munuera (2002) and Buil, Martínez and De Chernatony (2010). All these proposals have allowed the creation of a conceptual model for measuring brand capital that best reflects its complex nature, mainly due to the great influence that the findings of these authors have had on subsequent research.

It is important to reiterate that tertiary education is one of the most important services in any economy, whether in the public or private sector. Therefore, the development of marketing and organisational strategies with external policies is crucial both for attracting talent and customers and for its long-term survival. In terms of measurement scales, the research by Aaker (1992) and Keller (1993) was selected because it had a similar attitudinal focus to this study and because it has already been validated and used in various research studies in the literature. In this study they have been adapted to the context of third level education in Spain.

Following the validation of the measurement scales, this study has provided empirical evidence for a multidimensional structure to measure the concept of brand capital in education, as perceived by university members in the public and private sectors. It is also worth noting that, as a result, 8 of the initial 52 items were discarded (two belonging to brand image, five to perceived quality and one to brand capital), mainly due to low factor loadings (Bagozzi and Yi, 1988). Nevertheless, no factor was discarded, thus maintaining the initial structure of the proposed construct.

Regarding the results of the hypotheses test and considering that the responses for public and private institutions were analysed individually, the proposed model showed a positive and direct relationship in the perceptions of brand awareness (H1), brand image (H2) and brand loyalty (H4). However, there was no positive relationship between perceptions of perceived quality and brand capital. The summary of the contrasting hypotheses shows that this variable was not significant for either the 1,246 members from public universities or the 993 from private universities, so we discarded H3. The most significant variable was brand image, both in the public and private sector.

The results of the multi-group analysis suggested that in all cases the value of these relationships indicated that there were significant differences depending on the type of university (public or private) from which the participants came. The moderating hypothesis (H5) was then accepted, providing further support for the work of various scholars already in the literature. They argue that depending on the public/private status of the university, different levels of importance can be attached to the determinants of brand capital in education: brand awareness (Nicholls, Harris, Morgan, Clarke and Sims, 1995; Wigger and Von Weizsäcker, 2001), brand image (Marginson, 2007) or brand loyalty (Hu and Hossler, 2000). Using Linkert's 1-5 scale, participants from public universities showed higher levels of perception in terms of brand awareness, whereas the highest levels were found in private universities for both brand image and loyalty.

7. CONCLUSIONS

After analysing the results and conclusions of this empirical study, it is important to point out some research limitations. On the one hand, the model was compared with the opinions of university staff and students from eight specific universities in Valencia (Spain) at a specific time. It is therefore recommended that the study be extended to other universities and that the results be compared to validate the methods and models for other third level institutions and countries. Similarly, it would be interesting to carry out future longitudinal studies that could examine possible changes in perceptions over time to determine if they have an impact.

On the other hand, this study has used an exclusively quantitative methodology, and it would be interesting if future research lines could complement this analysis with quantitative data to add value to the findings.

Finally, the conclusions and limitations, as well as the context of this study, may lead to future research directions with new lines of enquiry. It would be interesting to complement these studies with a digital study to generate comparative data between the offline and online environments to show whether perceptions in public and private universities are the same in both environments.

8. REFERENCES

Aaker, D. A. (1992). The value of brand equity. *Journal of business strategy, 13*(4), 27-32.

Alam, G. M. (2009). Can governance and regulatory control ensure private higher education as business or public goods in Bangladesh?. *African Journal of Business Management, 3*(12), 890-906.

Ali, F., Zhou, Y., Hussain, K., Nair, P. K. y Ragavan, N. A. (2016). Does higher education service quality effect student satisfaction, image and loyalty? A study of international students in Malaysian public universities. *Quality Assurance in Education, 24*(1), 70-94.

Bagozzi, R. P., & Yi, Y. (1988). On the evaluation of structural equation models. *Journal of the Academy of Marketing Science, 16*(1), 74-94.

Becker, G. S. (1964). Human capital: a theoretical analysis with special reference to education. *National Bureau for Economic Research, Columbia University Press.*

Bok, D. (2003). *Universities in the Marketplace.* Princeton University Press.

Brewer, A., & Zhao, J. (2010). The impact of a pathway college on reputation and brand awareness for its affiliated university in Sydney. *International Journal of Educational Management, 24*(1), 34-47.

Brown, R. M., & Mazzarol, T. W. (2009). The importance of institutional image to student satisfaction and loyalty within higher education. *Higher Education, 58*(1), 81-95.

Browne, M. W., & Cudeck, R. (1993). *Alternative ways of assessing model fit.* Sage focus editions, 154, 136-136.

Buil, I., Martínez, E., & De Chernatony, L. (2010). Medición del valor de marca desde un enfoque formativo. *Cuadernos de gestión*, 10, 167-196.

Byrne, B. M. (1989). Multigroup comparisons and the assumption of equivalent construct validity across groups: Methodological and substantive issues. *Multivariate Behavioral Research, 24*(4), 503-523.

Carmelo, M. y Calvo, S. (2010). *Branding universitario.* Delta Publicaciones.

Carmines, E. G. y Zeller, R. A. (1979). *Reliability and validity assessment.* Vol. 17. Sage publications.

Casanoves-Boix, J., Küster-Boluda, I. y Vila-López, N. (2019). *Brand management in higher education: an empirical study through the agents involved*. Aranzadi Editorial.

Casanoves-Boix, J., Pinazo-Dallenbach, P. y Flores-Pérez, J. R. (2020). The perception of educational brand capital in the Spanish context: A proposal for measurement with internal stakeholders. *Harvard Deusto Business Research*, 9, 40-52.

Chen, L. H. (2008). Internationalization or international marketing? Two frameworks for understanding international students' choice of Canadian universities. *Journal of Marketing for Higher Education*, *18*(1), 1-33.

Conejeros, M. L., Rojas, J. y Segure, T. (2010). Confianza: un valor necesario y ausente en la educación chilena. *Perfiles educativos*, *32*(129), 30-46.

Cronbach, L. J. (1951). Coefficient alpha and the internal structure of tests. *psychometrika*, *16*(3), 297-334.

Delgado, E. y Munuera, J. L. (2002). Medición del capital de marca con indicadores formativos. *Investigación y Markerting*, 759, 16-20.

Farquhar, P. H. (1989). Managing brand equity. *Marketing research*, *1*(3).

Faircloth, J. B., Capella, L. M. y Alford, B. L. (2001). The effect of brand attitude and brand image on brand equity. *Journal of Marketing Theory and Practice*, 3, 61-75.

Fornell, C. y Larcker, D. F. (1981). Structural equation models with unobservable variables and measurement error: Algebra and statistics. *Journal of Marketing Research*, *18*(3), 382-388.

Foroudi, P., Dinnie, K., Kitchen, P. J., Melewar, T. C. y Foroudi, M. M. (2017). IMC antecedents and the consequences of planned brand identity in higher education. *European Journal of Marketing*, *51*(3), 528-550.

Furey, S., Springer, P. y Parsons, C. (2014). Positioning university as a brand: distinctions between the brand promise of Russell Group, 1994 Group, University Alliance, and Million+ universities. *Journal of Marketing for Higher Education*, *24*(1), 99-121.

Gómez, D. F. H. y Medina, R. Z. (2010). Diagnóstico de la imagen de marca de las instituciones universitarias en España. En: José Manuel Pestano Rodríguez, Samuel Toledano Buendía, Alberto Isaac Ardèvol Abreu, Ciro Enrique Hernández Rodríguez (coords.) actas del II Congreso Internacional Latina de Comunicación Social. https://dialnet.unirioja.es/servlet/articulo?codigo=6480826

Hair, J. F., Black, W. C., Babin, B. J., Anderson, R. E. y Tatham, R. L. (2005). *Multivariate data analysis*. Prentice Hall.

Hamann, D., Williams Jr, R. L. y Omar, M. (2007). Branding strategy and consumer high-technology product. *Journal of Product & Brand Management*, *16*(2), 98-111.

Hu, S. y Hossler, D. (2000). Willingness to pay and preference for private institutions. *Research in Higher Education*, *41*(6), 685-701.

Johnson, L., Becker, S., Estrada, V. y Freeman, A. (2015). *NMC Horizon Report: 2015 Higher Education Edition*. The New Media Consortium.

Keller, K. L. (1993). Conceptualizing, measuring, and managing customer-based Brand equity, *Journal of Marketing*, 57, 1-22.

Knight, J. (2015). Updated definition of internationalization. *International higher education*, 33.

Küster, I. (2012). El Docente Universitario desde una perspectiva de mercado: Influencia en el rendimiento del estudiante. Alicante: *3 Ciencias*, 1-118.

Marginson, S. (2007). The public/private divide in higher education: A global revision. *Higher Education*, *53*(3), 307-333.

Mourad, M. (2013). *Conceptualizing Brand Equity in the Higuer Education: An Exploratory Study*. American Marketing Association.

Nicholls, J., Harris, J., Morgan, E., Clarke, K. y Sims, D. (1995). Marketing higher education: the MBA experience. *International Journal of Educational Management, 9*(2), 31-38.

Ortíz, J. M. y Rúa, A. (2017). Gestión de la calidad y diseño específico de los procesos de admisión en el sistema universitario español: Estudio de caso en una universidad privada. *REICE. Revista Iberoamericana sobre Calidad, Eficacia y Cambio en Educación, 15*(1), 87-106.

Pinar, M., Trapp, P., Girard, T. y Boyt, T. (2014). University brand equity: an empirical investigation of its dimensions. International *Journal of Educational Management, 28*(6), 616-634.

Retamosa, M. (2018). *University Branding: capital de marca universitario desde la perspectiva de sus grupos de interés.* [Tsis doctoral] Universidad de Castilla la Mancha.

Vargas, G. M. G. (2014). Calidad y equidad de la educación superior pública. Aspectos por considerar en su interpretación. *Revista Educación, 31*(2), 11-27.

Wigger, B. U. y Von Weizsäcker, R. K. (2001). Risk, resources, and education: Public versus private financing of higher education. *IMF Staff Papers.* https://www.imf.org/external/pubs/ft/wp/1999/wp99174.pdf

Yoo, B. y Donthu, N. (2001). Developing and validating a multidimensional consumer-based brand equity scale. *Journal of Business Research, 52*(1), 1-14.

RENDIMIENTO ACADÉMICO EN LA PANDEMIA CON ESTUDIANTES DE MATEMÁTICAS

María Teresa Casillas Alcalá, Francisco Javier Jara Ulloa[1]

El presente texto nace en el marco del proyecto: Factores que influyen en los indicadores, estudiantes y docentes de Programas de Licenciaturas en Matemáticas de 42 Universidades Mexicanas con número de registro SIP21-141 en la Universidad Autónoma de Nayarit. En este caso se analiza el resultado de las Unidades de Aprendizaje de Cálculo *Diferencial,* Cálculo *Integral y* Cálculo *Superior del Programa Académico de Ingeniería Mecánica.*

1. INTRODUCCIÓN

El COVID 19 es sin duda un fenómeno que se presentó de manera abrupta y además revolucionó el mundo educativamente hablando, nadie se encontraba preparado para la situación que se está dando en la pandemia, puesto que es una emergencia sanitaria. La Educación Superior ha tenido que adaptar las metodologías de enseñanza, mientras que los estudiantes también han visto condicionado su proceso de aprendizaje.

Las medidas de confinamiento para contener la propagación de la Covid 19 privaron a millones de jóvenes de todo el mundo a una educación de calidad, además de una falta de atención de la salud mental.

2. OBJETIVOS

Analizar el rendimiento académico de los estudiantes en la Pandemia del Covid-19 para detectar si hubo algún cambio en sus calificaciones.

Generar gráficos estadísticos descriptivos con las calificaciones de los estudiantes para su posterior análisis.

Analizar los gráficos obtenidos de acuerdo con los datos que se recolectaron para su posterior interpretación.

Elaborar los informes correspondientes de acuerdo con los resultados obtenidos a fin de derivar las conclusiones adecuadas.

Analizar los datos obtenidos en las gráficas para su posterior interpretación.

---

1. Universidad Autónoma de Nayarit (México)

Generar artículos de difusión y divulgación a partir de los resultados obtenidos para que sirva de base a otros investigadores.

3. METODOLOGÍA

La presente investigación se llevó a cabo con estudiantes de Ingeniería Mecánica de una Universidad Mexicana.

La investigación presentada en su diseño es un enfoque mixto, de acuerdo con Hernández et al. (2014) combina los enfoques cualitativo y cuantitativo, debido a que se basa en el análisis, interpreta e infiere con el uso de la estadística y a partir de los datos se inducen algunos significados.

Como parte inicial se llevó a cabo una investigación documental y posteriormente se hizo el análisis de los datos obtenidos.

Para la recolección de datos se buscaron los registros de las calificaciones en el Sistema de Administración Documental y de Control Escolar SADCE, específicamente en las Unidades de Aprendizaje de Cálculo Diferencial con una muestra de 90 estudiantes, las Unidades de Aprendizaje Cálculo Integral y Cálculo Superior con una muestra de 88 estudiantes.

El análisis del rendimiento académico se realizó con todos los estudiantes que cuentan con matrícula activa en la Unidad Académica de Ciencias Básicas e Ingenierías (UACBI), en la Unidad de Aprendizaje de Cálculo Diferencial se hizo el análisis del semestre de agosto a diciembre de los años 2019 con 25 alumnos; 2020 con 14 alumnos; 2021 con 20 alumnos y 2022 con 42 alumnos. En la Unidad de Aprendizaje de Cálculo Integral en los periodos de enero a junio del 2019, hubo 2 grupos uno con 17 y otro con 16 alumnos, en el año 2020 en el mismo periodo fueron 20 alumnos, en el 2021 fueron 15 alumnos y en el 2022 fueron 20 alumnos. En la Unidad de Aprendizaje de Cálculo Superior, se hizo el estudio en el periodo de agosto a diciembre del 2019 con dos grupos, uno de 17 y otro de 16 estudiantes. En el año 2020 fueron 20 alumnos; en el 2021 fueron 15 alumnos y en el año 2022, fueron 20 alumnos. Con todos estos estudiantes se hicieron los análisis de las materias mencionadas.

Para el análisis de datos se estudiaron las calificaciones finales de cada uno de los estudiantes, con las variables: aprobados, reprobados, hombres y mujeres. Considerando que la calificación mínima para ser aprobado es 60.

4. DESARROLLO DE LA INVESTIGACIÓN

La investigación se desarrolla a partir del retorno a las aulas, después de la pandemia del Covid-19, puesto que se observaron varios puntos que se presentaron con respecto al desempeño académico de los alumnos de la UACBI en la Universidad Autónoma de Nayarit, México.

4.1. LA IMPORTANCIA DEL RENDIMIENTO ACADÉMICO

El rendimiento académico es alcanzar un nivel de conocimientos en una materia, comparado con la norma de edad y nivel académico, por lo que el rendimiento del alumno debería ser entendido a partir de sus procesos de evaluación; sin embargo, con una sola medición o evaluación de los rendimientos alcanzados por alumnos no es reflejo del verdadero aprovechamiento escolar.

El rendimiento académico "es la expresión de capacidades y de características psicológicas del estudiante, desarrollado y actualizado a través del proceso de enseñanza-aprendizaje que posibilita obtener un nivel de funcionamiento y logros académicos a lo largo de un período, que se sintetizan un calificativo final que evalúa el nivel alcanzado" (Chadwick, 1979 como se citó en Albán y Calero, p. 214)

Para lograr el rendimiento académico, se debe observar que los estudiantes como actores educativos, atraviesan por diversos procesos de cambio en su trayectoria universitaria: y uno es el cambio del nivel medio superior al superior, otro es saber adecuarse a un nuevo sistema que los prepara para el mercado laboral. Uno de los principales problemas de los estudiantes es que, a pesar de que cuentan con mayor y mejor acceso a las tecnologías, cuentan con amplias ofertas educativas y además tienen acceso a distintos tipos de becas, esto no asegura una mejora en su rendimiento, lo cual trae consigo un fracaso académico. No cuentan con estrategias de estudio y esto trae como consecuencia un deterioro en el aprendizaje. (Chong, 2017)

El rendimiento académico estudiantil ha sido considerado como una combinación de distintos factores, internos y externos (personales, familiares, sociales, educativos), han sido considerados como un indicador sobre la eficiencia de los sistemas educativos. Dentro de la Educación Superior, se destaca que el rendimiento académico de estudiantes se ha caracterizado por bajas calificaciones, lo que ha conducido a la reprobación y repetición de cursos y años escolares, incluso de estudiantes que desertan sin completar sus estudios; lo que ocasiona una elevada tasa de rezago y un bajo índice de eficiencia terminal.

Los estudiantes no quieren reconocer su responsabilidad académica por el bajo rendimiento académico y responsabilizan por esto a los maestros o a los contenidos de las materias que cursan, esto trae como consecuencia la falta de compromiso académico trayendo como consecuencia el fracaso académico. (Castillo, Gamboa e Hidalgo, 2020)

La falta de planeación de sus materias, de las tareas y de la planificación del tiempo son indicadores importantes que al carecer de alguno de ellos trae un impacto negativo en el rendimiento académico.

De acuerdo con el Reglamento de Estudios de Tipo Medio Superior y Superior de la Universidad Autónoma de Nayarit, en su apartado Capítulo V de la Evaluación del Aprendizaje. Los artículos relacionados establecen:

Artículo 35 que a la letra reza: La evaluación es el proceso sistemático para la mejora continua que permite verificar el desempeño y el rendimiento escolar de los alumnos, previsto en los programas académicos y el proceso educativo.

Artículo 36.- Las calificaciones de las unidades de aprendizaje se expresarán en una escala de 0 a 100, siendo la mínima aprobatoria de 60, para los Niveles Medio Superior y Superior.

Artículo 37.- Para integrar la calificación en una licenciatura, se deberán considerar, como mínimo, cuatro criterios ponderados de evaluación, de entre los siguientes:

1. Calificación colegiada; (Reformada mediante acuerdo publicado en la Gaceta Universitaria, el 19 de septiembre de 2012).
2. Portafolio de evidencias de aprendizaje;
3. Participación durante el desarrollo temático;
4. Resolución de un problema;

5. Bitácora de laboratorio;
6. Asistencias;
7. Cuadernillo de actividades complementarias;
8. Ensayo, y
9. Otros aprobados por el comité de evaluación correspondiente. Para efectos de este artículo ninguno de los criterios podrá tener un porcentaje mayor al 40% de calificación total, solamente será obligatorio el criterio establecido en la fracción I. (Universidad Autónoma de Nayarit, s/f)

La sociedad actual, la cual se encuentra respaldada básicamente en el conocimiento y la información, la Educación Superior en México, busca lograr un cambio para transformar su forma de operar y de relacionarse con la sociedad. Mas a los problemas que se enfrenta de manera frecuente es la deserción, el rezago estudiantil, así como los bajos índices en la eficiencia terminal.

De acuerdo a Murguia, Casillas y Jara (2019) en su estudio sobre las estrategias de tutoría para disminuir el índice de reprobación en la Ingeniería Mecánica de la Unidad Académica de Ciencias Básicas e Ingenierías han aportado que para disminuir el índice de reprobación el nivel superior se debería buscar el asesoramiento académico personalizado para los estudiantes, hacer la propuesta de crear talleres que fortalezcan estrategias para lograr la comprensión de los nuevos conocimientos adquiridos, trabajar en la redacción para mejorar el aprendizaje, asistir a conferencias de temas de interés común que tenga que ver con la ingeniería.

Ha sido detectado que dentro de los primeros semestres de la educación universitaria, hay un alto índice de reprobación en las áreas básicas de las Matemáticas, esto ha venido apareciendo de forma reiterada, desde mucho tiempo atrás y ha traído como consecuencia una crisis educativa en México, puesto que los docentes quieres y tratan de liberarse de culpas, haciendo responsables a los maestros anteriores por el bajo rendimiento académico que muestran los estudiantes, en vez de afrontar la problemática educativa con estrategias que ayuden a que se nivelen los estudiantes, dentro de éstas áreas.

Cuando un alumno se encuentra inscrito dentro de una licenciatura, se observa que todas las transformaciones por las que pasa el joven en esta etapa a través del proceso de enseñanza – aprendizaje va manifestándose en su desarrollo cognitivo, en su desarrollo de habilidades, desarrollo de destrezas, etc., Y es aquí donde se van a encontrar distintos factores que también influyen en su desempeño, como lo son los factores individuales, familiares y sociales, que así como éstos se encuentra al docente quien es el responsable de los resultados logrados por el estudiante. De acuerdo con Carlos Figueroa, (2004) el rendimiento académico no sólo lo determina el nivel de conocimientos logrados, sino que también se ve influenciado por los factores:

Individuales. - que es donde se muestran los conocimientos adquiridos, las habilidades, las actitudes, las aspiraciones o sus destrezas. Esto sirve como guía al docente para sus estrategias pedagógicas posteriores.

Generales. - Las que muestra el estudiante en cuanto a sus hábitos, sus conductas, así como también su cultura.

Específicos. - Las habilidades para resolver problemas personales y de vida, su desarrollo profesional, familiar, considerando su conducta, su modo de vida personal y social.

Sociales - Recibida por la Institución Educativa, si tuvo algún cambio geográfico y demográfico. (Limaico y Velasco, 2020)

4.2. Un recorrido en el estudio de la pandemia COVID-19

Las pandemias tienen la característica de tener brotes infecciosos a gran escala que aumentan por la morbilidad y la mortalidad dentro de un área geográfica bastante grande y además tienen como consecuencia graves afectaciones a nivel económico, social y político.

Las autoridades chinas se vieron en la urgente necesidad de notificar a la Organización Mundial de la Salud (OMS) acerca de un brote de neumonía en la ciudad de Wuhan, la cual fue clasificada como la enfermedad de COVID-19, la cual fue originada por el virus SARS-CoV-2. El 30 de enero de 2020, la OMS declaró el brote como una emergencia de salud pública de preocupación internacional y el 11 de marzo de 2020, el COVID-19 fue categorizado como pandemia. (Lista-Paz, González-Doniz, y Souto-Camba, 2020)

La pandemia actual ha sido causada por la COVID-19, una enfermedad altamente infecciosa, la cual contagia rápidamente de una persona a otra entre los 2 y 10 días antes de que se presenten los síntomas, con secreciones respiratorias de la persona que ha sido infectada. Con la intención de frenar su propagación, fueron impuestas medidas de confinamiento en todo el mundo, como la restricción a la movilidad física y al contacto social, se vieron detenidas casi todas las actividades económicas, sobre todo aquellas que requieren presencialidad física. (Conejo, Chaverri-Chaves, y León, 2020).

La pandemia de covid-19 trajo múltiples cambios en los hogares, como el cambio forzado de actividades escolares a la dinámica familiar. Esto ha generado conflictos y discusiones sobre la obligatoria colaboración entre la enseñanza, y el aporte de las escuelas al desarrollo, así como la formación de las comunidades en su conjunto. Como lo menciona De la Cruz (2020), con el propósito de analizar algunos de estos conflictos, se exploran cinco de ellos. Donde puede distinguirse que los mismos no son el resultado de la pandemia, sino que aumentaron en el confinamiento que trajo consigo el Covid 19.

1. Actividades laborales contra actividades escolares. Los que trabajan desde casa tienen ciertas dificultades para lograr armonizar sus tiempos y también cumplir con las responsabilidades laborales, familiares y escolares, esto puede provocar frustración, altos niveles de estrés y también desgaste físico como emocional. La problemática ha sido más dramática. Muchas de las personas que trabajan en la educación, han visto reducidos sus ingresos por el confinamiento de sus clientes. Si además no pueden desempeñar sus labores porque tienen que hacerse cargo de sus hijos, sus ingresos disminuyen drásticamente.
2. Dedicación al estudio contra carencias en el hogar. En México 11.1% de la población carecía de calidad y espacios para la vivienda, y 19.8% expresaba la falta de acceso a los servicios básicos: agua, drenaje, energía eléctrica y uso de leña o carbón sin chimenea para cocinar. En estas circunstancias, el programa será incapaz de atender con equidad y justicia a los sectores más desfavorecidos. Por esto, los maestros, por iniciativa propia o integrados en colectivos, se vieron obligados a buscar alternativas, para que en el mes de abril del 2020 cuando la Secretaría de Educación Pública (SEP) diera a conocer el programa "Aprende en casa", el cual tenía como finalidad el integrar recursos y materiales que serían transmitidos por televisión y en línea. Dicho programa ignoró que muchos estudiantes no tienen acceso a internet en el hogar, restringiendo las actividades a las programadas en la educación.

3. Armonía familiar contra violencia. En hogares signados por la violencia, las estructuras familiares se vuelven inestables y poco propicias para favorecer el aprendizaje. En medio de la emergencia sanitaria, los abusos se han incrementado, así como los feminicidios. En estos hogares, difícilmente hay condiciones para el estudio y el apoyo de los padres se torna imposible.
4. Demandas de la escuela contra apoyo académico familiar. Las principales dificultades:

   - No contar con estrategias para favorecer el aprendizaje;
   - Dificultades para expresarse, y
   - Poca comprensión sobre los métodos que utilizan los profesores en clase en línea. Estas dificultades llegan a superarse si los padres cuentan con un nivel educativo superior o si existen condiciones en el hogar que favorezcan el diálogo y, en conjunto, resuelvan las dudas que surgen de las actividades, ya sea buscando información complementaria o planteando las preguntas a los docentes por los canales que tengan disponibles.

5. Control escolar externo contra autorregulación. En medio de la pandemia, se apela a que los alumnos sean capaces de llevar su propia agenda, elijan actividades académicas, así como las materias optativas donde se documenten las actividades realizadas durante el confinamiento. La tensión es evidente. No se han formado para la autorregulación y ahora se les exige asumir responsabilidades y un papel activo, cuando estos procesos se aprenden y requieren de andamios que contribuyan a la autonomía y al pensamiento crítico.

4.3. Los estudiantes como actores educativos y su rendimiento académico

El rendimiento académico puede verse influido por los siguientes factores como lo son:

- Factores institucionales: Como son las características de cada Institución Educativa, los horarios académicos, el tamaño de grupos, los servicios de biblioteca, el ambiente institucional, programas de becas académicas, la infraestructura, el acceso a internet, los planes y programas de estudio, entre otros pueden ser aspectos que influyen en el rendimiento académico.
- Factores pedagógicos: El papel del docente es vital, la metodología o estrategia de enseñanza utilizada, la capacidad de comunicación del profesor, las relaciones entre profesorado-alumnado, el interés y motivación del profesor en la enseñanza, las herramientas que utilice, el dominio y acceso que tenga al uso de dispositivos móviles y Recursos Educativos Abiertos como herramientas didácticas.
- Factores psicosociales: Las características personales del estudiante como la motivación, la ansiedad, la autoestima en el contexto académico, el interés y nivel de aspiraciones, aptitud intelectual, habilidades sociales y de estudio, intereses de proyección profesional, asistencia y participación en las clases, etc.
- Factores sociodemográficos: El sexo del estudiante, el nivel económico familiar, el tipo de centro educativo de procedencia (público o privado), el nivel educativo de los padres, la situación laboral, etc.
- Factores académicos: El nivel académico del estudiante de acuerdo con su nivel de acceso a los estudios debido a la pandemia, ya que dependiendo de la región de donde cursó su bachillerato y la disponibilidad al acceso a internet y plataformas

educativas como Classroom o Moodle entre otros estuvo su rendimiento académico.

En una Universidad Pública en la República Mexicana (Universidad Autónoma de Nayarit), se ha observado en los estudiantes del Programa Académico de Ingeniería Mecánica cuando cursan las unidades de aprendizaje de Cálculo Diferencial, Cálculo Integral y Cálculo Superior, se han visto afectados en el bajo rendimiento académico y además durante la pandemia se vieron en la necesidad de darse de baja y renunciar a su formación profesional.

Tomando en consideración que el Cálculo Diferencial se da en 1° semestre; Cálculo Integral en 2° semestre y Cálculo Superior en 3º semestre; por lo que se puede observar que dentro del periodo en que se estaba en pandemia, los grupos de Cálculo Integral y Cálculo Superior disminuyeron notablemente en el registro o inscripción de los estudiantes, puesto que, de ser dos grupos por semestre, en la materia de Cálculo Superior se redujo a un solo grupo por semestre.

En la Figura 1 se puede observar que a partir del ciclo escolar 2019-2020 comenzó la disminución de los grupos, solo se registró uno, además de que la cantidad de estudiantes también comenzó a disminuir, de 24 en 2019 a 14 en 2020, 20 en el 2021 y 42 estudiante en el 2022, aumentando en este último a su registro habitual. También se puede observar que el índice de reprobados se incrementó considerablemente con el regreso a las clases presenciales.

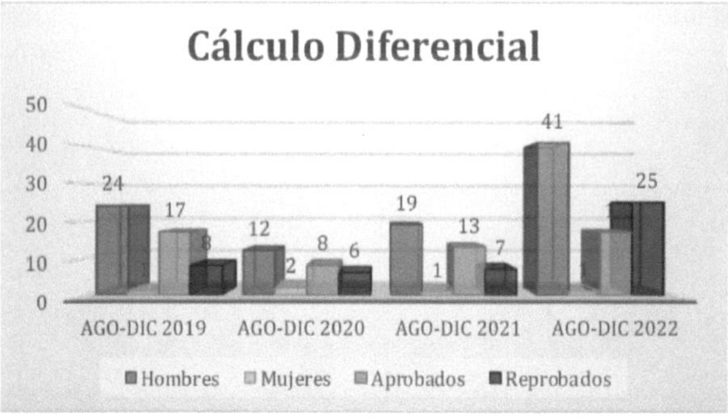

Figura 1. Registro de estudiantes de la Unidad de Aprendizaje de Cálculo Diferencial. Fuente: Elaboración propia.

En la Figura 2 se muestra que al finalizar el ciclo escolar 2018-2019 se contaba con dos grupos de Cálculo Integral, al inicio de la pandemia en el 2020 de los 25 estudiantes que cursaron Cálculo Diferencial el semestre anterior, solo continuaron 20, en 2021 continuaron 15 y finalmente en 2022 continuaron los 20 que terminaron en 2021. Aquí se puede observar que los índices de reprobación se mantuvieron similares en el periodo de la pandemia.

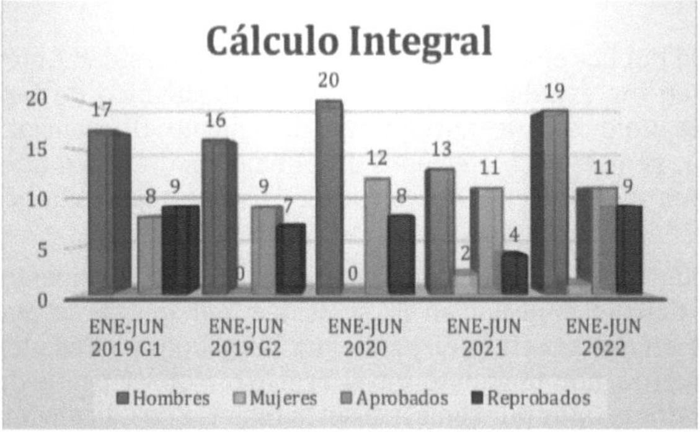

Figura 2. Registro de estudiantes de la Unidad de Aprendizaje de Cálculo Integral. Fuente: Elaboración propia.

En la Figura 3 se observa que al iniciar la pandemia se tuvo un solo grupo y disminuyó la cantidad de estudiantes, de tener dos grupos en 2019 (33 estudiantes en total), se tuvieron 20 en el 2020, 15 en semestre 2021 y finalmente 19 en el 2022. Parece que el índice de aprobación o la proporción de acreditados aumentó en el periodo de pandemia, regresando a los indicadores habituales en el último semestre.

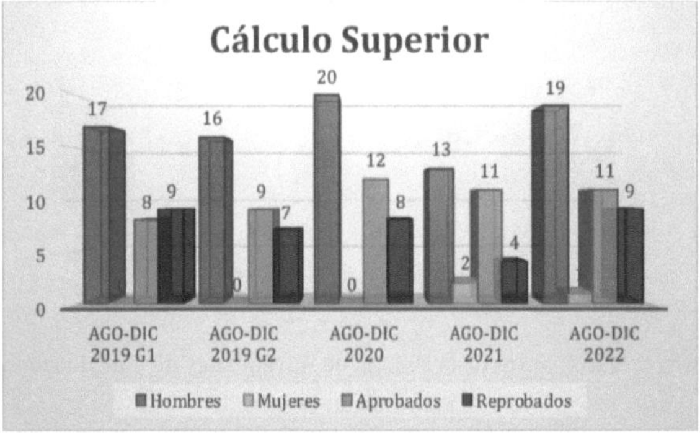

Figura 3. Registro de estudiantes de la Unidad de Aprendizaje de Cálculo Superior. Fuente: Elaboración propia.

5. CONCLUSIONES

La educación siempre se ha caracterizado por reducir las desigualdades. Durante la pandemia y posterior a ella se ha encontrado como Martínez y Azcona (2020) que la educación se posiciona o resulta más bien como un factor de transmisión de la desigualdad, esto porque se marcaron las diferencias educativas y de infraestructura en las diversas escuelas y entre países, mismas que llevaron a modificar los resultados del rendimiento académico.

A partir de los resultados obtenidos se realizó en análisis de las gráficas correspondientes, de donde se puede observar que de los 25 estudiantes que ingresaron en el ciclo escolar agosto-diciembre de 2019 en Cálculo Diferencial, continuaron 20 en enero-junio en Cálculo Integral y solamente lo terminaron 20 el curso de Cálculo Superior en el ciclo agosto-diciembre de 2020, con un índice de deserción del 20%.

Para el caso del ciclo escolar agosto-diciembre de 2020 participaron 14 estudiantes en Cálculo Diferencial, 15 continuaron en Cálculo Integral en el semestre enero-junio de 2021 y terminaron 15 en el semestre agosto-diciembre de 2021 la unidad de aprendizaje de Cálculo Superior, dos estudiantes de semestres posteriores recursaron la asignatura, por lo que la deserción fue del 7%.

Finalmente, en agosto-diciembre de 2021 ingresaron a Cálculo Diferencial 20 estudiantes, continuando los mismos 20, en enero-junio del 2022 en Cálculo Integral y en Cálculo Superior en agosto-diciembre de 2022.

Por lo que se puede observar, durante el ciclo escolar de la pandemia fue cuando se tuvo la menor matrícula escolar en el programa con 14 estudiantes y recuperándose en el ciclo agosto-diciembre del 2022 con 42 estudiantes, los cuales están por cursar Cálculo Superior en agosto-diciembre de 2023.

El ingreso a Ingenierías normalmente es bajo, pero en los registros históricos del Programa Académico, regularmente se contaba con al menos 50 estudiantes y 2 grupos como se puede observar en el semestre enero-junio de 2019 con 33 estudiantes que fueron los que ingresaron en agosto-diciembre de 2018. Por lo que en el ciclo escolar actual se comenzó a recuperar la matrícula previa a la pandemia.

En la Universidad, como respuesta a la pandemia, al igual que muchas otras en el mundo "promovieron una transición a la educación en línea; sin embargo, pocas estaban preparadas para realizar este cambio de forma rápida y eficiente" (Brown & Salmi, 2020; Murphy, 2020 como se citó en George, 2021, p. 38). Debido a la infraestructura, manejo de recursos tecnológicos por parte de profesores y acceso a dispositivos móviles e internet por parte de estudiantes. Aunque la mayoría de los hogares cuentan con dispositivos móviles, fue un problema de conectividad al internet. Según datos del INEGI (2021) sobre la disponibilidad y uso de TIC´S en hogares, los usuarios de Internet como proporción de la población de seis años o más de edad es del 75.6 %.

Nuestros resultados coinciden parcialmente con algunos estudios los cuales identifican "que los docentes juegan un papel fundamental para hacer un uso adecuado de las tecnologías, y con ello desarrollar competencias digitales para fortalecer el aprendizaje" (Uluyol y Sahin, 2016; Moreno et al., 2020, como se citó en George, 2021, p. 48). Por lo que, el impacto de los profesores no solo radica en fortalecer el aprendizaje sino también la continuación de los estudios y con esto evitar la deserción escolar.

6. REFERENCIAS

Albán, J. y Calero, J. (2017). El rendimiento académico: aproximación necesaria a un problema pedagógico actual. *Revista Conrado*, *13*(58), 213-220. https://conrado.ucf.edu.cu/index.php/conrado/article/view/498/532

Castillo, S. M., Gamboa, A. R., e Hidalgo, M. R. (junio de 2020). *scielo.* https://n9.cl/2xs1r

Chong, G. E. (2017). Factores que inciden en el rendimiento académico de los estudiantes de la Universidad Politécnica del Valle de Toluca. *Revista Latinoamericana de Estudios Educativos*, 91-108.

Conejo, L. D., Chaverri-Chaves, P. y León, G. S. (2020). *Dialnet.* https://dialnet.unirioja.es/revista/15724/A/2020

De la Cruz, F. G. (2020). El hogar y la escuela: Lógicas en tensión ante la COVID-19. *Educación y pandemia*. IISUE, 39-46.

Murguia, M. A., Casillas, A. y Jara, U. F., (2019). Estrategias de tutoría para disminuir el índice de reprobación en la Ingeniería Mecánica de la Unidad Académica de Ciencias Básicas e Ingenierías. *MICA*, 84-97.

George, C. (2021). Competencias digitales básicas para garantizar la continuidad académica provocada por el Covid-19. *Revista Apertura. 15*(1). 36-51.

Hernández, R., Fernández, C. y Baptista, P. (2014). Metodología de la investigación (6.a ed). Mc Graw Hill.

INEGI. (2021). TIC´S En hogares. https://www.inegi.org.mx/app/areasgeograficas/#tabMCcollapse-Indicadores

Limaico, N. C. y Velasco, A. M. (2020). Factores que intervienen en el rendimiento académico de los estudiantes del primer nivel de Ingeniería Forestal de la Escuela Superior Politécnica de Chimborazo en la asignatura Matemática. *Polo del conocimiento. 5*(2). 226-249. https://dialnet.unirioja.es/servlet/articulo?codigo=7435316

Lista-Paz, A., González-Doniz, L. y Souto-Camba, S. (23 de abril de 2020). *National Library of Medicine.* Obtenido de National Library of Medicine: https://www.ncbi.nlm.nih.gov/pmc/articles/PMC7177123/

Martínez, L. y Azcona, A. (2020). Escuela Post-Covid: La Oportunidad de Repensar la Educación en Clave Inclusiva. *Revista Internacional de Educación para la Justicia Social* (3e). 1-7. https://revistas.uam.es/riejs/article/view/12401/12238

Universidad Autónoma de Nayarit. (s/f). Reglamento de Estudios de Tipo Medio Superior y Superior de la Universidad Autónoma de Nayarit. *Gaceta UAN*. Tepic, Nayarit, Universidad Autónoma de Nayarit.

COMPETENCIAS PARA EL EMPRENDIMIENTO EN DOCENTES DE NIVEL SECUNDARIA DEL DISTRITO DE TRUJILLO - PERÚ - 2022

Norma Edith Castillo Ramos[1], *Gladys Virginia Cerna Quispe*[2], *Jannette Cristina Ñaupa-Contreras*[3]

1. INTRODUCCIÓN

La sociedad actual requiere de personas que posean un cúmulo de competencias necesarias para el emprendimiento. En tal sentido, la Comisión Europea y la Organización de las Naciones Unidas han dispuesto acciones encaminadas a potenciar el espíritu emprendedor a nivel mundial, por considerar que tanto el crecimiento económico como la oferta y la demanda de trabajo obedecen a las actividades actuales y futuras en torno al emprendimiento.

El Plan de acción sobre emprendimiento 2020 de la Comisión Europea pone de relieve el hecho de desarrollar en los sujetos competencias para el emprendimiento. El plan indica la necesidad de preparar las condiciones para que quienes demuestren iniciativas para el emprendimiento desarrollen ese potencial y continúen avanzando. Además, se enfatiza la necesidad de incluir en el currículo asignaturas relacionadas al emprendimiento y preparar a los docentes en la aplicación de estrategias educativas que favorezcan el desarrollo de habilidades transversales en los estudiantes, que les sean útiles para realizar iniciativas de emprendimiento (Comisión Europea, 2013, como se citó en Bosada, 2019).

Pese a ello, la Comisión Europea indica que una minoría de países consideran las experiencias prácticas de emprendimiento como un aspecto importante del currículo, pues mayormente se brinda a los estudiantes estas experiencias promoviendo la creación de miniempresas y actividades por proyectos, que en muchos casos son desarrollados de manera extracurricular.

En España, la Ley Orgánica para la Mejora de la Calidad educativa (LOMCE) propone entre otros fines, mejorar el nivel de empleo y promover el emprendimiento en los estudiantes, por lo que la promoción del espíritu emprendedor ya forma parte de los objetivos generales de la Educación Primaria, Secundaria y de la Formación Profesional. Por otra parte, tanto la Organización de las Naciones Unidas (ONU) como la Comisión Europea indicen en que la educación para el emprendimiento se promueva en todos los países, por lo cual vienen

1. Universidad Nacional del Santa (Perú)
2. Universidad César Vallejo (Perú)
3. Universidad Católica de Trujillo (Perú)

ejecutando acciones a fin de desarrollar competencias emprendedoras en las personas desde muy temprana edad. (Comisión Europea, 2013, como se citó en Bosada, 2019).

Otras investigaciones referentes a la educación en países asiáticos destacan la existencia de acuerdos desde la educación básica, los cuales ponen énfasis en desarrollar competencias relevantes para el empresario en potencia. Dichas competencias se relacionan con el entendimiento y resolución de problemas, la creatividad, así como la imaginación desde temprana edad (Oheki, 2016, como se citó en Rincón *et al.*, 2022).

El Informe Delors en 1996 propuso basar la educación, particularmente del nivel básico, en cinco pilares, siendo uno de ellos el denominado "Aprender a Emprender", que incluye la capacidad de atreverse, asumir riesgos y proporcionar respuestas creativas a los desafíos y problemas de la sociedad actual (Damián y Cobos, 2022).

Los maestros para el emprendimiento requieren de competencias necesarias para formar a los estudiantes no solo en conocimientos, sino también en crear actividades vinculadas a sus vivencias y acercar el mundo exterior al aula de clase (Comisión Europea, 2011). En ese sentido, los maestros para el emprendimiento son personas optimistas que se adaptan a los cambios y actúan como facilitadores, promoviendo la autonomía en los estudiantes para el logro de competencias emprendedoras (UNESCO, 2019). Además, es importante el desarrollo de las competencias docentes a través de un enfoque orientado a trabajar de manera creativa, innovadora, autónoma y promoviendo la búsqueda de oportunidades en los estudiantes (Cárdenas y Ledesma, 2021). En este contexto, se debe evidenciar la formación y desarrollo de las competencias emprendedoras, en un proceso pedagógico efectuado por el docente para desarrollar estudiantes emprendedores (Raimundo *et al.*, 2021, como se citó en Cárdenas y Ledesma, 2021)

En el estudio realizado en Chile por Vera-Sagredo *et al.* (2020), se advirtió que es necesario que el docente posea las características de un emprendedor (83 %), sin embargo, más del 50 % de los docentes no se consideran líderes en este aspecto y no todos conocen las competencias claves que debe poseer un emprendedor (43%). Es por ello por lo que el docente debe desarrollar sus competencias.

Según el informe de Global Entrepreneurship Monitor (GEM) y la Escuela Superior de Administración de Negocios (ESAN), el Perú es uno de los países en ocupar los primeros puestos en lo referente al índice de generación de emprendedores respecto a los países de América Latina con un valor de 0.37, frente del promedio de la región (0.10). Países como Colombia, Chile y Ecuador se encuentran en la segunda y tercera ubicación, siendo Perú el país con un porcentaje más alto de emprender un negocio en un tiempo corto en América Latina. Sin embargo, los resultados de fracaso están en un 6.2%, en comparación con el 5.2% de los demás países de la región y también con los deficientes índices de innovación: 17.8% frente al 23% del promedio existente en la mayor parte de ellos (Diario Gestión, 2018). Estos resultados permiten tomar decisiones para el fortalecimiento de la capacidad emprendedora de la ciudadanía en todos los niveles sociales, siendo importante el considerar un currículo integral (Araya y Avilés, 2019, como se citó en Cárdenas y Ledesma, 2021) que promueva el trabajo pedagógico del docente para desarrollar competencias emprendedoras en los estudiantes.

Actualmente, la educación en emprendimiento constituye un gran reto, sobre todo en lo referente a la construcción de proyectos de emprendimiento que fomenten la disposición a emprender y que estén diseñados en función de los problemas sociales, ambientales y de una reciente crisis sanitaria (Capella *et al.*, 2016, como se citó en Cárdenas y Ledesma, 2021). Ante esta problemática, consideramos necesario determinar el nivel de competencias para el emprendimiento que poseen los docentes de EBR del distrito de Trujillo – Perú, pues diversos estudios evidencian la necesidad del desarrollo de competencias para el emprendimiento en docentes.

Rico *et al.* (2022), en su investigación, concluyeron que, en el campo del emprendimiento en educación media en colegios de Bogotá, se destaca la necesidad de generar políticas institucionalizadas que permitan capacitar a los docentes, dado que poseen conocimientos limitados en emprendimiento. Por otro lado, en su trabajo, Aldana *et al.* (2019) concluyeron que la práctica pedagógica del emprendimiento en la educación superior posee atributos personales y un conjunto de competencias transversales que no sólo representan la mentalidad y el comportamiento empresarial, sino que les serán útiles a lo largo de su vida; por lo tanto, resulta necesario impulsar el desarrollo de habilidades de emprendimiento desde la educación superior. Por su parte, Pertuz *et al.* (2016) llegaron a las siguientes conclusiones en su trabajo de investigación: se identificó que los docentes tienen un muy alto nivel de conocimiento frente al emprendimiento; las habilidades características de los docentes se asocian con ser facilitadores y comunicativos, con muy alta presencia; adicionalmente, presentan un alto nivel de habilidad para la promoción del trabajo en grupo, la enseñanza en contextos prácticos, la evaluación, el control de los procesos y los resultados, así como la capacidad de problematizar y trabajar en equipo.

Riaño (2019), en Bogotá, investigó el perfil del docente universitario de emprendimiento basado en competencias y concluyó que el docente universitario de emprendimiento se caracteriza por: conocer metodologías pedagógicas para la creatividad que fomenten el desarrollo del pensamiento en la resolución de problemas; promover actitudes de resiliencia frente al desarrollo personal de sus estudiantes; motivar a los estudiantes frente a su formación por medio de estrategias pedagógicas que faciliten su aprendizaje para la correcta apropiación de aprendizajes que perduren en el tiempo y respondan a los cambios constantes.

Mamani (2019), en su investigación sobre el emprendimiento profesional y desempeño docente en la red 4 de la UGEL de Ventanilla – Callao, concluyó que la variable Emprendimiento profesional se relaciona significativamente con el desempeño docente, desde la percepción del docente en su contexto, siendo esta relación directa y baja o débil (r=0,386**). De esta manera, emprender se encuentra muy cercano al gestionar y desempeñarse adecuadamente para desarrollar opiniones, condiciones y criterios propios, así como mejoras en el quehacer educativo (Schumpeter, como se citó en Castillo y Rusque, 2002).

Cárdenas y Ledesma (2021), en una investigación realizada en Perú, evidenciaron en la muestra estudiada que la formación de estudiantes emprendedores en un contexto de emergencia sanitaria, en las instituciones educativas de formación de secundaria técnica, presenta mejores niveles de prevalencia alta (66%) en sus competencias respecto a las instituciones educativas de secundaria regular (47%).

En la investigación de Calle (2022), se propuso el programa de competencias docentes para generar cultura de emprendimiento en los estudiantes de la Institución Educativa Secundaria con Formación Técnica Pedro Abel Labarthe Durand. Dicho programa surgió del diagnóstico de las necesidades formativas, orientado a mejorar el desempeño de los profesores, fortaleciendo el talento humano mediante competencias que permitan el logro de los aprendizajes y que motiven a los estudiantes a cultivar el espíritu emprendedor desde la escuela.

Teniendo en cuenta los antecedentes aquí mostrados, el presente estudio se aplicó en el Distrito de Trujillo – Perú en docentes de nivel secundaria de la Educación Básica Regular (EBR).

2. OBJETIVOS

2.1. Objetivo general

Determinar el nivel de competencias para el emprendimiento que poseen los docentes de EBR del distrito de Trujillo – Perú.

2.2. Objetivos específicos

- Determinar el nivel de competencias para el emprendimiento en la dimensión liderazgo que poseen los docentes de EBR del distrito de Trujillo.
- Determinar el nivel de competencias para el emprendimiento en la dimensión comunicación que poseen los docentes de EBR del distrito de Trujillo
- Determinar el nivel de competencias para el emprendimiento en la dimensión toma de decisiones que poseen los docentes de EBR del distrito de Trujillo.
- Determinar el nivel de competencias para el emprendimiento en la dimensión trabajo en equipo que poseen los docentes de EBR del distrito de Trujillo.

3. METODOLOGÍA

El presente estudio recurrió al método analítico – sintético con un diseño no experimental descriptivo transversal, ya que se trabaja con una variable que no es manipulada (Ñaupas *et al.*, 2018). Su diagrama es el siguiente:

M ⟶ O ⟶ X

FIGURA 1. DISEÑO DESCRIPTIVO DE LA INVESTIGACIÓN. FUENTE: ELABORACIÓN PROPIA.

Donde M es la muestra de donde se extrae la información para el estudio y O es la información obtenida respecto a X, que sería el nivel de competencias para el emprendimiento.

Para la presente investigación, la población fue constituida por todos los docentes de nivel secundaria de la EBR del distrito de Trujillo – Perú, con un total de 1105 docentes (entre hombres y mujeres). La característica principal de los docentes es que todos trabajan en instituciones educativas públicas.

El muestreo fue no probabilístico por conveniencia por el acceso y disponibilidad. Se decidió incluir en la investigación a profesores a los que se tenía acceso y además estuvieron dispuestos a ser parte del estudio. Se consideraron como criterios de inclusión los siguientes: docentes que acepten participar de la investigación, docentes que actualmente se encuentren trabajando, docentes que respondan en su totalidad al instrumento de investigación. Y fueron criterios de exclusión: docentes que no acepten participar de la investigación, docentes que actualmente no se encuentren trabajando y docentes que no respondan en su totalidad el instrumento de investigación. Finalmente, la muestra de estudio estuvo constituida por 60 docentes de instituciones educativas públicas.

Se hizo uso de la técnica de encuesta y se elaboró el instrumento de investigación diseñado para medir el nivel de competencias para el emprendimiento que poseen los docentes de nivel secundaria de la EBR del distrito de Trujillo - Perú. El instrumento fue evaluado por el análisis Cronbach, obteniéndose un nivel de confiabilidad alto 0,878.

El cuestionario consta de 32 ítems con cuatro alternativas de respuesta cada uno (nada frecuente, poco frecuente, frecuente y muy frecuente), correspondiendo 8 ítems a cada una de las dimensiones del objeto de estudio (liderazgo, comunicación, toma de decisiones y trabajo en equipo):

- Los ítems del 1 al 8 orientados a recoger datos sobre competencias en liderazgo de los docentes
- Los ítems del 9 al 16 orientados a recoger datos sobre competencias comunicativas en los docentes.
- Los ítems del 17 al 24 orientados a recoger datos sobre competencias para la toma de decisiones en los docentes
- Los ítems del 25 al 32 orientados a recoger datos sobre las competencias para el trabajo en equipo en los docentes.

La escala diagnóstica general del instrumento identifica los niveles de competencias para el emprendimiento en los docentes de la siguiente manera: Nivel en inicio (1 - 32), Nivelen proceso (33 - 64), Nivel esperado (65 - 96) y Nivel destacado (97 - 128). Y para las escalas diagnosticas correspondientes a cada dimensión, se tienen las siguientes puntuaciones: Nivel en inicio (1 - 8), Nivel en proceso (9 - 16), Nivel esperado (17 - 24) y Nivel destacado (25 - 32).

La aplicación del cuestionario fue mediante el envío de un enlace a Google Form del cuestionario que contenía los conceptos del estudio realizado por Fundación Tomillo y Fundación Acción contra el Hambre (2015), expuestos en su guía para fortalecer competencias emprendedoras en jóvenes.

El análisis de los resultados requirió del tratamiento estadístico de los datos obtenidos mediante la aplicación del instrumento.

4. BASES PARA EL DESARROLLO DE LA INVESTIGACIÓN

4.1. Definición de competencia

El Ministerio de Educación Cultura y Deporte de España define competencia como la capacidad, susceptible de ser medida, indispensable para ejecutar una actividad de forma eficaz. Las competencias se componen de: los conocimientos necesarios para desarrollarla, los conocimientos aplicados (habilidades y destrezas) y las actitudes que conllevan. Los conocimientos y la experiencia hacen referencia al "saber hacer", las habilidades y destrezas, al "poder hacer", y las actitudes, al "querer hacer". Por lo cual, la competencia es la aplicación de un conocimiento teórico más un conocimiento práctico sostenidos por una actitud determinada.

Las competencias son un tipo de aprendizaje que se ubica entre los comportamientos y las capacidades. Siendo la competencia una forma de utilización de todos los recursos disponibles (saberes, actitudes, conocimientos, habilidades, etc.) en circunstancias concretas y para unas tareas definidas, la definición de los aprendizajes en términos de competencia demuestra la necesidad de adquirir el conocimiento de manera que pueda ser movilizado adecuadamente para la resolución de tareas (Fundación Acción contra el Hambre, 2015).

Por su parte, el Proyecto *Tuning Educational Structures in Europe* (González y Wagenaar, 2003) enuncia una clasificación de las diferentes competencias y destrezas consideradas de vital importancia para desarrollar en los estudiantes desde cualquier titulación académica. Éstas son: a) competencias instrumentales: orientadas a la adquisición de habilidades cognoscitivas, metodológicas, tecnológicas y lingüísticas, b) competencias interpersonales: referidas al desarrollo de capacidades individuales y sociales, y c) competencias sistémicas: centradas en la capacidad de integración (Velasco Quintana *et al.*, 2010, como se citó en Fundación Acción contra el Hambre, 2015).

Según el Ministerio de Educación del Perú (MINEDU 2016), la competencia se define como la facultad que tiene una persona de combinar un conjunto de capacidades a fin de lograr un propósito específico en una situación determinada, actuando de manera pertinente y con sentido ético. Desde esta perspectiva, ser competente supone comprender la situación que se debe afrontar y evaluar las posibilidades que se tiene para resolverla. Esto significa identificar los conocimientos y habilidades que uno posee o que están disponibles en el entorno, analizar las combinaciones más pertinentes a la situación y al propósito, para luego tomar decisiones, y ejecutar o poner en acción la combinación seleccionada. Asimismo, ser competente es combinar también determinadas características personales con habilidades socioemocionales que hagan más eficaz su interacción con otros. Esto le va a exigir al individuo mantenerse alerta respecto a las disposiciones subjetivas, valoraciones o estados emocionales personales y de los otros, pues estas dimensiones influirán tanto en la evaluación y selección de alternativas como también en su desempeño mismo a la hora de actuar.

4.2. Emprendimiento

El emprendimiento tiene carácter multidimensional, por cuanto va más allá del análisis racional de la gestión. Este se centra en una construcción social del conocimiento y establece una visión de los objetivos para proceder a identificar los recursos para su realización, a través de la imaginación y la creatividad (Ministerio de Educación de Ecuador 2016, p. 12).

Desde el ámbito educativo, el emprendimiento se describe como la predisposición que tiene una persona para iniciar un proyecto innovador a través de soluciones creativas y decisiones que se presentan para enfrentar un problema, satisfacer las necesidades de los demás y así generar un valor agregado (Rojas *et al.*, 2019, como se citó en Cárdenas y Ledesma, 2021).

Al hablar de emprendimiento, la persona se sitúa en permanente interacción con otros seres humanos, con instituciones y organizaciones, así como con el medio ambiente y su responsabilidad social. Se reconoce al emprendedor como creador y poseedor de comportamientos conducentes al aprendizaje personal y organizacional, que derivan en el desarrollo de acciones transformadoras y desarrolladoras de su entorno. Estas acciones son desarrolladas por los denominados "emprendedores".

4.3. ¿Qué es un emprendedor?

Según el Servicio Brasileño de Apoyo a las Micro y Pequeñas Empresas (SEBRAE 2010), como se citó en Bóveda et al., 2015) el emprendedor es un individuo capaz de pensar y actuar de forma innovadora, identificando y creando oportunidades, inspirando, renovando y liderando procesos, tornando posible lo que parece imposible, entusiasmando personas, combatiendo la rutina y asumiendo riesgos.

Un estudio de la Universidad de Stanford identifica las cinco competencias críticas que requieren los emprendedores:

- Liderazgo: capacidad de construir consenso frente a la incertidumbre.
- Comunicación: habilidad para generar mensajes claros y consistentes.
- Toma de decisiones: saber cuándo tomar decisiones.
- Trabajo en equipo: saber cuándo confiar y cuándo delegar.
- Capacidad de abstracción: ser capaz de concentrarse en los detalles y luego abstraerse para analizar la realidad completa.

5. RESULTADOS

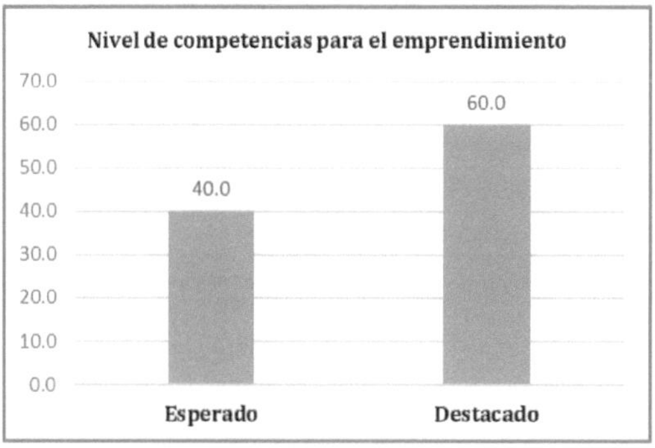

Figura 2. Nivel de competencias para el emprendimiento que poseen los docentes de nivel secundaria de EBR del distrito de Trujillo – Perú. Fuente: Elaboración propia.

Como se puede apreciar en la Figura 2, el 60% de docentes se ubica en un nivel destacado, mientras que el 40% se ubica en un nivel esperado respecto a sus competencias para el emprendimiento.

Por otra parte, tal y como se refleja en la Figura 3, el 51.7% de docentes se ubica en un nivel esperado, mientras que el 48.3% se ubica en un nivel destacado respecto a sus competencias para el emprendimiento en la dimensión liderazgo.

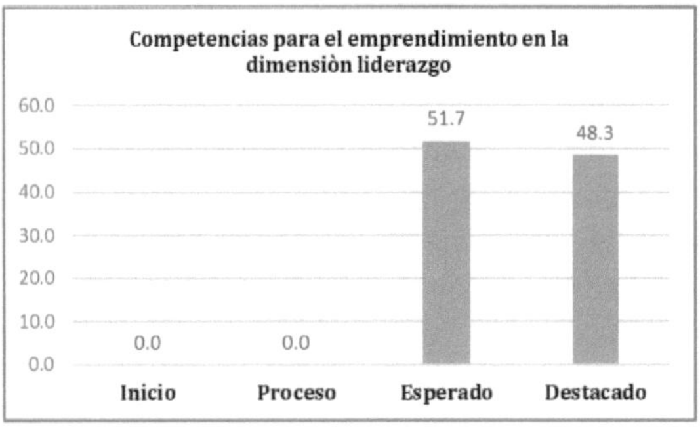

Figura 3. Nivel de competencias para el emprendimiento en la dimensión: liderazgo que poseen los docentes de nivel secundaria de EBR del distrito de Trujillo – Perú. Fuente: Elaboración propia.

Respecto a la dimensión de comunicación, podemos apreciar en la Figura 4 que el 63.3% de docentes se ubica en un nivel esperado, mientras que el 36.7% se ubica en un nivel destacado respecto a sus competencias para el emprendimiento en dicha dimensión.

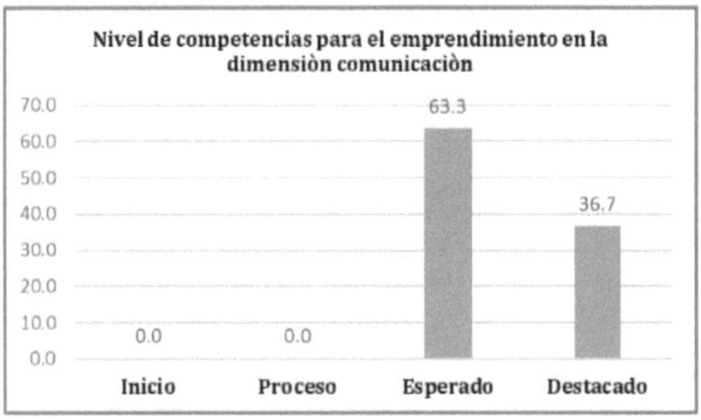

Figura 4. Nivel de competencias para el emprendimiento en la dimensión: comunicación que poseen los docentes de nivel secundaria de EBR del distrito de Trujillo – Perú. Fuente: Elaboración propia.

Si nos fijamos en la Figura 5, comprobamos que el 58.3% de docentes se ubica en un nivel destacado, mientras que el 41.7% se ubica en un nivel esperado respecto a sus competencias para el emprendimiento en la dimensión de toma de decisiones.

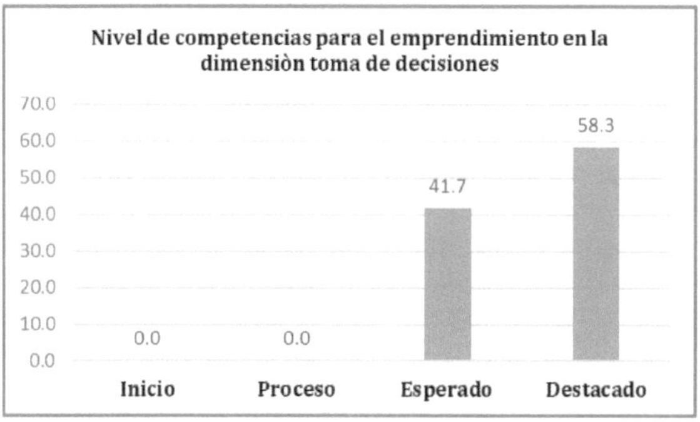

Figura 5. Nivel de competencias para el emprendimiento en la dimensión: toma de decisiones que poseen los docentes de nivel secundaria de EBR del distrito de Trujillo Perú. Fuente: Elaboración propia.

Para terminar, los resultados del estudio de la dimensión de trabajo en equipo, como comprobamos en la Figura 6, indican que el 51.7% de docentes se ubica en un nivel destacado, mientras que el 48.3% se ubica en un nivel esperado respecto a sus competencias para el emprendimiento en esta dimensión.

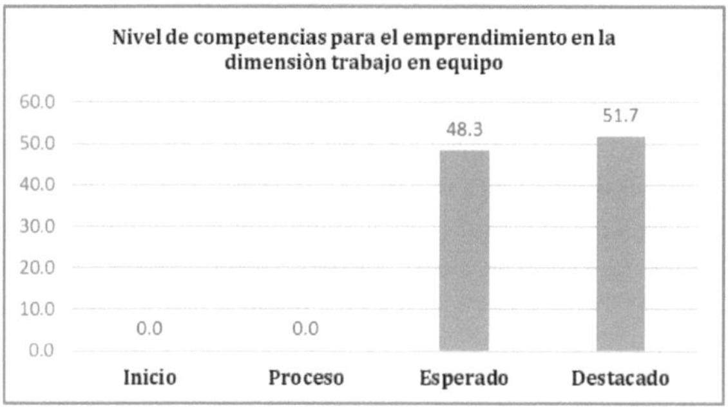

Figura 6. Nivel de competencias para el emprendimiento en la dimensión: trabajo en equipo que poseen los docentes de nivel secundaria de EBR del distrito de Trujillo – Perú. Fuente: Elaboración propia.

6. DISCUSIÓN

Hemos visto que la mayoría de los docentes (60%) se ubica en un nivel destacado respecto a las competencias para el emprendimiento. Estos resultados evidencian que los docentes cuentan con adecuadas características personales y un cúmulo de competencias para realizar su práctica pedagógica tendentes a la formación de estudiantes emprendedores, lo cual concuerda con Pertuz *et al.* (2016), quienes investigaron sobre el perfil docente y fomento de la cultura del emprendimiento, encontrando resultados similares. Las habilidades y características de los docentes se asocian con ser facilitadores y comunicativos, además de presentar un alto nivel de habilidad para la promoción del trabajo en grupo.

Que el 51,7% de los docentes se ubique en el nivel esperado respecto a las competencias para el emprendimiento en la dimensión "liderazgo" evidencia que los docentes son optimistas, se adaptan a los cambios y tienen habilidad para motivar a los demás hacia el logro de metas, lo cual coincide con Riaño (2019), quien investigó sobre el perfil del docente universitario de emprendimiento basado en competencias, obteniendo resultados similares. Estamos de acuerdo en que el docente de emprendimiento se caracteriza por conocer metodologías pedagógicas para la creatividad, que fomenten el desarrollo del pensamiento en la resolución de problemas y motiven a los estudiantes frente a su formación. Asimismo, estos docentes facilitan el aprendizaje y responden a los cambios constantes.

Un hallazgo de nuestra investigación es que la mayoría de los docentes (63,3%) se ubica en un nivel esperado respecto a las competencias para el emprendimiento en la dimensión "comunicación", pues demuestran capacidad de escucha y expresan sus ideas con seguridad. De acuerdo con Fundación Acción contra el Hambre (2015), la comunicación es esencial en el ámbito emprendedor, ya que es imprescindible un buen entendimiento y una buena capacidad de escucha, especialmente con los colaboradores y con el equipo de trabajo. Una buena capacidad comunicativa permite escuchar y ser receptivo a las propuestas de los demás, así como convencer a los otros del punto de vista propio.

Los resultados obtenidos con relación a las competencias para el emprendimiento en la dimensión "toma de decisiones" concuerdan con Mamani (2019), quien investigó sobre emprendimiento profesional y desempeño docente, obteniendo resultados semejantes. Así, coincidimos en considerar que emprender se encuentra muy cercano al gestionar y desempeñarse adecuadamente, para desarrollar opiniones, criterios propios y mejoras en el quehacer educativo. Y es que, de acuerdo con Fundación Acción contra el Hambre (2015), la toma de decisiones es el grado en que una persona es capaz de elegir la mejor alternativa a partir del análisis de la información disponible.

El porcentaje de docentes que se ubica en un nivel destacado respecto a las competencias para el emprendimiento en la dimensión "trabajo en equipo" es elevado, pues, en general, asumen compromisos institucionales y tienen objetivos comunes, lo cual concuerda con Pertuz *et al.* (2016), quienes, en su investigación sobre el perfil docente y fomento de la cultura del emprendimiento, encontraron que los docentes presentan un alto nivel de habilidad para la promoción del trabajo en grupo, la enseñanza en contextos prácticos, la evaluación, el control de los procesos y los resultados, así como la capacidad de problematizar y trabajar en equipo.

7. CONCLUSIONES

En esta investigación se determinó que un gran porcentaje de docentes (60%) poseen un nivel destacado en competencias para el emprendimiento, lo cual es beneficioso para la población estudiantil del Distrito de Trujillo – Perú, pues generarían en los estudiantes la motivación necesaria para emprender proyectos que aporten soluciones a sus necesidades.

Se identificó que en la dimensión "toma de decisiones" el 58,3% de docentes poseen competencias destacadas para el emprendimiento, puesto que tienen la capacidad para elegir la mejor opción partiendo del análisis objetivo de la información que disponen.

Asimismo, se identificó que, en las dimensiones "liderazgo" y "trabajo en equipo", un similar porcentaje de docentes (48,3%, y 51,7% respectivamente) posee competencias destacadas para el emprendimiento, pues tienen la capacidad para motivar y construir consensos con sus estudiantes, en línea con las aportaciones de Fundación Acción contra el Hambre (2015). Así, entendemos que desarrollar el liderazgo y el trabajo en equipo es importante para responder a los desafíos que plantea involucrarse en un proceso emprendedor, lo cual implica trabajar aspectos como la motivación, la generación de soluciones innovadoras y la visión estratégica.

Además, se identificó que, en la dimensión "comunicación", un porcentaje elevado de docentes (63,3%) poseen competencias para el emprendimiento en el nivel esperado, lo cual evidencia que los docentes tienen la habilidad para comunicar y adecuar contenidos informativos para que los estudiantes puedan comprenderlos.

8. REFERENCIAS

Aldana, E. E., Tafur, J., Gil, I. y Mejía, C. (2019). Práctica pedagógica de emprendimiento en docentes de educación superior en Institución Educativa Universitaria de Barranquilla. *Archivos Venezolanos de Farmacología y Terapéutica, 38*(2), 9-18.

Bóveda, J. E., Oviedo, A. y Luba, A. (2015). *Manual de emprendedorismo.* Incuna, UNA. https://acortar.link/j7XQRn

Bosada, M. (24 de julio de 2019). *Formación en competencias emprendedoras: más práctica y desde edades tempranas.* Educaweb, noticia. https://acortar.link/bTvIta

Calle, J. C. (2022). *Programa de competencias docentes para generar cultura de emprendimiento en estudiantes de Institución Educativa Pedro Abel Labarthe Durand Chiclayo.* [Tesis doctoral no publicada, Universidad César Vallejo]. https://repositorio.ucv.edu.pe/handle/20.500.12692/81513

Cárdenas-Vásquez, Y. Y., y Ledesma, M. J. (2021). Competencia docente en la formación de emprendedores en un contexto de emergencia sanitaria. *Llamkasun,* 2(1), 55-72. https://doi.org/10.47797/llamkasun.v2i1.31

Castillo, C. y Rusque, A. M. (2002). *Emprendimiento: de la capacidad empresarial a la capacidad emprendedora.* En XIX Encuentro Nacional de Escuelas y Facultades de Administración y Economía [CD]. Talca, Chile, 15-17 de mayo.

Damián, J. y Cobos, L. (2022). Educación emprendedora y competencias transversales: una propuesta para la educación primaria. *Estudios Pedagógicos, 48*(1), 33-50. http://dx.doi.org/10.4067/S0718-07052022000100033.

Diario Gestión (3 de julio de 2018). *Perú es el país con mayor espíritu emprendedor de la región LATAM y el quinto a nivel mundial.* https://acortar.link/YeqbTW

Fundación Acción contra el Hambre (2015). *Guía para fortalecer competencias emprendedoras en jóvenes.* https://acortar.link/5j3VEL

González, J. M. y Wagenaar, R. (Coords.) (2003). *Tuning educational structures in Europe.* Universidad de Deusto.

Mamani, N. (2019). *Emprendimiento profesional y desempeño docente en la Red 4 de la UGEL de Ventanilla-Callao, 2018.* Universidad San Ignacio de Loyola. https://repositorioslatinoamericanos.uchile.cl/handle/2250/2804199

Ministerio de Educación de Ecuador (MinEduc) (2016). *Currículo de Bachillerato Emprendimiento y Gestión.* https://acortar.link/3ZnsIO

Ministerio de Educación del Perú (MINEDU) (2016). *Currículo Nacional de Educación Básica.* https://acortar.link/1jvd

Ñaupas, H., Valdivia, M. R., Palacios, J. J. y Romero, H. E. (2018). *Metodología de la investigación cuantitativa-cualitativa y redacción de la tesis.* Ediciones de la U.

Pertuz, V., Rojas, G., Navarro, A. y Quintero L. (2016). Perfil docente y fomento de la cultura del emprendimiento: búsqueda de una relación. *Educación y Educadores, 19*(1), 29-45. https://doi.org/10.5294/edu.2016.19.1.2

Riaño, M. (2019). *Perfil del docente universitario de emprendimiento basado en competencias.* [Trabajo de Grado para optar al título de especialista en Docencia Universitaria, Universidad El Bosque]. https://acortar.link/XNzaSs

Rico-Alonso, A., Cárdenas, A. P., y Montoya, A. (2022). Experiencias docentes en emprendimiento y su desarrollo en la educación media en Bogotá. *Educación y Ciudad,* (43), 109-124. https://doi. org/10.36737/01230425.n43.2022.2665

Rincón-Soto, I. B., Rengifo, R. A., Hernández, C., y Prada, R. (2022). Educación, innovación, emprendimiento, crecimiento y desarrollo en América Latina. *Revista de Ciencias Sociales* (RCS), 28(3), 110-128. https://doi.org/10.31876/rcs.v28i3.38454

UNESCO (2021). *Formación al emprendimiento para entidades de EFTP. Guía práctica.* https://unevoc.unesco.org/pub/entrepreneurial_learning_guide_es.pdf

Vera-Sagredo, A. J., Constenla, J., Jara, P. y Lassalle, A. (2020). Emprendimiento e innovación en educación técnico profesional: percepción desde los docentes y directivos. *Revista Colombiana de Educación, 1*(79), 85-108. https://doi.org/10.17227/rce.num79-8605

LA INVESTIGACIÓN SOBRE INNOVACIÓN Y EDUCACION: ESTUDIO DE CASO DE LA PRODUCCIÓN ACADÉMICA EN EL AMBITO DE LA COMUNICACIÓN

Nereida Cea Esteruelas [1]

1. INTRODUCCIÓN

La innovación juega un papel crucial en la sociedad actual, en todos los ámbitos y especialmente en la Educación (Machado y Teixeira, 2016). Pero también lo es para la Comunicación. De hecho, es el campo de los medios de comunicación probablemente uno de los que están más directamente relacionados con la innovación, lo que, a su vez, implica también sustantivos cambios en la forma en la que se enseñan las Ciencias de la Comunicación.

En el sector de los medios, sabemos que la mayor parte de las innovaciones, tanto desde el punto de vista sociológico y cultural, como empresarial, vienen impulsadas por cambios de matriz tecnológica y por ende directamente relacionada con la innovación. Sin embargo, es en la parte de las rutinas y prácticas periodísticas en las que la innovación está teniendo un mayor impacto en los últimos años, aspectos estos que requieren de trabajos de investigación previos para conocer esos fenómenos, de forma que luego puedan ser transferidos esos conocimientos mediante la impartición de los docentes de esas ramas.

Esa innovación tiene como principales ejes los nuevos modelos narrativos (Petrovic, Liedgren y Gaggioli, 2022), las redes sociales (Martin-García, Buitrago y Aguaded, 2022), el periodismo de datos (Zhang y Chen, 2022), *big data* (Lewis y Westlund, 2015) y la visualización, el uso de los *bots*, la inteligencia artificial (Broussard, 2015), el periodismo multimedia (Lugo-Ortiz, 2017) y, por supuesto, la desinformación y la verificación (Calvo et al., 2022), por citar solo algunas de las líneas de innovación relacionadas con el periodismo. Todas estas cuestiones, así como muchas otras, requiere de la investigación y conocimiento previo que permita luego trasladar esos conocimientos a la impartición de los estudios en Comunicación. De ahí la importancia de conocer los avances en la investigación sobre la innovación, circunscribiendo su estudio a su aplicación en el área de Comunicación.

2. OBJETIVOS

El objetivo de este trabajo es, por tanto, describir el estado de la cuestión de la investigación en innovación, vinculándola a la educación y con especial atención en el área de la

1. Universidad de Málaga (España)

comunicación. Para poder conocer el estado de la investigación en esta área se realiza este trabajo, en que se utiliza como muestra todos los artículos de investigación (*papers*) publicados en Web of Science en materia de innovación y educación, dentro del ámbito de la Comunicación. La metodología empleada responde a un estudio mixto, en el que se define una muestra de 173 artículos, a los que se aplica tanto un análisis bibliométrico de corte cuantitativo, como un análisis de contenido cualitativo.

3. METODOLOGÍA

Dado que en este estudio se realiza una revisión bibliográfica, basada en la literatura académica sobre innovación y educación, limitando la búsqueda al área de la comunicación, se estableció como criterio de selección que aparecieran ambos términos en el título, resumen o palabras clave, cribando los resultados tras un refinamiento que incluyera solo aquellos trabajos circunscritos al área de Comunicación.

De acuerdo a este objetivo, en abril de 2023 se recopilaron un total de 173 artículos académicos, extraídos de las bases de datos de WOS. Para la selección de la muestra se realizó la búsqueda en la Core Collection, que abarca los índices de Ciencias, Ciencias Sociales y Artes y Humanidades. Concretamente se utilizaron SSCI, ESCI y A&HCI.

4. DESARROLLO DE LA INVESTIGACIÓN

El corpus del estudio está compuesto por textos que han sido publicados entre 1997 y abril de 2023. En total 173 documentos, que incluyen 76 fuentes diferentes (*journals, books*, etc.…). La mayor parte se corresponden con artículos (153), a los que se pueden sumar los que reciben la denominación *early access* (12), y que en total suponen el 95,3% del corpus, siendo el resto capítulos, actas, etc.… Asimismo, en el 87,5% de los trabajos estos aparecen firmados por dos o más autores, siendo la media de autores por documento de 2,43.

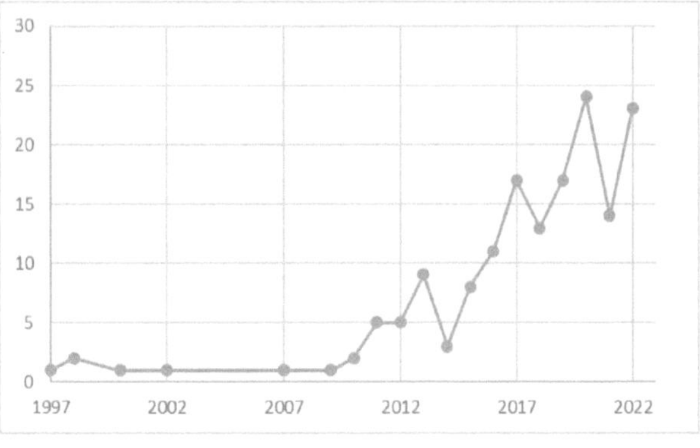

Tabla 1. Evolución del número de trabajos publicados (1997-abril 2023). Fuente: Elaboración propia.

Los resultados del análisis de la producción en el área de conocimiento objeto de este estudio muestran cómo el año 2020 es el que registra una mayor producción (24 trabajos), siendo el periodo 2019-2022 equivalente a casi el 50% del corpus de la muestra. Cabe señalar que es en este periodo en el que, debido al impacto del virus de la Covid-19, se incrementó el interés por la investigación de aspectos relacionados con la innovación y la docencia.

Del análisis de los datos obtenidos se puede concluir el interés creciente de la comunidad académica por avanzar en el estudio de esta línea. Es destacable que son los autores españoles los que tienen un gran protagonismo. En el ranking de los cinco centros con mayor aportación de trabajos de investigación sobre innovación y docencia, en el ámbito de la comunicación, se sitúa en primer lugar la Universidad Complutense, seguida de la Universidad Santiago de Compostela (puesto número 3) y la Universidad de Salamanca, que se posiciona en quinto lugar.

Asimismo, las conclusiones confirman la significativa presencia de autores españoles en términos de número de artículos publicados, destacando por encima de sus homólogos. España es el país que aparece con mayor frecuencia como lugar de adscripción (134 autores), seguido de Reino Unido (84) y Estados Unidos (73).

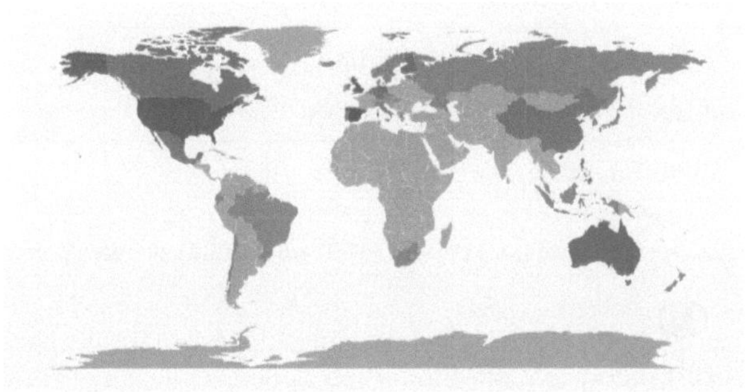

Imagen 2. Países con mayor producción (1997-abril 2023). Fuente: Elaboración propia.

En coherencia con los resultados referentes al país de adscripción de los autores, se observa también que, aunque las publicaciones con mayor número de artículos sobre esta temática pertenecen a Taylor & Francis, Sage y Elsevier (*Journalism Practice, New Media Society* y *Digital Journalism*, etc...), el resto de los títulos que se posicionan en el ranking tienen origen nacional, ocupando el cuarto lugar la revista *Comunicar*, seguida de *El Profesional de la Información*, *Revista Latina de Comunicación Social* y finalmente *Comunication Society Spain*. Sin embargo, en términos de impacto alcanzado por los trabajos publicados, medido en número de citas, los autores y revistas españolas pierden posiciones en el ranking, lo que sugiere una menor visibilidad a pesar de esa alta productividad, con respecto a los homólogos foráneos (Tabla 3).

Paper	Nº de citas totales
WILLIAMS CB, 2013, NEW MEDIA SOC	99
DE MAEYER J, 2015, DIGIT JOURNAL	88
FEIJOO C, 2012, TELECOMMUN POLICY	70
DHIR A, 2017, NEW MEDIA SOC	69
EVELAND WP, 1997, JOURNAL MASS COMMUN Q	60
LEWIS SC, 2015, DIGIT JOURNAL	57
AALBERG T, 2013, JOURNAL S STUDIES,	57
GEWERC A, 2014, COMUNICAR	50
TUR G, 2017, COMUNICAR	49
YANG JH, 2016, J COMPUT -MEDIAT COMMUN	46
HERNANDEZ-SERRANO MJ, 2017, COMUNICAR	37
BROUSSARD M, 2015, DIGIT JOURNAL	37
ALLEN K, 2015, FEM MEDIA STUDIES	37
SHERRY JL, 2002, COMMUN THEORY	36

Tabla 3. Trabajos con mayor número de citas (1997-abril 2023). Fuente: Elaboración propia.

Se aplica un análisis clúster a partir de la frecuencia de las palabras aparecidas en el título y en el resumen, utilizando para ello Bibliometrix. Se extrajeron el total de las palabras, con una coincidencia de al menos cinco veces. La red muestra las 20 palabras clave en el siguiente orden: *innovation, social medi, journalism, journalism education, education, media, communication, higher education, twitter, data journalism, discourse analysis, internet, research, technology, digital journalism, social networks, digital, ethics, Facebook y gender.* Estas se agrupan en cinco clústers (Figura 4), en los que las relaciones entre los términos están representadas por grafos que se conectan mediante nodos que, a su vez, representan cada una de las palabras clave. El tamaño de los nodos se representa en relación con la cantidad de veces que aparece la palabra clave en los documentos.

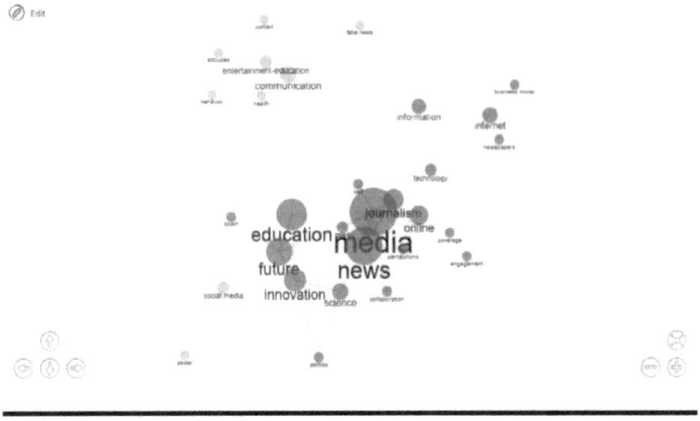

Imagen 4. Clústers temáticos en función de la frecuencia de palabras (1997-abril 2023). Fuente: Elaboración propia.

En este sentido, la producción se organiza alrededor de cuatro clústers, siendo el más amplio (1) el que agrupa todos aquellos trabajos que versan sobre la práctica del periodismo y las noticias *on line;* (2) seguido de estudios específicos sobre la innovación y el futuro del periodismo. A continuación, se sitúa un grupo de artículos relacionados con (3) las *fake news*, la salud y aspectos relativos al comportamiento de la audiencia; (4) el papel de la tecnología y finalmente se observa un grupo de trabajos focalizados en las redes sociales (5)

5. CONCLUSIONES

En este trabajo se describe el estado de la investigación sobre la innovación y su vinculación con la educación en los estudios de Comunicación. Se subraya la importancia de la investigación aplicada para fomentar la innovación también en la pedagogía y enseñanza del periodismo. Además, el modelo de enseñanza de los estudios en Comunicación requiere por la naturaleza de la disciplina de una transferencia de la investigación que tenga en cuenta la evolución que experimentan los medios, evolución en la que la innovación se sitúa como principal. En este sentido, aspectos como la integración de bots e inteligencia artificial en las rutinas periodísticas, el uso de las narrativas multimedia y el periodismo móvil, o el papel de los verificadores son cuestiones novedosas, directamente relacionadas con la innovación, y que ocupan gran parte de la producción académica más reciente.

Del estudio de la producción académica sobre innovación en el ámbito de la enseñanza de los estudios de Comunicación, se concluye la relevante producción de autores españoles, que sitúa a nuestro país en primer lugar, y en línea con esto, la aportación significativa que en este campo realizan las principales revistas del área. Autores y revistas españolas logran las cotas más altas en términos de producción, posición que no mantienen en términos de visibilidad, al ser superados por autores foráneos.

Con respecto a la evolución (periodo 1997-abril 2023), se confirma, asimismo, que el interés por esta temática ha ido en aumento, alcanzando en 2020 la mayor cota, a lo que le ha seguido un ligero descenso en los dos años posteriores. Esto obedece al incremento de la investigación sobre innovación docente durante el periodo de Covid-19.

Queda pendiente para futuras investigaciones ahondar en el estudio comparativo del papel que ocupa en otras áreas del conocimiento la investigación sobre el papel de la innovación en educación, lo que permitiría evaluar con mayor profundidad si la aportación desde el ámbito de la comunicación está en la línea del interés mostrado por esta temática en otros ámbitos del saber.

6. REFERENCIAS

Broussard, M. (2015). Artificial intelligence for investigative reportin. Using an expert system to enhance journalists' ability to discover original public affairs stories. *Digital Journalism*, 3(6), 814-831. https://doi.org/10.1080/21670811.2014.985497

Calvo, D., Valera-Ordaz, L., Mora, M. R. y Llorca-Abad, G. (2022). Fact-checking in Spain: Perception and trust. *Catalan Journal of Communication & Cultural Studies*, 14(2), 287-305. https://doi.org/10.1386/cjcs_00073_1

Lewis, S. C. y Westlund, O. (2015). Big data and journalism Epistemology, expertise, economics, and ethics. *Digital Journalism*, 3(3), 447-466. https://doi.org/10.1080/21670811.2014.976418

Lugo-Ortiz, L. (2017). Challenges and emergent practices in the teaching of multimedia journalism. *Austral Comunicacion*, 6(2), 343-369. https://doi.org/10.26422/aucom.2017.0602.lug

Machado, E. y Teixeira, T. (2016). Innovation as an essential part of journalism education in contemporary societies. *Journal of Applied Journalism & Media Studies*, 5(1), 103-116. https://doi.org/10.1386/ajms.5.1.103_1

Martin-Garcia, A., Buitrago, A. y Aguaded, I. (2022). The voice of journalism in social media: Cartography and functions of the information media community manager as a new actor in journalistic communication. *Profesional de la Informacion*, 31(3), e310303. https://doi.org/10.3145/epi.2022.may.03

Petrovic, M., Liedgren, J. y Gaggioli, A. (2022). Beyond influence: Contextualization and optimization for new narrative techniques and story-formats. *Perspective paper. Frontiers in Communication*, 7, 915308. https://doi.org/10.3389/fcomm.2022.915308

Zhang, X. y Chen, M. (2022). Journalists' Adoption and Media's Coverage of Data-driven Journalism: A Case of Hong Kong. *Journalism Practice*, 16(5), 901-919. https://doi.org/10.1080/17512786.2020.1824126

LA PSICOMOTRICIDAD EN PRIMER GRADO, USO DEL JUEGO COMO ESTRATEGIA

Adriana Domínguez-Saldívar, Everardo Ortiz-Jaramillo, Andrea Ivana Ortiz-Ramírez[1]

El presente texto nace en el marco de un proyecto de Titulación de la Licenciatura en Educación Primaria la Escuela Normal Miguel F. Martínez, Centenaria y Benemérita, de Monterrey, N.L. México.

1. INTRODUCCIÓN

De acuerdo a la revisión de la literatura, la pandemia trajo consigo consecuencias, entre ellas la poca atención dada al desarrollo y crecimiento de los niños y niñas. Para que los infantes puedan lograr un desarrollo integral, primero deben empezar a moverse, pues a través de este se va organizando el mundo exterior. Es por ello que, las actividades de psicomotricidad en la Educación Infantil van encaminadas a conseguir, con el movimiento físico, la activación mental. Por consiguiente, "existe un paralelismo entre el desarrollo de las funciones motrices y la acción, y el desarrollo de las funciones psíquicas" (Pérez, 2011, p. 360), ya que, la psicomotricidad satisface todas aquellas interacciones entre lo cognitivo, lo emocional y lo simbólico.

En la actualidad, los estudios referentes al aspecto motor de los alumnos han evolucionado a nivel nacional e internacional, sin embargo, aún existen diversas áreas de oportunidad en la exploración y conocimiento del tema. La psicomotricidad, aun y cuando no se trabaja de manera directa en los planes y programas de estudio, es fundamental para el desarrollo de los niños, y esta no es exclusiva de la asignatura de educación física.

Rosales y Sulca (2015) consideran que, la psicomotricidad puede ser vista desde distintas áreas, mismas que buscan fomentar el desarrollo cognitivo, afectivo y social del niño, estas áreas motrices le dan un valor al nivel y control corporal con el que cuenta cada individuo. La psicomotricidad es una disciplina que busca la adquisición de competencias cognitivas, motrices y socioafectivas, es ahí donde se vuelve necesario preguntarse ¿por qué las personas tendemos a pensar que algunas actividades tales como el rasgado de papel, el uso de plastilina para crear figuras, el hacer castillos con bloques o el seguir una línea recta son una pérdida de tiempo?, sin percibir que estas actividades van mucho más allá de entretener a los alumnos.

1. Escuela Normal Miguel F. Martínez, Centenaria y Benemérita (México)

El supuesto de la investigación se logró al valorar el uso de estrategias que implican juegos en los que se aplica la motricidad, ya que permiten el desarrollo integral de los niños y niñas de 6 y 7 años de primer grado de educación primaria.

2. OBJETIVOS

Objetivo General

Valorar el uso de los juegos en los que se aplica la motricidad como estrategia para favorecer el desarrollo integral de los niños y niñas de 6 y 7 años.

Objetivos Específicos

- Conocer aspectos positivos que deja el trabajo relacionado con la psicomotricidad que realizan los docentes en clase con los estudiantes de primer grado.
- Identificar las causas y analizar las consecuencias de la omisión de actividades que impliquen psicomotricidad para el aprendizaje de los alumnos en el trabajo docente.
- Diseñar y aplicar estrategias que permitan desarrollar a través del juego la psicomotricidad en los estudiantes de primer grado con la finalidad de generar un aprendizaje significativo en los alumnos.

1. MARCO TEÓRICO

La palabra "psicomotor" se escuchó por primera vez en el año 1872 por el neurólogo Landois, quien designó con dicho nombre, al área cortical encargada del movimiento. Más tarde, el concepto se conoció por Ernest Dupreé, médico neurólogo francés, quien estudiaba el mismo desde un enfoque terapéutico, pues se creía que, cuando un niño presentaba un problema de aprendizaje, se podía favorecer mediante la realización de actividades físicas. Dupré consideró que, entre más se analizaran los desórdenes motores, la definición de concepto se iría enlazando con las anomalías psíquicas y motrices, estrechando una relación entre el pensamiento y el movimiento.

En los años 30′, Guilmain (1935, como se cita en Rigal, 2006, p. 32) utilizó el concepto prácticas psicomotrices para denominar a aquellos ejercicios físicos motivados por el deseo de curar la histeria o las fobias en las mujeres. Más adelante, Ajuria-Guerra (1974, como se cita en Rigal, 2006) empleó el concepto para dar nombre a aquellos "trastornos del lenguaje, escritura y cálculos provocados por la falta del desarrollo psicomotor" (p. 32). Wallon le dio un valor social a la psicomotricidad, relacionándolo con lo físico, afectivo y emocional, pues afirmaba que la adquisición de emociones y del tono muscular favorecía las competencias comunicativas del niño.

Derivados de los estudios de Piaget y Wallon, se le dio una nueva conceptualización al área psicomotora, relacionándola con el desarrollo del niño. De esta manera, la educación psicomotriz se define bajo tres conceptos: percepción, acción y representación, reflejándose en ámbitos del desarrollo motor como son las relaciones temporales, relaciones espaciales, equilibrio, tono muscular, coordinación visomotora, control respiratorio, lateralidad y esquema corporal. Por su parte Picq y Vayer (1969) a través de sus estudios enlistaron dos tipos de conductas en la actividad infantil motora: la conducta motriz formada por la coordinación dinámica general, óculo-manual, equilibrio estático y dinámica, y la conducta neuromotriz ligada al sistema nervioso y las conductas psicomotrices (como se cita en González, 2018, p.14).

El niño por naturaleza es curioso, le gusta investigar, crear, experimentar con lo que le rodea y con él mismo, darse cuenta de sus posibilidades, eso es lo que hace que vaya construyendo su propia personalidad y descubra sus capacidades. Piaget (1984) define la psicomotricidad como una técnica que tiende a favorecer mediante el movimiento corporal y la comunicación al desarrollo del niño con su entorno (como se cita en Díaz, 2021, p. 25), es decir, lo que expresa el niño, partiendo de sus movimientos corporales y la relación que estos tienen con los pensamientos del infante. López (2018) refiere que la psicomotricidad debe trabajarse desde tres dimensiones, las cuales abarcan el área de esquema espacial y temporal, estas son: educativa, que fomenta el desarrollo en los alumnos de preescolar y primaria, reeducativa cuando interviene algún tipo de anomalía de tipo motriz y terapéutica cuando los trastornos se relacionan con la personalidad de la persona, afectando el área motora (p. 22).

El concepto de psicomotricidad se subdivide en dos grandes vocablos, el psique que se refiere al pensamiento y la motricidad que hace referencia al movimiento y al desarrollo motor de la persona. La psicomotricidad relaciona los elementos psíquicos y motrices. Según Lobera et al. (2010) la psicomotricidad puede ser vista desde seis áreas:

1. Relaciones temporales: capacidad que tiene el niño para ubicar hechos en una secuencia de tiempo. Las interacciones sociales y de la autorregulación del niño en la construcción cognitiva son fundamentales.
2. Relaciones espaciales: son determinadas por la posición que adopta el cuerpo en torno a un objeto. El espacio físico se relaciona en tres dimensiones orientadas en el propio cuerpo: arriba o abajo, derecha-izquierda y delante-detrás (Acapana, 2021, p. 21).
3. Esquema corporal: tiene implicaciones directas en el desarrollo del físico y en el autoconocimiento de la persona. Mamani, Casa, Cusi y Laque (2019) definen al esquema corporal como el conocimiento del propio cuerpo y sus partes.
4. Lateralidad: Duarte-Hernández y Pérez-Mendoza (2020) la definen como la tendencia a utilizar un lado del cuerpo con preferencia del otro, tanto a nivel motor (pie, mano) como perceptivo (ojo, oído). Al predominar el hemisferio izquierdo sobre el derecho, la persona se considera diestra, cuando se da una inclinación hacia el otro lado, la persona es zurda. Existen tres fases para el desarrollo de la lateralidad: el *indiferenciado* (del nacimiento hasta los tres años) en donde no existe una manifestación precisa de la lateralidad, el *alternante* (de los tres a los seis años) en el cual se experimenta con ambas manos y el *definitivo* (a partir de los siete u ocho años) donde se establece una preferencia ante lado dominante (p. 122).
5. Equilibrio: Rigal (2006, como se cita en Andrade et al., 2016) lo clasifica en dos entes: *equilibrio estático*, proceso perceptivo motor que busca un ajuste de la postura y una información sensorial exteroceptiva y propioceptiva cuando el sujeto no imprime una locomoción corporal y *equilibrio dinámico* en donde el centro de gravedad sale de la vertical corporal para realizar un desplazamiento y, tras una acción reequilibradora, regresa a la base de sustentación (p. 210).
6. Coordinación Visomotora: permite la adquisición de conocimiento, cualquier alteración de su desarrollo produce deficiencias cognoscitivas que incrementan las probabilidades de dificultades de aprendizaje. Las habilidades visomotoras

> dan oportunidad de que los niños logren una escritura legible y satisfactoria, fundamental antes de empezar a enseñar a escribir (p. 30).

Durante la educación básica, un punto fundamental para potenciar el desarrollo psicomotor y las capacidades del niño es la estimulación, tanto en el aula como en casa, con la participación de la madre y el entorno. Por otro lado, para que el desarrollo del niño sea equilibrado, se debe aportar al aspecto motriz mediante las experiencias que tenga a través de la interacción con el medio; el cognoscitivo, fomentando la adquisición de aprendizajes y pensamientos cada vez más complejos y abstractos y el Psicosocial al desarrollar factores como la percepción, la emoción y la conducta. En los planes de estudio como tal no se encuentra un apartado dedicado a la psicomotricidad, sin embargo, esta se puede observar en el campo de formación: Desarrollo personal y para la convivencia en el plan 2011 (ver Tabla 1) y en el apartado de áreas de desarrollo personal y social en el plan 2017 (ver Tabla 2). En ambos planes, se trabaja con la psicomotricidad desde las asignaturas de educación física y educación artística, fomentando el autoconocimiento y el aprendizaje a través del movimiento.

Campo de formación: Desarrollo personal y para la convivencia

Educación Artística	Educación primaria cuenta con dos ejes articuladores	
	a) La conciencia de sí	Este eje integra un conjunto de elementos que inciden en el desarrollo personal, como es el caso del autoconocimiento, la conciencia del cuerpo y de las emociones, la auto aceptación, (SEP, 2011).
	b) Convivencia	-
Educación Física	Se trabaja con la edificación de la competencia motriz, la creatividad, el autocuidado, la convivencia, el deporte educativo y la promoción de la salud al trabajar la corporeidad, es decir, la conciencia que cobra el sujeto de sí mismo para comprender, cuidar, respetar y aceptar la entidad corporal propia y la de los otros, a través de la motricidad (SEP, 2011).	
Formación Cívica y Ética	-	

Nota. En la asignatura Formación Cívica y Ética no se presentan aprendizajes esperados que se relacionen con el área psicomotora, se incluyeron únicamente los aspectos que, después de un análisis se consideró que abarcaban alguna de las áreas de la psicomotricidad. Adaptado del plan de estudios SEP (2011).

Tabla 1. Análisis del Plan 2011, campo formativo desarrollo personal y para la convivencia. Fuente: Adaptado del plan de estudios SEP (2011). Nota. Formación Cívica y Ética no presenta aprendizajes esperados que se relacionen con el área psicomotora.

Análisis del Plan 2017 en su área Desarrollo personal y para la convivencia

Desarrollo personal y social	
Educación Artística	Los estudiantes aprenden a expresarse de manera original, única e intencional mediante el uso del cuerpo y los movimientos
Educación Física	La Educación Física dinamiza corporalmente a los alumnos a partir de actividades que desarrollan su corporeidad, motricidad y creatividad. En esta área, los estudiantes ponen a prueba sus capacidades, habilidades y destrezas motrices mediante el juego motor, la iniciación deportiva y el deporte educativo. (SEP, 2017).
Educación socioemocional	-

Nota. En la asignatura de educación socioemocional como tal no se trabaja con el área motora, aun y cuando se realizan actividades para fomentar el autoconocimiento, estas van más centradas al emocional. La educación artística y educación física incluyen actividades en donde se promueve el movimiento del niño por medio de diversas actividades. Adaptado del plan de estudios SEP (2017).

Tabla 2. Análisis del Plan 2017 en su área Desarrollo personal y para la convivencia. Fuente: Adaptado del plan de estudios SEP (2017). Nota. La Educación socioemocional no se trabaja con el área motora.

3.1 El papel del docente

El maestro funge un rol de guía para los niños, lo que simboliza un reto, en especial para los alumnos de primer grado de primaria, pues son los docentes los encargados de fomentar, con ayuda de los padres de familia, los primeros hábitos, letras y números, además del desarrollo de habilidades motrices. El docente debe ser consciente de su rol al fomentar actividades en las que se aplique una adecuada metodología corporal, dando las pautas para que los alumnos exploren por ellos mismos su entorno. Además, el docente debe poseer tres actitudes básicas al trabajar con la motricidad: empatía, ya que debe ser capaz de entender los sentimientos del alumno y propiciar ambientes en donde ellos se sientan seguros para expresarlos con el uso de su cuerpo; disponibilidad al poner al alcance del niño experiencias o situaciones en donde implique la manipulación de objetos y el movimiento e interacción con otros y por último; la autenticidad al saber expresar sus emociones a través del cuerpo, permitiendo que el alumno también lo haga.

3.2 El papel del alumno

Al ingresar a la escuela primaria, los alumnos ya cuentan con patrones motores definidos, mismos que adquirieron a través de la exploración de su medio. Tejada y Vilca (2019) nos mencionan que:

> *El niño desde pequeño va tomando conciencia y adquiriendo conocimiento de los elementos que constituyen el mundo de los objetos gracias a sus desplazamientos, coordinación de sus movimientos, partiendo de un uso cada vez más diferenciado y preciso de su esquema corporal (p. 31).*

La educación, al ser considerada motriz durante sus primeros años de vida, busca que los alumnos adquieran habilidades que les ayuden a convivir con su entorno y a conocerse a sí mismos a través del movimiento, es por ello que, aprenden y adquieren habilidades motoras mediante la manipulación de objetos y la convivencia con su entorno cercano. Además de esto, el juego cumple un rol primordial en el desarrollo de habilidades motoras, pues trabaja también los aspectos cognitivos y afectivos del niño, quien es el protagonista de la educación psicomotora.

3.3 El papel de los padres de familia

Los padres son los principales proveedores no solo en cuestión de salud o estimulación de los alumnos, sino también en las oportunidades de aprendizaje temprano. La familia suele ser el elemento más estable en el desarrollo del niño, por lo que, según Tejada y Vilca (2019) el ambiente familiar ideal para estimular el desarrollo del niño está definido por "conductas de apoyo, afectividad y razonamiento, que fomenta la autonomía personal" (p. 22). La importancia de la psicomotricidad parte de su contribución al desarrollo integral de los niños y las niñas. Durante la primera etapa de la educación inicial, encontramos una relación entre el cuerpo, la emoción y la actividad cognitiva. El movimiento, o los actos motores, se convierten en una forma de comunicación entre el ser humano y el ambiente en el que se desarrolla, pues, durante dicho periodo, los alumnos se encuentran en una etapa denominada práctica motora preventiva, que se presenta de los cero a los seis años. En esta etapa, se previene cualquier problema que pueda surgir en el desarrollo de los alumnos, al ofrecerles la oportunidad de aprender a dominar su propio cuerpo mediante la realización de actividades como saltar, correr, jugar y experimentar.

2. METODOLOGÍA

El enfoque cualitativo es el fundamento del estudio, su propósito es comprender e interpretar la realidad de la escuela de práctica, desde una perspectiva más amplia y abordando a profundidad la misma. El diseño de la investigación-acción tuvo un alcance descriptivo. Los instrumentos de evaluación, utilizados a partir de los indicadores planteados, fueron las entrevistas a tres docentes, aplicación de diagnósticos a alumnos, guion de observación, escalas estimativas, rúbricas, notas de campo y planeaciones.

La muestra total de 1° C fue de 26 alumnos, 13 hombres y 13 mujeres, en edades de seis y siete años. Se utilizó la técnica de muestreo no probabilístico por conveniencia, con la cual se fueron observando y registrando los avances que mostraron los alumnos desde la aplicación de los diagnósticos en enero del 2023, hasta la aplicación de las sesiones clase en el transcurso de la investigación.

5. RESULTADOS

Serna et al., (2021) mencionan que "el cuerpo no solo es un instrumento para hacer actividades físicas, sino que también es una fuente de conocimiento" (p.35). Para dar respuesta al primer objetivo de investigación Conocer aspectos positivos que deja el trabajo relacionado con la psicomotricidad que realizan los docentes en clase con los estudiantes de primer grado, se utilizó una entrevista a docentes de primer grado. Esta se estructuró a partir de la aplicación o uso de estrategias que utilizan los docentes para promover la psicomotricidad en el aula, la importancia de esta área en el desarrollo de los niños y las implicaciones que tiene el trabajo u omisión en el proceso de enseñanza-aprendizaje. La información obtenida se sintetiza en lo siguiente: los docentes muestran pocos conocimientos en cuanto al concepto de psicomotricidad; se destaca la falta de tiempo y recursos; se considera que solo debería trabajarse en educación física.

Identificar las causas y analizar las consecuencias de la omisión de actividades que impliquen psicomotricidad para el aprendizaje de los alumnos en el trabajo docente, es el segundo objetivo. Se utilizaron dos instrumentos, el test para medir el nivel de desarrollo psicomotor de los alumnos en sus distintas áreas: esquema corporal, orientación espacial, orientación temporal, equilibrio, lateralidad y coordinación visomotora y un guion de observación a una dinámica aplicada por el docente, que, aun y cuando no se planteó como una dinámica de psicomotricidad, trabajó algunas áreas de la misma. Tras la aplicación de los test de psicomotricidad se puede destacar lo siguiente:

- *Test de esquema corporal según E. M. Koppitz:* Los alumnos conocían la mayor parte de los ítems planteados, sin embargo, no fueron capaces de plasmarlos en un dibujo. El uso de figuras geométricas se tomó como apoyo para la elaboración de los trabajos.
- *Test de orientaciones espaciales según Piaget (1924):* La mayoría de los alumnos identificaron su mano derecha gracias a que es con la que escriben, sin embargo, al pedirles identificar su pie izquierdo, se mostraron confundidos. Así mismo, se posicionaron distintos objetos frente al alumno con el propósito de que identificara la posición del mismo; a la mayoría les tomó tiempo identificarlos, aun así, lo lograron satisfactoriamente. Se aplicó la misma prueba, se retiraron los objetos después de un minuto, la mayor parte de los alumnos no logró replicar la posición de los objetos. También se presentaron cuatro imágenes mostrando distintos objetos, animales o personas en diversas posiciones: arriba de, debajo

de, a la derecha de, a la izquierda de. Se encontró que los alumnos presentan dificultades en la identificación de la derecha e izquierda, las demás posiciones obtuvieron resultados satisfactorios.

- *Test de orientaciones temporales según Mira Stamback (1976):* muchos de los alumnos mostraron facilidad para la repetición de patrones. A la edad de seis y siete años se espera que los alumnos logren las estructuras de tres a cuatro golpes, sin embargo, más de la mitad de los alumnos logró realizar estructuras de hasta ocho golpes.
- *Test de equilibrio de García (2001):* se les pidió a los alumnos mantener la posición de flamenco por un minuto. En esta prueba se identificó que aquellos alumnos que utilizaron su pie dominante tuvieron un promedio de entre una y dos caídas, por su lado, aquellos que mantuvieron el equilibrio sobre su pie no dominante tendían a caerse o perder el equilibrio fácilmente.
- *Test de lateralidad de Harris (1977):* dicho test ayudó *a* identificar la lateralidad dominante de los alumnos, obteniendo como resultados que 25 alumnos presentaran una lateralidad diestra y una alumna como zurda.
- *Test de coordinación visomotora de Bender (1938) y Frostig (1993):* los alumnos mostraron dificultades en esta área. El copiar alguna imagen, el trazo o dibujo fue una tarea casi imposible para los alumnos de práctica, pues tendían a agregar o quitar líneas y en su mayoría, rotan las figuras o las cambian de lugar. De manera general, se observó que se giraban las figuras, o se cambiaban de posición al trazarlas.

Como tercer objetivo se abordó el diseño y aplicación de estrategias que consintieran desarrollar a través del juego la psicomotricidad en los estudiantes de primer grado, con la finalidad de generar un aprendizaje significativo en los alumnos. Por lo que se realizó una secuencia didáctica de cuatro sesiones en donde se trabajó de manera transversal con las asignaturas de educación física, español, matemáticas y conocimiento del medio. Se demostró que la psicomotricidad no es exclusiva del área de educación física. Las cuatro planeaciones empleadas durante la realización del proyecto permitieron llevar a cabo actividades en función al trabajo de las áreas: coordinación visomotora, lateralidad y el plantel, adaptando la misma para crear un espacio de aprendizaje, en donde los alumnos se pudieran desplazar y realizar las actividades propuestas. Durante el desarrollo de la sesión, se trabajó por equipos organizados por pares e impares. Se notó cómo los alumnos mostraban dificultades en cuanto al inserte de objetos, tema fundamental en la coordinación visomotora. Esta clase se evaluó con un guion de observación en donde se tuvo como principal propósito observar el comportamiento de los alumnos en un entorno diferente al aula y trabajando con materiales relativamente nuevos. La fiesta de los pasos, segunda sesión, fue enfocada a las áreas de ubicación espacial y lateralidad. Al iniciar la clase se utilizó la música como apoyo, permitiendo a los alumnos realizar distintos movimientos de imitación en un espacio abierto. Esta sesión generó entusiasmo en los alumnos al trabajar nuevamente fuera del aula. Durante esta clase se trabajó de manera transversal con las asignaturas de educación física y matemáticas. Como primera instrucción se formaron cuatro equipos, a los cuales se les asignó un color: azul, verde, naranja y rosa, cada una de las estaciones contenía algo representativo al color del equipo para lograr la identificación del mismo. Esta sesión se evaluó con una escala estimativa la cual tuvo como propósito el analizar las actividades realizadas por los alumnos en cuanto a las dos variables mencionadas. En este punto se observó que, la mayor parte de los alumnos participantes, presenta dificultades en cuanto al trabajo con direcciones, sobre todo a la identificación de la izquierda y la derecha. Todas las actividades se realizaron de manera positiva, brindando aprendizaje a los alumnos y practicando las sumas y restas mediante el juego. Otro punto fundamental en la evaluación fue la comunicación con el equipo, ya que se plantearon algunas actividades cuya realización iba de la mano al trabajo con algún compañero, en los cuales no solo entraba el diálogo, sino también el coordinar los movimientos.

Para la tercera sesión con el nombre Cazando figuras, se trabajó nuevamente en la biblioteca del plantel. Esta sesión se planteó como seguimiento al trabajo del área coordinación visomotora, aplicando actividades en donde, mediante la manipulación de materiales, se trabajó en conjunto con los ojos y las manos. Las actividades planteadas se llevaron a cabo primero de manera individual y luego en equipo. Esta actividad se calificó haciendo uso de una escala estimativa para medir el avance que se logró con los alumnos tras la aplicación de diversas actividades. Los alumnos mostraron un alto índice de progreso en los distintos aspectos evaluados. Como cuarta y última sesión se trabajó con la clase Un viaje al fondo del mar, en donde, convertimos el aula en un acuario, trabajando de manera transversal las asignaturas de español, matemáticas, y educación física, enfocándonos en las áreas de ubicación espacial y coordinación visomotora. Esta sesión simbolizó el cierre del proyecto, por lo que se evaluó con una rúbrica para analizar los avances que se tuvieron durante el transcurso del mismo. En la misma pudimos observar como los alumnos mostraron un gran desarrollo en las áreas de lateralidad y orientaciones espaciales y a su vez de coordinación visomotora.

5.1. Test orientaciones espaciales según Piaget (1924)

Durante este diagnóstico, se les pidió a los alumnos realizar diversas actividades, por lo que los resultados se analizarán de acuerdo a los materiales y consignas asignadas. El test se dividió en dos momentos; durante el primer momento, los alumnos realizaron nueve consignas. De la consigna uno a la tres, se les pidió identificar la posición de sus manos o pies estando frente al docente, la mayoría identificó su mano derecha pues esta es la mano con la que escriben, sin embargo, al pedirles identificar su pie izquierdo, se mostraron confundidos. Para la consigna cinco y seis, se colocó frente a los estudiantes tres objetos alineados (un lápiz, unas llaves y una moneda) y se les preguntó sobre la posición de los mismos, la mayoría de los alumnos logró realizar de manera satisfactoria la prueba. Para concluir este momento, durante las consignas siete a la nueve, se replicó la dinámica de las pruebas anterior, pero los objetos se quitaron al transcurrir 30 segundos, sin previo aviso de este cambio. Ante estas consignas, los alumnos se mostraron confundidos, y, en su mayoría buscó replicar en su mente la posición de los objetos, esto lo hicieron repitiendo el orden en el que se encontraban, sin embargo, esta técnica no ayudó a muchos, pues aun y cuando sabían el orden de los objetos, se seguían confundiendo en la posición de los mismos (izquierda-derecha).

Para el momento dos, se mostraron a los alumnos cuatro imágenes, en las cuales se preguntaba sobre la posición de ciertos objetos o personas. Esta se realizó con la intención de observar el conocimiento sobre los patrones con los que cuentan los alumnos: arriba de, debajo de, delante de, atrás de. Nuevamente esta prueba arrojó resultados esperados, pues los alumnos siguieron presentando dificultades ante la identificación de la izquierda y la derecha.

5.2. Test esquema corporal según E.M. Koppitz (1995)

Como primer prueba se aplicó una adaptación del test Esquema Corporal de E. M. Koppitz (1995) en donde como tal no se dio un puntaje en cuanto a la capacidad mental de los participantes, si no que se centró únicamente en el conocimiento de las partes del cuerpo, mismas que se midieron según ítems esperados e ítems excepcionales, rangos establecidos por E. M. Koppitz. En cuanto a los resultados obtenidos podemos destacar lo siguiente:

- Todos los alumnos incluyeron los ojos, el cuerpo y la cabeza en los dibujos.
- Los brazos de dos dimensiones y el cuello fueron los ítems que más se omitieron.
- La mayoría de los alumnos tomó como modelo a sus papás para realizar su dibujo.
- La nariz fue otro de los ítems que más se omitió, y los pocos que lo incluyeron, la representaron mediante un punto o círculo pequeño.
- La mayoría de los alumnos utilizó las figuras geométricas que conocen como apoyo a la realización de sus dibujos, haciendo uso del triángulo para representar la ropa (y a su vez como cuerpo), y en algunos casos, el rectángulo como las manos de la persona.

ÍTEMS	Total de alumnos en los que se presenta	Total de a alumnos en donde no se muestra	Comentario
Cabeza	26	0	Todos los alumnos lo presentan
Ojos	26	0	Todos los alumnos lo presentan
Nariz	8	18	Muy pocos alumnos lo presentan, y la mayoría de ellos lo representa mediante un punto.
Boca	24	2	Los dos alumnos que no lo presentan, dibujaron muy pequeña la cara por lo que no se pudo identificar
Cuerpo	26	0	Todos los alumnos lo presentan
Piernas	25	1	El alumno que no lo presento, realizó su dibujo del torso para arriba
Brazos	24	2	Los dos alumnos que lo omitieron dibujaron el cuerpo representado con un cuadrado.
Pies	18	8	Los alumnos que lo omitieron dibujaron los pies con palitos, por lo que no se distingue entre piernas y pies
Brazos 2 dimensiones	6	20	Los brazos de la mayoría de los alumnos se muestran en una dimensión, simples, con palitos y bolitas.
Piernas 2 dimensiones	9	17	Las piernas de la mayoría de los alumnos se muestran en una dimensión, simples, con palitos y bolitas.
Cabello	23	3	Los alumnos que no lo dibujaron, decidieron omitirlo.
Cuello	6	20	No está presente.
Brazos hacia abajo	10	16	La mayor parte de los brazos se dibujaron hacia los lados o hacia arriba.
Ropa (2 prendas)	9	17	Ropa de 1 prenda/vestido, representada con un rectángulo.

Tabla 3. Resultados de la aplicación de la prueba "Esquema Corporal". Fuente: Elaboración propia a partir de las ideas de E. M. Koppitz (1995). ***Nota.*** No se dio un puntaje como tal a esta prueba, únicamente se utilizó para conocer las partes del cuerpo que los alumnos dominan mediante el uso del dibujo.

Los resultados obtenidos nos dieron un panorama de los conocimientos con los que cuentan los alumnos en cuanto al domino de las partes del cuerpo, mismos que, según los rangos establecidos son considerados como normales.

5.3. Test de orientaciones temporales según Mira Stamback (1976)

Durante la aplicación del test de orientaciones espaciales se pudo observar como muchos de los alumnos muestran facilidad para la repetición de patrones. El test marca que, a la edad de seis a siete años se espera que los alumnos logren las estructuras de tres a cuatro golpes, sin embargo, más de la mitad de los alumnos logró realizar estructuras de hasta ocho golpes.

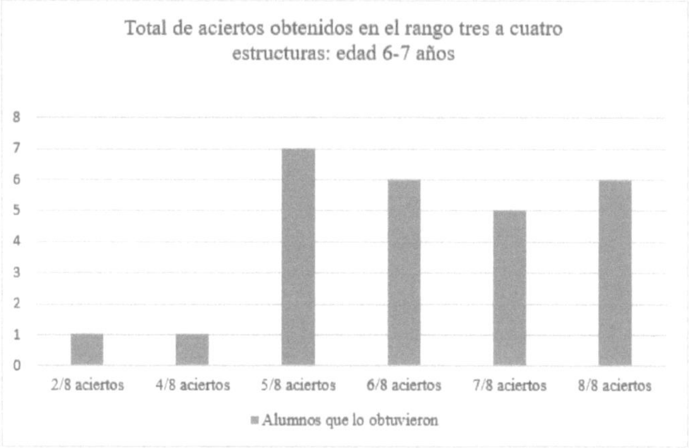

Figura 1. Resultados de la aplicación de la prueba "Orientaciones temporales". Fuente: Elaboración propia a partir de las ideas de Stamback (1976).

Tomando en cuenta los resultados obtenidos, se concluye que en cuanto a las orientaciones temporales los alumnos se encuentran en un nivel esperado, incluso varios alumnos mostraron características excepcionales.

5.4. Test de equilibrio según García (2001)

Durante la realización del test de equilibrio únicamente se le pidió al alumno mantener la posición de flamenco por un minuto. En esta prueba se identificó que aquellos alumnos que utilizaron su pie dominante tuvieron un promedio de entre una y dos caídas, por su lado, aquellos que mantuvieron el equilibrio sobre su pie no dominante tendían a caerse o perder el equilibrio fácilmente.

5.5. Test de lateralidad de Harris (1977)

Durante el desarrollo de esta prueba se aplicaron diversas actividades para determinar la lateralidad dominante de los alumnos, obtenido como resultados a 25 alumnos como diestros y una alumna como zurda. Esto permitió adaptar, en caso de ser necesario el mobiliario a los alumnos que así lo necesiten. Esta prueba fue la base para determinar la segunda variable a trabajar en las actividades del plan, puesto que, aun y cuando esta prueba solo ayudó para determinar la lateralidad, sirvió como referente para identificar las dificultades que presentan los alumnos ante la identificación de su mano derecha y su mano izquierda. Es por ello que, las actividades aplicadas buscan el desarrollar en los alumnos dichas nociones.

5.6. Test de coordinación visomotora de Bender (1938) y Frostig (1993)

Durante la aplicación de esta prueba, los alumnos se mostraron desesperados e incluso externaron en distintas ocasiones que la prueba les resultaba complicada. Al enseñarles las imágenes, ellos tendían a mencionar que sería muy complicado hacerla, aunque en algunos otros se comentó que eran actividades que había realizado en diversas ocasiones. El análisis de los resultados se realizó de la siguiente manera:

- Figura 1: la mayoría los alumnos representaron el círculo como óvalo y el rombo como cuadrado, independientemente de ser capaces de mencionar el nombre del mismo, no lo representaron.
- Figura 2: algunos alumnos contaron la cantidad de puntos o círculos que se encontraban en la figura, lo que permitió realizar una figura muy parecida a la original, por otro lado, algunos alumnos optaron por dibujar la cantidad de puntos/círculos que ellos consideraron correctos.
- Figura 3: fue una de las figuras que menos dificultades presentó para los alumnos, algunos preguntaron si era necesario hacer la figura separando las líneas.
- Figura 4: fue una de las figuras que presentó mayor complejidad para los alumnos, muchos de ellos decidieron dibujar lo que percibieron, mientras otros intentaron contar los puntos para hacer un dibujo más acercado al original.
- Figura 5: fue otra de las figuras que resultó más sencilla de realizar. Algunos alumnos realizaron el trazo un poco más curvado del original.
- Figura 6: aún y cuando lo realizaron de manera correcta, la mayor parte del alumnado no tomó en cuenta la cantidad que se mostraba, pues se centró en la forma.
- Figura 7: esta figura no presentó un reto, pero muchos de ellos iniciaron el trazo al revés, por lo que la dirección de las curvas era la contraria.
- Figura 8: se consideró la más complicada para los alumnos, la mayor parte de ellos optó por solo dibujar puntos. Los alumnos con número de lista 4, 17 y 22 notaron que se trataba de tres líneas de diez círculos, lo cual les facilitó el trabajo con dicha figura.
- Figura 9: en cuanto a la forma de la figura en su mayoría fue correcta, sin embargo, muchos de los alumnos tendían a posicionarla de manera incorrecta, dibujando un triángulo más arriba que el otro, cambiando la forma del dibujo.

Los resultados de esta prueba fueron los esperados, pues tras la observación de diversas clases, se había notado que los alumnos mostraban dificultades en esta área. El copiar alguna imagen, trazo o dibujo es una tarea casi imposible para los alumnos de práctica, pues tienden a agregar o quitar líneas y en su mayoría, rotan las figuras o las cambian de lugar. Es por ello que, esta se convirtió en la tercera variable a trabajar durante el transcurso de la aplicación del plan, con la intención de mejorar el desempeño de los alumnos en cuanto a dicha área.

6. CONCLUSIONES

La educación se encuentra en constante cambio, por lo que todos los años se realizan adaptaciones o se incluyen nuevos conceptos a los planes y programas de estudio. La percepción que se tiene del desarrollo de los alumnos cambia según el contexto en el que se encuentran, refiriéndose a la manera en la que los niños utilizan sus sentidos para entender y adaptarse al mundo que los rodea. Como tal, el área psicomotora no ha sido tan estudiada a nivel primaria, limitándose al preescolar, en donde los alumnos adquieren habilidades de manipulación y manejo de objetos, sin incluir las áreas de la psicomotricidad, por lo que, al igual que en la cognitiva o la socioemocional, se deben incorporar nuevas estrategias para el trabajo con las capacidades motrices del alumno en el aula.

El objetivo general del presente estudio, refleja que hubo poca o nula participación, partiendo de la poca atención que se le da al área motora, y las consecuencias directas en el aprendizaje de los alumnos al no trabajarlo u omitirla. Se desarrollaron aspectos positivos que dejó el trabajo relacionado con la psicomotricidad que realizan los docentes en el aula. Se detectó que se vio afectada la omisión del trabajo motor en los niños. Con la finalidad de generar un aprendizaje significativo en los alumnos, se aplicaron diversas dinámicas, apoyadas del juego, en las cuales se trabajó con diversos materiales, con el propósito de demostrar la importancia del área motora en el aprendizaje de los alumnos. El desarrollo psicomotor de los alumnos de primer grado se favoreció con el uso de estrategias, generando así mismo, un aprendizaje significativo en las distintas asignaturas, planteado como supuesto de la investigación, el cual si fue alcanzado.

De manera general, se concluye que implementar la psicomotricidad en el aula promueve el aprendizaje en las distintas asignaturas. El área psicomotora fomenta el desarrollo integral al trabajar con los aspectos intelectuales, motrices, sociales y afectivo-emocionales del alumno por medio de la interacción con su entorno. El juego como estrategia ayuda a abordar las distintas áreas de la psicomotricidad al utilizar el cuerpo para realizar diversas acciones. El rol del docente al trabajar con actividades motoras debe ser de acompañante.

Algunas recomendaciones al trabajar con actividades de psicomotricidad

- Permitir a los alumnos interactuar con diversos materiales al realizar actividades en las distintas asignaturas.
- Emplear la música o aplicar actividades que promuevan el movimiento, ya sea relacionando la misma con el propósito de la clase o el usarla como pausa activa.
- Hacer uso de plastilina, pinturas, arena o materiales para trabajar la motricidad.
- Planificar actividades fuera del aula en donde los niños tengan la oportunidad de caminar, correr o saltar, mientras aprenden.
- Aplicar actividades de relajación al finalizar las clases para propiciar un clima de tranquilidad.

7. REFERENCIAS

Acapana, E. Z. (2021). *Estrategias didácticas para desarrollar las nociones espaciales aplicación en niños de segundo ciclo de educación inicial.* [Tesis de grado, Universidad de Educación Enrique Guzmán y Valle.]. Repositorio Institucional UNEEGV.

Andrade, S. M., Encalada, O. S. C, y Salazar, A. M. D. C. (2016). *La coordinación visomotora en el inicio de la grafomotricidad en los niños de 3 a 4 años de edad del centro de educación inicial particular bilingüe Safari Kids de la ciudad de Riobamba provincia de Chimborazo, periodo 2014-2015. 25-35* [Tesis de licenciatura, Universidad Nacional de Chimborazo]. Repositorio Digital UNACH.

Duarte-Hernández, F. J., y Pérez-Mendoza, N. B. (2020). Identificar la lateralidad en niños de 2 a 5 años del instituto recreación y deportes de Tunja (IRDET) aplicando el test de Harris. *Revista Digital Actividad Física y Deporte* 6(2), 118-144.

Díaz, F. (2021). *Estrategia didáctica para fortalecer el desarrollo psicomotriz en los estudiantes de primer grado de educación primaria, en una institución educativa pública de Lima,* 20-30. [Tesis de maestría, Universidad Técnica de Ambato]. Repositorio Institucional la Fontana.

González, J. (2018). *La psicomotricidad: evolución histórica, concepto y cómo se concibe hoy en día. Visión actual de dos maestras de Educación Infantil en Segovia.* Universidad de Valladolid. http://uvadoc.uva.es/handle/10324/30727

Lobera, J., Meléndez, H., Cruz, T., y Morales, Y. (2010). *Guía de psicomotricidad y educación física en la educación primaria.* México: Consejo Nacional de Fomento Educativo CONAFE.

López, E. (2018). *Los juegos tradicionales en el desarrollo de la motricidad gruesa en niños y niñas de 3 a 4 años.* 22-25 [Tesis de licenciatura, Universidad Técnica de Ambato]. Repositorio Institucional UTA.

Mamani, D., Casa, M., Cusi, L., y Laque, G. (2019). Nivel de conocimiento del esquema corporal en niñas y niños de Educación Inicial. *Revista Innova Educación, 1*(4), 566-575.

Pérez M. C. (2011). *Psicomotricidad: etapas en la elaboración del esquema corporal en educación infantil. Revista Pedagogía Magna*, 11, 360-365.

Rigal, R. (2006). Educación motriz y educación psicomotriz en preescolar y primaria. *Inde*, 4, 29-220

Rosales, C., y Sulca, M. (2015). *Influencia de la Psicomotricidad Educativa en el Aprendizaje Significativo de los Niños del Nivel Inicial de la Institución Educativa Santo Domingo De Manchay-Lima.* UPLA. https://repositorio.upla.edu.pe/handle/20.500.12848/127

Serna, M. Cortes, S., Muñoz, L., Giraldo, Y., Rendón, L., Agudelo, Y., Gómez J, Y. y López, L. (2021). *Favoreciendo los componentes de la psicomotricidad (esquema corporal, respiración, relajación, tono, postura, orientación espacial y lateralidad) a través de las actividades rectoras.* Tecnológico de Antioquia, Institución Universitaria. 30-40. https://dspace.tdea.edu.co/handle/tdea/1900

Tejada, K. y Vilca, R. (2019). Calidad del ambiente familiar y desarrollo psicomotriz en los menores de 3 a 4 años de edad. *REFCalE: Revista Electrónica Formación y Calidad Educativa. ISSN 1390-9010, 10*(2), 1-14.

DE LA TEORÍA A LA PRÁCTICA: LA APLICACIÓN DE LOS CONOCIMIENTOS EN EL DESARROLLO PSICOMOTOR EN LA ESCUELA INFANTIL

M. Gloria Gallego-Jiménez y Pablo Medrano-Martínez[1]

1. INTRODUCCIÓN

En esta comunicación se quiere presentar una práctica docente realizada en los Grados de Educación Infantil de la Universidad de San Pablo CEU. Se presenta el diseño de unas clases que se han coordinado a través de dos asignaturas: escuela infantil y desarrollo psicomotor. Ambas asignaturas son cruciales para que el futuro docente pueda llevar a cabo actividades correspondientes a la edad de infantil. De hecho, para llevar a cabo el desarrollo psicomotor en la infancia temprana, tema crucial ya que influye en el bienestar y el progreso cognitivo, emocional y social de cualquier niño. Como docente. Por ello, es prioritario comprender y valorar cómo los futuros docentes deben saber sobre lo que comprende una escuela infantil.

La escuela infantil enfoca el contenido del aprendizaje y el desarrollo de los niños de edades comprendidas entre los 0 y 6 años. Esta asignatura proporciona a los futuros docentes una base sólida en teorías, metodologías y enfoques pedagógicos que son específicos para este grupo de edad. Con ello, los universitarios consiguen adquirir conocimientos fundamentales que los lleva a comprender las necesidades, capacidades y características únicas de los niños pequeños promoviendo su desarrollo integral.

El desarrollo psicomotor se refiere a la interacción dinámica entre los aspectos físicos (motor) y mentales (psicológicos) del desarrollo humano. Esta asignatura estudia sobre la percepción espacial y temporal, las habilidades motoras, la coordinación visomotora y el equilibrio que pueden darse en el niño en función de la edad en que se encuentre. Es fundamental, que el universitario futuro docente, sepa en qué momento debe desarrollar el niño estas habilidades para el aprendizaje y la adaptación de los alumnos en el colegio y en todo su entorno.

En este contexto, investigaciones previas han destacado la importancia de las asignaturas de escuela infantil y desarrollo psicomotor en la formación de los futuros docentes (Fernández, 2020). Este estudio, en concreto, ha demostrado que una formación sólida en estas áreas mejora las habilidades pedagógicas de los educadores, así como su capacidad para identificar y abordar eficazmente las necesidades individuales de los niños en relación con su desarrollo psicomotor. Sin embargo, a pesar de la evidencia existente, la inclusión y la profundidad de estas asignaturas en los programas de grado de educación infantil

1. Universidad San Pablo-CEU (España).

pueden variar entre las instituciones educativas, aunque resulta de interés demostrar una práctica coordinada de ambas asignaturas.

El marco teórico de la asignatura de Escuela Infantil en los Grados de Educación se fundamenta en la comprensión y aplicación de los principios pedagógicos y psicológicos que guían la educación temprana de los niños en la etapa de educación infantil (Vera, 2022) En esta asignatura, los futuros maestros van adquiriendo aquellos conocimientos necesarios para comprender el desarrollo integral de los niños en sus primeros años de vida, además que consiguen diseñar entornos educativos adecuados para estas edades teniendo en cuenta el desarrollo psicomotor del niño.

En la asignatura se estudian teorías y enfoques relevantes para comprender el desarrollo y aprendizaje de los niños, como la teoría del desarrollo de Piaget, la teoría sociocultural de Vygotsky, la teoría del apego de Bowlby, entre otros. Además, se analiza el curriculum de la ley vigente de cada momento para ver los requerimientos que se piden en las diferentes etapas del desarrollo infantil, es decir, desde los 4 meses que ya pueden estar en un aula hasta los 6 años que finalizará su etapa de infantil.

El marco teórico de la asignatura también incluye la comprensión de la importancia de la atención temprana y la intervención educativa en niños con necesidades especiales o en situaciones de riesgo. Se exploran estrategias de inclusión y adaptación curricular para garantizar una educación de calidad y equitativa para todos los niños. Asimismo, los alumnos de Grados de Educación adquieren también información de la organización, la gestión de espacios, los recursos que deben tener en cuenta en la escuela infantil junto con la planificación de actividades y proyectos educativos, la evaluación del aprendizaje, la relación con las familias y la colaboración con otros profesionales en el ámbito educativo según el desarrollo evolutivo del niño.

De hecho, la asignatura de Escuela Infantil en los Grados de Educación proporciona a los futuros educadores fundamentos teóricos necesarios para la escuela infantil. Es necesario el conocimiento del curriculum para aplicarlo teniendo en cuenta los cambios legislativos en torno a la educación (BOE-A-2022-3296). Por ello, es imprescindible que exista una verdadera correlación con la asignatura de desarrollo psicomotor ya que, los objetivos de la asignatura están contemplados teniendo en cuenta el diseño curricular de educación infantil ya que la psicomotricidad no tiene un reconocimiento oficial por el momento (Martín-Domínguez, 2014). Esta situación de ambigüedad provoca que, en ocasiones, se confunda con Educación Física que, aun teniendo un mismo objeto de estudio, sus objetivos son diferentes (Yañez, *et al.* 2021). Su impartición resulta fundamental para comprender el desarrollo y aprendizaje de los niños en la etapa de educación infantil, así como las estrategias y herramientas para promover su desarrollo integral y brindar una educación de calidad en este importante período de sus vidas.

En la asignatura de desarrollo psicomotor se estudian las bases biológicas que sustentan el proceso de desarrollo y aprendizaje. Estos procesos supondrán la base para el desarrollo de diferentes habilidades perceptivas y motoras que influirán en la relación que los niños establecerán con su entorno. Teniendo en cuenta que la cifra de retraso psicomotor se sitúa en un 4% en España (Delgado-Lobete y Montes-Montes, 2017), el aprendizaje en el diseño de actividades enmarcadas dentro de una sala de psicomotricidad también es un aspecto fundamental para trabajar en la asignatura. De forma adicional, también está demostrado los beneficios de incluir el movimiento en el aprendizaje de distintas habilidades (Mavilidi, *et al.*, 2018).

La práctica coordinada de ambas asignaturas ha potenciado las competencias que se trabajan en cada una de las asignaturas. Además, se debe precisar que la última ley educativa (BOE-A-2022-3296) indica y remarca las competencias docentes, o competencias pedagógicas, como aquellos conocimientos, habilidades, actitudes y valores necesarios para que los futuros estudiantes que serán profesores puedan desempeñar en su futura labor educativa con eficacia. Estas competencias se vinculan estrechamente con la planificación y organización de la enseñanza, la aplicación de metodologías didácticas adecuadas, la evaluación del proceso de aprendizaje, la gestión eficiente del entorno de enseñanza, la comunicación efectiva de la cual se dirige al estudiante al igual que las relaciones interactivas que mantiene con ellos (Santos-González, y Sarceda-Gorgoso, 2017; Rebollo-Quintela, y Losada-Puente, 2023).

Por lo tanto, este capítulo tiene como objetivo analizar críticamente la relación y la importancia de las asignaturas de escuela infantil y desarrollo psicomotor en los programas de grado de educación infantil. Se explorarán las implicaciones prácticas y teóricas de su inclusión, así como los beneficios potenciales que los futuros docentes pueden obtener al adquirir una formación sólida en estas áreas. A través de esta investigación, se busca fomentar la conciencia y la reflexión en torno a la necesidad de una educación más sólida y equilibrada

2. OBJETIVOS

En el presente estudio se expone la experiencia docente en el ámbito práctico de las asignaturas «Escuela Infantil» y «Desarrollo Psicomotor» dentro de los grados en Educación Infantil en la Universidad San Pablo CEU (Madrid).

El propósito principal de esta práctica docente es establecer y detectar cómo existe una conexión y coherencia entre ambas asignaturas, en concreto en la evaluación del proceso educativo. La formación del docente de educación infantil implica la capacidad de diseñar y aplicar herramientas de evaluación que permitan apreciar aquellos avances que van logrando los niños en su desarrollo psicomotor. Por ello, se establece una relación bidireccional de ambas asignaturas a lo largo de tres semanas. Esto contribuye a una formación integral del futuro docente y a investigar en posibles actividades educativas durante los primeros años de vida de los niños teniendo en cuenta el desarrollo psicomotor del niño y la etapa en que se encuentra de la escuela de infantil.

3. METODOLOGÍA

3.1. Participantes

La experiencia docente se implementa por primera vez en el curso académico 2021/2022 y se repite durante el curso 2022/2023, en las dos asignaturas involucradas. Durante el primer curso de su implantación participaron 14 alumnos (dos hombres), en su segunda edición participaron otros 14 alumnos (un hombre) todos ellos de primer curso del grado de Magisterio de Educación Infantil. A lo largo de ambos cursos académicos han participado un total de 28 alumnos. En ambos cursos se agruparon en grupos de tres participantes.

3.2. Diseño de la práctica coordinada

Para el diseño de la práctica coordinada se decidió promover de forma prioritaria las competencias básicas que eran comunes a ambas asignaturas además de las competencias generales y específicas relacionadas con los aspectos concretos de cada asignatura tal como estaban reflejadas en sus correspondientes guías docentes. Las competencias básicas, generales y específicas de cada asignatura que se trabajaron en la práctica coordinada pueden consultarse en la tabla 1.

La primera sesión forma parte de la asignatura de "Desarrollo Psicomotor". Se comunica el formato de práctica coordinada, los objetivos, tareas a realizar, metodología de evaluación y temporalización. Durante esta primera sesión se realiza una breve introducción teórica al currículo de Educación Infantil y a los aspectos metodológicos del diseño de actividades para una sesión de psicomotricidad (Torres Luque, 2015).

La segunda sesión, forma parte de la asignatura de "Escuela Infantil", en ella se imparten los fundamentos teóricos necesarios en relación con el currículo y las diferentes áreas de conocimiento utilizando el Real Decreto 95/2022, de 1 de febrero, por el que se establece la ordenación y las enseñanzas mínimas de la Educación Infantil. Se concretan las cuatro fuentes de influencia del currículo de educación infantil:

- a) Sociocultural; reconoce que el currículo de educación infantil no existe en un vacío, sino que está profundamente arraigado en el entorno social y cultural en el que se lleva a cabo.
- b) Epistemológica: se centra en la forma en que se concibe el conocimiento y el aprendizaje en el contexto del currículo de educación infantil.
- c) Pedagógica: se enfoca en las teorías y estrategias pedagógicas utilizadas en la planificación y ejecución de las actividades educativas en el currículo de educación infantil.
- d) Psicológica: considera los aspectos cognitivos, emocionales, sociales y físicos del desarrollo de los niños en edad preescolar.

Estas cuatro proporcionan un enfoque integral para la planificación y diseño de un currículo de educación infantil que promueva el aprendizaje y desarrollo óptimos de los niños pequeños. Al considerar estos aspectos, se busca garantizar una educación de calidad, contextualizada y en sintonía con las necesidades y características de los niños en esta etapa crucial de su desarrollo.

La tercera sesión, forma parte de la asignatura de "Desarrollo Psicomotor". Esta última sesión está dedicada a la presentación oral de las actividades diseñadas y su integración con los contenidos impartidos tanto en la primera como en la segunda sesión. Las presentaciones se realizan en un formato congreso con 10 minutos de duración seguido de un turno de preguntas. En esta sesión están presentes los docentes de ambas asignaturas.

Competencias básicas comunes
CB1: Que los estudiantes hayan demostrado poseer y comprender conocimientos en un área de estudio que parte de la base de la educación secundaria general, y se suele encontrar a un nivel que, si bien se apoya en libros de texto avanzados, incluye también algunos aspectos que implican conocimientos procedentes de la vanguardia de su campo de estudio.
CB4: Que los estudiantes puedan transmitir información, ideas, problemas y soluciones a un público tanto especializado como no especializado.
CB3: Que los estudiantes tengan la capacidad de reunir e interpretar datos relevantes (normalmente dentro de su área de estudio) para emitir juicios que excluyan una reflexión sobre temas relevantes de índole social, científica o ética.

Competencias generales y específicas de cada asignatura
CG1: Conocer los objetivos, contenidos curriculares y criterios de evaluación de la Educación Infantil. CG9: Conocer la organización de las escuelas de educación infantil y la diversidad de acciones que comprende su funcionamiento. Asumir que el ejercicio de la función docente ha de ir perfeccionándose y adaptándose a los cambios científicos, pedagógicos y sociales a lo largo de la vida. CE6: Conocer la dimensión pedagógica de la interacción con los iguales y los adultos y saber promover la participación en actividades colectivas, el trabajo cooperativo y el esfuerzo individual.
CE 31: Conocer la legislación que regula las escuelas infantiles y su organización.

Tabla1. Competencias básicas, generales y específicas relacionadas con la práctica coordinada según el plan de estudios y la memoria verifica. Fuente: Elaboración propia

La duración total de la práctica coordinada fue de seis horas lectiva distribuidas en las tres sesiones anteriormente descritas de dos horas de duración y realizada durante dos semanas lectivas.

3.3. Evaluación de la práctica coordinada

El resultado el proceso de enseñanza-aprendizaje se evidenciaba mediante una calificación conjunta para ambas asignaturas. Para ello, se diseñó una rúbrica que contemplaba los aspectos trabajados a lo largo de la práctica coordinada (ver tabla 2), utilizada durante la exposición oral de los estudiantes.

Desarrollo psicomotor	**Competencias desarrolladas**
Relación entre actividades y el currículum	CG1, CB1
Objetivos de las actividades propuestas	CG1
Planificación y explicación de la actividad	CE6
Descripción de los materiales y espacio disponible	CE6
Temporalización	CE6
Evaluación	CG1
Escuela Infantil	
Integran las cuatro fuentes del currículum	CG9; CB3
Relacionan los contenidos con las tres áreas de Educación Infantil	CE31
Aspectos transversales de la exposición	
Organización del tiempo	CB4
Estructura y calidad de la presentación	CB4

Tabla2. Indicadores de evaluación y su correspondencia con las competencias. Fuente: Elaboración propia.

Para la valoración de los resultados académicos utilizaremos la tasa de éxito (Márquez, *et al.* 2018), entendida como el número de participantes que superan satisfactoriamente la práctica y la tasa de asistencia, entendida como el porcentaje de asistencia a las tres de sesiones de la práctica coordinada. El resultado final se reflejaba en una calificación conjunta para ambas asignaturas. La medición de los resultados se realizó utilizando como indicadores tanto la calificación final en la práctica coordinada, así como la frecuencia de asistencia durante la realización de la actividad a las sesiones. Se analizarán las diferencias entre la tasa de éxito y la de asistencia en función del curso académico utilizado la prueba de chi-cuadrado. Los análisis se realizarán con el software IBM SPSS versión 25. Los resultados se consideran significativos si $p < 0.05$.

4. RESULTADOS

En la tabla 3 se pueden consultar la tasa de éxito y de asistencia de los participantes en la práctica coordinada.

	Curso 2021/22 (n=14)	**Curso 2022/23 (n=14)**	**p-valor**
T. Éxito	92.8 %	78.5 %	0.280
T. Asistencia	85.7%	73.8 %	0.357

Tabla3. Resultados académicos. Fuente: Elaboración propia.

Durante el primer curso de su implantación los resultados fueron sobresalientes donde la mayoría de los alumnos superaron la práctica con éxito, porcentaje que disminuye de forma significativa durante el segundo curso. En el caso del segundo indicador registrado, la tasa de asistencia, también se observa una disminución en relación con el primer curso de implantación. Durante el curso académico 2022/23 uno de cada cuatro alumnos faltó por lo menos a una de las tres sesiones programadas.

Calificaciones	**2021/22**	**2022/23**
Sobresaliente	4 (28.5%)	4 (28.5%)
Notable	8 (57.3%)	0 (0%)
Aprobado	1 (7.1%)	7 (50%)
Suspenso	1 (7.1%)	3 (21.5%)

Tabla4. Calificaciones de la práctica coordinada. Fuente: Elaboración propia.

La disminución de los porcentajes en la tasa de éxito seguramente esté relacionada con la reducción que también se observó en la tasa de asistencia. No obstante, a pesar de las diferencias descritas no se apreciaron diferencias estadísticamente significativas entre ambos grupos en ninguna de las variables registradas. De forma más específica se pueden consultar las calificaciones obtenidas en cada uno de los cursos en la tabla 4.

En resumen, se ha observado que, según los dos cursos académicos que se ha llevado a cabo, la participación en los proyectos interdisciplinares ha permitido al alumnado aplicar las competencias generales y específicas de cada asignatura relacionadas con los indicadores de evaluación (ver tabla 2).

5. DISCUSIÓN

Tras los resultados obtenidos se puede apreciar que en ambos cursos académicos la participación de este proyecto ha sido muy positiva al verse reflejada en la asistencia. En el primer año el 86% asistió y en este segundo curso académico ha sido un total del 74%. Es importante indicar el aspecto de la asistencia pues los alumnos han reflejado que les ayudó a interiorizar los conocimientos para luego poner aplicar lo que estaban aprendiendo en ambas materias. En concreto, se han podido situar con las edades en la etapa de infantil que, a veces cuesta un poco más. En este aspecto, el estudio de Vera (2022), refuerza positivamente el resultado alcanzado al indicar que los alumnos de cuando asisten a clase consiguen obtener mejores conocimientos previos y así posteriormente diseñar alguna actividad para los alumnos de educación infantil.

El porcentaje de la asistencia es relevante para lograr interiorizar las teorías y enfoques relevantes de ambas asignaturas y realizar un análisis del curriculum de la ley vigente. El curso pasado el porcentaje fue del 85,7% frente al 73,8% de asistencia en este año 2022-2023. En cuanto a los resultados obtenidos han sido muy positivos y parecidos en ambos cursos académicos ya que el 28,5% han aprobado el proyecto con un sobresaliente en ambos años que se impartió el proyecto. El 57,3 % obtuvo un notable el curso pasado y no así este año que nadie ha sacado un notable. En relación con el aprobado, el curso anterior sólo una persona que representa el 8% obtuvo dicha nota frente al 50% de este curso académico que han aprobado. Por último, el año pasado sólo suspendió una persona era el 7,1%, en contraposición de los tres suspensos de este curso que ha sido el 21,5%.

Se exploran estrategias de inclusión y adaptación curricular para garantizar una educación de calidad y equitativa para todos los niños. Asimismo, los alumnos de Grados adquieren también información de la organización, la gestión de espacios, los recursos que deben tener en cuenta en la escuela infantil junto con la planificación de actividades y proyectos educativos, la evaluación del aprendizaje, la relación con las familias y la colaboración con otros profesionales en el ámbito educativo.

De hecho, ambas asignaturas han presentado unas competencias específicas para ambas materias: CE6 para Desarrollo Psicomotor y CE31 para escuela de infantil. Ambas se han podido complementar ya que CE 31 comprende y abarca las competencias específicas presentadas para integrar dichos conocimientos en las actividades. Estas competencias se vinculan estrechamente con la planificación y organización de la enseñanza, la aplicación de metodologías didácticas adecuadas, la evaluación del proceso de aprendizaje, la gestión eficiente del entorno de enseñanza, la comunicación efectiva de la cual se dirige al estudiante al igual que las relaciones interactivas que mantiene con ellos (Santos-González y Sarceda-Gorgoso, 2017; Rebollo-Quintela y Losada-Puente, 2023).

Sin duda, la realización del proyecto ha sido un beneficio para que los alumnos adquiriesen el conocimiento del curriculum de la etapa de infantil teniendo en cuenta los cambios legislativos en torno a la educación (BOE-A-2022-3296) junto con aquellos aspectos que abarca la etapa evolutiva del niño y su aprendizaje (Delgado-Lobete y Montes-Montes, 2017). Asimismo, se puede afirmar tal como indica Mavilidi *et al.*, 2018 es fundamental el movimiento del niño para su aprendizaje teniendo en cuenta de la etapa escolar en que se encuentre.

No obstante, las competencias generales que se han adquirido en este proyecto por parte de ambas asignaturas han beneficiado que pueda relacionarse las actividades y contenidos ya que el haber organizado el proyecto, ha comportado un buen conocimiento de la organización de las escuelas de educación infantil y la diversidad de acciones que comprende su funcionamiento. Todo ello está en consonancia con lo que indica Merchán, (2022) ya que el futuro docente ha de interiorizar los posibles cambios científicos, pedagógicos y sociales a lo largo de la vida, teniendo en cuenta en esta etapa la psicomotricidad que, en algunos casos, no tiene un reconocimiento oficial (Martín-Domínguez, 2014)

6. CONCLUSIONES

En conclusión, el presente estudio ha demostrado que el diseño e implantación de la metodología mediante el sistema de prácticas coordinadas ha sido una herramienta útil para el desarrollo de los alumnos de Grados de Educación en las asignaturas de escuela infantil y desarrollo psicomotor. La implementación de esta metodología ha permitido alcanzar las competencias que se habían propuesto para cada asignatura, lo que sugiere que su aplicación en el contexto educativo podría ser beneficiosa.

Además, la puesta en práctica de esta metodología ha generado una mayor conciencia por parte de los alumnos sobre la transversalidad existente entre ambas asignaturas. Han podido apreciar cómo los conocimientos y competencias adquiridas en una asignatura se complementan y enriquecen con los contenidos de la otra. Esto ha fomentado una visión más integradora y global del proceso de enseñanza-aprendizaje, lo cual es fundamental para formar profesionales de la educación más completos y preparados.

No obstante, es importante destacar que aún existen aspectos que requieren un análisis más detallado en futuros cursos. En particular, es necesario realizar un seguimiento y evaluación pormenorizada de la tasa de éxito y asistencia de los alumnos en relación con la implementación de esta metodología. Esto permitirá verificar si existen variaciones significativas y comprender mejor los factores que pueden influir en los resultados obtenidos.

En resumen, el proyecto ha evidenciado los beneficios de la metodología mediante el sistema de prácticas coordinadas en las asignaturas de escuela infantil y desarrollo psicomotor. Ha demostrado ser útil para alcanzar los objetivos propuestos y ha promovido la conciencia de la transversalidad entre ambas asignaturas. Sin embargo, se requiere de un análisis más exhaustivo para comprender mejor su impacto en el éxito y la asistencia de los alumnos. Estos hallazgos contribuyen al avance en la mejora de las prácticas educativas en el ámbito de la formación docente.

Una limitación de este trabajo ha sido el no haberlo puesta en práctica en clases reales de infantil, pero se cree que más adelante, conforme lo alumnos hagan las prácticas puedan ponerlo de forma didáctica en las aulas.

7. REFERENCIAS

Delgado-Lobete, L. y Montes-Montes, R. (2017). Perfil y desarrollo psicomotor de los niños españoles entre 3 y 6 años. Sportis. *Scientific Journal of School Sport, Physical Education and Psychomotricity, 3*(3), 454-470. https://doi.org/10.17979/sportis.2017.3.3.2002

Fernández Morala, A. (2020). Formación necesaria para la implantación de proyectos transversales en contextos educativos bilingües. Universidad de Oviedo.

Lauwers, G. (2019). *Rethinking Teacher Education for the 21st Century: Trends, Challenges and New directions.* Verlag Barbara Budrich. https://doi.org/10.2307/j.ctvpb3xhh

Márquez, A. D., Ramos, R. F. y González, R. J. N. (2018). *Aprendizaje mediante prácticas coordinadas en asignaturas de Grado de Ingeniería.* In Tecnología, Aprendizaje y Enseñanza de la Electrónica: Actas del XIII Congreso de Tecnología, Aprendizaje y Enseñanza de la Electrónica, Tenerife, 20-22 de junio, 2018 (pp. 205-213). Universidad de La Laguna.

Martín Domínguez, D. (2014). *Psicomotricidad e intervención educativa.* Ediciones Pirámide.

Mavilidi, M. F., Okely, A., Chandler, P., Domazet, S. L. y Paas, F. (2018). Immediate and delayed effects of integrating physical activity into preschool children's learning of numeracy skills. *Journal of experimental child psychology*, 166, 502-519. https://doi.org/10.1016/j.jecp.2017.09.009

Ministerio de Educación y Formación Profesional. (2022, 1 de marzo). Real Decreto 157/2022, de 2/03 de 2023, por el que se establecen XXXX [Referencia BOE-A-2022-3296]. *Boletín Oficial del Estado,* 52, 109. https://www.boe.es/eli/es/rd/2022/03/01/157/con

Real Decreto 95/2022, de 1 de febrero, por el que se establece la ordenación y las enseñanzas mínimas de la Educación Infantil. *Boletín Oficial del Estado,* 28. https://www.boe.es/buscar/doc.php?id=BOE-A-2022-1654

Rebollo-Quintela, N. y Losada-Puente, N. (2023). El maestro en Educación Infantil ante la educación inclusiva: competencias y necesidades. *Publicaciones de la Facultad de Educación y Humanidades del Campus de Melilla, 52*(2), 35-56. https://doi.org/10.30827/publicaciones.v52i2.22237

Sánchez-Vera, M. D. M. S. (2022). Pasado, presente y futuro de la Educación Infantil en España. RELAdEI. *Revista Latinoamericana de Educación Infantil, 11*(1), 99-111.

Santos-González, C. y Sarceda-Gorgoso, C. (2017). Desarrollo de Competencias Docentes en Educación Infantil: Una Experiencia Interdisciplinar en la Formación Inicial de Profesores. *Formación universitaria, 10*(6), 39-50. http://dx.doi.org/10.4067/S0718-50062017000600005

Torres Luque, G. (2015). Enseñanza y aprendizaje de la Educación Física en Educación Infantil. Ediciones Paraninfo, SA.

Yáñez, J. R., Comas, S. F. y Alcalde, M. D. R. (2021). Significados atribuidos a los términos Psicomotricidad y Educación Física en la Educación Infantil. *Revista Iberoamericana de Ciencias de la Actividad Física y el deporte, 10*(1), 120-137. https://doi.org/10.24310/riccafd.2021.v10i1.10429

ESTUDIO PRELIMINAR DE CORRELACIÓN DE VARIABLES RELACIONADAS CON EL RENDIMIENTO ACADEMICO: UN CASO DE ESTUDIO DE UNA INSTITUCION EDUCATIVA EN CARTAGENA(COLOMBIA)

Fabio García Ramírez[1]

El presente texto hace parte de una de las fases del trabajo de tesis doctoral, titulado "Modelo de Estimación del Rendimiento Académico mediante Aprendizaje Automático: un Caso de Estudio, el cual actualmente se encuentra en desarrollo de la fase de diseño".

1. INTRODUCCIÓN

El rendimiento académico es un fenómeno complejo influenciado por varios factores o variables, que pueden tener impacto directo o indirecto. Comprenderlos, permite crear estrategias que mejoren los resultados, para lo cual se han realizado varios estudios que han permitido identificarlos y clasificarlos, tales como: el tipo de curso, el procedimiento de administración de los exámenes y la calidad de los estudiantes y del profesorado (Afrifa, 2023); la autoeficacia (Portento, 2022); la eficacia de los profesores (Akiri, 2013); materiales de enseñanza y aprendizaje inadecuados, método de instrucción, automotivación de profesores y alumnos, aptitud académica de los alumnos, rendimiento académico anterior y reciente, esfuerzo insuficiente, escasa motivación, cualificación y experiencia de los profesores (Ifeoma, 2017); hábitos de vida, estrés y obesidad (Rajendran, 2019); motivación intrínseca (Rodríguez, 2012); apoyo social, motivación, estrés, satisfacción, autoeficacia, ansiedad y depresión, rendimiento académico previo, esfuerzo en el estudio, adaptación, familia y emociones (Tindle, 2021); género (ШАРМИН, 2022); el ambiente de aprendizaje(equipamiento de las aulas, uso de tecnología, recursos bibliográficos y actividades extracurriculares) (Byers, 2018); orientación vocacional (Maganga, 2016), entre otras.

Es importante señalar que estos factores pueden variar en función del contexto y de la población estudiada. Por lo tanto, es esencial seguir investigando para identificar los factores que influyen en el rendimiento académico en contextos específicos.

El objetivo del trabajo desarrollado a partir de un caso de estudio es el de caracterizar y correlacionar las variables que puedan tener incidencia en los resultados de rendimiento académico de los estudiantes pertenecientes a una Institución Educativa Pública, ubicada en la localidad histórica y del caribe norte, la cual oferta formación en los niveles de primaria, secundaria y media.

---

1. Fundación Universitaria Tecnológico Comfenalco (Colombia)

El desarrollo del estudio tuvo en cuenta los resultados de investigaciones preliminares documentadas previamente en una revisión sistemática, para lo referente al diseño del instrumento de recolección de datos(encuesta) y las diferentes dimensiones y variables que se indagaron; de igual manera, los resultados académicos provenientes de la plataforma académica (Cartagena Evaluadora), correspondientes al año escolar 2022.

La metodología empleada responde a un estudio de campo con una muestra de 205 estudiantes, quienes diligenciaron una encuesta de 33 preguntas previamente validada por juicio de expertos, donde se indagaron aspectos referentes a las dimensiones sociodemográfica, académica, recursos tecnológicos e institucional.

2. OBJETIVOS

El propósito de la investigación que se encuentra en desarrollo es identificar las variables que tienen una relación significativa con el rendimiento académico de los estudiantes, para el caso particular de una Institución Educativa Pública de la ciudad de Cartagena: Institución Educativa Santa María, la cual se encuentra localizada en la localidad histórica y del Caribe Norte, en la unidad comunera urbana 3. En este artículo, se presentan los resultados preliminares obtenidos con la metodología que se presenta a continuación.

3. METODOLOGIA

Para el logro del objetivo del estudio, se plantearon las siguientes fases:

a. Fase de Diseño: correspondiente a la construcción del instrumento de recolección de datos (Encuesta), el cual se soportó en un estudio preliminar del estado del arte, de investigaciones similares, que permitieran seleccionar las variables más apropiadas para el caso de estudio
b. Fase de Validación: correspondiente a someter a revisión mediante el Juicio de Expertos, una primera versión de la encuesta, lo cual permitió realizar ajustes para conformar el instrumento de recolección de datos definitivo.
c. Fase de Correlación: en la cual se sometió el instrumento a pruebas estadísticas para revisar el nivel de correlación entre las preguntas de la encuesta.
d. Fase de Aplicación: corresponde a la realización de la encuesta entre la muestra de estudiantes seleccionados

4. RESULTADOS

De acuerdo con la metodología que se aplicó, se tienen los siguientes resultados por cada Fase:

(a) Fase de Diseño:

Se construyó un instrumento(encuesta) de caracterización de los estudiantes de secundaria, donde se plantearon inicialmente las siguientes dimensiones:

En la Dimension Sociodemográfica, se pretende solicitar datos personales y relacionados con el entorno donde vive el estudiante:

Nombres y Apellidos, Grado y Grupo, Correo Electrónico, Género, Fecha de Nacimiento, Tipo de Población a la cual pertenece, Barrio de Residencia, Estrato Social, Recibe subsidio del SISBEN?, Con quien vive?, Nivel Educativo de su representante legal o acudiente, Promedio de duracion en minutos del recorrido desde su lugar de residencia a la escuela, Medio de transporte utilizado, Información de Discapacidad, Si se alimenta antes de venir a la escuela.

En la Dimension Académica, se indagarán datos que pueden impactar el rendimiento académico:

Reprobación de año escolar, Grados que fueron reprobados, Dedicación semanal en horas al desarrollo de las actividades académicas, Apoyo familiar en casa para realizar las tareas, Si se dispone del servicio de profesor en casa, Distinciones o reconocimientos recibidos por reconocimiento academico, Grados cursados en otras instituciones educativas diferentes a la I.E Santa Maria.

En la Dimensión de Recursos Tecnológicos, se consultará acerca de: Recursos tecnológicos con los cuales cuenta en su hogar.

En la Dimensión Institucional, se revisará:

Si es beneficiario de las meriendas del PAE(Plan de Alimentación Escolar), Uso de los recursos institucionales para el desarrollo de las actividades académicas, Uso del servicio de apoyo psicosocial de la institución, Recepción de tutorias o acompañamiento de los docentes de la institución, Retroalimentacion de las actividades desarrolladas.

(b) Fase de Validación:

La primera versión de la encuesta, se sometió a validación por Juicio de Expertos, y estaba conformada de 26 preguntas. Se contó con la participación de 12 Doctores con formación en Tecnología Educativa, Ingenieria de Software, Ciencias Computacionales, Ingenieria de Sistemas e Ingenieria, entre otras. Se emplearon como criterios de validación: Pertinencia (si la pregunta contribuye a recoger información relevante de la investigación), Adecuación (si la pregunta está formulada adecuadamente para los destinarios) y Claridad (Si la pregunta se entiende sin dificultad).

Los resultados de la revisión por Juicio de Expertos permitieron mejorar el instrumento en cuanto a:

- Se eliminaron las preguntas relacionadas con datos de identificación de los estudiantes (nombres, apellidos).
- Mejorar la pregunta con relación a la solicitud del grado y grupo al cual pertenece el estudiante
- Se incluyó la solicitud del estrato social del estudiante
- Se incluyó la solicitud del nivel educativo del acudiente (Madre y/o Padre)
- Reemplazar la pregunta relacionada con la fecha de nacimiento del estudiante, por la de edad.
- Se incluyó un listado de asignaturas en la pregunta relacionada con la reprobación de año escolar
- Se incluyó un rango de horas en la pregunta relacionada con el tiempo empleado por el estudiante al estudio, por fuera de su horario de clases.
- En la pregunta relacionada con los familiares con quien vive el estudiante, que se incorpore la opción de múltiples respuestas

- Incorporar la opción de No Informa ó Ninguno para aquellas preguntas donde el estudiante puede optar por no responder o no le aplican las opciones disponibles.

(c) Fase de Correlación:

Para verificar si existe una estructura de correlación subyacente entre los ítems de un cuestionario y, de esta manera poder llevar a cabo una validación de constructo sobre el instrumento, se exploran varios tipos de medidas de correlación entre sus ítems. Primero, las correlaciones dos a dos entre ítems, independientes de los demás, esta correlación se denomina correlación parcial y se ejecuta a través del estadístico de Kaiser-Meyer-Olkin (KMO), luego, se analiza la correlación global de cada ítem respecto de los demás con la Medida de Adecuación de la Muestra (SMA) (Kaiser, 1970). Se utiliza el Determinante de la matriz de correlaciones con el objetivo de comparar que tan diferente es esta a la matriz identidad, dado que la matriz identidad representa una ausencia total de correlación entre los ítems, un determinante cercano a 1 implica ausencia de correlación, mientras que si el determinante es próximo a 0 implica una correlación importante. Por último, el test de esfericidad de Barttlet (Bartlett, 1951), que verifica si la forma multidimensional del conjunto de datos es esférica, lo cual significa que no existe correlación, puesto que no hay concentración de valores en ninguna dirección especial, o por el contrario tiene formas alargada que sustenta la correlación entre los ítems del instrumento.

Las funciones utilizadas para todos estos cálculos fueron, "cor" y "cortest.bartlett" del paquete "psych", "det" del paquete "base" y "KMOS" del paquete "REdaS".

Por convención y uso, los valores de las medidas calculadas permiten clasificar el nivel de adecuación de los datos en el sentido de su correlación según la siguiente tabla de umbrales (tabla 1):

KMO y SMA		Determinante Test de Barttelt		p-valor:	
0.90 - 1.00	Meritorio	0.00 - 0.05	Excelente	0.00 - 0.01	Alta Significancia
0.80 - 0.89	Bueno	0.06 - 0.10	Bueno	0.02- 0.05	Buena Significancia
0.70 - 0.79	Regular	0.10 - 0.20	Regular	0.06 - 0.10	Regular Significancia
0.60 - 0.69	Pobre	0.20 o más	Malo	0.10 o más	No Significante
0.50 - 0.59	Mediocre				
0.00 - 0.49	Inaceptable				

Tabla 1. Centrado en escala de grises. Fuente: Elaboración propia, 2023.

Procesado el conjunto de datos se obtuvo las siguientes medidas (tabla 2):

Índice de Adecuación Muestral Individual MSA									
Ítem	I1	I2	I3	I4	I5	I6	I7	I8	I9
MSA	0.592	0.475	0.489	0.444	0.503	0.409	0.363	0.471	0.512
Ítem	I10	I11	I12	I13	I14	I15	I16	I17	I18
MSA	0.538	0.412	0.480	0.520	0.431	0.438	0.508	0.377	0.512
Ítem	I19	I20	I21	I22	I23	I24	I25	I26	I27
MSA	0.536	0.550	0.487	0.421	0.521	0.414	0.623	0.472	0.587
Ítem	I28	I29							
MSA	0.489	0.421							

Tabla 2. Umbrales para las medidas de adecuación de los datos. Fuente: Elaboración propia, 2023.

Valor del estadístico KMO: 0.483

Determinante de la matriz de la matriz de correlaciones: 0.01352

Los resultados de la Prueba de esfericidad de Barttlet (tabla 3):

Chi-Cuadrado	Grados de Libertad	p-valor
643.3369	406	

Tabla 3. Resultado de la prueba de esfericidad de Barttlet. Fuente: Elaboración propia, 2023

Como puede observarse en la tabla 2, los valores de MSA para los 29 ítems oscilan entre 0.377 y 0.623, y el valor de KMO es de 0.483, lo cual indica, según la tabla XX1, que el nivel de adecuación por correlación entre ítems en la muestra va de inaceptable a pobre. Una explicación de este resultado adverso para los intereses del instrumento aplicado es que se está trabajando con una muestra muy pequeña respecto al número de ítems de este.

En contraste, encontramos un determinante de la matriz de correlaciones con valor de 0.01352 y un p-valor en la prueba de Barttlet de 0.000, que de acuerdo con la tabla XX1, son valores que implican excelente adecuación por correlación en la muestra, estos dos últimos resultados tranquilizan un poco a la hora de tomar decisiones sobre la estructura de correlación entre los ítems del instrumento, puesto que son medidas que no se afectan, significativamente, por la cantidad de ítems o de individuos.

(d) Fase de Aplicación:

Una vez obtenidos los resultados de la encuesta, se procede con el respectivo análisis de los principales indicadores:

La muestra quedó conformada en su mayoría por estudiantes de décimo y undécimo grado (62.8%). Los grados con menor participación porcentual fueron 9-02 y 10-02, con menos del 6.00% cada uno (figura 1).

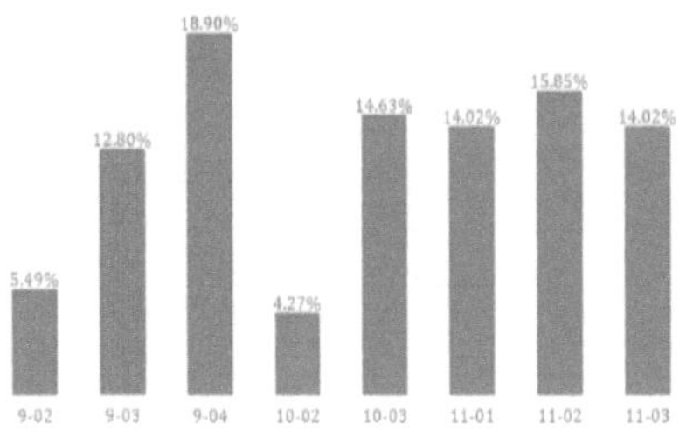

Figura 1. Distribución de la muestra por grados. Fuente: Elaboración propia

Un 56.71% de los participantes fueron mujeres y un 43.29% fueron hombres (figura 2):

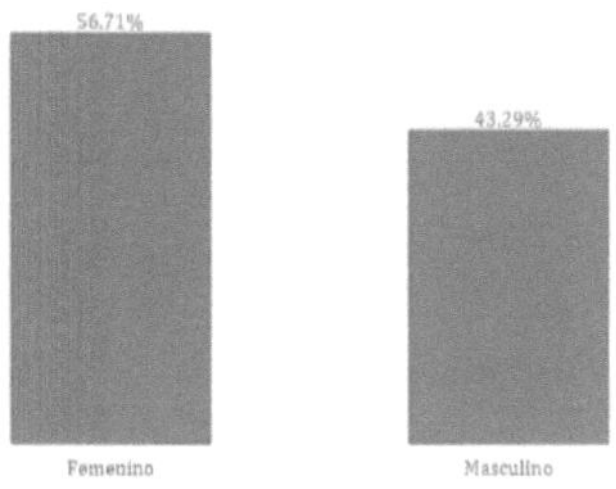

Figura 2. Distribución de la muestra por género. Fuente: Elaboración propia

La gran mayoría, 90.85% de los participantes fueron colombianos, mientras que un 6.10% venezolanos y un 3.05% que no responde cuál es su nacionalidad (figura 3).

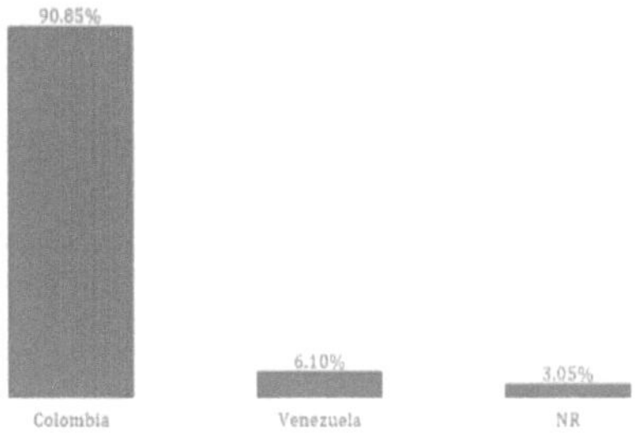

Figura 3. Distribución de la muestra por nacionalidad. Fuente: Elaboración propia.

Según (figura 4), la edad más presente entre los participantes es 16 años seguida por la edad de 15 años, representado entre las dos más de la mitad de a muestra (54.88%).

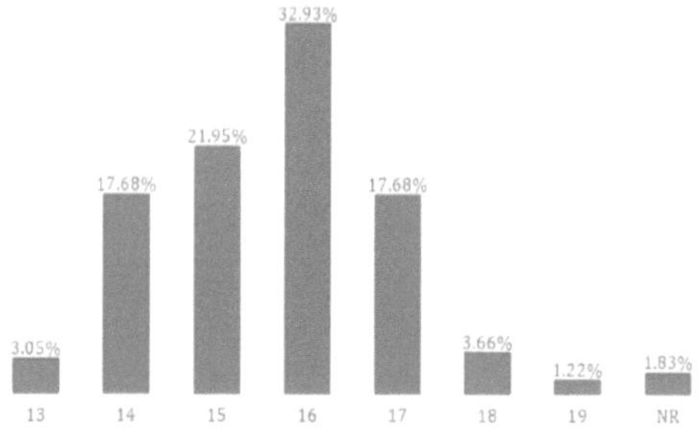

Figura 4. Distribución de la muestra por edad. Fuente: Elaboración propia.

Según (figura 5), un 43.90% de los estudiantes se reconocen como mestizos, mientras que un 39.63% se reconoce como afrodescendiente, completando entre estos dos grupos un 83.53% de la muestra.

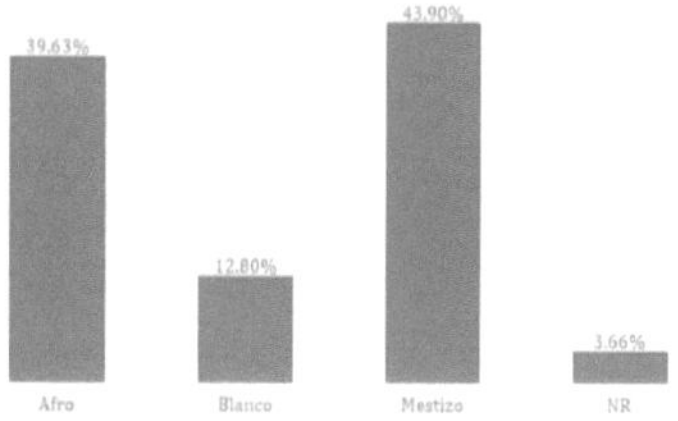

Figura 5. Distribución de la muestra por grupo de población. Fuente: Elaboración propia.

Es claro, según (figura 6), que un alto porcentaje de la muestra de jóvenes que participaron del estudio pertenecen a los estratos 1 y 2, con un porcentaje combinado de 80.49%:

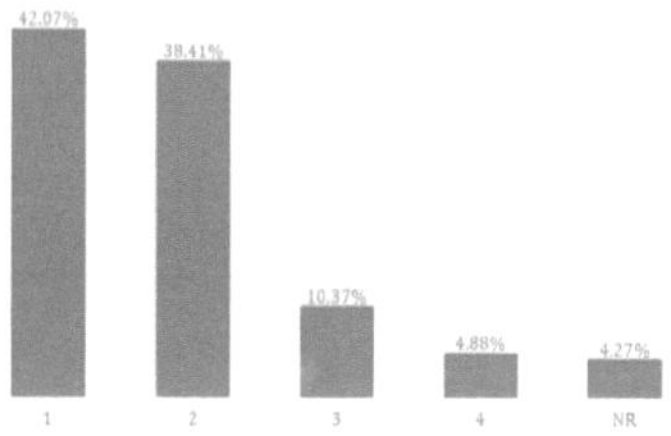

Figura 6. Distribución de la muestra por estrato socioeconómico. Fuente: Elaboración propia.

Como lo muestra (figura 7), aproximadamente la mitad (48.17%) de la muestra de participantes son beneficiarios de subsidios del estado y la otra mitad (46.95%) no lo son:

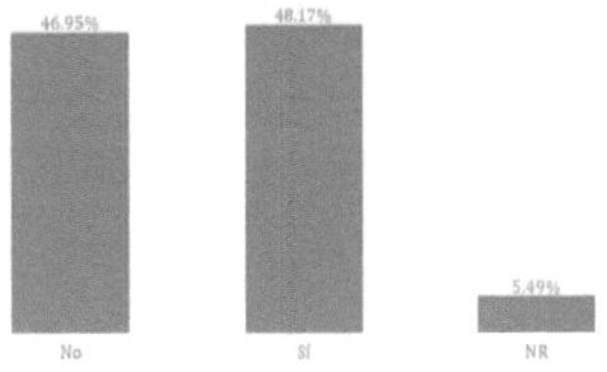

Figura 7. Distribución de la muestra por beneficio de subsidio (SISBEN). Fuente: Elaboración propia.

De acuerdo con (figura 8), las familias más comunes entre el grupo de participantes fueron nuclear (31.10%), extensa (29.27%) y familia de abuelos (20.73%):

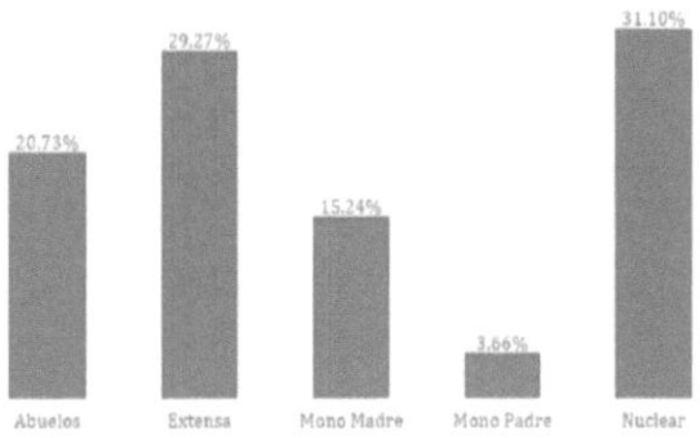

Figura 8. Distribución de la muestra por tipo de familia. Fuente: Elaboración propia.

La gran mayoría de los acudientes (63.41%) alcanzan un nivel educativo de bachiller (figura 9):

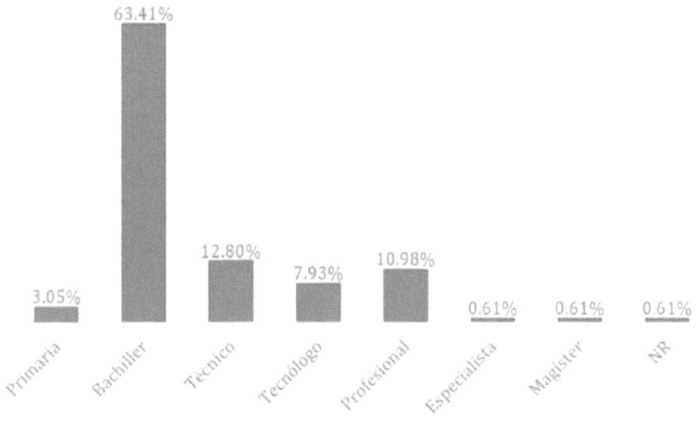

Figura 9. Distribución de la muestra por nivel educativo de los acudientes. Fuente: Elaboración propia.

El tiempo más común que gasta un estudiante para desplazarse a la institución es de 5 a 10 minutos (30.49%). El 73.78% de los estudiantes toman entre 5 y 20 minutos en desplazarse (figura 10):

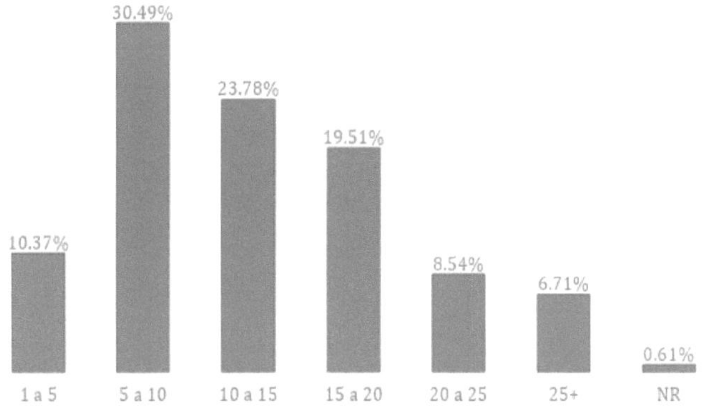

Figura 10. Distribución de la muestra por tiempo requerido para llegar a la -institución. Fuente: Elaboración propia.

Según el medio de transporte más utilizado (78.05%) es caminando, lo cual implica que la mayoría de los participantes viven relativamente cerca de la institución (figura 11).

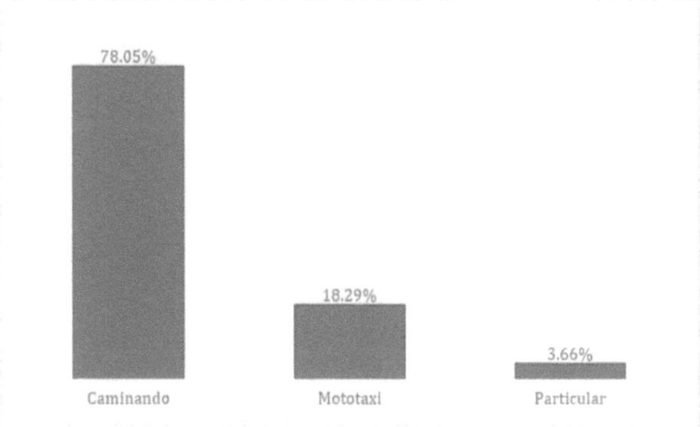

Figura 11. Distribución de la muestra por medio de transporte para llegar a la institución. Fuente: Elaboración propia.

Se observa (figura 12), que el 96.95% de los estudiantes no presentan discapacidades ni físicas ni psíquicas.

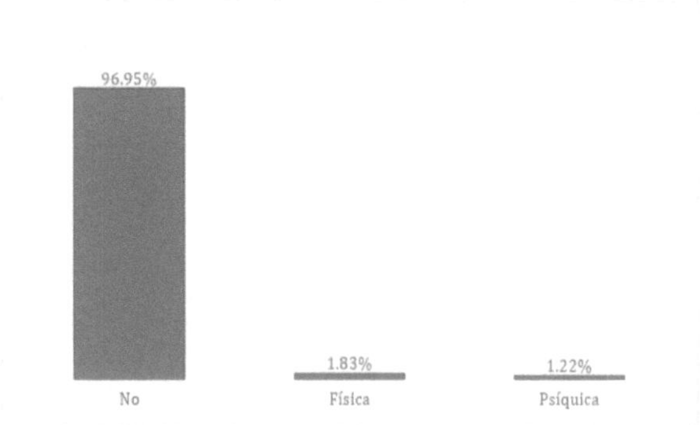

Figura 12. Distribución de la muestra por presencia de discapacidad. Fuente: Elaboración propia.

Se observa (figura 13), que el 73.78% de los estudiantes ingieren alimentos en sus hogares antes de iniciar la jornada escolar, mientras que un 25.61% no lo hace.

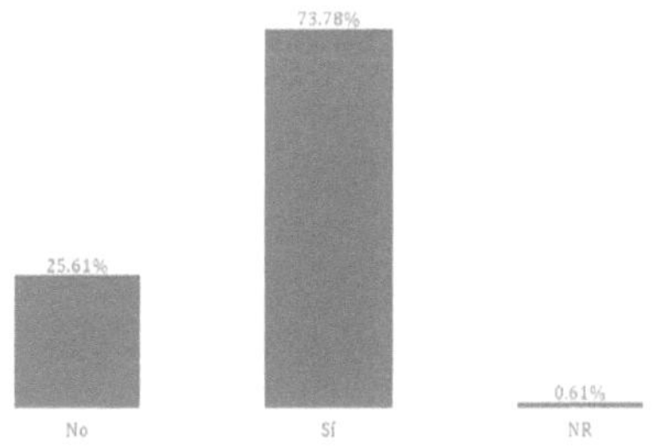

Figura 13. Distribución de la muestra por ingesta de alimentos antes de la jornada. Fuente: Elaboración propia.

Se observa (figura 14), que la mayoría (67.07%) de los estudiantes no han reprobado asignaturas en su historia académica, mientras que el 29.88% sí lo ha hecho.

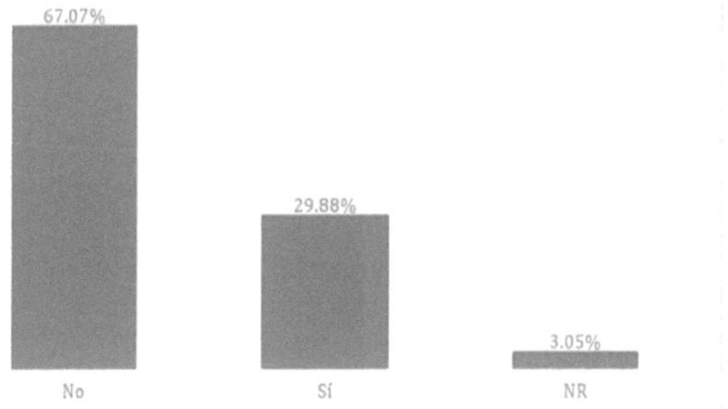

Figura 14. Distribución de la muestra por reprobación. Fuente: Elaboración Propia.

La reprobación de los grados octavo o noveno es la más común (62.75%) entre los participantes, mientras que el grado con menor porcentaje de reprobación es décimo (figura 15).

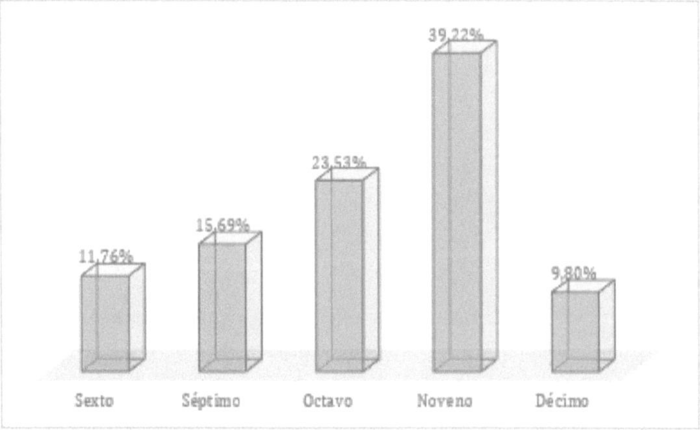

Figura 15. Distribución de la muestra reprobación por grado. Fuente: Elaboración Propia.

A la pregunta: "Seleccione la asignatura que, de acuerdo con su criterio, representa la mayor dificultad en su aprendizaje", un 45.73% respondió que era Matemáticas, seguido por un 26.83% combinado entre física y química (figura 16).

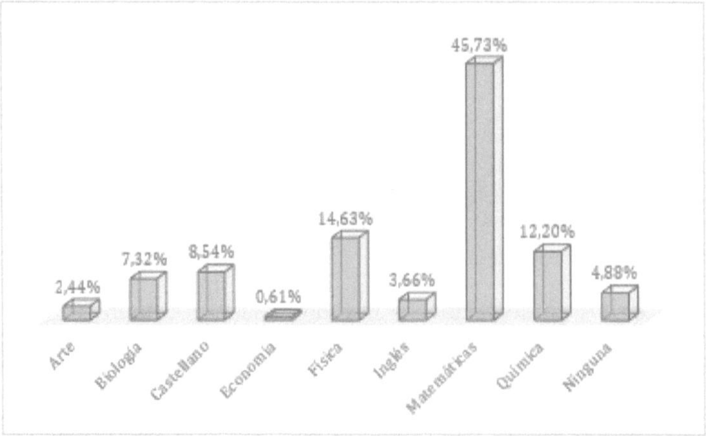

Figura 16. Distribución de la muestra por reprobación de asignaturas. Fuente: Elaboración Propia.

5. CONCLUSIONES

Investigaciones recientes se han centrado en identificar las variables que tienen un impacto significativo en el rendimiento académico. Estas variables abarcan varios aspectos de la vida y la experiencia educativa de un estudiante. Los hallazgos de estos estudios brindan información valiosa para comprender los factores que contribuyen al éxito académico.

Una variable crucial que afecta el rendimiento académico es el nivel socioeconómico. La investigación demuestra consistentemente que los estudiantes de entornos socioeconómicos más altos tienden a desempeñarse mejor académicamente en comparación con los de entornos socioeconómicos más bajos. Factores como el acceso a los recursos educativos, la calidad de las escuelas y la participación de los padres juegan un papel en la configuración de los resultados académicos.

Otra variable significativa es la motivación y el compromiso de los estudiantes. Los estudios indican que los estudiantes que están motivados tienen una actitud positiva hacia el aprendizaje y participan activamente en sus estudios se desempeñan mejor académicamente. Factores como la autoeficacia, la orientación a objetivos y el interés en la materia influyen en el nivel de motivación y compromiso de un estudiante.

La calidad de las prácticas de enseñanza e instrucción también es crucial para determinar el rendimiento académico. Los métodos de enseñanza efectivos, la gestión del aula y la atención individualizada contribuyen a experiencias de aprendizaje positivas y mejores resultados académicos. Los maestros que brindan explicaciones claras ofrecen apoyo y crean un ambiente de aprendizaje estimulante pueden impactar significativamente el rendimiento de los estudiantes.

6. REFERENCIAS

Afrifa, J. H. (02 de 2023). An analysis of significant factors influencing students' academic performance in a predictive model using multiple regressions. *International Research Journal of Modernization in Engineering Technology and Science, 05*(02). https://doi.org/10.56726/irjmets33354

Akiri, A. A. (2013). Effects of Teachers' Effectiveness on Students' Academic Performance in Public Secondary Schools; Delta State - Nigeria. *Journal of Educational and Social Research*. https://doi.org/10.5901/jesr.2013.v3n3p105

Byers, T., Mahat, M., Liu, K., Knock, A., y Imms, W. (2018). Systematic review of the effects of learning environments on student learning outcomes. *Innovative Learning Environments and Teachers Change*.

Ifeoma, O. J., Chinyere, A. S., Efeyadu, U. H., y A, A. J. (2017). Perceived factors influencing academic performance of students in accounting in secondary schools in Anambra state. *IOSR Journal of Humanities and Social Science, 22*(2), 96-99. https://doi.org/10.9790/0837-2202039699

Maganga, J. H. (2016). *Factors Affecting Students' Academic Performance: A Case of Public Secondary Schools in Ilala District, Dar es Salaam* [tesis doctoral, The Open University of Tanzania].

Portento, K. M., Borboran, A. M., y Paredes, E. A. (2022). Self-efficacy as a mediator between motivation and engagement and academic performance. *Journal of Mathematics and Statistics Studies, 3*(2), 37-41. https://doi.org/10.32996/jmss.2022.3.2.4

Rajendran, S., y Chamundeswari, S. (2019). Understanding the impact of lifestyle on the academic performance of middle- and high-school students. *Journal of Sociological Research, 10*(2), 67. https://doi.org/10.5296/jsr.v10i2.15145

Morales Rodríguez, F. M. (2012). School motivation and achievement of students in secondary education. *Problems of Psychology in the 21st Century, 4*(1), 39-49. https://doi.org/10.33225/ppc/12.04.39

Tindle, R., Hamza, E. G., Helal, A. A., Ayoub, A. E., y Moustafa, A. (2021). *A systematic review of the psychosocial correlates of academic performance.* https://doi.org/10.31234/osf.io/frscp

Sharmin, V. G., Sharmina, T. N., y Sharmin, D. V. (2022). Identifying the degree of influence of various factors on students' academic performance based on their self-assessment, taking into account students' gender. *Science for Education Today, 12*(3), 92-114. https://doi.org/10.15293/2658-6762.2203.05

REFLEXIÓN FRENTE AL TRABAJO CON NIÑOS/AS BAJO LA MIRADA DE ESTUDIANTES DE EDUCACIÓN INICIAL

Lorena Garrido-Gonzalez[1], *Angela Silva-Salse* [2], *Giannina Flores-Meza*[1]

El presente texto nace en el marco del proyecto del Proyecto UCM-IN-22216 "Impacto de los Talleres de Reflexión Pedagógica de estudiantes de Educación Parvularia con mención de la UCM"-2022/ Adjudicado 3ra Convocatoria de Proyectos del Fondo para la Investigación Bidireccional en Formación Inicial Docente- FIB-FID 2022. Investigadora responsable Lorena Garrido-Gonzalez

1. INTRODUCCIÓN

A nivel internacional existe una preocupación por la calidad de la educación superior (Lemaitre, 2003-2004; 2017) y especialmente en el área de formación de los y las profesores/as. Ello se debe en parte, a un estudio de enorme influencia: el informe Mckinsey (2007), en donde se ha establecido que los/as docentes tienen gran responsabilidad en la generación de aprendizajes. Es por ello que instituciones como la Organización para la Cooperación y Desarrollo Económico (OCDE, 2009) considera poner atención en ellos en todas sus etapas de atracción, formación y conservación.

En este contexto, hace algunos años se inician políticas en Chile que posibiliten avanzar en este sentido, a través de los Estándares de la Profesión Docente y Marco para la Buena Enseñanza (MBE) actualizados el 2021. En el caso específico de la carrera de Educación Parvularia, el primero de ellos se ha mantenido desde el 2012 y 2019 se concreta su primer diseño.

Dentro de todas las habilidades de la profesión docente, se hace hincapié en la necesidad de contar con profesionales reflexivos/as, capaces de mirar su propia práctica pedagógica, analizarla y establecer situaciones de mejora permanente dentro del proceso de enseñanza aprendizaje que realiza con sus educandos (Ávalos 2014; Martínez 2016; Prats 2016; Robinson *et al.*, 2018).

En este sentido, existe un consenso de que el desarrollo de que esta competencia reflexiva debe ser fortalecida desde la formación inicial docente, siendo las instituciones de educación superior las responsables de dicha tarea (Marin-Sueves *et al.*, 2021). Schnitzler-Sommerfeld y Núñez-Lagos (2021), argumentan que esto requiere utilizar

---

1. Universidad Católica del Maule (Chile)
2. Universidad Diego Portales (Chile)

un método educativo con base en la reflexión pedagógica, a través de experiencias que permitan a los/as futuros/as profesionales mirar su propia práctica y plantear a partir de la automirada y un bagaje de conocimientos pedagógicos y disciplinares establecer las mejoras necesarias en su quehacer y actuar frente a los/as educandos que tiene a cargo. Siendo las prácticas profesionales situadas en establecimientos educacionales, los escenarios que por excelencia tienen las casas formadoras para enfrentar este desafío, ya que implica que sus estudiantes observen, intervengan, reflexionen, reconstruyan y valoren el rol profesional y construyan su identidad como futuros docentes (Jiménez *et al.*, 2014), en contextos reales.

En la actualidad, existen diversas definiciones que permiten una mayor comprensión de lo que implica un proceso reflexivo (Larrivee 2008, Rodríguez 2013, Domingo y Gómez, 2014, Martinez 2016; Prats 2016; Robinson *et al.*, 2018), haciendo referencia en la mayoría de los casos, a procesos internos que desarrollan los/las docentes o profesionales en formación al momento de autoevaluar su práctica pedagógica. Se destaca la visión expuesta por Domingo y Gómez (2014) quienes la visualizan como el mecanismo articulador de teoría y práctica que transportará a los partícipes a ser sujetos dinámicos de su formación, ya que, al integrarse al trabajo real y situado dentro de estos procesos, construye un ambiente propicio para la reflexión situada.

Ahora bien, es importante aclarar que los procesos reflexivos no surgen de manera espontánea en todos los/as docentes. Al respecto, Lamas y Vargas-D´Uniam 2016 citando a Rodríguez (2013) señalan que "la reflexión en la práctica supone un proceso cognitivo activo y deliberativo" (p.59) que, por tanto, requiere trabajo y análisis, invitando a pensar que los procesos reflexivos que vivencian los sujetos transitan por distintos niveles, los cuales a su vez van de la mano con la herramienta que se utilice para desarrollar dicha tarea.

Por tanto, conocer los niveles de reflexión que presentan los/as estudiantes, posibilita la acción directa de las casas formadoras frente al desafíos que implica dicha tarea (Concha *et al.*, 2013; Jiménez *et al.*, 2014; Schnitzler-Sommerfeld y Núñez-Lagos 2021) y frente a ello, establecer las mejoras necesarias y generar conocimiento pedagógico-científico, que permita dirigir los procesos de enseñanza aprendizaje de los futuros profesionales y fijar, parámetros de acción y mejora a mediano y largo plazo, basada desde la evidencia.

En este contexto surge esta investigación, la cual busca indagar en los procesos de reflexión que realizan las estudiantes de la carrera de Educación Parvularia con mención de una universidad chilena, específicamente frente al trabajo con niño/as, ya que como plantea Ruffinelli (2018) "investigaciones nacionales indican que una sección marginal de los estudios sobre formación inicial abordan las experiencias prácticas, y cuando lo hacen, no indagan respecto a la forma en que se intenciona y desarrolla la reflexión sobre la práctica" (p.6)

2. OBJETIVOS

El presente escrito forma parte de una investigación más amplia en el marco del proyecto del Proyecto UCM-IN-22216 "Impacto de los Talleres de Reflexión Pedagógica de estudiantes de Educación Parvularia con mención de la UCM"-2022/ Adjudicado 3ra Convocatoria de Proyectos del Fondo para la Investigación Bidireccional en Formación Inicial Docente-FIB -FID 2022 con la Investigadora responsable Lorena Garrido-Gonzalez.

A raíz de los análisis preliminares obtenidos y dada la riqueza de los datos se procedió a realizar una segunda investigación. Ella tuvo como objetivo analizar cómo se modifica la perspectiva de las docentes en formación respecto al trabajo de niños y niñas en sus prácticas profesionales.

3. MARCO TEÓRICO

3.1 Formación de profesionales de primera infancia

En Chile, país donde se desarrolló la presente investigación, la educación parvularia es el primer nivel formativo del sistema educativo, atendiendo a niños y niñas desde su nacimiento hasta su ingreso a educación básica (primaria), no siendo de carácter obligatorio, teniendo por mandato según lo señalado en la Ley General de Educación N° 20.370 (2010-2023), en el Art.28 "fomentará el desarrollo integral de los niños y niñas y promoverá los aprendizajes, conocimientos, habilidades y actitudes" que les permita ir avanzando en aspectos de autoconocimiento, autocuidado, ciudadanía y democracia, como en conocimientos asociados a diferentes áreas disciplinares como: artes, música, ciencias naturales, sociales matemáticas entre otros, que le permitan su inserción y desarrollo pleno en el mundo que les ha correspondido vivir desde una mirada ecológica.

A cargo de este desafío, se encuentran los/las educadores/as de párvulos, profesionales especialistas en el trabajo pedagógico con niños y niñas hasta los seis años de edad, formados en instituciones de educación superior. Dichos/as profesionales, son preparados/as exclusivamente por universidades que cuentan con acreditación por parte de la Comisión Nacional de Acreditación (CNA), velando de esta forma, que la formación inicial docente cuente con criterios de calidad para su funcionamiento, así como los conocimientos esenciales para poder abordar la labor educativa con los niño/as; es en este contexto, que toman relevancia los Estándares Orientadores para Carreras de Educación Parvularia (MINEDUC, 2012), los cuales desafían a las casas formadoras respecto del saber ser, hacer y actuar de los/las futuros/as profesionales bajo el dogma de conocimientos pedagógicos y disciplinares, donde se explicita el requerimiento reflexivo dentro del estándar pedagógico n° 9: "Aprende en forma continua y reflexiona sobre su práctica y su inserción en el sistema educacional" (p.17).

Resulta oportuno agregar que en la actualidad, además se cuenta con un Marco para la Buena Enseñanza de Educación Parvularia (MINEDUC, 2019), que busca ser un referente para una práctica pedagógica reflexiva y pertinente del/la educador/a de párvulos, fortaleciendo el ejercicio ético de la profesión y la generación de ambientes de aprendizajes que favorezcan oportunidades de aprendizajes de los niños y niñas, teniendo como sustento las Bases Curriculares Educación Parvularia (Subsecretaría de Educación Parvularia, 2018) los cuales son un "referente fundamental para orientar los procesos de aprendizaje integral de niños y niñas" (p.5)

Como se puede observar, a nivel nacional existe una regulación respecto de los requerimientos para el nivel, tanto a nivel de preparación de profesionales como del desempeño en aula que se espera del/la educador/a de párvulos, enmarcándose todos en criterios de profesionalismo con una esperable base sólida de saberes y una visión crítica-reflexiva de su quehacer pedagógico, donde tal como señala Ruffinelli (2018) "el discurso oficial manifiesta adhesión a la idea de incorporar el enfoque reflexivo a la formación inicial docente, considerándolo también como estrategia de desarrollo profesional" (p.6)

3.2 Reflexión pedagógica en la labor docente

Numerosos autores han intentado definir que es la reflexión pedagógica, situándola como una metacompetencia (Lara-Subiabre, 2017; Correa *et al.*, 2014; Schön, D. 1992), que requiere de la movilización de diversos recursos personales y saberes, los cuales requieren para su provocación de situaciones movilizadoras para su surgimiento, y de tal manera de superar la barrera de una reflexión instruccional o básica a una pedagógica.

En ese sentido Ruffinelli (2018) agrega a la discusión, valorando las ideas de Schön (1992) y Perrenoud (2001) que "un pensamiento se torna reflexivo en la consideración consciente de los pensamientos y los actos" (p.63), y que requiere por tanto un desapego del "yo personal" para transitar al "yo profesional", sin desentenderse de la emocionalidad que pudiese implicar.

Más, como se ha señalado, dicha competencia reflexiva no surge de manera innata ni espontánea en los/as docentes (Jarpa y Becerra, 2019). En la literatura actual, diversos autores plantean la existencia niveles de reflexión (Smyth, 1989; Larrivee 2008; Rodríguez, 2013; Lamas y Vargas-D´Uniam, 2016), coincidiendo todos en la presencia de un nivel básico o elemental descriptivo, hasta uno más complejo denominado reconstructivo y/o crítico, situando la reflexión pedagógica como un elemento central, por tanto, que requiere de su abordaje desde las casas formadoras.

3.2.1. Niveles de reflexión en la labor educativa

Rodríguez (2013), tomando las ideas de Larrive (2008), declara una de las definiciones existentes para determinar los de niveles de reflexión en futuros/as profesionales y docentes:

a) Pre reflexión: donde se responde a las situaciones de aula de manera intuitiva, sin considerar las necesidades o intereses de los educandos, adosando la responsabilidad a "los otros" intervinientes y donde las creencias personales son superiores a las teoría o literatura actual.

b) Reflexión superficial: si bien este nivel ya pudiese considerar los intereses o necesidades de los niños/as, aún sobre la base toma peso su experiencia personal por sobre la teoría pedagógica.

c) Reflexión Pedagógica: Manifiesta la existencia de una reflexión que contempla saberes pedagógicos y disciplinares para la toma de decisiones, asumiendo una responsabilidad profesional frente a las problemáticas a subsanar, estableciendo una conexión entre la teoría y la práctica docente, analizando el impacto de sus actos con los educandos.

d) Reflexión crítica: incorpora en su reflexión asuntos sociales y la tensión con las políticas existentes, buscando a través de su acción y desarrollo de la labor educativa la justicia social, desarrollando un análisis crítico y profundo de la práctica docente, asumiendo responsabilidades como profesional de la educación.

En la misma línea, Lamas y Vargas-D'Uniam (2016), reconociendo las ideas de Rodríguez (2013), presentan un modelo que considera los niveles: inicial, avanzado y superior, el cual incorpora los elementos narrativos que deben estar presentes en la redacción explícita que deben o pueden realizar los docentes en sus reflexiones pedagógicas. En todos los casos, queda de manifiesto que "la buena enseñanza exige tomar decisiones reflexivas, racionales y conscientes" (Domingo, 2021, p.11),

Cabe mencionar que la reflexión pedagógica, puede ser evidenciada a través de diversos soportes narrativos (Jarpa *et al.*, 2017; Jiménez *et al.*, 2014) y géneros discursivos dentro de ellos destacan: bitácoras, diarios de campo, portafolio, entre otros. Teniendo todos los propósitos evidenciar lo fundamental de la escritura reflexiva como base para un adecuado progreso profesional (Jarpa y Becerra, 2019), donde el portafolio pedagógico ha tenido gran auge en las últimas décadas, situándose como una de las herramientas más utilizadas en la actualidad tanto por las instituciones formadoras, como por el del Ministerio de Educación chileno para situar la evaluación docente, entendiéndolo según lo señalado por Rodríguez 2013 citando a Barberà *et al* (2006) como un instrumento que favorece la recogida de evidencias para su posterior análisis reflexivo.

4. METODOLOGÍA

La investigación se realiza bajo una mirada de investigación cualitativa con un diseño de tipo interpretativo (Vain, 2012), ya que pretende "comprender la realidad a partir de las propias narraciones, visiones y significados otorgados por las personas participantes en la investigación" (Marín-Suelves *et al.*, 2021, p.128), de carácter transversal con alcance exploratorio, no pretendiendo su generalización, sino más bien la comprensión del fenómeno, caracterizándose por la interrelación que se produce entre el investigador y el objeto investigado, provocando la mutua influencia y creciente modificación de las conductas o conocimientos iniciales (Schwandt, 2000).

Respecto del tipo de estudio, este responde a un estudio de caso, ya que según Sandín (2003) citando a Rodríguez, (1996) implica un "examen detallado, comprehensivo, sistemático y en profundidad del caso objeto de estudio" (p.174), en este caso las narrativas de las estudiantes (todas mujeres) de la carrera de Educación Parvularia de una universidad chilena.

La unidad de estudio, son las reflexiones presentes en los portafolios pedagógicos de siete estudiantes universitarias de la carrera de Educación Parvularia con mención de una institución chilena, a partir de una invitación y firma consentimiento informado (proyecto aprobado por el Comité de Ética de la Universidad) se recopila información para cumplir el objetivo señalado, utilizando por tanto una indagación narrativa de análisis de discurso (Martín-Alonso *et al.*, 2019), de los escritos de las futuras profesionales frente a la labor educativa que realizan con sus niños/as en contexto de práctica; considerando además, su relevancia, ya que "el interés respecto al modo en que la escritura se relaciona directamente con el proceso de reflexión pedagógica sirve, entre varios aportes metodológicos, para evaluar su desarrollo en un programa de formación docente" (Schnitzler-Sommerfeld y Núñez-Lagos, 2021, p. 5) y establecer las mejoras necesarias durante la formación de los estudiantes.

El proyecto de investigación se centra en analizar los cambios y/o mejoras que presentan las estudiantes de práctica profesional considerado la matriz de Lamas y Vargas-D´Uniam 2016, basado en la propuesta original de Larrive (2008), en cuanto a sus niveles de reflexión, visibles en sus portafolios digitales, específicamente en su apartado de reflexión, antes y después de la implementación de talleres de integración enfocados en la reflexión pedagógica frente al trabajo con niño/as, tomando como base dos focos: el nivel de reflexión inicial de las estudiantes y las ideas plateadas de Domingo y Gómez (2014).

Respecto de los procedimientos y procesamientos de registros, ésta se presentó por etapas:

La primera etapa se desarrolló a través de una lectura individual y completa de cada una de las narrativas de las estudiantes, para posteriormente iniciar su análisis a partir de la matriz de Lamas y Vargas-D´Uniam (2016) generando los primeros metacódigos a partir de los autores (Pre-reflexivo; Reflexión inicial; reflexión pedagógica y reflexión crítica) y las categorías emergentes para determinar los niveles reflexivos presentes en ellos, rescatando textualmente las reflexiones que realizaron las estudiantes en su portafolio, lo que implicó procesos de interpretación de los investigadores y de reducción de información, con triangulación de datos y apoyo programa ATLAS.ti 23.

En una segunda etapa, se diseñaron seis talleres de integración de dos horas pedagógicas de duración, de carácter teórico- práctico reflexivos, situados en un escenario de conversación y diálogo permanente, considerando para su diseño: a) el/los niveles iniciales de reflexión detectados en las estudiantes (como diagnóstico inicial y punto de partida) y b) la propuesta de Domingo y Gómez (2014); buscando la coherencia y pertinencia a la realidad de las estudiantes.

Respecto de su aplicación, este se ajustó a lo considerado por la institución formadora, siendo la encargada de guiar y mediar los talleres para las estudiantes una educadora de párvulos, profesional en ejercicio dentro del sistema educacional chileno, buscando el acercamiento de la propuesta a lo requerido en el campo laboral y ejercicio de la profesión.

Las temáticas de los talleres se situaron en el abordaje de las temáticas: a) Ser educador/a de párvulos: considerando para ello la profesionalidad y sus rasgos, identidad profesional, competencias profesionales y su desarrollo. b) Reflexión pedagógica: relevancia dentro de la labor educativa permanente del educador/a. c) Ciclo reflexivo considerando el modelo R5 de Domingo y Gómez (2014): De la reflexión natural a la reflexión sistemática. d) Reflexión pedagógica: características, necesidades e intereses de los/as niños y niñas. e) Vocación docente y profesión docente, una mirada desde las necesidades y características del ser educador/a, matices de la identidad profesional. e) ¿Qué es ser educador/a de párvulo hoy en día? Cambios en la mirada, cambio de paradigma... modificaciones en la mirada de identidad profesional.

Es importante mencionar que, como herramienta de retroalimentación del proceso, después de cada sesión de trabajo, se aplicó un ticket out, que tenía como base tres preguntas: 1. ¿Qué fue lo más importante para usted del taller de hoy? 2. ¿De qué manera contribuyó en su formación profesional? y 3. ¿Qué sientes que sería importante seguir profundizando y/o trabajando en los talleres? Por tanto, los talleres se pudieron ir regulando en función de las necesidades e intereses de las participantes sin perder el foco de atención, que era favorecer la profesionalización, responsabilidad docente y saberes de las estudiantes para poder acompañarlas en la construcción de su identidad profesional de "ser educador" y con ello su reflexión.

En una tercera etapa, finalizados los talleres, se volvió a realizar una lectura individual de cada portafolio, repitiendo el análisis con la matriz utilizada en la fase inicial, para poder contrastar los resultados de la primera y la segunda etapa analizando las diferencias de las narrativas y sus avances de las mismas, agregando los códigos emergentes, siguiendo luego con el ciclo de análisis a partir de esta codificación.

Finalmente, se realiza un análisis de los códigos en relación a la narrativa en su conjunto y se traspasan los resultados al informe preliminar.

5. RESULTADOS

A continuación, se presentan los resultados por cada una de las etapas de aplicación de la matriz Lamas y Vargas-D´Uniam (2016) dentro del proyecto.

5.1. Primer análisis: resultados iniciales

En una primera etapa investigativa, se determinaron los niveles iniciales de las estudiantes, las cuales las situaban a nivel pre-reflexivo y reflexión superficial; en este contexto se pudo evidenciar, además que la mayoría de ellas eran acotadas, no superando los dos o tres párrafos.

Respecto de lo anterior, al revisar las narrativas se pudo visualizar el nivel pre-reflexivo en que las estudiantes explicaban la mayoría de los sucesos desde la emocionalidad, lo cual implicó agregar el código: "Explica situaciones desde la emocionalidad", el cual no estaba contemplado inicialmente, explicando las situaciones de aula desde una visión personal más que profesional, con escaso soporte pedagógico, a modo de ejemplo.

"*En cuanto al grupo de párvulos, los niños y niñas me recibieron y acogieron con todo su cariño, son unos niños y niñas muy amables y respetuosos, todos con habilidades y ritmos de aprendizaje diferentes, con distintos intereses, que de a poco se han adaptado al colegio, se han hecho de amistades, poco a poco han avanzado en sus conocimientos y es muy bonito ver todo su proceso de aprendizaje*" (NN5).

"*Cuando ya pasó todo esto, me sentí muy afectada, me dio mucha tristeza ver que estas cosas pasan, ver al niño así, creo que me afectó por ser la primera vez que veía eso en un aula, fue fuerte para mí, ya que me gusta que los niños y niñas disfruten en el colegio y no vivan episodios estresantes*" (NN3)

El nivel superficial inicial se visualiza con el reconocimiento parcial de su responsabilidad frente a situaciones que suceden en el aula, identificando problemáticas del aula indicando acciones para atenderlas, reconociéndose un análisis de las situaciones vivenciadas.

"*si bien esta fue una solicitud de las educadoras guías que realizáramos un tipo mapa conceptual y que los niños pudieran dibujar lo que ellos entendieron como contaminación, evidenciando ejemplos de cada una, pienso que se pudo realizar otro trabajo como una manualidad respecto a las diferentes contaminaciones*" (NN1).

"*Es por esto que debemos manejar y considerar los tiempos. Al conversar con la Asistente de aula y pares se comenzó a conversar diversas estrategias para que los párvulos recuperen la concentración, como: realizar juego espontaneo*" (NN2)

Lo cual se vio reflejado al codificar y analizar los resultados, visibles en la figura N1, donde se visualizan los aspectos considerados como pre-reflexivos y de reflexión superficial, asociados como "es propiedad de" o "esta asociado con"

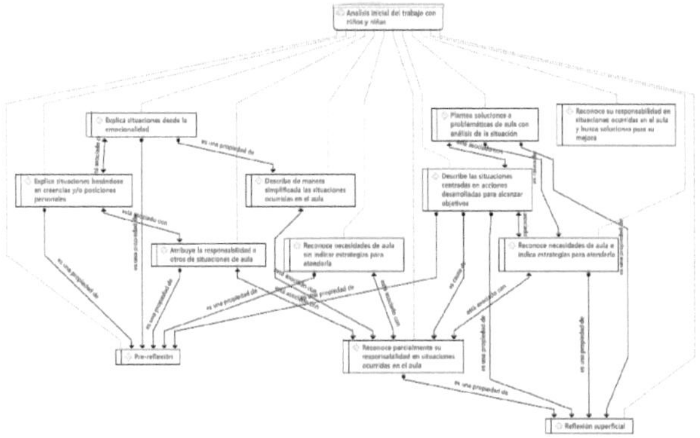

Figura 1: Resultados iniciales Fuente. Elaboración propia

Terminados los seis (6) talleres con estudiantes, se procedió al análisis final de las narrativas de las estudiantes contenidas en su portafolio pedagógico digital, utilizando la misma matriz inicial.

5.2 Segundo análisis: resultados finales

Dentro de los principales hallazgos encontrados fue un cambio en la narración de su discurso escrito, quizás no en todos los casos alcanzando mayor extensión, pero si mayor profundidad de ideas y la incorporación de autores que sustentaban su postura frente a algunas decisiones pedagógicas tomadas, logrando transitar en su mayoría desde el "yo personal" al "yo profesional", lo que provocó un cambio de mirada desde una pre-reflexiva o superficial a una reflexión pedagógica, en la mayoría de los casos.

Dentro de los nuevos elementos que incorporaron en sus narrativas se incluyó la detección de necesidades de los/as educandos con estrategias específicas para poder atenderlas, analizando el impacto de sus decisiones, basando sus reflexiones sobre la base de conocimiento didáctico y/o pedagógico según el caso.

"*El cuestionarme está situación, me hace pensar en distintas estrategias para trabajar con los niños/as, considerando los parámetros que coloca el centro educativo en el que estamos insertas. Una de las estrategias es desarrollar una labor lúdica y en cuanto sea cuestionada esa práctica, presentar la teoría pertinente, que acredite la labor pedagógica*" (NN6)

"*Para poder resolverlo consideraré lo investigado según la página Autismo diario (2011) los docentes deben actuar frente a una situación así, para ello es necesario hablar con el equipo encargado del establecimiento y luego con los padres del menor involucrado, de manera directa, respetuosa y amigable, para que de esta forma los padres no se sientan atacados, ni impactados, así se converse con tranquilidad y se tomen las acciones necesarias frente a la situación, pudiendo intencional que los padres investiguen específicas sobre el tema* » (NN1)

Ahora bien, cabe mencionar que cuatro (4) estudiantes lograron alcanzar el nivel pedagógico reflexivo, una (1)de ellas logró alcanzar focos asociados a la reflexión crítica como por ejemplo al contemplar el código "reflexiona vinculando su práctica docente con las condiciones sociales y políticas en las que se desarrolla", más dos (2) se mantuvieron en nivel superficial, ya que reconocían parcialmente su responsabilidad en situaciones ocurridas en el aula, visualizándose además que se mantenían explicando situaciones desde su emocionalidad y/o creencias personales, iniciándose en la toma de decisiones con conocimiento pedagógico, lo cual logra verse de manera gráfica en la modificación de elementos recurrentes visibles en la Figura 2, donde las narrativas fueron caracterizadas en los metacódigos de reflexión superficial, pedagógica y critica con los conectores asociados a "es propiedad de" o "está asociado con"

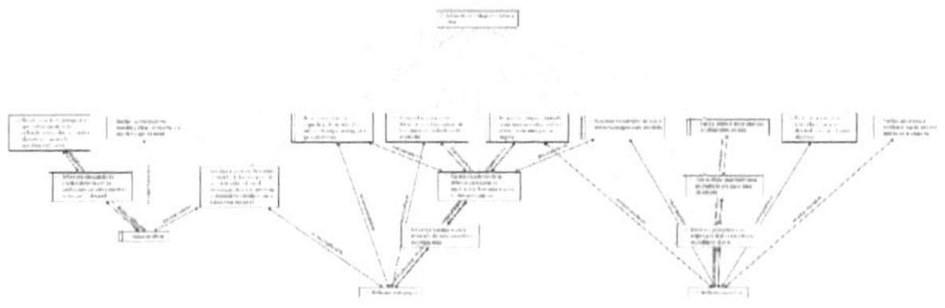

Figura 2. Resultados y análisis final de narrativas. Fuente: Elaboración propia.

6. DISCUSIÓN

Es importante recordar que estos resultados son parte de una investigación que permitió analizar el impacto de talleres de integración en los niveles de reflexión alcanzados en los portafolios digitales de las estudiantes de Práctica Profesional de la carrera de Educación Parvularia con mención de una universidad chilena.

Los resultados de la primera revisión, permitieron descubrir que las estudiantes (todas mujeres), se encontraban en los niveles de pre-reflexión y/o reflexión superficial, lo que implicaba asumir una escasa mirada profesional frente a los sucesos del aula, respondiendo a ellos de manera intuitiva con falta de aplicación de conocimientos pedagógicos-disciplinares, lo cual no es ajeno a lo señalado por Ruffinelli (2018), quien reconoce que los principiantes apuntan a la descripción con poca conexión con la teoría.

Dicha desconexión de la mirada profesional, muchas veces está impregnada por la emocionalidad de las situaciones vividas, donde las profesionales en formación no se ven a sí mismas como protagonistas del proceso, sino como "víctimas del escenario" donde les corresponde realizar sus prácticas, por lo que su identidad profesional aún no incorpora elementos asociados a la ética y responsabilidad (Ruffinelli, 2018; Schön, D. 1992; Perrenoud, 2001), ya que al ser una metacompetencia (Lara-Subiabre, 2017; Correa *et al.*, 2014; Schön, D. 1992), requiere de recursos personales movilizados a la luz de conocimientos pedagógicos y disciplinares, poniendo al niño y la niña como actores de los aprendizajes y a ellas como gestoras del proceso.

Posterior a la aplicación de los talleres integrales que pretendían favorecer la reflexión situada en un nivel pedagógico, como se puede observar en la Figura 3, existe un cambio notorio en las narrativas de las estudiantes, los cuales estuvieron situados principalmente en que lograron iniciar el tránsito desde "yo personal/estudiante" a un "yo profesional en formación", incorporando saberes pedagógicos en su discurso, analizando las situaciones vividas en el aula buscando las soluciones sobre la base de conocimiento e investigaciones.

En ese sentido, Lamas y Vargas-D'Uniam (2017), reconoce que "para que el sujeto pueda llegar a niveles más complejos de reflexión, requiere del desarrollo gradual y continuo de las habilidades reflexivas a lo largo de su formación y con un acompañamiento adecuado" (p.76), es por ello que si bien existió un avance en las estudiantes, no todas lograron alcanzar una reflexión pedagógica, ya que requiere tiempo, esfuerzo y sistematicidad para su instalación, reconociendo que si bien esta metacompetencia puede entrenarse en su redacción, el foco debiese "ubicarse en el logro de la postura, el método, la ética, el saber hacer" (Ruffinelli, 2018, p.19)

En ese sentido, es importante reconocer lo señalado por diversos autores, quienes manifiestan la necesidad de instalar procesos de práctica reflexivas que involucren procesos de pensamiento crítico- divergente en los estudiantes (Ruffinelli, 2018; Perrenoud, 2001; Meirieus, 1996), que vayan más allá de la "vivencia" del proceso, el cual muchas veces solo responde a un proceso de calificación y aprobación de los cursos, sumándose la "constante tensión del profesor en formación por responder a demandas de su institución formadora y de su escuela de práctica, que suelen no ser conciliables (Ruffinelli, 2018, p.38), lo cual tomando la mirada de este investigador "releva la necesidad de reorientar los núcleos temáticos formativos, las didácticas y las disciplinas hacia un tratamiento desde la práctica reflexiva, en términos de la reflexión como eje estructurador de la formación" (p.18), considerando que un educador reflexivo se potencia solo a través de una práctica de carácter reflexiva (Meirieus,1996), la cual se realiza en la acción docente en base a la teoría pedagógica, centrando sus decisiones en base a las características y necesidades específicas de los educando y los contextos educativos (Perrenoud, 2001).

Procurando la formación de profesionales capaces de tomar decisiones complejas para una sociedad que requiere de una transformación socio cultural preparada para enfrentar la diversidad del aula, aportar a la igualdad y construir una convivencia democrática (Marín-Suelves *et al.*, 2021), donde las prácticas pedagógicas de los estudiantes "razonan sobre situaciones de enseñanza" (Ruffinelli, 2018, p.18) y sus implicancias en el aula, principalmente en los procesos de aprendizaje de los niños y niñas que tienen a su cargo, dejando de delegar en otros la responsabilidad de ser un profesional en formación.

7. CONCLUSIONES

Esta investigación, analizó el impacto de talleres de integración en los niveles de reflexión alcanzados en los portafolios digitales respecto de la labor educativa a desarrollar en el trabajo con niños y niñas las estudiantes de Práctica Profesional de Educación Parvularia de una universidad chilena, en ese sentido se puede mencionar que logró su cometido, ya que a través de la matriz propuesta por Lamas y Vargas-D´Uniam 2016 basado en la propuesta original de Larrive (2008) se logró analizar como la mayoría de las estudiantes transitaron de un nivel pre-reflexivo/superficial a una reflexión pedagógica, mostrando que talleres de integración focalizados en dicha tarea pudiesen impactar en la mirada de las estudiantes, cuando estos se realizan de manera sistemática y contemplando las realidades de sus contextos de práctica.

Se reconoce asimismo que, aunque aún falta por avanzar, ya que alcanzar una metacompetencia reflexiva requiere de la movilización de variados aspectos personales, culturales, sociales, éticos y de conocimiento pedagógico que permita visualizar las situaciones de aula con una mirada profesional del proceso, lo cual requiere tiempo y sistematicidad y sobre todo a nivel universitario de un acompañamiento mediador.

En base a lo anterior, un gatillante de este avance -como se mencionó- fueron los Talleres de Integración, ya que implementaron como comunidades de aprendizaje, donde a través de reflexiones individuales y grupales entre pares, las estudiantes pudieron ir analizando junto con otros su práctica pedagógica, lo que les permitió sentirse identificadas y crecer de manera colaborativa y junto a un formador experto -en este caso la educadora de párvulos en ejercicio de la profesión y la investigadora a cargo de proyecto de investigación- quienes se situaron "en el mismo plano que los participantes, aunque les corresponda ejercer funciones de experto en la conducción de los procesos formativos de los participantes" (Domingo y Gómez, 2014, p.91), favoreciendo a través del diálogo y trabajo sistemático la formación de futuros docentes reflexivos capaces de resolver situaciones prácticas como profesionales consolidados.

En este sentido, es importante detenerse en la necesidad de tener un diagnóstico inicial que no solo considere conocimientos teóricos de los/as estudiantes al momento de diseñar propuestas pedagógicas -en especial dentro de las casas formadoras de nivel superior- ya que -a visión del equipo investigador- para alcanzar los efectos esperados, se debe partir de los significados, temores y valoraciones que estas tienen frente a los procesos formativos que vivencian, de manera distintiva en los contextos de práctica. Especial valor tuvieron los tickets out, ya que permitieron ir calibrando los talleres considerando necesidades e intereses sin perder el norte formativo.

Bajo la misma línea, se visualiza relevante generar acciones conscientes en el proceso de práctica, más allá de "transitarlas", lo que permitirá a los/as estudiantes avanzar en su propia percepción de identidad desde el "yo personal" al yo "profesional", no olvidando que la identidad profesional comienzan a desarrollarse o potenciarse de manera dirigida desde la formación inicial docente y es influenciada por procesos internos (personales) y externos (vivencias, nuevos conocimientos, formación docente, entre otros), por tanto exige de una gran responsabilidad de las casas de estudio frente a esta tarea (Robinson *et al.*, 2018; Avalos, 2014; Vanegas y Fuentealba, 2019).

Como equipo de investigación, también se reflexionó frente a las exigencias académicas que muchas veces se piensan como "adquiridas" por los/as estudiantes; en este caso, la exigencia de "reflexionar" frente sus procesos de práctica, ya como se ha mencionado anteriormente, la capacidad reflexiva no siempre surgen de manera innata ni debe darse por sentada solo por el hecho de "estar en terreno", ya que requieren de apoyo, seguimiento y mediación; aunque se debe reconocer, que se asume a nivel general la existencia de una desconexión entre la teoría y la práctica (Ibernón, 2002).

Asimismo, se nos plantean nuevos cuestionamientos como la relación entre la identidad profesional y la reflexión docente como un elemento a indagar en futuras investigaciones, ya que no existen estudios científicos transversales que muestran cómo éstos se van vinculando en su desarrollo y progreso, sólo de la tensión que existe entre ambos (Vanegas y Fuentealba, 2019) y ni cómo estás se van construyendo, desarrollando y/o potenciando como competencia dentro de las casas formadoras.

8. REFERENCIAS

Ávalos Davidson, B. (2014). La formación inicial docente en Chile: Tensiones entre políticas de apoyo y control. *Estudios Pedagógicos (Valdivia)*, 40(ESPECIAL), 11-28. https://scielo.conicyt.cl/pdf/estped/v40nEspecial/art02.pdf

Concha, S., Hernández, C., del Río, F., Romo, F. y Andrade, L. (2013). Reflexión pedagógica en base a casos y dominio de lenguaje académico en estudiantes de cuarto año de pedagogía en educación básica. *Calidad en la educación*, (38), 81-113. https://dx.doi.org/10.4067/S0718-45652013000100002

Correa Molina, E., Philippe Chaubet, P., Collin, S., y Collin, S. (2014) Desafíos metodológicos para el estudio de la reflexión en contexto de formación docente. *Estudios Pedagógicos*, vol. XL, Número Especial 1: 71-86, 2014. www.scielo.cl/pdf/estped/v40nEspecial/art05.pdf

Domingo Roget, A. y Gómez Serés, M. (2014). La Práctica Reflexiva. Bases Modelos e Instrumentos. Editorial Narcea, Madrid. ISBN: 978-84-277-2034-3.
Domingo Roget, A., (2021). La Práctica Reflexiva: un modelo transformador de la praxis docente. *Zona Próxima*, (34), 1-21. https://doi.org/10.14482/zp.34.370.71
Ibernón, F. (2002). La investigación educativa como herramienta de formación del profesorado. Reflexión y experiencias de investigación educativa. Barcelona: Grao.
Jarpa Azagra, M., y Becerra Rojas, N. (2019). Escritura para la reflexión pedagógica: concepciones y géneros discursivos que escriben los estudiantes en dos carreras de pedagogía, 29(2), 364-381. https://dx.doi.org/10.15443/rl2928
Jarpa Azagra, M., Haas Prieto, V., y Collao Donoso, D. (2017) Escritura para la reflexión pedagógica: rol y función del Diario del Profesor en Formación en las Prácticas Iniciales. *Estudios Pedagógicos XLIII* (2) 163-178: https://scielo.conicyt.cl/scielo.php?script=sci_arttext&pid=S0718-07052017000200009
Jiménez Yáñez, CE, Martínez Soto, Y., Rodríguez Domínguez, NA., y Padilla Hacegaba, GY (2014). Aprender a hacer: la importancia de las prácticas profesionales docentes. Educere, 18 (61), 429-438.
Lamas Basurto, P., y Vargas D'Uniam, C. J. (2016). Los niveles de reflexión en los portafolios de la Práctica Pre Profesional Docente. *REDU: revista de docencia universitaria.* https://dialnet.unirioja.es/servlet/articulo?codigo=5765930
Lara-Subiabre, B. (2018) Análisis de significados de la reflexión pedagógica de profesores en formación inicial. REXE. R*evista de Estudios y Experiencias en Educación, 17*(33), 101-111, 2018 www.redalyc.org/journal/2431/243155021006/html/
Larrivee, B. (2008). Development of a tool to assess teachers' level of reflective practice. *Reflective Practice, 9*(3), 341-360. https://doi.org/10.1080/14623940802207451
Lemaitre, M. J. (2003-2004). Responsabilidades públicas y privadas en Educación Superior. Estado, gobierno, gestión pública: *Revista Chilena de Administración Pública,* 6, 169-178. doi: ISSN-e 0717-6759
Lemaitre, M. J. (2017). Quality assurance in Latin America: current situation and future challenges. University of Deusto. *Tuning Journal for Higher Education. 5*(1), 21-40. http://dx.doi.org/10.18543/tjhe-5(1)-2017pp21-40
Ley General de Educación N° 20.370 (2010-2023) Establece la ley general de educación/ modifica y complementa las normas que indica respecto del sistema educativo.
Marín-Suelves, D., Pardo-Baldoví, M.I., Vidal-Esteve, M.I. y San Martín-Alonso, A. (2021). Indagación narrativa y construcción de identidades docentes: la reflexión pedagógica como herramienta de formación docente. *Revista Electrónica Interuniversitaria de Formación del Profesorado*, 24(2), 125-138.
McKinsey & Company. (2007). Cómo hicieron los sistemas educativos con mejor desempeño del mundo para alcanzar su objetivo. McKinsey & Company.
Martín-Alonso, D., Blanco, N., y Sierra, J. E. (2019). Comprensión pedagógica y construcción de la relación educativa. Una indagación narrativa. Teoría De La Educación. *Revista Interuniversitaria*, 31(1), 103–122. https://doi.org/10.14201/teri.19442
Martínez Martín, M. (2016). La formación inicial de los maestros: una responsabilidad compartida. Bordón. *Revista De Pedagogía*, 68(2),9–16. https://doi.org/10.13042/Bordon.2016.68201
Meireus, Ph. (1996): Frankenslán pédagogaé. París: ESF éditeur. (Trad. cast.: Frankesnstein educador. Barcelona. Laertes, 1998.)
Ministerio de Educación (2012). *Estándares Orientadores para las carreras de Educación Parvularia. LOM Ediciones*. Santiago de Chile. www.cpeip.cl/wp-content/uploads/2019/03/Est%C3%A1ndares_Parvularia.pdf

Ministerio de Educación (2019). *Marco para la Buena Enseñanza de Educación Parvularia. https://n9.cl/wn6xp*

Ministerio de Educación (2021). *Estándares de la Profesión Docente: Marco para la Buena Enseñanza*. Santiago de Chile. https://n9.cl/da5qn

OCDE. Organización para la Cooperación y Desarrollo Económicos. (2009). Los docentes son importantes: atraer, formar y conservar a los docentes eficientes. https://doi.org/10.1787/9789264046276-es

Prats, E. (2016). La formación inicial docente entre profesionalismo y vías alternativas. mirada internacional. Bordón. *Revista de pedagogía*, *68*(2),9-33. https://dialnet.unirioja.es/servlet/articulo?codigo=5422157

Perrenoud, P. (2001). *Desarrollar la práctica reflexiva en el oficio de enseñar Profesionalización y razón pedagógica.* Grao.

Robinson Seisdedos, M., Tejada Fernández, J., y Blanch Gelabert. S. (2018). ¿Cómo construyen su identidad las educadoras de párvulos principiantes? Una mirada desde diferentes realidades educativas. *Perspectiva Educacional. Formación de Profesores* *57*(3), pp. 104-130. https://scielo.conicyt.cl/pdf/perseduc/v57n3/0718-9729-perseduc-57-03-00104.pdf

Rodríguez, R. (2013). El desarrollo de la práctica reflexiva sobre el quehacer docente, apoyada en el uso de un portafolio digital, en el marco de un programa de formación para académicos de la Universidad Centroamericana de Nicaragua [Tesis de Doctorado, Universidad de Barcelona] http://hdl.handle.net/10803/108035

Ruffinelli Vargas, V. (2018). Reflexión Docente: Oportunidades de Desarrollo en la Formación Inicial [tesis de Doctorado, Pontificia Universidad Católica de Chile]. https://n9.cl/ionnt

Sandin Esteban. M. (2003). Investigación cualitativa en educación. Fundamentos y tradiciones. Editorial McGrawHill.

Schnitzler-Sommerfeld, N. y Núñez-Lagos, P. (2021). Hacia una evaluación de la reflexión pedagógica desde la escritura académica. magis, *Revista Internacional de Investigación en Educación*, 14, 1-25. doi: 10.11144/Javeriana.m14.herp

Schön, D. (1992). La formación de profesionales reflexivos. Editorial Paidós.

Schwandt, T. (2000). Three epistemological stances for qualitative inquiry: Interpretivism, hermeneutics, and social constructionism. Handbook of Qualitative Research. Sage Publications. London.

Smyth, J. (1989). Developing and Sustaining Critical Reflection in Teacher Education. *Journal of Teacher Education*, *40*(2), 2-9. http://doi.org/10.1177/002248718904000202

Subsecretaría de Educación Parvularia (2018). Bases Curriculares Educacion Parvularia. Gobierno de Chile, Ministerio de Educación. https://n9.cl/mineducparvularia

Vain, P. (2012). El enfoque interpretativo en investigación educativa: algunas consideraciones teórico-metodológicas. *Revista de Educación*, *4*(4), 37-45. https://fh.mdp.edu.ar/revistas/index.php/r_educ/article/view/83

Vanegas Ortega, C., y Fuentealba Jara, A. (2019). Identidad profesional docente, reflexión y práctica pedagógica: Consideraciones claves para la formación de profesores. *Perspectiva Educacional*, *58*(1). https://dx.doi.org/10.4151/07189729-

THE USE OF A VIDEO POSTER AS A TOOL TO DEVELOP PROFESSIONAL COMMUNICATION COMPETENCE: A CASE STUDY OF ARCHITECTURE STUDENTS

María-José Gómez-Ortiz[1], *Paloma Úbeda-Mansilla*[1], *María-Luisa Blanco-Gómez*[2]

1. INTRODUCTION

Traditional technical skills and knowledge are not sufficient to respond to constantly changing labour contexts. Today, socio-emotional skills that integrate communication, emotional intelligence, and creativity must be developed. These are also known as soft skills, which act as a crucial complement of professional skills. According to various studies (Bobkina et al., 2019; Sancho et al., 2019), these soft skills increase productivity, improve workers' analytical abilities, promote digital skills training, strengthen personal confidence, and lead to the success of professional communication (OECD, 2018).

This requirement also applies to communication in the field of architecture. Effective communication abilities are important challenges whenever professionals need to transmit the complexity of technical and organisational structure when building a project (Norouzi et al., 2015). According to Tai et al. (2009), one of the reasons for communication problems is the lack of elements to maximise communication between participants, such as client-architects and architects collaborating, as unclear communication can lead to unsatisfactory design decisions. Therefore, the sharing of knowledge and experience of the participants should be created to facilitate communication. In this situation, the use of video posters (VP, henceforth) and multimodal metaphors could play an important role.

English for Specific Purposes (ESP) students, in our case architecture students, need to develop competent digital and multimodal strategies to interact with colleagues and potential clients. In this context, VPs are a professional instrument that is thought to be a good learning tool to integrate into language learning programs because they provide motivation, enjoyment, and text and visual context, as it is referred that multimodality is associated with architecture's visual language (Pingale et al., 2017). In terms of language education, several scholars have indicated the advantages of using VPs, specifically examining the use of self-created videos to improve students' language skills, such as language and vocabulary acquisition, and have shown that self-made videos are an effective tool for developing their language skills (Belilos et al., 2022; Bobkina et al., 2020). Garcés-Manzanera (2023, p. 15) stresses "the importance of communicative tasks as sources for vocabulary learning". However, little is known about how VPs can be included

1. Universidad Politécnica de Madrid (Spain)
2. Universidad Rey Juan Carlos de Madrid (Spain)

in a project-based learning methodology using multimodal metaphors (visual and textual) to teach professional communication, especially with architectural students.

Therefore, self-created VPs as teaching tools in ESP courses may be appropriate for architecture students due to their multimodality (Bobkina & Domínguez, 2022; Kemczinski et al., 2017; Úbeda-Mansilla & Gómez-Ortiz, 2018). Moreover, architecture students' learning styles (Úbeda-Mansilla & Escribano, 2002), which are mainly visual and kinaesthetic, will be fostered. This study focuses on architects' ability to manage communication challenges in architectural-client relationships by using language (oral and textual) and visual information to strengthen communication links with project-based methods and with the VP as a multimodal learning resource, including visual and text strategies in the form of metaphors.

2. OBJECTIVE

The complexity of architecture and its elements can make communication difficult. In order to support this process, architects could share text and visual metaphors in multimodal VPs to reduce complex ideas into short sentences. This resource, the visual and textual metaphor in multimodal VPs, enables members of project teams to understand and communicate effectively visually and verbally to produce successful solutions. Furthermore, multimodal metaphors could help clients better understand architectural concepts.

The purpose of this research is to investigate the perceptions of the development of specialised communication using professional multimodal VPs and metaphoric expressions grounded on a project-based methodology in university architecture courses. Our ultimate goal is to disclose the perception of students using multimodal metaphors in VPs in ESP classrooms.

3. METHODOLOGY

To this end, the study is grounded on a project-based methodology, which is an excellent learning strategy, because it enables students to put into practice the theoretical aspects they have previously learned. It is true that applying theoretical knowledge to real situations is one, if not the most, significant challenge that students have to meet in any project. Moreover, this kind of methodology focuses on the learner more than on teachers and fosters other important aspects involved in learning, such as planning, organising, decision-making, time management, and problem-solving in general. On the other hand, teamwork is encouraged since in the professional world of architecture it is considered a key academic competency as it is directly related to coordination and organisation as well as the use of specific strategies. We also have to mention that when working in groups, constructive criticism among the members of the group can be very inspiring and can add extra benefits to the project itself. Hence, this kind of project-based methodology was chosen because it is highly dynamic, focuses on learners and enables them to participate in their learning by playing the role of real architects when working in teams. In this case, the students had to design self-created multimodal VPs using visual and textual metaphors to develop specialised communication with other professionals and clients in the architectural field.

Engaging students in their learning process has always been a key aspect in motivating them. Furthermore, motivation is a significant aspect in order to bring effectiveness in the ESP class. According to Dornyei (2001, p. 116), "teacher skills in motivating learners should be seen as central to teaching effectiveness." This kind of methodology agrees with architectural students since project-based learning, apart from motivating them, makes them explore different options in order to try to find the answer to a practical problem that transforms it into a learning situation (table 2). Following Lizunkov et al. (2020, p. 228), "The introduction of an additional amount of practical knowledge and skills into the educational process under the main educational program will allow students to [...] continue to perform official duties in organisations, enterprises, with a minimum adaptation time." By making use of VPs, students will have the opportunity of enlarging their vocabulary and communication skills and at the same time they will exchange knowledge, and this will again be extremely motivating when they realise the usefulness of VPs. At present we live in the visual era, and this is reflected in the class by using visual resources as the VP. Furthermore, according to Almeida (2013), this visual aspect helps students consolidate learning and use and apply their learning in their future professional career, and this is extremely important for the architecture student. This visual component in the teaching process has been influenced by the 21st world, and in this sense and according to Aprianto & Muhlisin (2022, p. 246), "Technological developments have a very significant role in the development of English learning. Digitalization has penetrated and has been utilized in the education field of English language learning". As Kakoulli-Constantinou & Papadima-Sophocleus (2020, p. 18)) also point out, "nowadays technology constitutes one of the main sources of learning", and students are very fond of using all kinds of technological devices. We have to take advantage of them in order to encourage real-life communication in the ESP class.

When dealing with the architectural field, we can highlight that, as Webster (2004, p. 101) states, "Critical reflection, understood as a key element of project-based learning, is normally built into the process of student learning [...] through requiring students to continually reflect on their work both alone and with others." Reflexion is an important aspect on the student's part in the ESP class, and by making use of VPs in the architecture class we have realised that they have become a key tool in our teaching process. In this process, there are different learning styles to be taken into account since, as Gilakjani (2012, p. 104) suggests, "Teachers can incorporate these learning styles in their curriculum activities so that students are able to succeed in their classes." What is true is that the more attractive materials and activities are presented to students, the more interest, and hence motivation, we will produce in learners. In the digital era, students are very good at making use of new technologies, and if they get involved in their learning process by having to prepare a VP, the probability of success in architecture classes could be guaranteed.

In the study, 46 undergraduate architecture students of our English for Professional and Academic Communication ESP course at the Universidad Politécnica de Madrid (Spain) during the spring semester of 2023 participated. The level of English language competence ranges from high intermediate to advanced or proficiency, since a B2 level[3] certificate is a mandatory requirement for the registration in the course.

The students were divided into 7 groups with the aim of designing a video poster using visual and textual metaphors that could increase communication with their colleagues and potential clients. Thus, a real professional learning situation was created, that is, the

3. B2 level according to the Common European Framework of Reference for Languages (Council of Europe, 2001)

exposition and explanation of a complex architectural design, to be implemented mainly through digital competency and soft skills.

At the end of the course, the students completed an *ad hoc* questionnaire (table 1) designed with their opinion on the use of a VP and their opinion on the use of metaphorical expressions as learning strategies to develop effective informative and persuasive communication skills.

What was your major challenge when using VP as a learning resource for communication skills acquisition?
What was your major challenge when selecting multimodal metaphors to be used in the VP?
How do you feel about using VP as part of your ESP classes?
How do you feel about using multimodal metaphors as part of your ESP classes?

Table 1. Questionnaire about using multimodal VPs and metaphors in ESP classes. Source: Our own work, 2023.

Once we have presented the methodology carried out in this study, we will focus on the use of multimodal metaphors as they are part of architecture visual learning style.

4. MULTIMODAL METAPHORS

Traditionally, metaphors are perceived as a stylistic device in the cognitive language framework but could also be noticed as an intrinsic cognitive process of the human mind that are not semantically arbitrary, but motivated and experientially derived from basic human physical and everyday experience (Lakoff & Johnson, 1980). Some conceptual metaphors, for example ARGUMENT IS WAR and its expressions such as "defend an argument" are a conventional way of thinking and discussing certain abstract concepts (Kövecses, 2010). Consequently, metaphorical linguistic expressions are rooted in everyday language and play a crucial role in communication with persuasive functions by appealing to emotions and attitudes or often supporting claims on product's positive properties through creative strategies (Charteris-Black, 2011; Semino, 2008).

Cook (2001) states that this use of the metaphor is a soft-sell technique in persuasive and effective communication. Furthermore, Semino (2008) mentioned the use of metaphors as soft-sell strategies, which play an essential role in providing identities and creating feelings of joy, humour, and pleasure. Allison et al. (2016) argue that the use of metaphors is needed to reduce barriers. In particular, the use of isolated visual metaphors and combined text metaphors can be an effective communication strategy that increases the appeal and interest in messages (Caballero, 2014; Forceville, 2006, 2012; Gibbs, 2008; Koller, 2008; Kövecses, 2002). We should take into account that, as Goatly (1997, p. 3), quoted in Charteris-Black (2000), metaphors "are constantly being coined to meet the demands of experience on language, either obviously through the process of metaphorical transfer or less clearly through the narrowing or extending of senses." Later, those metaphors may become part of our everyday language, and we have to make architecture students aware of the use of metaphors as a powerful communicative strategy.

The use of rhetorical devices is common in any field, but, as we can see in the field of Higher Education and ESP scope: Cuadrado & Robisco (2011, p. 95) agree that "The information concerning the internal mappings underlying the discourse of science and technology and the classification of image metaphors provides an important source for designing teaching material in this field." More specifically, in the field of ESP, the multimodal metaphor is applied in the teaching of English idioms by integrating many modes such as graphics and text (Zhang, 2021); furthermore, research has been conducted on multimodal metaphor to suggest the improvement of students' skills (Awier, 2021; Salinas, 2021). Úbeda-Mansilla & Roldán (2018) designed videos from a teachers' point of view regarding metaphorical language across Architecture and Civil Engineering but in the scope of architecture this VP activity is pioneer. Jurkovic (2015) highlights the beneficial results of using videos in the ESP class in relation to motivation. Again, we can perceive that if students take part in their learning process by producing VPs in this case, the immediate effect is that their motivation increases, and so their command of the target language. Taking into account the multimodal characteristics of the mentioned resources, that is, the VP and the metaphor, we have decided to combine them in a specific learning situation, as we will see in due course.

In the field of architecture, given the fact that architects generally associate their designs to the human body (Gosciniak & Januszkiewicz, 2019), we have focused on some technical terms, idiomatic expressions in order to develop architectural design conceptions in the ESP class. By following this process, students will, in the first place, be aware of this relationship between architecture and the human body and, in the second place, search for other similar multimodal metaphors in order to transmit the characteristics of construction elements. This is directly related to Politakis' idea (2017: xvii) of "bodily projections or body-isc structures in architecture." If we observe figure 1, we can see that when an architect designs the top cover of a building, s/he wants to transmit a specific construction idea that is better reflected using visual metaphors (in this case, a human eye) that corresponds to a textual or oral metaphor "The top cover is an eye".

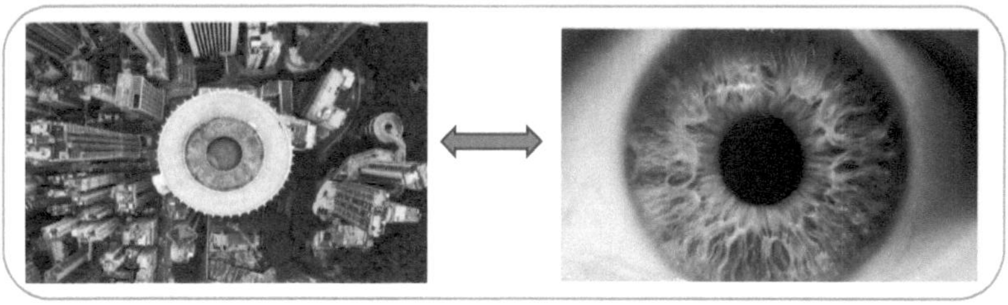

Figure 1. Metaphorical visual correspondence of the anatomy field and architecture. Source: istockphoto.com, 2023.

These metaphorical expressions could be a crucial tool for negotiating or communicating aspects of architectural designs. For this reason, the use of visual and textual metaphors could be a strategy that finds potential to develop soft skills in the architecture field. Consequently, the anatomy field is used as the selected metaphorical mapping, as it shares metaphorical expressions of great richness in the field of architecture related to the conceptual metaphors THE BUILDING IS A HUMAN BODY. We can observe that metaphors operate on different levels when dealing with ESP teaching, and something obvious is that, as Botha (2009, p. 440) underlines, "Through metaphor we attempt to understand some unfamiliar thing, event, or state of affairs in terms of another more familiar thing, event, or state of affairs."

5. RESEARCH DEVELOPMENT

Before starting work on the project, students were informed of the characteristics of the project to be developed based on a real professional learning situation: to inform about an architectural project design to other colleagues or to possible clients. The entire project completion includes five steps illustrated in figure 2.

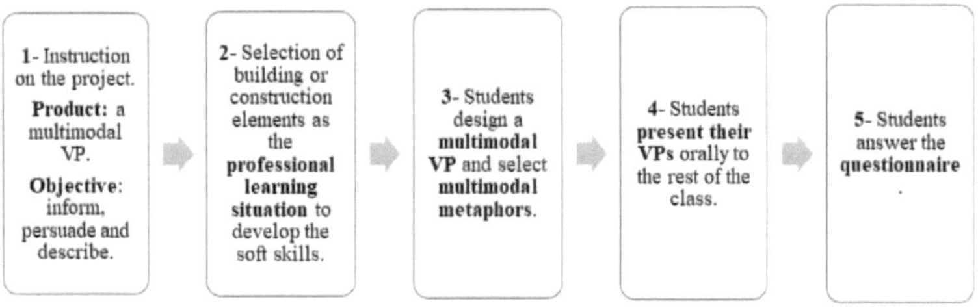

Figure 2. Process of project completion. Source: Our own work, 2023.

Students were given instructions about the VP and its objective, implying visual and textual thinking, and using their own IT or mobile programs. They also exchanged views on real work-learning situations to describe or inform about an architectural project design or architectural element in a design. Additionally, they discussed the online software that could allow the creation of interactive presentations to produce the VP, such as PowerPoint or Genially.

Then, explicit multimodal metaphor instruction was given. Relevant images with words were shown accompanied by narration in a video to facilitate the elaboration of the VPs. They watched an example of VP with visual and textual metaphors and examples of dual coding such as cartoons, graphic organisers, simple drawings with labels and infographics (Úbeda-Mansilla & Gómez-Ortiz, 2018).

After viewing the VP example, groups were formed, and the distribution of tasks were assigned. Next, the students selected buildings or construction elements to develop the project and inform about its architectural design and complexity. Then, students started the selection or creation of multimodal metaphors associated with the human body that could facilitate information and collaboration among architects and their potential clients. More specifically, the implementation followed in this particular learning situation is presented in table 2.

Title: Designing a multimodal VP.
Project: Description of the design of a building or architectural project through a multimodal VP. This project is related to the knowledge of the interdisciplinary curriculum of students that integrates a professional competency approach.
Objective: To describe or inform about complex architectural projects.
Result: Multimodal VP presentations.
Sessions: Five sessions of two hours each.
Methodology: Project-based research.
Digital resources: Genially, PowerPoint and laptops. **Communicative resources**: Multimodal VP and multimodal metaphors.
Skills developed: Soft skills when communicating professionally together with technical skills in the field of the student.
Assessment instrument: Rubric.

Table 2. Implementation of the work learning situation with multimodal VPs. Source: Our own work, 2023.

In the last step, students designed their VPs and presented them to the rest of the class, discussed their functionality, and provided peer feedback. One example of the multimodal VPs developed by the students can be seen in figure 3, where we have the chance to appreciate the direct relation between the air circulation system of a building and the circulatory system of the human body.

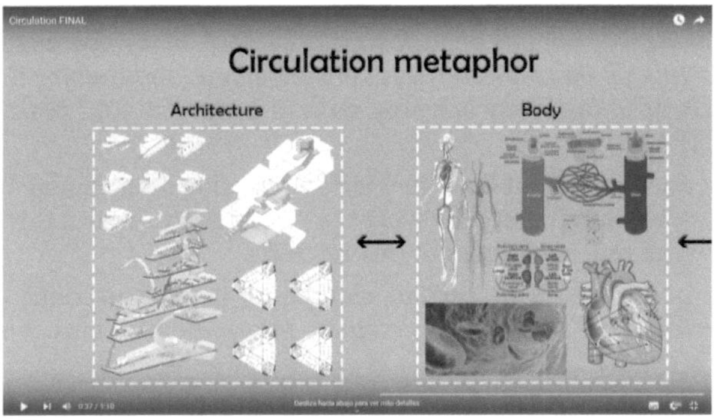

Figure 3. Example of a multimodal VP explaining the concept of air circulation system in a building. Source: Our own work, 2023.

5.1. Questionnaire

After the implementation with the designed activities was concluded, and in order to analyse the attitude toward the use of multimodal VPs with multimodal metaphorical expressions in the ESP classroom, they were required to answer a questionnaire (table 1) composed of four open-ended questions about the use of the mentioned resources to develop technical communication in ESP classes.

Regarding the first question dealing with students' perception of their major challenges when using VPs as a learning resource for communication skills acquisition, they admitted that they were aware of the existence of this professional resource but none of them had previously made use of it. They did not express serious difficulties or challenges using this multimodal resource, as we can see below.

"I only knew PowerPoint, but even though Genially was overwhelming to use at first, I quickly discovered all its possibilities." (P13).

"I was very fond of Prezi but admit that VPs have a great potential for my future professional career. My main challenge was to be able to include multimodality in my team's VP." (P28).

When answering a second question about their major challenge at the time of selecting multimodal metaphors to be used in the VP, the students mentioned that the most difficult aspect for them was to choose only one multimodal metaphor out of the numerous ones they came across.

"Once the team got the idea of the multimodal metaphor, we spent a lot of time selecting the most appropriate one since every member of the team had different criteria regarding the importance of the metaphor put forward." (P34).

"A major problem was to select interesting visual metaphors that were royalty free images." (P7).

In relation to the third question about how they felt about using VP as part of their ESP classes, they found it very useful as an engaging activity to facilitate teamwork and express difficult concepts.

"I thought it was fun from the very first moment. Also, as a student of architecture it was very challenging to do this project in a group." (P23).

"The English language was not one of my favourite subjects in my degree so far, however the way we work with this VP this semester was very good and I really enjoy it. I had never used it and it was excellent to foster my learning skills in general since I realised I could better manage English." (P17).

Finally, in the last question about how they felt about using multimodal metaphors as part of their ESP classes, we found that they were very enthusiastic about this creative activity, and they admitted the real usefulness of this resource.

"I never thought about visual or textual metaphors and connections; now I see them everywhere understand their power in persuasive information. I think it is very interesting to me as a future architect." (P15).

"I think I can use this for my project class because creativity is our main daily routine in the ETSAM. Now I can integrate this in my own projects too." (P38).

6. CONCLUSIONS

Soft skills are skills that help and contribute to the professional development of university students and lead to future career success. To compete better, students must combine hard skills with soft skills and demonstrate their true potential. These are interactive, communication-orientated, and transferable skills that employees display unconsciously and regularly in their work (OECD, 2018), such as communication, collaboration, and teamwork skills, as well as creative thinking, problem solving, critical thinking, and leadership skills. The use of learning methods for the development of soft skills (role playing and demonstration, teamwork, case studies, problem solving, and other extracurricular activities) is essential in ESP courses, as they will allow students to use English in a highly competitive professional context.

This study aims to integrate as many of these skills as possible into the teaching of "English for Architecture", a compulsory subject in the Technical School of Architecture in Madrid, and these ICT learning strategies can be applied to all technical schools at the Universidad Politécnica de Madrid, as well as any other Higher Education Institutions that offer programmes related to ESP courses.

It is accepted that new technologies currently play a key role in the learning process. In short, technology connects teachers and learners, which is why we have to take advantage of that in the ESP class. New technologies in general and VPs in particular are good so that students adapt to new learning styles (visual and oral). The application of these different learning styles will be extremely beneficial for architecture students, as we have outlined when using the multimodal VP as a new digital resource to motivate the learner.

The development of multimodal VP projects and designs is consistent with the need to adapt traditional teaching methods to new challenges and provide valuable educational resources. Designing class activities to work with VP are nowadays inevitable in the lives of our students, and these types of activities should be transformed into pedagogical opportunities, and with time can be adapted and be part of any syllabus. The experience with the students of architecture is recommended to use these VPs beside classical teaching tools and techniques. In this learning situation activity, the feedback opinions of the students about working and developing VPs were reinforced. Learners' perceptions reflected the usefulness of this activity by highlighting the use of multimodal metaphor as they had the opportunity to rethink architecture through the human body. In fact, one student, who was doing her internship, mentioned that she found the VP extremely productive because she was able to put this into practice in a real work situation. In the architectural field, communication is essential, and we have to keep in mind the fact that being able to communicate properly with clients and other colleagues can make the difference between an excellent project and an ordinary one. We have had the opportunity to check the significant change in student attitude when having to create a project like this compared to traditional classes.

As can be deduced from the student perceptions, this project-based methodology used appears to be remarkably valuable and, hence, we should promote it in ESP classes since this is directly linked to students' motivation, a key aspect of any kind of teaching. Students' responses to the questionnaire suggested that they were really motivated by making use of VPs. Moreover, when using VPs, critical thinking and teamwork skills can be encouraged, and this again points to the positive influence on learning in the ESP class. We also have to take into account that the students were involved in decision making and time management aspects, which will contribute to the development of their professional skills in the near future, and we have realised that this kind of activity in general has had an extremely positive impact on our students' learning process. In summary, teamwork when developing this VP improved the satisfaction of our students and they felt better prepared in order to start working in a real-world environment.

However, this research has its limitations, especially as it is restricted to a group of 46 students. Further research is needed to study the use of role-play, demonstration, case studies, etc., and to analyse the effectiveness of the implementation with a research design including control groups.

In conclusion, the students assessed the VP resource positively. They highlighted the motivating factor of using visual and textual metaphors to complement their soft skills when trying to inform or describe a complex concept in their field by improving their professional communication among colleagues. The implementation of meaningful learning situations as the one applied in this research, together with the perceptions of the students could confirm the objective of the study, since they have learned both professionally and from the point of view of ESP.

In summary, the multimodal VP implementation brought benefits to students, including the ability to use persuasive strategies through multimodal metaphors, as well as promoting teamwork and improving their proficiency level of English.

7. REFERENCES

Allison J. L., Benita A., Bamgbade, J., Sontag, M. & Brown, C. (2016). Using Visual Metaphors in Health Messages: A Strategy to Increase Effectiveness for Mental Illness. *Communication, Journal of Health Communication, 21*(12), 1260-1268. https://doi.org /10.1080/10810730.2016.1245374

Almeida, A. C. P. D. (2013). Produção de vídeos em sala de aula: uma proposta de uso pedagógico câmeras digitai'. # *Tear: Revista de Educação, Ciência e Tecnologia, 2*(1). https://doi.org/10.35819/tear.v2.n1.a1785

Aprianto, D. & Muhlisin, M. (2022). The Use of Self-Recording Videos as ESL Learning Method in Increasing English Learning Performance. *Empiricism Journal, 3*(2), 246–253. https://doi.org/10.36312/ej.v3i2.993

Awier, M. (2021). Multimodal metaphor in ELT: combining theoretical knowledge and skills development, *Linguodidactica, 25,* 7–20. http://dx.doi.org/10.15290/lingdid.2021.25.01

Belilos, E., Kamadc, S., Morrison, M. & Malmut, L. (2022). Teaching poster design to enhance research presentation quality at academic conferences: a guide for educators. *Postgraduate Medical Journal, pmj,* 777-781. https://doi.org/10.1136/pmj-2022-141889

Bobkina, J., Domínguez, E. & Gómez-Ortiz, M.J. (2019) El videocurrículum y el desarrollo de las destrezas comunicativas y digitales para la mejora de la empleabilidad en los egresados universitarios. In J. Rodríguez Torres, C.I. Hunt Gómez & A. Barrientos Báez (Coords.). *Cultura digital y las nuevas políticas educativas* (53-64). Gedisa Editorial

Bobkina, J., Domínguez, E. & Gómez-Ortiz, M.J. (2020). Educational mini-videos as teaching and learning tools for improving oral competence in EFL/ESL university students. *Teaching English with Technology, 20*(3), 85-95.

Bobkina, J., Gómez-Ortiz, M.J., Núñez del Río, M.C. & Sastre-Merino, S. (2021). Why am I learning English? Spanish EFL sports science university students´ motivational orientations through the prism of the L2 motivational self-system. *Studies in Second Language Learning and Teaching 11*(4), 543-578. https://doi.org/10.14746/ssllt.2021.11.4.4

Bobkina, J. & Domínguez, E. (2022). Exploring the perceived benefits of self-produced videos for developing oracy skills in digital media environments. *Computer Assisted Language Learning, 35*(7), 1384-1406. https://doi.org/10.1080/09588221.2020.1802294

Botha, E. (2009). Why metaphor matters in education. *South African Journal of Education, 29*(4), 431-444.

Caballero, R. (2014). Exploring the combination of language, images and sound in the metaphors of TV commercials, *Atlantis, 36*(2), 31-51

Charteris-Black, J. (2000). Metaphors and vocabulary teaching in ESP economics." *English for Specific Purposes, 19,* 149-165.
Charteris-Black, J. (2011). *Politicians and Rhetoric: The Persuasive Power of Metaphor*, 2nd edn. Palgrave Macmillan.
Cook, G. (2001). *The Discourse of Advertising*, 2nd edn. Routledge.
Cuadrado Esclapez, G. & Robisco-Martín, M.M. (2011). Aplicaciones didácticas de la metáfora cognitiva al aprendizaje del inglés para la ciencia y la tecnología. *Revista de lingüística y lenguas aplicadas, 6,* 95-106.
Cuadrado-Esclapez, G., Argüelles, I., Durán, P., Gómez-Ortiz, M.J., Molina, S., Pierce, J., Robisco-Martín, M.M., Roldán-Riejos, A. & Úbeda-Mansilla, P. (2016). *Diccionario Bilingüe de Metáforas y Metonimias Científico-Técnicas de la Ingeniería, la Arquitectura y las Ciencias de la Actividad Física.* Routledge.
Dörnyei, Z. (2001). *Motivational Strategies in the Language Classroom*. Cambridge University Press. https://doi.org/10.1017/CBO9780511667343
Forceville, C. (2006). Non-verbal and multimodal metaphor in a cognitivist framework: Agendas for research. In G. Kristiansen, M., Achard, R. Dirven & F. Ruiz de Mendoza Ibáñez (Eds.). *Applications of Cognitive Linguistics* (379-402). Mouton de Gruyter.
Forceville, C. (2012). Creativity in pictorial and multimodal advertising metaphors, in R. Jones (Ed.) *Discourse and Creativity* (113-132). Longman.
Garcés-Manzanera, A. (2023). Incidental vocabulary learning and retention in education-oriented L2 communicative tasks: The effect of testing conditions. *Miscelánea: A Journal of English and American Studies, 67*: 15-40. https://doi.org/10.26754/ojs_misc/mj.2023685
Gibbs, R. W. (Ed.) (2008). *Cambridge Handbook of Metaphor and Thought*. Cambridge University Press.
Gilakjani, A. P. (2012). Visual, Auditory, Kinaesthetic Learning Styles and their impacts on English Language Teaching. *Journal of Studies in Education, 2*(1), 104-113.
Gosciniak, M. & Januszkiewicz, K. (2019). Architecture inspired by Nature. Human body in Santiago Calatrava's works. Sophisticated approach to architectural design. *IOP Conference Series: Materials Science and Engineering, 471*, 082041. https://doi.org/10.1088/1757-899x/471/8/082041
Hidalgo-Downing, L. & Kraljevic-Mujic, B. (2017). Metaphor in persuasion in commercial advertising. In E. Semino & Z. Demjén (Eds.) *The Routledge Handbook of Metaphor and Language*. (323-336). Routledge.
Jurkovic, J. (2015). Affective factors and the use of video from ESP teacher and student perspective. Conference paper at *International Language Conference on the Importance of Learning Professional Foreign Languages for Communication between Cultures*, Zagreb, Croatia. September 2015.
Kakoulli-Constantinou, E. & Papadima-Sophocleus, S. (2020). The use of digital technology in ESP: Current practices and suggestions for ESP teacher education. *The Journal of Teaching English for Specific and Academic Purposes, 18*(1), Special Issue, 17-29. https://doi.org/10.22190/JTESAP2001017K
Kemczinski, A., Cebrián-Robles, D. & Duarte Freitas, M. (2017). Difusión y colaboración del conocimiento científico mediante anotaciones en vídeo-póster. *X Congreso Internacional sobre Investigación en Didáctica de las Ciencias.*
Koller, V. (2008). Brand images: Multimodal metaphor in corporate branding messages. In C. Forceville & E. Urios-Aparisi (Eds), *Multimodal Metaphor* (45-71). Mouton de Gruyter.
Kóvecses, Z. (2002). *Metaphor: A Practical Introduction*. Oxford University Press.

Lakoff, G. & Johnson, M. (1980). *Metaphors We Live By.* Chicago University Press.

Lizunkov, V., Politsinskaya, E. & Gazin, K. (2020). Architecture of Project-based Learning in the supplementary vocational education in a Higher Education. *International Journal of Emerging Technologies in Learning (iJET), 15(4)*, 227-234. https://doi.org/10.3991/ijet.v15i04.11694

Myers, G. (1994). *Words in Ads.* Oxford University Press.

Norouzi, N., Shabak, M., Bin Embi, M.R. & Hayat Khan, T. (2015). The Architect, the Client and Effective Communication in Architectural Design Practice. *Procedia - Social and Behavioral Sciences, 172*, 635-642, https://doi.org/10.1016/j.sbspro.2015.01.413.

OECD (2018). *Development Co-operation Report 2018: Joining Forces to Leave No One Behind*, OECD Publishing. https://doi.org/10.1787/dcr-2018-en

Pingale, B., Damugade, S.Y. & Jirge, N.D. (2017). Visual Communication in Architecture. *International Journal of Engineering Research and Technology, 10(1)*, 123-126.

Politakis, C. (2017). *Architectural Colossi and the Human Body. Buildings and Metaphors.* Routledge. https://doi.org/10.4324/9781315512938

Salinas Barrios, I. (2021). Revisión de estudios sobre metáforas conceptuales en ciencia y educación científica. *Pensamiento Educativo. Revista de Investigación Latinoamericana (PEL), 58*(1), 1-16. https://doi.org/10.7764/PEL.58.1.2021.12

Sancho, C., Bobkina, J., Maroto, N., Sánchez, M., Montiel, E., Pérez, P., Gómez-Ortiz, M.J., Allani, S., Domínguez, E. & Stefanova, S. (2019). *Building up communication skills: professional and academic training for engineers.* García Maroto Editores.

Semino, E. (2008). *Metaphor in Discourse.* Cambridge University Press

Semino, E. & Demjén, Z. (2017). *The Routledge Handbook of Metaphor and Language.* Routledge.

Tai, S., Wang, Y. & Anumba, C.J. (2009). A survey on communications in large-scale construction projects in China. *Engineering Construction & Architectural Management 16*(2),136-149. https://doi.org/10.1108/09699980910938019

Úbeda-Mansilla, P. & Escribano, M.L. (2002). Estudio contrastivo de los estilos de aprendizaje en los estudiantes de arquitectura. Universidad Complutense de Madrid. Didáctica (Lengua y Literatura),14, 259-279.

Úbeda-Mansilla, P. & Gómez-Ortiz, M.J. (2018). A cross-metaphorical mapping video poster for ESL students. PEOPLE: International Journal of Sport Sciences, 4(3), 300-322. https://doi.org/10.20319/pijss.2018.43.309322

Úbeda-Mansilla, P. & Roldán, A.M. (2018). From Visual to Language Communication Teaching: A sample of EAP for Architects. *BAAL Conference.* Septiembre 2018. St. John University of York UK.

Vestergaard, T. & Schroeder, K. (1985). *The Language of Advertising.* Blackwell.

Webster, H. (2004). Facilitating critical reflective learning: excavating the role of the design tutor in architectural education. A*rt, Design & Communication in Higher Education,2(3)*: 101-111.

Zhang, Q. (2021). A Study on the Application of Multimodal Metaphor in English Idiom Teaching in Proceedings of the 2nd International Conference on Education Studies: Experience and Innovation (ICERI 2021) Atlantis Press.

PROSPETTIVE DI SVILUPPO DELL'UNIVERSITÀ POST-PANDEMICA

Dariusz Grządziel[1]

1. INTRODUZIONE

La pandemia Covid-19 è stata una sfida senza precedenti per l'umanità e per le istituzioni. In modo particolare sono state messe alla prova le scuole e le università. Da un giorno all'altro hanno dovuto passare dalle attività realizzate in aula e nei laboratori a quelle *online* e a distanza. Numerose ricerche riportano dati sulle forme adottate, sui risultati e sulle problematiche di quel momento (UNICEF *et al.*, 2022; Frontiers in education, 2022). I *leader* educativi e le comunità scientifiche hanno cominciato subito a riflettere sui possibili sviluppi futuri (Limone *et al.*, 2021). Infatti, ciò che è stato adottato in forma emergenziale ha rivelato non solo diverse problematicità, ma anche delle opportunità. Tra queste, ad es., si presentano in modo particolare i nuovi modi di valorizzare le tecnologie digitali o di considerare i fattori del *tempo* e dello *spazio* nei processi didattici. L'idea di fondo di questo testo è che sia possibile superare le dicotomie tra presenza e distanza, oppure tra relazione diretta o mediata, valorizzando in maniera integrata e funzionale le potenzialità di tutti questi elementi.

2. OBIETTIVI E METODOLOGIA

L'obiettivo del presente studio è di contribuire alla riflessione sui possibili sviluppi futuri delle istituzioni universitarie. Saranno analizzati i loro tre ruoli principali: la ricerca, la docenza e la terza missione. Le conclusioni possono aiutare ad accrescere la consapevolezza circa le possibili innovazioni e le relative implicazioni e, inoltre, circa l'esigenza di una adeguata ricerca al riguardo. Sia le opportunità, sia i rischi, saranno delineati a partire da un'interessante ricerca realizzata all'Università di Cambridge (Eringfeld, 2021). Gli autori intendevano rilevare le speranze utopiche e le paure distopiche che nascono nella immaginazione degli studenti e dei docenti mentre questi pensano agli sviluppi futuri dell'educazione superiore.

Senza pretendere di inferire i risultati di questa ricerca alle università in generale, sarà valorizzata in questo testo la stessa idea che ha guidato gli studiosi: esaminare il potenziale della forza immaginativa delle utopie e delle distopie. Nel caso delle utopie si avrà a che fare con un'immaginazione del futuro desiderabile; con le distopie, con un'immaginazione di

1. Università Pontificia Salesiana di Roma (Italia)

un futuro non desiderabile. Le utopie e distopie sono figure usate spesso nella letteratura, nella politica o anche nelle religioni. Le prime si riferiscono alla forza dell'attrazione di una realtà migliore che contrasta i limiti della situazione attuale; le seconde, agiscono in base alla forza negativa dell'immaginazione di una realtà portata spesso all'assurdo o all'estremo. Tutte e due vengono richiamate per indicare una direzione dell'impegno personale, sociale o politico, oppure per richiamare l'attenzione su temi o questioni che possono risultare problematiche. Nel campo educativo, come esempi di utopie, si possono richiamare, ad. es., la proposta educativa di Paulo Freire (2002) o le concettualizzazioni teoriche di Paul Ricoeur (1988; 1992). Il caso classico della distopia è stato descritto invece da George Orwell (1949) nel suo famoso libro intitolato "1984".

Nella ricerca svoltasi a Cambridge, per esplorare le possibili panoramiche dello sviluppo futuro dell'università post-pandemica, un ruolo chiave ha svolto la forza produttiva delle immaginazioni che sono state individuate nelle interviste con gli studenti e i docenti di questa università. Tenendo conto della situazione di isolamento, per raccogliere le opinioni, è stata adoperata una metodologia innovativa di *podcasting* e, per la codifica delle registrazioni, sono state seguite le linee guida della grounded theory (Charmaz, 2013). Tutto il procedimento è presentato nella relativa pubblicazione (Eringfeld, 2021).

Il paragrafo in cui saranno discusse le tesi principali del presente testo sarà di natura analitica. La chiave interpretativa si baserà sulle conclusioni formulate nelle pubblicazioni e nelle ricerche, studiate dall'autore nel periodo di pandemia e dopo pandemia, che possiedono elementi di potenzialità innovative nei tre ambiti menzionati sopra. Le pubblicazioni venivano reperite da tali risorse come la piattaforma ResearchGate (https://www.researchgate.net/), e il *database* Ebsco (https://www.ebsco.com/), e, inoltre, dai convegni e seminari *online* a cui l'autore ha partecipato. Il periodo di riferimento è principalmente il 2020-2023.

3. RUOLI PRINCIPALI DELL'UNIVERSITÀ

Parlando dei tre ruoli tipici che svolgono le istituzioni universitarie, notiamo che le prime due, la ricerca e la docenza, hanno forti radici nella cosiddetta concezione humboldtiana dell'università (Lantero, 2014). La terza, conosciuta tradizionalmente come servizio alla società, sta emergendo sempre di più negli ultimi decenni e consiste nel riferire quelle due primarie anche alle esigenze sociali, culturali, politiche ed economiche del territorio e della società più ampia (Maassen *et al.*, 2019; Compagnucci y Spigarelli, 2020). Ovviamente, a seconda del tipo dell'istituzione, sia essa una università, un politecnico o un'accademia, i ruoli vengono realizzati in grado diverso, accentuandone un tipo piuttosto che l'altro, oppure due di loro o tutti e tre.

Ci si pone una domanda: come le università e le istituzioni di istruzione superiore hanno potuto realizzare queste funzioni durante la pandemia? Gli studi su quel periodo fanno notare che le università mai hanno smesso di funzionare, anche se la pandemia ha lasciato su di loro le sue tracce indelebili (UNESCO, 2021). Infatti, la continuità della ricerca, della docenza e della terza missione è stata possibile grazie al fatto che esse si sono dimostrate capaci di funzionare anche a prescindere dalla possibilità delle persone di frequentare gli edifici, le aule, i laboratori. Per quanto i *campus* fisici siano stati chiusi in certi periodi, le università, in quanto tali, continuavano la docenza, la ricerca e l'impegno sociale. Sarà interessante vedere, quindi, quali implicazioni e lezioni possono essere tratte da queste esperienze riguardo agli sviluppi futuri.

3.1. La docenza

La paura più grande che è emersa nella ricerca di Cambridge è stata quella che riguardava un eventuale passaggio alla sola istruzione *online*. L'università distopica si svilupperebbe verso un'istituzione "senza luogo", cioè un'università "localizzata" all'interno delle stanze *Zoom* e nei *file* collocati sulle piattaforme *Moodle*. Una paura simile riguardava anche la conseguenza naturale di questa basilare, e cioè la perdita dell'esperienza sociale dell'istruzione, la quale sarebbe via via sostituita dalla solitudine e dall'isolamento nei processi formativi. Un altro timore che è emerso nei racconti distopici, riguardava "l'istruzione disumanizzata" costituita dalla sempre maggiore digitalizzazione, commercializzazione e burocratizzazione delle pratiche educative. Di fronte a queste immaginazioni, uno studente ha scritto: "l'Università di Cambridge diventerebbe una rete o un file situato sul *desktop* dei computer invece che un campus nel quartiere della città" (Eringfeld, 2021). Bisogna dire che le preoccupazioni di questo tipo non sono state un fatto isolato. Autori di uno studio (Johnston, 2018a), intitolato *Neoliberalism and the Digital University*, osservando certe tendenze ancora prima della pandemia, hanno espresso a loro volta il timore legato allo sviluppo delle tecnologie telematiche e, di conseguenza, ai rischi di trasformare sempre di più le istituzioni di istruzione superiore in fornitori di prodotti formativi da vendere agli studenti. Quello che sottolineano gli studiosi è la facilità con cui la tecnologia può essere impiegata come strumento manageriale in funzione della diffusione dell'offerta formativa sul mercato mondiale e della commercializzazione delle lauree erogate a basso costo in forma *online* ("fabbriche di diplomi").

Dalle paure emerge chiaramente che l'università, quella che si conosce e quella che non si vorrebbe perdere, non è considerata solo come un'istituzione dedicata allo studio e alla ricerca. L'università, infatti, si nota nelle interviste, costituisce per studenti e per docenti anche il luogo della comunità e dell'appartenenza, uno spazio importante dove si forma l'identità delle persone nel confronto con la ricchezza culturale e umana degli altri. Nei racconti utopici, attraverso cui i partecipanti della ricerca a Cambridge descrivono un futuro più promettente per l'università post-pandemica, la parola più utilizzata è stata *apertura*. Gli studenti e i docenti hanno espresso le loro speranze circa le università più aperte in cui l'accesso alla proposta formativa sia disponibile anche a un pubblico più ampio. Uno degli studenti ha notato, ad es., che la disponibilità dell'apprendimento a distanza consentirebbe anche agli studenti di diversi paesi, come pure alle persone in diverse fasi di vita, di partecipare all'enorme patrimonio culturale dell'Università di Cambridge. Le possibilità di accedere alla rete, infatti, creano enormi opportunità per tutti quelli che, per vari motivi, non possono studiare in forma residenziale e presenziale: chi lavora, chi si occupa dei figli a casa, chi ha bisogno di aggiornarsi in uno specifico settore di competenze.

Le visioni positive, inoltre, includevano l'auspicio di aprirsi di più ai modi innovativi di studio e di ricerca. I partecipanti desidererebbero, ad es., partecipare alle attività formative delle comunità più vaste e avere accesso, grazie alla rete, anche alle conoscenze e risorse implicite del mondo reale e al di fuori del contesto accademico. Le speranze dei partecipanti riguardavano pure il desiderio di possedere una maggiore possibilità decisionale circa i percorsi professionalizzanti e le forme di riconoscimento delle conoscenze e delle competenze. Di particolare interesse per gli studenti sarebbero i corsi proposti in forma modulare e i sistemi di riconoscimento delle competenze acquisite negli ambienti formali e non formali. Si nota che a questo fine acquisiscono popolarità le cosiddette *micro-credenziali*, che possono essere offerte anche da istituzioni diverse da quella di appartenenza principale. Queste forme innovative di certificazione delle competenze, grazie alla loro flessibilità, sono in grado di rispondere più accuratamente alle richieste di un mercato del lavoro in un rapido cambiamento (Cirlan y Loukkola, 2020).

Ora, tenendo conto delle immaginazioni presentate sopra, non si può dire che ne emerga una visione ben definita dell'università del futuro. Si può notare, comunque, che esiste una visione condivisa da parte dei partecipanti della ricerca che, da un lato, non si auspicano sviluppi verso un'università completamente *online*; ma che, dall'altro, nemmeno si immaginano passi indietro verso le solite forme didattiche realizzate prima della pandemia. È da segnalare che l'Associazione delle Università Europee, nella sua recente dichiarazione di visione per il 2030 (EUA, 2021), s'immagina anch'essa un'*università senza muri* (*universities without walls*). Ma, anche queste istituzioni, pur essendo autonome e libere nelle innovazioni, con profili istituzionali diversi, rimarranno unite nelle loro missioni fondamentali di apprendimento e insegnamento, di ricerca e di servizio alla società.

3.2. La ricerca

Gli sviluppi delle università lungo la storia hanno confermato la ricerca come uno dei loro ruoli fondamentali. Soprattutto il modello tedesco, di stampo humboldtiano, ha consolidato questo ruolo nell'Ottocento (von Humboldt, 1970; Tanzella-Nitti, 2002; Apaza Sembinelli, 2007). Il motivo è stato sempre comprendere meglio la realtà e contribuire al progresso in vari ambiti di vita. Alcuni autori (Floridi, 2017; Schwab, 2016) affermano oggi, però, che stiamo vivendo nell'epoca della "Quarta Rivoluzione Industriale". Essa si caratterizza per l'offuscamento delle distinzioni tra sfera tecnologica, fisica, digitale e biologica. Le tecnologie digitali sono incorporate, spesso invisibilmente, nella nostra vita personale, professionale e sociale. Dovrebbe nascere quindi la domanda: come le università affrontano le sfide della ricerca nella realtà di oggi? Se si guarda ad alcune modalità, con cui è possibile realizzare questo ruolo, forse anche qui è il caso di soffermarsi e riflettere sulle novità dal punto del loro valore e delle eventuali criticità. Uno dei tali punti è, ad es., l'uso delle reti sociali *online* e dell'Intelligenza Artificiale (IA) ai fini della ricerca. Visto che sia i *social*, sia l'IA sono sempre influenzati dal contesto socio-culturale in cui vengono usati o addestrati o, per dirla con Zuboff (2019), possono essere soggette anche al "capitalismo della sorveglianza", le implicazioni su cui riflettere sono molteplici. Riguarderanno il campionamento, la rappresentatività dei dati, l'epistemologia delle conoscenze, ecc.

Ovviamente, si possono trovare studi che già affrontano queste problematiche. I ricercatori dell'Università di Foggia, in Italia, ad es., esplorano da alcuni anni i cambiamenti nelle metodologie di ricerca al fine di comprendere le caratteristiche dei metodi quantitativi quando questi sono realizzati negli ambienti *online* (Limone y Toto, 2021; Limone *et al.*, 2022). Gli studiosi delle università del Regno Unito, per darne un altro esempio, utilizzano le metodologie qualitative allo scopo di sperimentare le possibili applicazioni delle tecnologie moderne ai fini della ricerca stessa (Johnston, 2018b). Altri studiosi ancora, in questo caso di nuovo dell'Università di Cambridge, testano le opportunità tecnologiche della rete ai fini della collaborazione e della condivisione delle scoperte tra le università (Oliver, 2021). È vero che queste sperimentazioni venivano realizzate ancora prima del Covid-19; è altrettanto chiaro, però, che le ricerche realizzate nel periodo di pandemia con le modalità nuove hanno portato dati ulteriori e hanno fatto notare con più insistenza aspetti che prima non erano tanto evidenti (Harris *et al.*, 2020; Sheng *et al.*, 2021).

Oltre alle questioni epistemologiche o gestionali, stanno emergendo anche problematiche che sfidano ulteriormente le università e il loro ruolo della ricerca. Si nota che gli sviluppi nell'ambito dell'IA e le potenzialità di elaborazione dei testi, delle immagini e dei dati, ad es., sono molto più veloci della nostra capacità di riflessione sulle relative implicazioni. Gli investimenti nei progressi tecnologici, inoltre, sono realizzati spesso per un motivo unico: aumentare le capacità di calcolo e miniaturizzare i dispositivi. Howard Newton, neurochirurgo, psichiatra, informatico, professore in diverse università (Sorbona, Oxford, Washington D.C.), dichiara, ad es., che avrebbe bisogno solo di 5 anni per introdurre nel cervello umano impianti che non solo aumenteranno le sue capacità, ma che saranno in grado di fermare lo sviluppo delle malattie e controllare meglio le emozioni (Mistkiewicz, 2019). Egli sostiene che questi esiti saranno poco diversi da quelli che stiamo raggiungendo oggi con metodi puramente biologici o meccanici, usando le vaccinazioni o inserendo valvole nel cuore umano. Parlare di *Internet of things* (Internet delle cose) non è più una novità (Konstantinidis, 2021), ma diventa sempre più comune parlare anche di *Internet of Bodies* (Internet dei corpi), cioè dell'integrazione delle tecnologie digitali e di rete nel corpo biologico (WEF, 2020; Liu, 2020), oppure dell'Internet *Metaverse*, che consiste nella creazione degli spazi virtuali di vita alternativa di cui fino a ora parlavano soltanto i futurologi (Caulfield, 2021; Kleiber, 2022).

Cosa significano questi sviluppi per l'uomo, per la società, per la vita in generale? Cosa si può fare ancora con il mondo umano e con l'uomo stesso? Ecco, sono le domande che dovrebbero sfidare la riflessione scientifica e la ricerca realizzata nelle università e nelle istituzioni di istruzione superiore. Correre dietro gli sviluppi, oppure influire e guidare questi sviluppi? Sembra che la distopia più grande che qui emerge è quella che in un futuro non molto lontano possa avvenire una transizione tecnologica guidata solo dal principio del "si può fare" e non dalle scelte consapevoli delle persone guidate dai valori riferiti alla natura umana, sociale e culturale del mondo in cui viviamo. Dennis Gabor, l'inventore dell'olografia e premio Nobel nel 1971, riferendosi a questo modo di pensare lo descrive con certa distanza: sembra che "tutto ciò che è tecnicamente realizzabile debba essere realizzato, indipendentemente dai costi etici" (Mistkiewicz, 2019).

Riguardo agli sviluppi attuali, il documento della Santa Sede sul Patto Educativo Globale (PEG, 2019), citando il n. 20 dell'Enciclica *Laudato si'*, afferma che la tecnologia "di fatto non è in grado di vedere il mistero delle molteplici relazioni che esistono tra le cose. E per questo, a volte, risolve un problema creandone altri". E, poco dopo, il documento continua: "Di fronte alle grandi potenzialità e ai grandi rischi che oggi *Internet* rappresenta, non è sufficiente né un atteggiamento di costante denuncia né uno di totale assoluzione. Serve ciò che Papa Francesco non manca di sollecitare: serve discernimento" (PEG, 2019). In termini accademici significa che serve una riflessione, uno studio e una ricerca. Bisogna ammettere, perciò, che per affrontare le incertezze naturali della ricerca (Nowotny, 2016) e, soprattutto, gli eventuali sviluppi distopici in questo ambito, oltre alle problematiche metodologiche ed epistemologiche, su cui soffermarci, occorre affrontare questioni fondamentali, quelle cioè, che costituiscono anche l'etica della ricerca stessa.

3.3. La terza missione

La terza missione delle università sarà considerata qui nella prospettiva del bene pubblico. Attenti studiosi ribadiscono – ma ne parlano anche le utopie e le distopie della ricerca a Cambridge – che il modo di approcciarsi delle Università al territorio più vicino, e anche alla società in generale, dovrebbe contrastare la visione basata sui principi neoliberali del mercato economico (Johnston, 2018a). Con la "Quarta Rivoluzione Industriale" si fanno notare tendenze preoccupanti dal punto di vista della cittadinanza e della democrazia (Grosseck *et al.*, 2020). Infatti, le strutture del potere politico ed economico sfruttano le potenzialità delle tecnologie ai fini di una trasformazione neoliberale nei vari settori di vita, anche nel settore dell'istruzione superiore. Sviluppi come questi sono in contrasto con i principi di sostenibilità e di solidarietà sociale e aumentano le suddivisioni tra e nelle società. La conseguenza è che i ricchi diventano sempre più ricchi, mentre i poveri rimangono spesso esclusi dai vantaggi degli sviluppi tecnologici, sociali e culturali.

Di fronte alle pratiche monopolistiche delle grandi corporazioni multinazionali come, ad es., Google, Facebook e Amazon, le quali promuovono un vero e proprio capitalismo digitale (Zuboff, 2019), e di fronte all'impiego degli algoritmi e dei *social*, che senza una chiarezza circa i dati che usano e nessun controllo normativo al riguardo sfruttano le loro possibilità per la sorveglianza sulle persone e per l'influsso su vari settori di vita, le università potrebbero trovare un ampio spazio per il loro ruolo della terza missione. Infatti, impiegando il proprio potenziale intellettuale e culturale, sicuramente gli atenei sono in grado di promuovere non solo la riflessione critica al riguardo, ma di contribuire anche allo sviluppo dei servizi e delle strutture tecnologiche in base a principi di trasparenza, di democrazia, di inclusione e di sostenibilità. La transizione digitale realizzata nelle università potrebbe ispirarsi, ad es. alle idee dello stesso Paulo Freire (2002). Secondo "l'utopia" disegnata dal pedagogista brasiliano, proprio l'educazione e l'istruzione hanno il potenziale della promozione delle persone e del cambiamento sociale. Le scuole e le università hanno energie e strumenti necessari per una liberazione dalle condizioni oppressive di vario tipo, anche di quelle di sovranità economica e tecnologica degli uni verso gli altri. A questo fine sarebbe necessaria una vera e propria alfabetizzazione, in questo caso anche quella digitale, ma non solo in termini di procedure atte a imparare qualcosa, ma – come pensava Freire (2004) – come un processo complessivo che conduce l'alfabetizzando a un pensiero critico sul mondo e sull'essere umano in generale, e su sé stesso in particolare.

Certamente, la visione qui prospettata si inserisce in quel tipo di pensiero che è stato nominato utopico. Comunque, l'orizzonte di riferimento potrebbe alimentare la missione e l'agire delle università proprio in termini di terza missione realizzata nella società più ampia. Da una parte, bisognerebbe essere attenti sempre lì dove stanno cominciando ad apparire i primi segnali di tradimento delle finalità e dei valori fondamentali delle università. Oppure dove si manifestano tendenze di perseguimento di obiettivi che stanno in netto contrasto con la missione che le università da sempre svolgono nella società. D'altra parte, però, bisognerebbe ampliare anche le prospettive e valorizzare al massimo il potenziale culturale e umano di cui esse dispongono. Il periodo di pandemia, infatti, ha creato un'ottima opportunità per riconfermare questo ruolo in varie situazioni, anche difficili e complesse (Fratini, 2022; Fazio y Cavallaro, 2022; Bedrikow y de Gouveia Vilela, 2023). A questo fine, sarà necessario sviluppare anche nuovi modelli gestionali e didattici non solo secondo categorie locali o nazionali, ma sempre di più secondo categorie collaborative, anche a livello internazionale (Moscovitz, 2020; Schiller, 2022; Cristofoletti y Pinheiro, 2023).

4. DISCUSSIONE

Durante la pandemia circa l'85% delle università ha introdotto la didattica a distanza sfruttando le tecnologie digitali di vario tipo (Sum y Oancea, 2022). Tuttavia, sarebbe troppo riduttivo voler descrivere lo studio o il lavoro di quel periodo solo con le sole categorie tecnologiche Ciò che è emerso con grande evidenza è che, oltre a usare le piattaforme di vario tipo, le istituzioni, tra cui le scuole e le università, hanno imparato a vivere differentemente i fattori come il tempo, lo spazio e l'interazione umana. Le modalità nuove di considerarli per conseguire le finalità istituzionali, introdotte come soluzioni di emergenza, sono diventate subito l'oggetto di riflessione anche nella prospettiva degli sviluppi futuri (Thornburg *et al.*, 2021; Bawa, 2022). Per motivi di spazio disponibile sarà qui esaminato solo uno dei ruoli principali dell'università, quello della docenza, e ciò verrà fatto in riferimento al livello organizzativo e a quello didattico (Rivoltella, 2020).

Nelle situazioni ordinarie, le attività didattiche sono organizzate in base a due elementi principali: le aule e gli orari. Durante il *lock down* è avvenuto un radicale sganciamento delle lezioni dagli ambienti fisici e una loro ricollocazione negli ambienti *online* e sulle piattaforme digitali. É stato attivato, di fatto, un processo di deterritorializzazione delle attività di studio e di docenza. È cambiato anche il modo di gestire il tempo. Molte delle attività didattiche sono state realizzate non solo in forma sincrona, cioè nello stesso tempo per studenti e per docenti, ma anche in forma asincrona. Tutte queste esperienze costituiscono una base per la riflessione sugli sviluppi futuri. Sembra che qui si trovino anche le fonti delle speranze utopiche e, soprattutto, quelle delle paure distopiche di cui si è parlato prima. Una di queste può essere costituita dal fatto che le soluzioni emergenziali sono guidate da criteri diversi rispetto a quelli delle situazioni ordinarie. La funzionalità delle tecnologie e la possibilità di potenziare certi aspetti, ad es. quelli performativi, giustamente, suscita domande circa altri aspetti, essenziali per i processi educativi e didattici, come ad es. quelli affettivi, personali e relazionali (Biesta, 2015). Dall'altra parte, non si può negare che una certa flessibilità organizzativa riguardo agli spazi (fisici e *online*) e ai tempi (sincroni e asincroni), in cui si possono svolgere le attività didattiche, possa costituire quell'elemento aggiuntivo su cui riflettere adeguatamente nella costruzione della proposta formativa futura. Le possibilità comunicative, che si aprono grazie alle potenzialità delle tecnologie odierne, sicuramente potranno sostenere tutti gli sforzi in questa direzione. Qui sarebbero da valorizzare sempre di più alcune proposte elaborate ancora prima della pandemia, come ad es. quelle di Cope e Kalantzis (2017), che evidenziano le opportunità di modelli e di ecosistemi didattici distribuiti in ambiente spazio-temporale caratterizzato da flessibilità e ubiquità. I due fattori (spazio e tempo) vissuti in modo del tutto particolare nel periodo di pandemia, hanno provocato un ripensamento della docenza anche a livello didattico, soprattutto in riferimento alla progettazione, alla comunicazione e alla valutazione. Nella situazione ordinaria, come accennato sopra, vari elementi "logistici" delle attività accademiche sono disponibili e garantiti dall'istituzione stessa: le aule pronte, gli orari regolati dalle campane, il dialogo tra le persone in presenza fisica. La preparazione e realizzazione dei corsi e delle lezioni richiede solitamente una progettazione implicita, basata spesso sull'esperienza passata. Durante la pandemia è venuto a mancare tutto ciò che prima era scontato. Per attuare la didattica *online*, quindi, è stato necessario progettare e costruire l'equivalente degli ambienti fisici, dell'interazione diretta o della comunicazione visiva, ma in uno spazio nuovo, quello digitale. Bisognava trovare modi di organizzare le forme nuove e comunicarle agli studenti prima che iniziasse qualsiasi attività didattica vera e propria. L'impreparazione delle istituzioni e dei docenti a realizzare tutto ciò ha provocato spesso confusione e disorganizzazione e, in conseguenza, perdita di energie, di tempo e lo scoraggiamento di molti.

Siccome la comunicazione nella didattica a distanza è prima di tutto mediata, il nuovo spazio di interazione tra docenti e studenti ha richiesto alle persone di imparare velocemente come farsi percepire "presenti e visibili", soprattutto nelle interazioni asincrone. Garrison (2017), molto prima della pandemia, ha individuato i tre tipi di presenza che bisogna attuare nella didattica *online*: quella sociale, quella cognitiva e quella progettuale. Ma chi lavorava prima solo in un'aula fisica, non ne possedeva una chiara consapevolezza. La comunicazione mediata, inoltre, ha introdotto anche nuovi modi di rappresentare le conoscenze. Ha dovuto trovare il suo posto nella didattica ciò che da tempo viene studiato in termini di linguaggio multimodale o come *multiliteracies* (Cope y Kalantzis, 2013; Kress, 2015). In definitiva, i docenti hanno sperimentato fortemente la necessità di una progettazione diversa; più complessa, articolata ed esplicita.

Anche qui, nella dimensione didattica, tutte le esperienze negative causate dalle soluzioni emergenziali forniscono motivi per immaginarsi sviluppi poco desiderabili e provocare paure distopiche. Comunque, il patrimonio esperienziale della pandemia, sottoposto alla riflessione critica e alla ricerca, può costituire anche un potenziale generativo nello sviluppo dei modelli didattici nuovi e validi (Dumulescu et. al., 2021). La comunicazione più dialogica con gli studenti, ad es., facilitata dalle connessioni *online*, può essere di grande valore non solo nella fase realizzativa della didattica, ma anche nella fase progettuale. Rossi e Pentucci (2021) sostengono che, valorizzando adeguatamente le nuove possibilità tecnologiche, si possono creare ottime condizioni per una progettazione didattica innovativa, non solo quella anticipatoria ma anche quella continuativa, in cui sono coinvolti sia i docenti sia gli studenti. Nelle condizioni di questo tipo avviene un'interazione vicendevole tra gli elementi di micro progettazione (singola lezione) e gli elementi di macro progettazione (intero percorso). Le attività degli studenti non si limitano solo a "consumare" le conoscenze trasmesse dai docenti, ma vengono impiegate verso una loro maggiore costruzione personale e interpersonale. Diana Laurillard (2012), studiosa dell'Università di Londra, sostiene che valorizzando le Nuove Tecnologie, l'insegnante può pensare al suo ruolo anche nei termini di un progettista. Può diventare un *designer* degli ambienti di apprendimento, insieme fisici e digitali. La sua professione deve ridimensionare gli accenti passando dal maggiormente "parlare" al maggiormente "progettare".

Anche la cultura della valutazione, in base alle esperienze della didattica a distanza durante la pandemia, può essere riesaminata, approfondita e aggiornata. La ricerca da molto tempo evidenzia il potenziale regolativo e orientativo del monitoraggio e del *feedback* (Hattie, 2009). Sia docenti, sia studenti hanno sperimentato fortemente il valore di questi fattori soprattutto nella didattica a distanza. Sono elementi di enorme significato anche per la didattica attiva e autoregolata che intende favorire processi di autoformazione, tanto richiesti per i contesti educativi e lavorativi odierni. Ovviamente, il significato di questi aspetti era conosciuto e studiato dalla ricerca prima della pandemia. Comunque, le esperienze pandemiche, sia dei docenti, sia degli studenti, hanno permesso di sperimentare direttamente e in concreto le loro diverse sfaccettature, e non solo dal punto di vista cognitivo o motivazionale, ma anche da quello relazionale, affettivo e collaborativo (Toto y Limone, 2021; Yan y Hongfeng 2022; Zhu y Ergulec, 2023).

5. CONCLUSIONI

L'esperienza comune fa notare che di fronte alle novità si manifestano spesso atteggiamenti opposti. Alcuni decenni fa, analizzando le relazioni tra società, tecnologie e ambiti formativi, Umberto Eco (1964) ha descritto queste posizioni dialettiche con termini di "apocalittici" e di "integrati". Più recentemente sono stati coniati altri *slogan* che esprimono le speranze o le paure al riguardo: "tecno-fobici" e "tecno-entusiasti" (Ranieri, 2011), oppure "catastrofisti" o "missionari" (Pellerey, 2015). Sono le posizioni estreme che, da una parte, considerano gli sviluppi tecnologici come panacea a varie problematiche, quelle educative incluse e, dall'altra, vedono la tecnologia come una fonte di minacce per aspetti propriamente umani, come la cognizione, le emozioni o le relazioni. Ovviamente sono semplificazioni che non aiutano a comprendere l'intero *habitat* socio-culturale odierno, quello educativo e formativo incluso, che sta modificando profondamente il modo di conoscere, lavorare e comunicare. La posizione che si è cercato di suggerire in questo testo è che sia necessario riflettere sulla complessità dei cambiamenti e cercare di cogliere sia le criticità, sia la complementarità dei vari elementi. Molte informazioni forniranno sicuramente una riflessione e una ricerca sulle didattiche innovative che valorizzano in modo efficace le opportunità offerte dalle innovazioni, con cui superare le esperienze soggettive ed emergenziali e le reazioni emozionali al riguardo, di natura sia utopica, sia distopica.

Ora, tenendo conto delle modalità con cui le università hanno sperimentato la docenza durante la pandemia, si potrebbe avanzare l'ipotesi che quel periodo ha costituito l'inizio di una vera e propria transizione didattica (Farnell *et al.*, 2021; Domenici, 2022). Susanna Sancassani (2022), riferendosi al pensiero epistemologico di Thomas Kuhn (1962), parla di un possibile "cambio di paradigma" che si intravede all'orizzonte. Prima della pandemia le università funzionavano secondo il paradigma "qui e ora". Come è stato notato sopra, la didattica e le interazioni tra docenti e studenti erano collocate in uno spazio e tempo ben determinato: quello dell'aula e della lezione. Il paradigma nuovo, invece, non avrebbe niente a che fare non solo con "qui e ora" e nemmeno con i modelli di didattica *blended* che consistono nel semplice alternarsi delle attività didattiche in forma presenziale e *online*. Il nuovo paradigma trasformerebbe l'alternativa "in aula o *online*" in un insieme che fa coesistere contemporaneamente "aula e *online*". Tutto al fine di valorizzare il meglio di ciò che offrono entrambi gli spazi. A queste prospettive si richiamano sperimentazioni e ricerche verso i modelli integrati di didattica che in modo funzionale generano occasioni di integrazione continua del "qui e ora" della didattica dell'aula con "*anytime y anywhere*" della didattica *online* (Ubachs, Meuleman, Antonaci, 2022). Sono proposte che offrono possibilità di integrare ciò che è "dentro" del *campus* universitario con ciò che è "fuori" ed è connesso tramite la rete. Hanno ragione d'esistenza, in questo contesto, concetti nuovi come "aule estese" e "*campus* universitari estesi". Di conseguenza, si intravedono così anche le possibilità che integrano i processi formativi di base, offerti per gli studenti regolari, con i processi di *Life Long Learning*, offerte alle persone che da fuori accedono alle risorse formative rese disponibili in forma digitale *online*. Sarebbero da esplorare le potenzialità di quelle che Cope e Kalantzis (2017) già qualche anno fa hanno definito in forma metaforica come "ecologie di apprendimento". Sono architetture didattiche più dinamiche, risultato delle interazioni contemporanee tra le persone nello spazio fisico e in quello *online*.

Il mondo di oggi cambia velocemente. Thomas Frey (2014), già ingegnere presso l'IBM e adesso pensatore futurista, afferma: "L'umanità cambierà più nei prossimi 20 anni che in tutta la storia umana". Sostiene, inoltre, che dal 2030 la persona media trascorrerà la maggior parte del suo tempo libero in un'attività che non è stata ancora inventata. Sicuramente questa è una visione impressionante. Può suscitare sia speranze, sia perplessità. Ma essa implica prima di tutto la necessità di riflettere su cosa significa prepararsi per un futuro così ignoto e indefinito. Secondo le stime dell'OCSE (Zahidi, 2020), nel prossimo decennio più di un bilione di posti di lavoro, cioè un terzo di quelli esistenti, sarà trasformato a causa degli sviluppi attuali nel settore tecnologico. Gli esperti affermano che il mercato del lavoro, oltre al crescente fabbisogno delle cosiddette *soft skills*, come l'adattabilità, la creatività e la collaborazione, richiederà sempre di più anche le *skill* adeguate e necessarie per i settori nuovi, come ad esempio la *big data analysis*, l'uso dell'intelligenza artificiale, la sicurezza dei sistemi informatici, il *cloud computing* ecc. Sicuramente, sono tutte sfide che l'università post pandemica dovrebbe affrontare sia tramite il suo ruolo della docenza, sia tramite la ricerca e la terza missione, valorizzando le opportunità delle innovazioni tecnologiche e i modelli integrati di studio e di lavoro.

6. REFERENZE

Apaza Sembinelli, M. F. (2007). *Configuraciones y características actuales de la Universidad en relación a los modelos tradicionales.* https://tinyurl.com/yeyrzd25

Bawa, P. (Ed.). (2022). *Preparing Faculty for Technology Dependency in the Post-COVID-19 Era.* Information Science Reference.

Bedrikow, R., y Vilela, M. F. D. G. (2023). University third mission program: contributions to the care of socially vulnerable communities. In *Abstract Book of 17th World Congress on Public Health (2-6 May. Rome – Italy).* https://doi.org/10.18332/popmed/165342

Biesta, G. (2015). *Good education in an age of measurement: Ethics, politics, democracy.* Routledge.

Caulfield, B. (2021, august 10). *What is the Metaverse?.* NVIDIA Blog. https://tinyurl.com/yc57s5pu

Charmaz, K. (2013). *Constructing Grounded Theory* (2nd ed.). SAGE Publications.

Cirlan, E., y Loukkola, T. (2020), *Micro-credentials: What is behind all the buzz?* https://tinyurl.com/y8wnxfe9

Compagnucci, L., y Spigarelli, F. (2020), The Third Mission of the university: A systematic literature review on potentials and constraints. *Technological Forecasting y Social Change, 161*(120284), 1-30. https://doi.org/10.1016/j.techfore.2020.120284

Cope, B., y Kalantzis, M. (2013). "Multiliteracies": New Literacies, New Learning. In M. R. Hawkins (Ed.), *Framing Languages and Literacies: Socially Situated Views and Perspectives* (pp. 105-135). Routledge.

Cope, B., y Kalantzis, M. (Eds.). (2017). *e-Learning Ecologies, Principles of New Learning and Assessmen.* Routledge.

Cristofoletti, E. C., y Pinheiro, R. (2023). Taking stock: The impacts of the COVID-19 pandemic on University-Community engagement. *Industry and Higher Education, 37*(2), 251-264. https://doi.org/10.1177/09504222221119927

Domenici, G. (Ed.). (2022). *Didattiche e Didattica Universitaria: Teorie, Culture, Pratiche alla Prova del Lockdownda Covid-19.* RomaTrE-Press.

Dumulescu, D., Pop-Păcurar, I., y Necula, C. V. (2021). Learning Design for Future Higher Education: Insights From the Time of COVID-19. *Frontiers in Psychology, 12*, 647948, https://doi.org/10.3389/fpsyg.2021.647948

Eco, U. (1964). *Apocalittici e integrati.* Bompiani.

Eringfeld, S. (2021). Higher education and its post-coronial future: Utopian hopes and dystopian fears at Cambridge University during Covid-19. *Studies in Higher Education, 46*(1), 146-157. https://doi.org/10.1080/03075079.2020.1859681

EUA (European University Association). (2021, august 2). *EUA Universities Without Walls: A vision for 2030.* Higher Education and Research for Sustainable Development. https://tinyurl.com/6yjr928p

Farnell, T., Skledar Matijevic, A., y Šcukanec Schmidt, N. (2021). *The Impact of COVID-19 on Higher Education: A Review of Emerging Evidence. Analytical Report.* European Commission.

Fazio, G., y Cavallaro, G. (2022). Universities' "Third" Mission, Industrial Conversion and the Quest for Surgical Masks: A Sicilian Tale from the First COVID-19 Lockdown. In

G. Campisi, A. Mocciaro Li Destri y C. Amenta, (Eds.), *COVID-19 and Communities* (pp. 271-275). Springer. https://doi.org/10.1007/978-3-030-88622-6_35

Floridi, L. (2017). *La quarta rivoluzione: Come l'infosfera sta trasformando il mondo.* Cortina.

Fratini, L. (2022). Third Mission and Public Engagement in the COVID-19 Pandemic: The Ways in Which the University of Palermo Supports Its Community. In G. Campisi, A. Mocciaro Li Destri, y C. Amenta, (Eds.), *COVID-19 and Communities* (pp. 265-268). Springer. https://doi.org/10.1007/978-3-030-88622-6_33

Freire, P. (2002). *La pedagogia degli oppressi* (ed. it. L. Bimbi, Ed.). EGA.

Freire, P. (2004). *Pedagogia dell'autonomia: Saperi necessari per la pratica educativa.* EGA.

Frey, T. (2014). Thirty-three dramatic predictions for 2030. *Journal of Environmental Health, 76*(7), 52-54.

Frontiers in education. (2022). *The State of E-Learning in Higher Education in the Era of the Pandemic: How do we move Forward?* Frontiers. https://tinyurl.com/3m6j7why

Garrison, D. R. (2017). *E-Learning in the 21st Century: A Community of Inquiry Framework for Research and Practice.* Routledge.

Grosseck, G., Malița L., y Bunoiu, M. (2020). Higher Education Institutions Towards Digital Transformation—The WUT Case. In A. Curaj, L. Deca, y R. Pricopie (Eds.), *European Higher Education Area: Challenges for a New Decade* (pp. 565-581). Springer. https://doi.org/10.1007/978-3-030-56316-5_35

Harris, M., Bhatti, Y., Buckley, J., y Sharma, D. (2020). Fast and frugal innovations in response to the COVID-19 pandemic. *Nature Medicine, 26*, 814-817. https://doi.org/10.1038/s41591-020-0889-1

Hattie, J. (2009). *Visibile learning: A Synthesis of Over 800 Meta-Analyses Relating to Achievment.* Routledge.

Von Humboldt, W. (1970). *Università e umanità* (F. Tessitore, Ed.). Guida.

Johnston, B. (2018a). Neoliberalism and the Digital University. In B. Johnston, Sh. Macneill, y K. Smyth (Eds.). *Conceptualising the Digital University* (pp. 22-80). [Kindle]. Springer.

Johnston, B. (2018b). Conclusion: Advancing the Digital and Open Education Agenda. In B. Johnston, Sh. Macneill, y K. Smyth (Eds)., *Conceptualising the Digital University* (pp. 260-269). [Kindle]. Springer.

Kleiber, M. (2022, January 5). *Przewidywanie nieprzewidywalnego, czyli co nas czeka w tym roku.* Wszystko co najważniejsze. https://tinyurl.com/55a755mn

Konstantinidis, S. Th. (2021). Internet of Things in education. En *Digital Innovations in Healthcare Education and Training* (pp. 61-86). Elsevier. https://doi.org/10.1016/B978-0-12-813144-2.00005-2

Kress, G. (2015). *Multimodalità: Un approccio socio-semiotico alla comunicazione contemporanea* (E. Adami, Ed.). Progedit.

Kuhn, Th. (1962). *The Structure of Scientific Revolutions.* Chicago University Press.

Lantero, L. (2014). *Linee guida per il riconoscimento dei titoli esteri in Italia: Progetto CHEER (Progetto cofinanziato nell'ambito del Programma Erasmus Plus dell'Unione Europea, Proj. num. 559273-EPP-1-2014-1-IT-EPPKA3-Bologna)*, CRUI - Ministero dell'Istruzione, dell'Università e della Ricerca.

Laurillard, D. (2012). *Teaching as a Design Science: Building Pedagogical Patterns for Learning and Technology.* Routledge. [Trad. it., Insegnamento come scienza della progettazione: Costruire modelli pedagogici per apprendere con le tecnologie. (2014). FrancoAngeli].

Limone, P., Toto, G. A., y Sansone, N. (Eds.). (2021). *Didattica universitaria a distanza: Tra emergenze e futuro.* Progedit.

Limone, P., y Toto, G. A. (2021, November 2021). *Online Quantitative Research Methods: A Scoping Review on Education, Psychological Factors in E-Learning, and Working from Home*. https://tinyurl.com/28w9e4p8

Limone, P., Toto, G. A., Guarini, P., y di Furia, M. (2022). Online Quantitative Research Methodology: Reflections on Good Practices and Future Perspectives. In K. Arai (Ed.). *Intelligent Computing. SAI 2022: Lecture Notes in Networks and Systems* 506, 656-659. Springer. https://doi.org/10.1007/978-3-031-10461-9_45

Liu, X. (2020, June 4). *Tracking how our bodies work could change our lives*. World Economic Forum. https://tinyurl.com/58vkxk4u

Maassen, P., Andreadakis, Z., Gulgrandsen, M., y Stensaker, B. (2019). Growing focus on the universities' third mission: the changing place of universities in society worldwide. In P. Maassen, Z. Andreadakis, M. Gulgrandsen, y B. Stensaker, *The Place of Universities in Society: German Rectors' Conference* (pp. 8-13). Körber Stiftung.

Mistkiewicz, E. (2019, January 12). Człowiek, Człowiek Plus i Sztuczna Inteligencja. *Wszystko co najważniejsze*. https://tinyurl.com/mvbszr9h

Moscovitz, H. (2020, September 13). The "International University" in an Immobile World: Rethinking internationalisation in the Covid-19 era. *The Post-Pandemic University*. https://tinyurl.com/2p83zrp9

Nowotny, H. (2016). *The Cunning of Uncertainty*. Cambridge Polity Press.

Oliver, C. (2021, March 30). Post-Pandemic Conferences: Academic networks and changing conference spaces. *The Post-Pandemic University*. https://tinyurl.com/42tvxcwe

Orwell, G. (1949). *Nineteen Eighty-Four*. Secker y Warburg.

PEG, (2019). *Instrumentum Laboris*. [File PDF] https://tinyurl.com/3zvp8357

Pellerey, M. (2015). *La valorizzazione delle tecnologie mobili nella pratica gestionale e didattica dell'istruzione e formazione a livello di secondo ciclo: Indagine teorico-empirica: Rapporto finale*. Cnos.

Ranieri, M. (2011). *Le insidie dell'ovvio: Tecnologie educative e critica della retorica tecnocentrica*. ETS.

Ricoeur, P. (1988). *Time and Narrative* (Vol. 3). The University of Chicago Press.

Ricoeur, P. (1992). *Oneself as Another*. The University of Chicago Press.

Rivoltella, P. C. (2020). *La scuola e il digitale prima, durante e dopo l'emergenza* [Webinar]. Ciclo di Webinar «La scuola a casa» organizzato da CREMIT. https://tinyurl.com/2rkb5hha

Rossi, P. G., y Pentucci, M. (2021). *Progettazione come azione simulata: Didattica dei processi e degli eco-sistemi*. FrancoAngeli.

Sancassani, S. (2022). Prolusione accademica: Preparare il futuro: nuovi paradigmi e alleanze formative per l'Università oggi. *Rivista di Scienze dell'Educazione*, *60*(1), 25-43.

Schiller, B. R. (2022). *Governance of the Third Mission at a Multi-Campus University: The Case of Cooperative Study Programs*. Springer.

Schwab, K. (2016, January 14). *The Fourth Industrial Revolution: What it means and how to respond*. World Economic Forum. https://tinyurl.com/5n74akun

Sheng, J., Amankwah-Amoah, J., Khan, Z., y Wang, X. (2021). COVID-19 Pandemic in the New Era of Big Data Analytics: Methodological Innovations and Future Research Directions. *British Journal of Management*, *32*(4), 1164-1183. https://doi.org/10.1111/1467-8551.12441

Sum, M., y Oancea, A. (2022). The use of technology in higher education teaching by academics during the COVID-19 emergency remote teaching period: A systematic review. *International Journal of Educational Technology in Higher Education*, *19*(1), 59. https://doi.org/10.1186/s41239-022-00364-4

Tanzella-Nitti, G. (2002). *Breve storia dell'Università*. UNIVFORUM.ORG. https://tinyurl.com/4e3annfc

Thornburg, A. W., Ceglie, R. J., y Abernathy, D. F. (Eds.). (2021). *Handbook of Research on Lessons Learned From Transitioning to Virtual Classrooms During a Pandemic*. Information Science Reference.

Toto, G. A., y Limone, P. (2021). Motivation, Stress, and Impact of Online Teaching on Italian Teachers during COVID-19. *Computers 2021*. *10*(6), 1-12. https://doi.org/10.3390/computers10060075

Ubachs, G., Meuleman, S., y Antonaci, A. (Eds.). (2022, October 19-21). Innovating Higher Education Conference 2022. In *Procedings - Overview of papers as presented during the Innovating Higher Education Conference 2022 in Athens*. https://tinyurl.com/yb28mcwu

UNESCO. (2021). *COVID-19: Reopening and reimagining universities, survey on higher education through the UNESCO National Commissions*. https://tinyurl.com/y2k49r69

UNICEF, UNESCO, y The World Bank. (2022). *Where are we on education recovery?* https://tinyurl.com/2jdc9ta2

WEF, (2020). *Shaping the Future of the Internet of Bodies: New challenges of technology governance*. https://tinyurl.com/49w2549x

Yan, L., y Hongfeng, Z. (2022). Exploring the Influencing Factors and Validity of Formative Assessment in Online Learning. *Journal of Education and e-Learning Research*, *9*(4), 278-287. https://doi.org/10.20448/jeelr.v9i4.4288

Zahidi, S. (2020). *We need a global reskilling revolution – here's why*. https://tinyurl.com/3zy7t5b5

Zhu, M., y Ergulec, F. (2023). A review of collaborative assessment strategies in online learning. *Distance Education*, 1-22. https://doi.org/10.1080/01587919.2022.2150127

Zuboff, S. (2019). *Il capitalismo della sorveglianza: Il futuro dell'umanità nell'era dei nuovi poteri*. LUISS University Press.

PERCEPCIONES DEL ALUMNADO DE SECUNDARIA POR LOS CONTENIDOS MATEMÁTICOS: EL BLOQUE DE NÚMEROS

Hossein Hossein Mohand[1], Hassan Hossein Mohand[2], Nabil Mohamed Chemlali[1] y Julio Alfonso Novoa-López[2]

Este trabajo ha sido posible gracias a la colaboración de la Dirección Provincial de Educación de Melilla del Ministerio de Educación y Formación Profesional. En especial a su director D. Juan Ángel Berbel quien lo autorizó.

1. INTRODUCCIÓN

La importancia de las Matemáticas en la educación no universitaria aparece contemplada en la Ley Orgánica 3/2020, de 29 de diciembre, por la que se modifica la Ley Orgánica 2/2006, de 3 de mayo, de Educación. En ella, se establece que la competencia matemática tiene como objetivos fomentar y desarrollar en el alumnado la capacidad para reconocer y explorar situaciones susceptibles de ser formuladas en términos matemáticos. Además, el alumnado desarrolla la capacidad de formular hipótesis, razonar lógicamente y predecir soluciones a problemas reales o ficticios empleando diferentes estrategias. Por ello, la fundamentación teórica, que implica la argumentación rigurosa y la demostración de teoremas, es necesaria para introducir al alumnado en el rigor de las Matemáticas y su lenguaje (Verschaffel *et al.*, 2020).

Las Matemáticas fortalecen el pensamiento abstracto y tienen un papel relevante en el desarrollo de todas las áreas del conocimiento y de la modernización de la sociedad (Jankvist & Niss, 2019). Por ello, se forma la competencia matemática desde edades tempranas, lo que influye en las orientaciones académicas futuras del alumnado (Gispert, 2014). En este sentido, el dominio de las Matemáticas es una destreza que permite ampliar horizontes profesionales en la edad adulta (Levrini *et al.*, 2019) y favorece el emprendimiento, independientemente de los estudios realizados por el alumnado (Garrido-Yserte *et al.*, 2019). A pesar de esta clara importancia, el fracaso escolar en matemáticas ha sido un desafío persistente en el sistema educativo, en donde, los informes PISA 2018 y TIMSS destacan factores socioeconómicos y académicos que pueden influir en el rendimiento académico y el abandono educativo temprano (Gamazo & Martínez-Abad, 2020; Glassow *et al.*, 2021). En 2018, España presentó una tasa de abandono

1. Universidad de Granada (España)
2. Universidad Nacional de Educación a Distancia (España)

escolar preocupante, especialmente en la Ciudad Autónoma de Melilla (Estado, 2019). Ante estos datos, es crucial analizar el problema del fracaso escolar en matemáticas desde una perspectiva amplia y considerar todos los factores involucrados, implicando a toda la comunidad educativa.

Con esta investigación, se busca responder a preguntas clave relacionadas con el alumnado de secundaria y bachillerato de la Ciudad Autónoma de Melilla y su desempeño en Matemáticas con énfasis en el saber básico del sentido numérico ya que la LOMLOE establece su importancia a lo largo de la Educación Secundaria Obligatoria (ESO) y Bachillerato. Las preguntas extraídas del cuestionario general que se analizan son: ¿Te gustan las matemáticas?, ¿Te cuesta aprobar las matemáticas?, ¿Depende del profesor/a que te gusten las matemáticas? y ¿Te atraen los temas del Bloque de Números (números naturales, enteros, fracciones...)? El estudio, basado en un enfoque transversal y un cuestionario cerrado, recopiló datos de 2.018 alumnos de diferentes niveles educativos en la Ciudad Autónoma de Melilla. Se evaluaron 135 ítems que abarcaron 6 dimensiones relacionadas con el aprendizaje de las matemáticas, incluyendo el gusto por la materia, la percepción de dificultades, la influencia del profesorado y el interés en el Bloque de Números.

Con el presente estudio se pretende proporcionar asociaciones entre las actitudes hacia las matemáticas y las percepciones de alumnado sobre el Bloque Numérico, lo que puede contribuir al diseño de futuras estrategias educativas más efectivas para mejorar el rendimiento y el interés de los estudiantes en esta importante asignatura aportando posibles soluciones que contribuyan a la mejora del aprendizaje de las matemáticas en este nivel educativo.

2. OBJETIVOS

El objetivo general del presente trabajo es evaluar posibles asociaciones entre las actitudes del alumnado de secundaria hacia las matemáticas y las preferencias por el bloque de números. Los objetivos específicos correspondientes son:

- OE.1. Examinar las puntuaciones de los sujetos en las variables TGM, TCM, DPM y GBN desde un prisma métrico. Estas variables hacen referencia a las actitudes del alumnado hacia las matemáticas, las percepciones acerca de la figura docente y las valoraciones sobre el bloque de números, perteneciente al primer bloque de contenidos del currículo matemático en secundaria.
- OE.2. Analizar las probabilidades a priori de TGM y condicionales de las variables TCM, DPM y GBN respecto a la primera.

3. METODOLOGÍA

En el presente estudio transversal de corte cuantitativo, se utilizó un enfoque no experimental ex post facto, empleando un cuestionario cerrado como medio de recopilación de información. Los ítems analizados en este trabajo forman parte de un instrumento integral que analiza el rendimiento de los estudiantes de secundaria de la Ciudad Autónoma de Melilla por medio de un cuestionario amplio con 135 preguntas clasificadas en 31 indicadores que abarca 7 dimensiones.

3.1. Participantes

Para el estudio se consideró el grupo de estudiantes de Matemáticas de la Ciudad Autónoma de Melilla como el universo de análisis. La selección de la población se basó en tres criterios de inclusión definidos previamente: 1) tener edad inferior a la mayoría de edad; 2) ser residente de la Ciudad Autónoma de Melilla y 3) estar matriculado en estudios de secundaria durante el curso 2018/19. Con esta metodología, el total de la población asciende a 5.875 individuos, de los cuales el 50.84% pertenecen al género femenino. Para seleccionar la muestra, se utilizó un enfoque de muestreo no probabilístico por conveniencia. En total, se reclutaron 2.039 alumnos (con un 53,40% de chicas) de diferentes centros y niveles educativos de la Ciudad Autónoma de Melilla. La muestra se distribuyó en los siguientes niveles educativos: 438 alumnos de 1º ESO, 473 de 2º ESO, 394 de 3º ESO, 417 de 4º ESO, 233 de 1º Bachillerato y 84 de 2º Bachillerato.

3.2. Instrumento

El instrumento se diseñó ad hoc para recopilar datos con 135 ítems cerrados que abarcan 6 dimensiones y 31 indicadores. Las respuestas fueron adaptadas mediante una escala Likert con 4 grados (1, nada; 2, poco; 3, bastante; y 4, mucho) para la mayor parte de las interrogantes. El proceso de elaboración del cuestionario incluyó una revisión bibliográfica, identificación de dimensiones, redacción de ítems y validación de contenido por expertos (Cisneros-Cohernour *et al.*, 2012; Rosenbluth *et al.*, 2016). Previamente, el cuestionario fue validado por diez expertos, incluyendo jefes de departamento de matemáticas, directores de centros educativos de secundaria e investigadores en didáctica de las matemáticas. En el proceso se evaluaron tanto el nivel de redacción como la adecuación de los ítems empleados. Además, se realizó una prueba piloto para identificar posibles mejoras. Finalmente, se verificó la coherencia de la matriz interna de datos utilizando el criterio de Kaiser-Guttman y con un índice Tucker Lewis de 1.052. Esta comprobación aseguró que la combinación de diversos ítems tenía consistencia interna en su composición. Por otro lado, para garantizar la recopilación de datos, se optó por utilizar Google Forms, una elección hecha con el fin de minimizar los errores de transcripción por parte de los codificadores (Cohen & Manion, 1990). Para evitar cualquier sesgo en los resultados, los cuestionarios se aplicaron durante el horario escolar en todos los centros de educación secundaria de la Ciudad Autónoma de Melilla. A todos los participantes se les informó previamente sobre la naturaleza de la investigación, y participaron de forma voluntaria. Este estudio presenta resultados parciales referentes a 4 ítems en relación a la dimensión "Aprendizaje de las Matemáticas" del cuestionario general, con el objetivo de examinar la posible relación entre las percepciones del alumnado de secundaria entorno a las matemáticas y los contenidos numéricos que engloba los números naturales, enteros, fracciones..., pertenecientes al primer bloque de contenidos de la materia de Matemáticas en el currículo oficial.

Los análisis realizados en este estudio incluyen las variables que se exponen en la Tabla 1, donde, además, se muestra su relación con los indicadores y dimensiones correspondientes.

Dimensión	Indicadores	Código	Ítems
A. Datos Generales	Datos alumnado	ECC	¿Eres chico o chica?
B. Aprendizaje de las Matemáticas	B.1 Afinidad	TGM	¿Te gustan las matemáticas?
		TCM	¿Te cuesta aprobar las matemáticas?
		DPM	¿Depende del profesor/a que me gusten las matemáticas?
	B.2 Contenidos	GBN	¿Te gusta los temas del Bloque de Números (números naturales, enteros, fracciones...)?

Tabla 1. Dimensiones, indicadores e ítems del estudio. Fuente: Elaboración propia, 2023.

3.3. Procedimiento

Previo a la implementación del cuestionario, se formuló solicitud de acceso a las autoridades educativas a nivel local, y tras la revisión de los cuestionarios, se obtuvo la aprobación del director provincial del Ministerio de Educación para llevar a cabo la encuesta en los centros educativos de Melilla durante el horario escolar.

Para la pasación de cuestionario en horario escolar, se contó con la colaboración activa de la dirección, los departamentos de Matemáticas y Tecnología y el coordinador TIC de cada centro educativo de la ciudad, con el objetivo de reducir al mínimo el impacto en el funcionamiento escolar durante la administración de los cuestionarios. Además, fue necesario coordinar los recursos de aulas y tecnología. Por otro lado, se proporcionó información anticipada sobre la naturaleza de la investigación a todos los participantes que voluntariamente decidieron formar parte del estudio.

3.4. Ética de la Investigación

El estudio actual se adhiere plenamente a los criterios éticos establecidos en la Declaración de Helsinki, lo que garantiza el respeto y protección de los derechos y bienestar de los participantes involucrados en la investigación. Asimismo, se cumplió rigurosamente con el código deontológico de la investigación en Educación de la AERA (*American Educational Research Association*) del año 1992, asegurando la integridad y responsabilidad en todas las fases del estudio. La aplicación de estos principios éticos es esencial para garantizar la credibilidad y validez de los resultados, así como para fomentar la confianza en la comunidad académica y en la sociedad en general. Además, al cumplir con estos criterios éticos, se contribuye a la promoción del bienestar y el progreso en el ámbito educativo, respetando los derechos y dignidad de los participantes y promoviendo prácticas de investigación responsables y éticas.

4. RESULTADOS Y DISCUSIÓN

Los resultados iniciales del presente trabajo se exponen a continuación a través de un análisis descriptivo de las puntuaciones del alumnado en los diferentes ítems y un estudio más profundo mediante un análisis Bayesiano.

4.1. Análisis Descriptivo

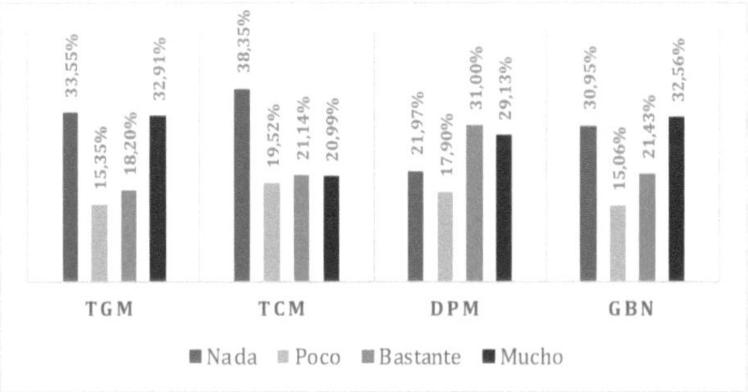

Figura 1. Porcentajes de las variables del estudio. Fuente: Elaboración propia.

La Figura 1 muestra una variabilidad significativa en las respuestas de los estudiantes, lo que refleja la diversidad de actitudes y percepciones hacia las matemáticas y los temas del Bloque de Números. Observamos que para la pregunta "¿Te gustan las matemáticas (TGM)?", un 33.55% de los estudiantes respondió "Nada", lo que sugiere que, para un tercio de los participantes, las matemáticas no son de su agrado o presentan una fuerte aversión hacia ellas. Por otro lado, un 32.91% respondió "Mucho", lo que indica que, para aproximadamente un tercio de los estudiantes, las matemáticas son una materia que les resulta atractiva y de interés. Este grupo podría estar formado por aquellos con una afinidad natural por las matemáticas o que han tenido una experiencia positiva y motivadora en su aprendizaje. En cuanto a la pregunta "¿Te cuesta aprobar las matemáticas (TCM)?", el 38.35% de los estudiantes respondió "Nada", es decir, para más de un tercio de los participantes, aprobar las matemáticas no representa un desafío significativo. Por otro lado, un 20.99% respondió "Mucho", indicando que una quinta parte de los estudiantes experimentan dificultades considerables para obtener un aprobado en esta materia. Estos resultados sugieren que un porcentaje considerable de estudiantes encuentra dificultades académicas en matemáticas, mientras que otros no enfrentan mayores problemas para aprobarla.

Con relación a la pregunta "¿Depende del profesor/a que me gusten las matemáticas (DPM)?", el 31.00% de los estudiantes respondió "Bastante", lo que sugiere que, para aproximadamente un tercio de los participantes, su afinidad o aversión hacia las matemáticas está influenciada por el profesor o profesora que imparte la materia. Esto puede indicar que la metodología, el estilo de enseñanza y la relación con el docente tienen un impacto significativo en la actitud de los estudiantes hacia la materia. Por otro lado, solo el 17.90% respondió "Poco", lo que sugiere que, para la mayoría de los estudiantes, la influencia del profesorado no es un factor determinante en su gusto por las matemáticas.

Respecto a la pregunta "¿Te gustan los temas del Bloque de Números (GBN)?", un 32.56% de los estudiantes respondió "Mucho", indicando que, para alrededor de un tercio de los participantes, los temas del Bloque de Números son de gran interés y atractivo. Por otro lado, el 30.95% respondió "Nada", lo que sugiere que casi un tercio de los estudiantes no encuentra motivación o gusto por estos temas. Es importante considerar que los temas del Bloque de Números abarcan conceptos fundamentales en matemáticas y pueden influir en el gusto general hacia esta materia.

En general, estos resultados resaltan la existencia de actitudes asimétricas hacia las matemáticas y los temas del Bloque de Números. La polarización puede deberse a experiencias negativas o positivas previas con la materia, lo que influye en el gusto, la percepción de dificultad y el interés en temas específicos. Además, los resultados subrayan la relevancia del papel del profesorado en la formación de la actitud de los estudiantes hacia las matemáticas, lo que destaca la importancia de enfoques pedagógicos motivadores y efectivos para fomentar el interés y la comprensión de esta materia.

4.2. Análisis Bayesiano

A continuación, se desarrolla un análisis bayesiano para profundizar en la evaluación anterior. Este análisis, muestra los valores porcentuales de la variable independiente TGM definida a priori y los valores condicionados de las demás variables a la anterior. Es decir, se evalúa las percepciones del alumnado hacia las matemáticas y las puntuaciones condicionadas de las percepciones hacia los contenidos y la figura del docente de cada uno de los niveles de respuesta. Los resultados se muestran en las Tablas 2-6.

	Nada	Poco	Bastante	Mucho
Totales	33,55%	15,35%	18,20%	32,91%

Tabla 2. Naive Bayes para TGM. Probabilidad a-priori para TGM. Fuente: Elaboración propia, 2023.

Los resultados expuestos en la Tabla 2 revelan que el gusto por las matemáticas es bastante diverso en la población encuestada. Existe una distribución casi equitativa entre aquellos que no les gusta (33.55%) y aquellos que les gusta mucho (32.91%) las matemáticas, mientras que un porcentaje menor muestra un gusto moderado (15.35%) o considerable (18.20%) por esta materia. Es importante destacar que estos resultados pueden tener implicaciones significativas en el ámbito educativo (Tsang *et al.*, 2022). Los estudiantes que muestran un alto interés en las matemáticas (grupo "Mucho" en TGM) podrían beneficiarse de un enfoque más profundo y desafiante en el currículo, lo que podría fomentar aún más su pasión y motivación por la materia (Hossein-Mohand, 2023; Meng & Hu, 2022).

ECC / TGM	0.Nada	1.Poco	2.Bastante	3.Mucho
0. Chicos	39,04%	42,17%	53,10%	53,20%
1. Chicas	60,96%	57,83%	46,90%	46,80%

Tabla 3. Naive Bayes para TGM. Probabilidad condicionada ECC /TGM. Fuente: Elaboración propia, 2023.

La Tabla 3 sugiere que en las puntuaciones en "Nada" y "Poco" gusto por las matemáticas, hay una mayor proporción de chicas en comparación con los chicos. El 60.96% de las chicas indicó que "Nada" les gusta las matemáticas (TGM), mientras que solo el 39.04% de los chicos expresó lo mismo. Además, el 57.83% de las chicas expresó que les gusta "Poco" las matemáticas (TGM), mientras que solo el 42.17% de los chicos mostró un gusto similar. Entre los que puntuaron "Bastante" y "Mucho" gusto por las matemáticas, también se observa una diferencia en las proporciones entre chicos y chicas. El 53.10% de los chicos indicó que les gusta "Bastante" las matemáticas (TGM), mientras que solo el 46.90% de las chicas expresó un gusto similar. Asimismo, el 53.20% de los chicos expresó que les gusta "Mucho" las matemáticas (TGM), mientras que solo el 46.80% de las chicas mostró un gusto similar. Estos resultados señalan que, en el grupo de menor gusto por las matemáticas, hay una mayor proporción de chicas expresó un nulo o moderado gusto por la materia en comparación con los chicos. Por otro lado, en el grupo de mayor gusto por las matemáticas, una mayor proporción de chicos mostró un gusto considerable o entusiasmo por la materia en comparación con las chicas.

TCM / TGM	0.Nada	1.Poco	2.Bastante	3.Mucho
0.Nada	35,82%	8,19%	22,81%	33,19%
1.Poco	19,49%	6,71%	44,73%	29,07%
2.Bastante	35,85%	43,94%	16,44%	37,74%
3.Mucho	51,12%	23,55%	11,03%	14,31%

Tabla 4. Naive Bayes para TGM. Probabilidad condicionada TCM /TGM. Fuente: Elaboración propia, 2023.

En la Tabla 4, se observa una correlación negativa entre el gusto por las matemáticas, y la proporción de aquellos que enfrentan dificultades considerables para aprobarlas. Por otro lado, a medida que disminuye el gusto por las matemáticas, aumenta la proporción de aquellos que enfrentan dificultades considerables para aprobarlas. Por ejemplo, dentro del grupo "Nada" en TGM, una proporción significativa (33.19%) indicó que les cuesta "Mucho" aprobar las matemáticas en la tabla TCM. En contraste, dentro del grupo "Mucho" en TGM, solo el 14.31% afirmó tener grandes dificultades para aprobarlas en la tabla TCM. Estos resultados sugieren, en línea con la literatura científica que, aquellos que disfrutan mucho de las matemáticas tienen una mayor probabilidad de no enfrentar dificultades importantes para aprobarlas (Rican *et al.*, 2022; Trujillo-Torres *et al.*, 2020).

En contraposición, el grupo más grande de participantes fue el que indicó que les gusta "Mucho" las matemáticas (33.55% de los encuestados). Dentro de este grupo, el 51.12% expresó que les cuesta "Nada" aprobar las matemáticas en la tabla TCM, lo que indica que una mayoría considerable de aquellos que disfrutan mucho de las matemáticas también muestra un bajo nivel de dificultad para aprobarlas. Sin embargo, existen diferencias individuales dentro de cada categoría de TGM, lo que sugiere que otros factores pueden influir en la relación entre ambas variables (Gonzalez & Blackford, 2022).

GBN / TGM	0.Nada	1.Poco	2.Bastante	3.Mucho
0.Nada	38,60%	16,23%	14,47%	30,70%
1.Poco	28,75%	44,41%	8,63%	18,21%
2.Bastante	18,33%	6,74%	41,78%	33,15%
3.Mucho	31,15%	4,77%	23,25%	40,83%

Tabla 5. Naive Bayes para TGM. Probabilidad condicionada GBN/TGM Fuente: Elaboración propia, 2023.

En la Tabla 5, se observa que existe una relación entre el gusto por las matemáticas y el interés en los temas del Bloque de Números. A medida que aumenta el gusto por las matemáticas (TGM), también tiende a aumentar el interés en los temas del Bloque de Números (GBN), y viceversa. Es decir, dentro del grupo "Nada" en TGM, una mayoría considerable (38.60%) indicó que "Nada" les gusta el Bloque de Números en la tabla GBN. En contraste, dentro del grupo "Mucho" en TGM, solo el 4.77% afirmó tener un interés "Poco" en los temas del Bloque de Números en la tabla GBN. Esto sugiere que aquellos que disfrutan mucho de las matemáticas tienen una mayor probabilidad de mostrar un interés significativo en los temas del Bloque de Números.

Además, se puede observar que existe una relación inversa entre "Nada" y "Mucho" en ambas tablas. A medida que aumenta la proporción de aquellos que indican que les gusta "Mucho" las matemáticas en TGM, disminuye la proporción de aquellos que indican que les gusta "Nada" el Bloque de Números en GBN.

DPM / TGM	0.Nada	1.Poco	2.Bastante	3.Mucho
0.Nada	22,37%	13,89%	30,56%	33,19%
1.Poco	20,45%	25,88%	28,12%	25,56%
2.Bastante	22,10%	25,07%	32,88%	19,95%
3.Mucho	22,21%	14,31%	31,74%	31,74%

Tabla 6. Naive Bayes para TGM. Probabilidad condicionada DPM/TGM Fuente: Elaboración propia, 2023.

Finalmente, la Tabla 6 sugiere que existe una relación entre el gusto por las matemáticas y la percepción de si ese gusto depende del profesor/a. A medida que aumenta el gusto por las matemáticas (TGM), también tiende a aumentar la percepción de que ese gusto está influenciado en gran medida por el docente, y viceversa. Es decir, dentro del grupo "Nada" en TGM, una mayoría considerable (33.19%) indicó que "Mucho" depende del profesor/a que les gusten las matemáticas en la tabla DPM. En contraste, dentro del grupo "Mucho" en TGM, solo el 14.31% afirmó que "Poco" depende del profesor/a en la tabla DPM. Esto sugiere que aquellos que disfrutan mucho de las matemáticas tienden a percibir que su gusto está menos influenciado por el profesor/a.

Además, se puede observar que existe una relación inversa entre "Nada" y "Mucho" en ambas tablas. A medida que aumenta la proporción de aquellos que indican que les gusta "Mucho" las matemáticas en TGM, disminuye la proporción de aquellos que indican que "Nada" depende del docente en la Tabla 6.

5. CONCLUSIONES

Los análisis realizados arrojan una serie de conclusiones importantes sobre las actitudes de los estudiantes hacia las matemáticas y las preferencias por los temas del Bloque de Números.

En cuanto a la diversidad de actitudes, los resultados muestran una diversidad significativa en las actitudes de los estudiantes hacia las matemáticas y los temas del Bloque de Números. Esto indica que no hay una percepción homogénea sobre esta materia y que existen distintos niveles de gusto e interés entre los participantes. En lo relativo a la influencia del profesorado, los resultados señalan que para aproximadamente un tercio de los estudiantes, su gusto por las matemáticas está influenciado por el profesor/a que imparte la materia. Esto destaca la importancia del enfoque pedagógico y la relación docente-alumno en el desarrollo de actitudes positivas hacia las matemáticas. Respecto a la brecha de género, se observa una diferencia en las actitudes hacia las matemáticas entre chicos y chicas. Las chicas muestran una mayor proporción de desinterés o aversión hacia las matemáticas en comparación con los chicos. Es importante abordar esta brecha de género y promover un enfoque inclusivo en la educación matemática.

Los resultados anteriores sugieren capacitar al profesorado en la implementación de estrategias pedagógicas motivadoras y efectivas para fomentar el interés y el gusto por las matemáticas, especialmente para aquellos estudiantes que expresan una nula o baja afinidad hacia la materia.

6. REFERENCIAS

Cisneros-Cohernour, E. J., Jorquera Jaramillo, M. C., & Aguilar Pereyra, Á. M. (2012). Validación de instrumentos de evaluación docente en el contexto de una universidad española. *Voces y silencios. Revista Latinoamericana de Educación*, *3*(1), 41-55.

Cohen, L., & Manion, L. (1990). *Research methods in education. Chatham.* Routledge.

Estado, C. E. d. (2019). *Informe 2019 sobre el estado del sistema educativo.*

Gamazo, A., & Martínez-Abad, F. (2020). An Exploration of Factors Linked to Academic Performance in PISA 2018 Through Data Mining Techniques. *Frontiers in Psychology*, *11*, Article 575167. https://doi.org/10.3389/fpsyg.2020.575167

Garrido-Yserte, R., Crecente-Romero, F., & Gallo-Rivera, M.-T. (2019). The relationship between capacities and entrepreneurial intention in secondary school students. *Economic Research-Ekonomska Istrazivanja.* https://doi.org/10.1080/1331677x.2019.1697328

Gispert, H. (2014). Mathematics education in France: 1800–1980. In VV.AA. *Handbook on the history of mathematics education* (pp. 229-240). Springer.

Glassow, L. N., Rolfe, V., & Hansen, K. Y. (2021). Assessing the comparability of teacher-related constructs in TIMSS 2015 across 46 education systems: an alignment optimization approach. *Educational Assessment Evaluation and Accountability*, *33*(1), 105-137. https://doi.org/10.1007/s11092-020-09348-2

Gonzalez, C. A. H., & Blackford, B. J. (2022). Engagement as antecedent of academic achievement and the moderating impact of work-family-school inter-role conflict for online graduate students. *International Journal of Management Education*, *20*(3), 13, Article 100676. https://doi.org/10.1016/j.ijme.2022.100676

Hossein-Mohand, H. (2023). Influence of motivation on the perception of mathematics by secondary school students. *Frontiers in Psychology*, *13*(16), Article 1111600. https://doi.org/10.3389/fpsyg.2022.1111600

Jankvist, U. T., & Niss, M. (2019). Upper secondary school students' difficulties with mathematical modelling. *International Journal of Mathematical Education in Science and Technology*, 30. https://doi.org/10.1080/0020739x.2019.1587530

Levrini, O., Tasquier, G., Branchetti, L., & Barelli, E. (2019). Developing future-scaffolding skills through science education. *International Journal of Science Education.* https://doi.org/10.1080/09500693.2019.1693080

Meng, X., & Hu, Z. (2022). The relationship between student motivation and academic performance: the mediating role of online learning behavior. *Quality Assurance in Education.* https://doi.org/10.1108/qae-02-2022-0046

Rican, J., Chytry, V., & Medova, J. (2022). Aspects of self-regulated learning and their influence on the mathematics achievement of fifth graders in the context of four different proclaimed curricula. *Frontiers in Psychology, 13*, Article 963151. https://doi.org/10.3389/fpsyg.2022.963151

Rosenbluth, A., Cruzat-Mandich, C., & Ugarte, M. L. (2016). Methodology to Validate a Competencies Assessment Tool for Psychology Students. *Universitas Psychologica, 15*(1), 303-314.

Trujillo-Torres, J.-M., Hossein-Mohand, H., Gómez-García, M., Hossein-Mohand, H., & Hinojo-Lucena, F.-J. (2020). Estimating the Academic Performance of Secondary Education Mathematics Students: A Gain Lift Predictive Model. *Mathematics, 8*(12), Article 2101. https://doi.org/10.3390/math8122101

Tsang, A., Dang, B. Y. Y., & Moorhouse, B. L. (2022). An examination of learners' homework engagement, academic achievement, and perceptions. *Educational Studies*, 15. https://doi.org/10.1080/03055698.2022.2126295

Verschaffel, L., Schukajlow, S., Star, J., & Van Dooren, W. (2020). Word problems in mathematics education: a survey. *Zdm-Mathematics Education, 52*(1), 1-16. https://doi.org/10.1007/s11858-020-01130-4

APLICACIÓN DE LA SIMULACIÓN A LA EVALUACIÓN ANTROPOMÉTRICA EN CIENCIAS DE LA SALUD

Mar Larrosa [1,2], *Sara Martínez-López* [1,2]

1. INTRODUCCIÓN

Las nuevas metodologías docentes podrían tener un impacto positivo en la enseñanza de las profesiones sanitarias en comparación con las estrategias de aprendizaje convencionales. Una de estas nuevas metodologías es la simulación clínica. La palabra simular proviene del latín *simulare* que significa copiar o representar. En el ámbito educativo, se trata de reproducir situaciones del mundo real a través de experiencias guiadas o apoyadas de un modelo (Gaba, 2007).

Tradicionalmente, la simulación se ha usado con el objetivo de afianzar el aprendizaje y asegurar una atención de calidad al paciente (Pilcher *et al.*, 2012). En la actualidad está tomando gran interés en las especialidades de Ciencias de la Salud ya que permite al alumnado adquirir habilidades y destrezas de la práctica clínica antes del contacto con un paciente real mediante la representación de un escenario clínico (López-Sánchez *et al.*, 2013).

Las experiencias de simulación son una metodología formativa evaluable, pero a diferencia de las enseñanzas tradicionales, aquí los alumnos pueden cometer errores, ya que pueden ser supervisados y corregidos en el momento por un instructor (Dávila-Cervantes, 2014). De esta forma, los estudiantes tienen la oportunidad de integrar y aplicar lo que han aprendido en sus clases magistrales mientras trabajan en un entorno seguro y controlado, sin comprometer la seguridad de un paciente real.

Estas actividades formativas deben planificarse adecuadamente para responder a unos objetivos de aprendizaje y asegurar un entorno de aprendizaje apropiado. Previamente al inicio de la actividad, el estudiante debe conocer qué situación se va a tratar, qué se espera que aprenda, o como se va a evaluar (briefing). De esta forma, se crea un buen clima para el estudiante y se orienta sobre el objetivo a perseguir. Tras la representación, el alumno debe recibir un feedback (debriefing). Además, estos encuentros pueden ser grabados y visualizados posteriormente, lo que permite a los estudiantes la capacidad de autoevaluación y reflexión sobre sus habilidades.

Existen diferentes técnicas de simulación, que incluyen el uso de pacientes estandarizados, role-playing, maniquíes, realidad virtual, gaming y sistemas computarizados, entre otros

1. Facultad de Ciencias Biomédicas. Universidad Europea de Madrid (España)
2. Current affiliation: Facultad de Farmacia. Universidad Complutense de Madrid (España)

(Korayem *et al.*, 2022; Seybert *et al.*, 2019). La simulación de alta fidelidad, o simulación compleja, emplea modelos anatómicos humanos o maniquíes que son monitorizados para representar una determinada situación fisiológica. Este sistema ha mostrado buenos resultados en el desempeño de habilidades, el pensamiento crítico, la satisfacción y la autoconfianza del alumno de Ciencias de la Salud (Laschinger *et al.*, 2008). Además, un ensayo controlado aleatorizado con maniquíes mostró una mayor transferencia de las habilidades aprendidas a la práctica clínica (Jansson *et al.*, 2014). Sin embargo, aunque sus aplicaciones son numerosas, las actividades de simulación compleja requieren de una gran variedad de recursos tecnológicos, materiales y humanos para el entrenamiento de las habilidades en el aprendizaje.

El uso de pacientes estandarizados es de especial interés para trabajar otras competencias profesionales, como la realización de una anamnesis clínica, el examen físico, o el consejo al paciente, entre otros. Esta metodología resulta menos costosa, a diferencia de la simulación de alta fidelidad, ya que recurre a especialistas cualificados para representar a un paciente real en una actuación concreta. El paciente estandarizado debe interaccionar con el estudiante y abarcar todos los aspectos del caso, como son la historia clínica, los síntomas, los hallazgos físicos, las características emocionales y personales, y el lenguaje corporal (Korayem *et al*, 2022). Asimismo, el especialista puede participar en la evaluación y retroalimentación al alumno tras la representación del caso.

El uso de pacientes estandarizados tiene un alto potencial en nutrición clínica para la práctica de evaluación nutricional, técnicas de asesoramiento o comunicación efectiva con el paciente. Así, por ejemplo, Newton *et al.* (2015) proponen seguir unos pasos durante un escenario de simulación con un paciente estandarizado en el ámbito de la nutrición: tras identificar el motivo de la consulta, el alumno deberá recopilar la información necesaria mediante una anamnesis y la exploración física. Finalmente, el estudiante debe proporcionar los resultados al paciente y crear un plan de educación nutricional acorde al caso.

La mayoría de los ensayos de simulación conocidos hasta la fecha se han realizado en las enseñanzas de Medicina y Enfermería, pero dado el uso cada vez mayor de la simulación, esta metodología de aprendizaje puede hacerse extensible a otros ámbitos de la Salud, como la educación farmacéutica o nutricional, que también exige de un aprendizaje activo e innovador para mejorar el conocimiento y las habilidades clínicas.

2. OBJETIVOS

El objetivo principal de nuestro estudio fue comparar las competencias adquiridas por los alumnos cuando realizan una actividad de simulación con respecto a una metodología de enseñanza tradicional. De esta forma, este estudio pretende demostrar la eficacia del uso de la simulación en el aprendizaje de la técnica antropométrica como parte de un sistema integral de evaluación nutricional en la consulta.

3. MARCO TEÓRICO

El uso de la simulación como herramienta didáctica en la evaluación nutricional ha aumentado en los últimos años debido a su capacidad para proporcionar una experiencia práctica y realista a los estudiantes. La antropometría es una disciplina que se encarga de medir y evaluar las dimensiones físicas y la composición corporal de los individuos, y es fundamental en la evaluación nutricional. La simulación, por otro lado, permite recrear de forma virtual escenarios y situaciones que imitan la realidad. La combinación de ambas disciplinas ofrece una alternativa efectiva para enseñar y aprender los conceptos y habilidades necesarios en la evaluación antropométrica nutricional.

Otra ventaja es que la simulación permite repetir las actividades tantas veces como sea necesario para mejorar la precisión y la destreza técnica. Esto resulta especialmente útil en la enseñanza de técnicas específicas como la antropometría, como por ejemplo en la medición del pliegue cutáneo o la circunferencia de la cintura, donde la práctica constante es esencial para adquirir habilidades.

Además, la simulación permite generar diferentes perfiles antropométricos para analizar cómo la variación en la distribución de la grasa corporal o la musculatura afecta a los indicadores de la evaluación nutricional. Esto ayuda a desarrollar un pensamiento crítico y una comprensión más profunda de los factores que influyen en los resultados de las medidas antropométricas y en última instancia en la evaluación nutricional del paciente.

Otro factor importante de la simulación en la evaluación nutricional antropométrica es la posibilidad de explorar y experimentar con diferentes herramientas y tecnologías utilizadas en antropometría. Los estudiantes pueden familiarizarse con el uso de equipos de medición, como calibradores de pliegue cutáneo o cintas métricas, y practicar su manejo antes de realizar mediciones reales. También pueden aprender a utilizar softwares especializados para el cálculo de indicadores antropométricos y analizar los resultados obtenidos.

4. METODOLOGÍA

Se diseñó una actividad de simulación para la evaluación del estado nutricional de un individuo basada en la valoración antropométrica. La actividad se llevó a cabo en instalaciones del Hospital Simulado (HS) de la Universidad Europea de Madrid (UEM). Las salas de consulta disponían del material necesario para llevar a cabo una evaluación antropométrica (báscula digital con tallímetro Soehnle Professional Stand scale 7831, plicómetro FAT-1 GIMA, cinta métrica SECA modelo 203 y bioimpedanciómetro TANITA modelo BC-730) (Imagen 1). Las salas de apoyo, utilizadas durante el briefing y el debriefing, estaban equipadas con mesas y sillas.

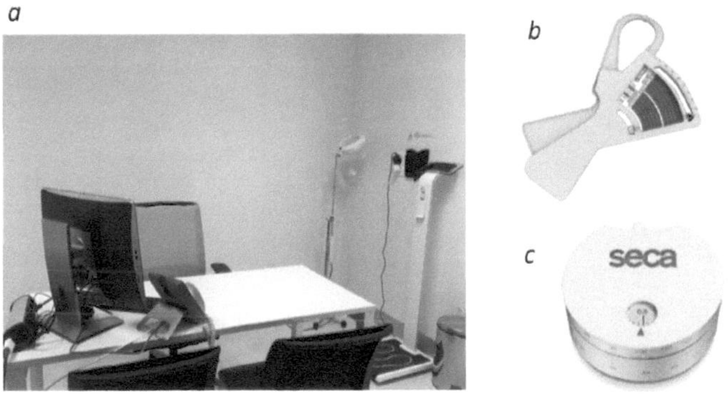

Imagen 1. Material antropométrico. a: consulta médica del Hospital Simulado; b: plicómetro FAT-1 GIMA; c: cinta métrica modelo SECA 203. Fuente: dhmaterialmedico.com.

Los participantes en la actividad de simulación fueron los alumnos matriculados en la asignatura Nutrición, impartida en el Grado en Farmacia y el Doble Grado en Farmacia y Biotecnología de la UEM durante los cursos académicos 2016/17, 2017/18, 2018/19 y 2020/21.

Para el desarrollo de la actividad, los alumnos fueron agrupados por parejas de forma que un miembro actuaba como paciente estandarizado mientras el otro hacía las veces de profesional sanitario. En el curso académico 2020/21, los alumnos realizaron las medidas a un actor que intervenía como paciente estandarizado siguiendo un guion establecido por la profesora de la asignatura.

El desarrollo de la actividad ocupó un tiempo total de 120 min distribuidos en 5 fases consecutivas que se resumen en la Figura 1. Tras la explicación de los contenidos teóricos, el profesor realizaba un briefing para aclarar el desarrollo, la organización, la metodología y la evaluación de la actividad a todos los alumnos. A continuación, cada pareja de alumnos iba pasando a las consultas del HS a realizar la antropometría. Las medidas antropométricas realizadas fueron peso, talla, pliegue tricipital, circunferencia de cintura, circunferencia de cadera y circunferencia del brazo. A partir de las medidas realizadas en la consulta, los alumnos calcularon otros índices antropométricos como el Índice de Masa Corporal, el índice cintura-cadera, circunferencia muscular del brazo y área muscular del brazo. Asimismo, los alumnos completaron la anamnesis clínica, la historia dietética y la exploración física, y junto a los datos anteriores elaboraron un diagnóstico y una serie de recomendaciones al paciente de acuerdo con el resultado de la evaluación nutricional.

Tras la realización de la entrevista y las medidas correspondientes, todos los alumnos recibían un debriefing para valorar su percepción, su aprendizaje y su motivación por la actividad.

Durante la realización del taller, dos profesoras expertas en la materia supervisaron el trabajo de los alumnos en las salas de consulta, ofreciendo un feedback continuo durante el desarrollo para asegurar la correcta medición de cada parámetro y resolver dudas.

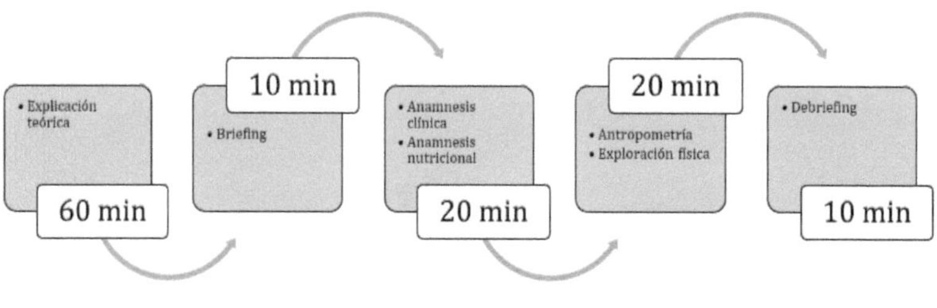

Figura 1. Desarrollo de la actividad de simulación.

Fuente: Elaboración propia.

Durante el curso académico 2019/20, como consecuencia del confinamiento por la pandemia Covid-19, la actividad de simulación se sustituyó por la resolución en el aula de un caso práctico. El caso consistía en valorar el estado nutricional de un individuo anónimo cuyos parámetros antropométricos básicos fueron obtenidos en una de las simulaciones de los años previos, a partir de los cuales los alumnos calcularon el resto de los índices antropométricos y cumplimentaron la anamnesis para establecer un diagnóstico. Los resultados eran luego discutidos en el aula virtual.

La actividad de simulación y la resolución del caso práctico se evaluaron de 0 a 10 puntos, considerando la actitud, el desempeño del alumno y los conocimientos adquiridos. La normalidad de las variables (nota de la actividad y nota de la asignatura) se comprobó mediante el análisis de Kolmogórov-Smirnov aplicándose posteriormente un análisis estadístico no paramétrico (prueba U-Mann Whitney). El análisis de asociación entre variables se realizó mediante el coeficiente de correlación de Spearman. Todo el análisis estadístico se llevó a cabo con el programa SPSS v.22.

5. RESULTADOS

En el estudio participaron un total de 134 alumnos entre los distintos cursos académicos, de los cuales 126 completaron una de las dos actividades (simulación o caso práctico) mientras que 8 alumnos decidieron no realizar ninguna de las actividades por distintas razones (Tabla 1).

	Actividad de simulación				*Caso práctico (control)*
	2016/17	*2017/18*	*2018/19*	*2020/21*	*2019/20*
Alumnos matriculados	20	27	27	31	29
Alumnos que realizan la actividad	19	24	25	31	27
Alumnos que no realizan la actividad	1	3	2	0	2

Tabla 1. Número de alumnos evaluados y no evaluados en las dos actividades en los diferentes años académicos. Fuente: elaboración propia.

5.1. Nota media de la actividad

Las calificaciones obtenidas en los distintos cursos académicos se representan en la Figura 2. Los alumnos que realizaron la actividad de simulación (n = 99) obtuvieron una calificación media de la actividad de 8,09 ± 1,31, mientras que los alumnos que realizaron el caso práctico durante el curso académico 2019/20 (n=27) obtuvieron una calificación media de la actividad de 6,17 ± 1,31, siendo significativa esta diferencia (p= 0,001).

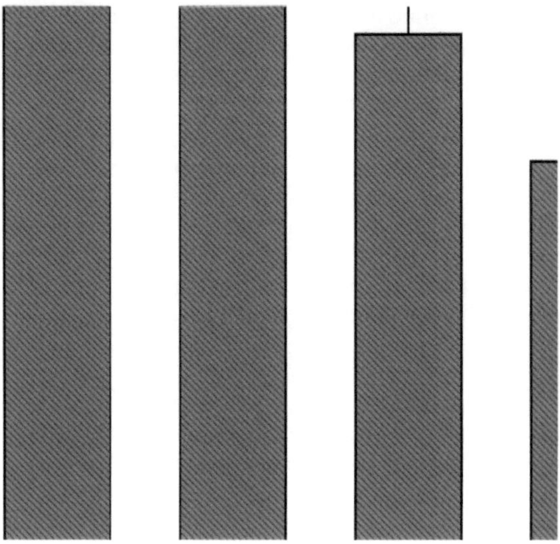

Figura 2. Nota media obtenida en la actividad de simulación (cursos 16/17, 17/18, 18/19 y 20/21) y en la actividad control (curso 19/20) expresada como media ± SD. * p< 0,05. Fuente: elaboración propia.

5.2. Correlación nota actividad-nota asignatura

La nota media obtenida en las actividades de simulación y la actividad control fue correlacionada con la nota final en la asignatura de cada curso académico correspondiente (Figura 3). Por un lado, se estudió la asociación en los cursos en los que se impartió la actividad de simulación (Figura 3A), y por otro lado la asociación en el año en el que los alumnos resolvieron un caso práctico (Figura 3B). Los resultados muestran que hay una correlación significativa (p = 0,003) entre la nota final de la asignatura y la actividad de simulación, mientras que esta correlación no existe en el año en el que los alumnos resolvieron el caso práctico.

Aunque hay muchos factores que pueden influir en que las notas de una actividad correlacionen con la nota final de la asignatura del alumno y carecemos de factores evaluadores para verificarlo, podemos plantear diversas hipótesis al respecto. Podría ocurrir que la participación de una manera más activa en las actividades de simulación y el alcance de una compresión más profunda de los conceptos con este método se refleje en un mayor rendimiento global en la asignatura. Además, la retroalimentación que se proporciona en la actividad de simulación podría mejorar el aprendizaje beneficiando la comprensión de la asignatura. Por otro lado, es conocido que el desarrollo de actividades proactivas puede promover una mejora de las notas finales. Sin embargo, no podemos obviar que los resultados obtenidos durante el curso 19/20 podrían deberse a una falta de motivación de los alumnos debido al impacto de la pandemia y a un menor tamaño muestral.

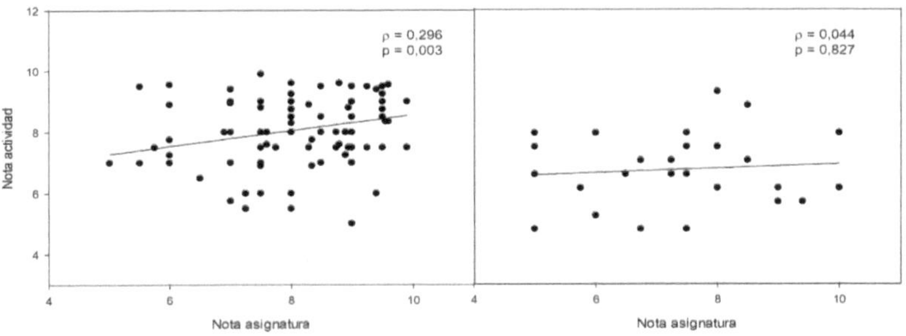

Figura 3. Correlación entre las notas medias de las actividades con la nota final de la asignatura. A) Correlación en los cursos 2016/17, 2017/18, 2018/19 y 2020/21. B) Correlación en el curso 2019/20. Fuente: elaboración propia.

6. DISCUSIÓN

Este estudio demuestra que las experiencias de simulación mejoran el aprendizaje de los estudiantes de Farmacia obteniendo mejores calificaciones que con los métodos de enseñanza tradicionales. Estos resultados están en concordancia con May *et al.* (2009), quienes revisaron los resultados de 69 publicaciones sobre el uso de pacientes estandarizados en simulación clínica para las enseñanzas de enfermería y medicina, y concluyeron que se observa una mejora en las calificaciones y en el rendimiento clínico, así como una mayor satisfacción del alumno con estos métodos de aprendizaje y evaluación.

En el ámbito farmacéutico, algunas facultades ya han implementado con éxito experiencias de simulación en sus planes de estudios para favorecer la adquisición de conocimientos. Aura *et al.* (2015) confirmaron que el aprendizaje de la farmacoterapia mediante simulación permite alcanzar los objetivos de aprendizaje previstos, así como una mayor satisfacción y compromiso con el aprendizaje. En la Universidad de Pittsburgh se utilizan simuladores de alta fidelidad para reforzar la terapéutica, mientras que la Universidad de Temple usa pacientes simulados para practicar la medicación y perfeccionar sus habilidades de asesoramiento (Lin *et al.*, 2011).

Hasta la fecha, algunos estudios han utilizado simuladores digitales de modelos antropométricos con fines industriales, como un estudio llevado a cabo para la industria textil (Chen *et al.*, 2022), o para mejorar la ergonomía en la industria automovilística (Bubb *et al.*, 2006). Sin embargo, según nuestros conocimientos, no existen datos de experiencias de simulación basadas en la medición de parámetros antropométricos con pacientes estandarizados, por lo que estos podrían ser los primeros datos que analicen el uso de la simulación para el aprendizaje de la evaluación antropométrica en estudiantes de Farmacia.

Esta metodología docente podría suponer además una mejora en las competencias comunicativas, necesarias para el desarrollo de la práctica clínica. Un estudio reciente llevado a cabo entre estudiantes de dietética de la King`s College London University para mejorar la práctica de habilidades comunicativas en la consulta dietética ha mostrado una gran satisfacción por parte del alumnado, además de observar un incremento en el número de estudiantes que se sentían seguros tras la realización de estas experiencias de simulación (Knight *et al.*, 2020). Como consecuencia de ello, los estudiantes pueden sentirse más motivados durante el desarrollo del curso, lo que podría justificar una mejora en las calificaciones de las asignaturas, tal y como se ha demostrado en nuestro estudio.

Dada la correlación positiva entre las notas de la actividad y las notas finales de la asignatura de este estudio, podría ser interesante la inclusión de estas experiencias de simulación en los curriculum académicos de Ciencias de la Salud, y especialmente en la educación farmacéutica. En este sentido, parece necesario que los educadores adopten este sistema de aprendizaje activo e innovador como una herramienta adicional para mejorar el conocimiento de sus estudiantes y la adquisición de habilidades y herramientas que no se alcanzan con los métodos tradicionales. Sin embargo, de acuerdo con Dávila-Cervantes (2014), el principal desafío en los próximos años consiste en investigar sobre los resultados de estas metodologías docentes, para refinar la forma más efectiva y eficiente de usar la simulación en Ciencias de la Salud, con el fin de mejorar los programas educativos.

7. CONCLUSIONES

Las prácticas de simulación compleja constituyen una metodología docente de gran utilidad en el desarrollo de competencias en Ciencias de la Salud y, en particular, en las prácticas de evaluación nutricional. Este estudio muestra que el uso de la simulación para la puesta en escena antes del contacto con un paciente real no solo favorece la adquisición de conocimientos, sino que además mejora el rendimiento del alumno, lo que podría aumentar su satisfacción y autoconfianza creando un impacto positivo en la formación de los profesionales sanitarios a la vez que se cumplen los estándares educativos.

No obstante, la simulación no debe reemplazar el tiempo que pasa el estudiante con pacientes reales, sino prepararlo y complementar su aprendizaje para cumplir con los objetivos curriculares. Además, combinar diferentes técnicas de simulación podría ser la mejor forma de asegurar un aprendizaje integral de los estudiantes.

8. REFERENCIAS

Aura, S. M., Sormunen, M. S. T., Jordan, S. E., Tossavainen, K. A., & Turunen, H. E. (2015). Learning outcomes associated with patient simulation method in pharmacotherapy education: an integrative review. *Simulation in Healthcare: Journal of the Society for Simulation in Healthcare, 10*(3), 170–177. https://doi.org/10.1097/SIH.0000000000000084

Bubb, H., Engstler, F., Fritzsche, F., Mergl, C., Sabbah, O., Schaefer, P., & Zacher, I. (2006). The development of RAMSIS in past and future as an example for the cooperation between industry and university. *International Journal of Human Factors Modelling and Simulation, 1*(1), 140. https://doi.org/10.1504/IJHFMS.2006.011686

Chen, L., Hong, Y., Yang, W., Jiang, C., & Lou, L. (2022). Research on experiment teaching of anthropometry and virtual clothing design based on Gagné information processing theory. *Industria Textila, 73*(5), 471–478. https://doi.org/10.35530/IT.073.05.202189

Dávila-Cervantes, A. (2014). Simulación en Educación Médica. *Investigación En Educación Médica, 3*(10), 100–105. https://doi.org/10.1016/S2007-5057(14)72733-4

Jansson, M. M., Ala-Kokko, T. I., Ohtonen, P. P., Meriläinen, M. H., Syrjälä, H. P., & Kyngäs, H. A. (2014). Human patient simulation education in the nursing management of patients requiring mechanical ventilation: A randomized, controlled trial. *Am J Infect Control, 42*(3), 271-276. https://doi. org/10.1016/j.ajic.2013.11.023

Knight, A., Baldwin, C., Reidlinger, D. P., & Whelan, K. (2020). Communication skills teaching for student dietitians using experiential learning and simulated patients. *Journal of Human Nutrition and Dietetics, 33*(5), 601–613. https://doi.org/10.1111/JHN.12743

Korayem, G. B., Alshaya, O. A., Kurdi, S. M., Alnajjar, L. I., Badr, A. F., Alfahed, A., & Cluntun, A. (2022). Simulation-Based Education Implementation in Pharmacy Curriculum: A Review of the Current Status. *Advances in Medical Education and Practice, 13*, 649–660. https://doi.org/10.2147/AMEP.S366724

Laschinger, S., Medves, J., Pulling, C., McGraw, Dr. R., Waytuck, B., Harrison, M. B., & Gambeta, K. (2008). Effectiveness of simulation on health profession students' knowledge, skills, confidence and satisfaction. *International Journal of Evidence-Based Healthcare, 6*(3), 278–302. https://doi.org/10.1111/J.1744-1609.2008.00108.X

Lin, K., Candidate, P., Travlos, D. V, Wadelin, J. W., & Vlasses, P. H. (2011). *PATIENT SIMULATION Simulation and Introductory Pharmacy Practice Experiences.*

López Sánchez, M., Ramos López, L., Pato López, O., & López Álvarez, S. (2013). La simulación clínica como herramienta de aprendizaje Simulation based-training in Medicinie: a teaching tool. *CIR MAY AMB. 2013, 18*(1), 25–29.

May, W., Park, J. H., & Lee, J. P. (2009). A ten-year review of the literature on the use of standardized patients in teaching and learning: 1996-2005. *Medical Teacher, 31*(6), 487–492. https://doi.org/10.1080/01421590802530898

Newton, G., Bettger, W., Buchholz, A., Kulak, V., & Racey, M. (2015). Evidence-informed strategies for undergraduate nutrition education: A review. *Applied Physiology, Nutrition and Metabolism, 40*(7), 652–661. https://doi.org/10.1139/APNM-2014-0368

Pilcher J, Goodall H, Jensen C, Huwe V, Jewell C, Reynolds R, Karlsen KA. (2012). Special focus on simulation: educational strategies in the NICU: simulation-based learning: it's not just for NRP. *Neonatal Network, 31*(5), 281-287. https://doi.org/10.1891/0730-0832.31.5.281

Seybert, A. L., Smithburger, P. L., Benedict, N. J., Kobulinsky, L. R., Kane-Gill, S. L., & Coons, J. C. (2019). Evidence for simulation in pharmacy education. *Journal of the American College of Clinical Pharmacy, 2*(6), 686-692. https://doi.org/10.1002/jac5.1167

EL ENFOQUE HUMANISTA EN LA EDUCACIÓN BÁSICA EN MÉXICO: EFECTOS EN LOS ESCENARIOS ORGANIZACIONALES

Fabiola de Jesús Mapén Franco[1]

1. INTRODUCCIÓN

En una primera aproximación al análisis del contexto educativo actual en México, es posible detectar controversias entre la narrativa y la praxis que prevalece: la búsqueda de excelencia educativa, fomentar el trabajo colaborativo, reconocer la diversidad cultural y la libertad de pensamientos, etc...., se contraponen a las prácticas educativas que exaltan los logros individuales y, en consecuencia, prevalecen los intereses particulares sobre los colectivos. Esto es, desde la educación es posible corroborar la afirmación de Bárcena (2000): "la 'horrible novedad' del siglo XX no se ha caracterizado precisamente por la 'muerte de Dios' sino por la 'muerte del hombre', por la muerte de lo humano y de la humanidad" (p.126). "El ser humano vive inmerso en el mundo de la información, pero ya no es capaz de comunicarse" (Aizpuru, 2008, p.3.). Dicho de otra manera, el individuo está tecnológicamente conectado, pero socialmente desconectado.

Considerando este fenómeno social, el enfoque humanista plantea de manera expresa, que, desde la educación, se deben fortalecer los vínculos entre los individuos: involucrarse con los demás y con sus problemáticas en aras de lograr la transcendencia colectiva (Aizpuru, 2008). Este enfoque se materializa en México a través de la propuesta pedagógica denominada: La Nueva Escuela Mexicana (NEM). Esta corriente pedagógica representa la reforma educativa de la administración pública para el periodo comprendido de 2019-2024; integra cambios estructurales cimentados en la búsqueda de la excelencia educativa, la mejora constante, modificaciones al marco normativo que regula el sistema educativo y, en consecuencia, cambios organizacionales, gestándose nuevas dinámicas que permean al interior de los centros educativos.

Uno de sus propósitos es vincular las etapas de formación que conforman el Sistema Educativo Nacional (SEN), teniendo como premisa rectora "que la educación deberá ser entendida para toda la vida, bajo el concepto de aprender a aprender, actualización continua, adaptación a los cambios, y aprendizaje permanente" (Secretaría de Educación Pública [SEP], 2022, p.2). Esto es, la NEM, es un plan de 23 años, fortaleciendo la educación en todos los grupos de edades y fases formativas en las que la educación es obligatoria; esto es: educación básica –comprende educación inicial, preescolar, primaria y secundaria,

1. Universidad Juárez Autónoma de Tabasco (México)

es decir desde los 0 hasta los 15 años-, media superior y superior, ésta última, en los términos de la fracción X del artículo tercero constitucional.

Sin embargo, esta propuesta ha generado múltiples debates, la discusión ha adquirido diversas posturas desde su planteamiento inicial: políticas, sociales, incluso metodológicas-interpretativas que cuestionan el éxito de la misma, construyendo narrativas imprecisas fundadas en los intereses particulares. Sin duda, se trata de un nuevo escenario cuyo objetivo se encuentra plasmado de manera concreta en el Artículo 11 de la Ley General de Educación (LGE):

> *El Estado, a través de la nueva escuela mexicana, buscará la equidad, la excelencia y la mejora continua en la educación, para lo cual colocará al centro de la acción pública el máximo logro de aprendizaje de las niñas, niños, adolescentes y jóvenes. Tendrá como objetivos el desarrollo humano integral del educando, reorientar el Sistema Educativo Nacional, incidir en la cultura educativa mediante la corresponsabilidad e impulsar transformaciones sociales dentro de la escuela y en la comunidad.*

La proximidad de su puesta en marcha a través del Plan de Estudio 2022 en educación básica, como propuesta curricular a implementarse para el ciclo escolar 2023-2024 ha demandado "el desarrollo de estrategias nacionales y la transformación administrativa y de gestión" (SEP, 2022, p.1). Los primeros de ellos fueron la modificación al artículo tercero, cuarto párrafo, de la Constitución Política de los Estados Unidos Mexicanos (CPEUM) del cual emana el marco normativo que regula el SEN, en el que se estableció que "la educación se basará en el respeto irrestricto de la dignidad de las personas, con un enfoque de derechos humanos y de igualdad sustantiva" (Diario Oficial de la Federación [DOF], 2023, p.5). De igual manera se modifica el concepto de calidad educativa aludiendo el espíritu competitivo y estandarizado que comprende; estableciendo que será de excelencia "entendida como el mejoramiento integral constante que promueve el máximo logro de aprendizaje de los educandos, para el desarrollo de su pensamiento crítico y el fortalecimiento de los lazos entre escuela y comunidad" (DOF, 2023, p.7). La reforma constitucional implicó agregar otras características a la educación mexicana considerando en los planes y programas de estudio: la perspectiva de género, la convivencia humana reconociendo la diversidad cultural, el enfoque inclusivo, intercultural e integral. Por lo que se puede apreciar, se centra la atención en la población que se considera se encuentra en condiciones de vulnerabilidad, ya sea por sus condiciones económicas y/o sociales.

Este paradigma humanista se concibe como la ruta pertinente para promover la formación integral del individuo, esto es, reconociendo la labor educativa no sólo desde la parte cognitiva, sino también afectiva y social; retomando el sentido primigenio de la educación. Por ello, se considera que el humanismo coadyuva en la construcción de sociedades democráticas, responsables y empáticas.

2. OBJETIVO

El propósito del presente documento es analizar las implicaciones organizacionales que, el enfoque humanista de la NEM, en educación básica, demanda en la gestión y administración de los centros educativos.

3. METODOLOGÍA

El diseño metodológico aplicado está fundado en el análisis-síntesis, a través de la revisión sistemática de la literatura, entendida como una manera de valorar e interpretar toda la información disponible relevante respecto a una investigación particular, un área temática o fenómeno de interés (Kitchenham, 2004; Snyder, 2019; Velmovská, 2014). Pare ello, se analizó la información emitida en los medios oficiales del gobierno mexicano, así como de las investigaciones publicadas en revistas de reconocido prestigio académico y científico.

4. DESARROLLO DE LA INVESTIGACIÓN

4.1 El humanismo: aproximaciones teóricas

Los aportes de McGregor (1960) destacan el desarrollo del individuo como finalidad primordial al interior de las organizaciones y exalta su rol en la sociedad. Por ello, los principios de la teoría humanista están cimentados "en el respeto por la dignidad, el reconocimiento de la libertad, la autonomía de las personas, su potencial y su responsabilidad en la construcción de lo humano" (García, 2021).

Hablar de humanismo, según Velasco (2018):

> *"Implica reconocer la diversidad de saberes propios de las humanidades, las ciencias y las artes para el estudio y la comprensión de las múltiples formas de expresión del pensamiento, de obras y de acciones humanas que reivindican la esencial dignidad y libertad humanas. Esto es, el humanismo no se limita al cultivo de las humanidades, sino que además proyecta estos saberes para defender y realizar efectivamente la esencia libre y creadora de todo ser humano" (p.76).*

Para Warren (1996), el enfoque se sintetiza en cinco proposiciones:

a. la participación de todas las personas que laboran dentro de una organización debe ser activa,
b. el concepto de influencia no se funda en la coerción, ni en los compromisos, ni en la evasión o la evitación, sino en la apertura, en la confrontación y en el proceso de ventilar las diferencias,
c. la creencia de que el desarrollo humano es autogenerado y avanza en un ambiente de confianza, retroalimentación y relaciones humanas auténticas,
d. el ser humano es responsable de su propio crecimiento y
e. al aproximarse al fenómeno organizacional desde la psicología social, se concluye que toda organización está constituida por personas, por lo que su existencia es indispensable.

En esta misma línea discursiva, es posible considerar los planteamientos que sobre la teoría humanista expone Rogers (1987) quien señala que todo individuo es reflejo de sus experiencias, las cuáles conforman su realidad que le generan múltiples reacciones. Realidad que conforman un marco interno de referencia y que le permiten desarrollar sus capacidades para mantenerse y expandirse.

Esta motivación interna está presente en toda forma de vida, y la denomina: tendencia actualizante, orientada a desarrollar sus potencialidades hasta el mayor límite posible.

Para Rogers (1989) esta tendencia a la realización describe a la persona sana y comprende las siguientes características:

- Apertura a la experiencia: entendida como la percepción clara y precisa de las experiencias de cada individuo incluyendo sus sentimientos.
- Vivencia existencial: implica mantener el contacto con la realidad, esto es, que se debe evocar el pasado y mirar hacia el futuro, pero otorgándoles el justo valor. Considerarlos como lo que son: recuerdos y sueños.
- Confianza organísmica: esta característica implica que los individuos deben confiar en sí mismos y actuar en consecuencia.
- Libertad experiencial: se refiere al sentimiento de libertad que deben experimentar lo individuos y asumir las responsabilidades del ejercicio de la misma.
- Creatividad: una persona completamente funcional estará en constante actualización, y se sentirá obligada a contribuir a la actualización de otros.

Se destaca que, desde esta perspectiva, la motivación positiva impulsa hacia estratos superiores de funcionamiento, lo cual significa que la existencia humana no se limita a la resolución de conflictos, se centra en circunstancias intersubjetivas que destacan el potencial de crecimiento y de cambios en los desenlaces razonables ante los cuales los individuos se orientan hacia la dirección deseable.

Esta visión centrada en la persona ha permeado en diferentes ámbitos, principalmente en la gestión organizacional y en la educación. En el ámbito organizacional, desde las fronteras de la psicología laboral se pretende incidir en la conducta en los integrantes de la empresa, con el propósito de coadyuvar al logro de sus objetivos y metas. Para esto se parte de una aproximación fenomenológica a la realidad organizacional donde se identifiquen las conductas insatisfactorias y las deseables desde la perspectiva de los trabajadores, realizando esfuerzos para facilitar la comunicación y crear ámbitos de exploración de sentimientos que faciliten las decisiones personales y grupales. Se pretende generar un clima laboral que genere satisfacción a los colaboradores, donde se privilegie la comunicación y el esfuerzo se orienta al alcance de la congruencia entre conductas expresadas, esperadas y percibidas (Artiles *et al.*, 1995). Por lo que, la gestión de realidades organizacionales se funda en el compromiso de la colectividad con el logro de las metas y objetivos, pero reconociendo las capacidades de cada colaborador.

En el caso de la educación, se reconoce al estudiante como un ser activo y responsable ante su propio proceso de aprendizaje, se orienta hacia el desarrollo integral del individuo, esto es, más allá de la acumulación de conocimientos. Se da gran importancia a la creatividad, la libertad, el compromiso, por lo que su objetivo es formar estudiantes con iniciativa propia, que desarrollen un pensamiento crítico que les permita tener una capacidad de elección y autodirección. El aprendizaje está centrado en el estudiante y se funda en los principios del aprendizaje situado de tal manera que sea significativo, partiendo de sus experiencias y conocimientos previos, que a su vez le puedan ser usados para adaptarse y resolver conflictos (Artiles *et al.*, 1995). Según López (2018):

> *Es importante señalar que cada ser humano, desde esta visión humanista debe ser considerado único, dado que cada uno de los estudiantes tienen un yo único, estructurado por múltiples factores, dentro de los cuales se destaca la personalidad, que lo hace distinto entre sí (p. 308).*

4.2 LA NUEVA ESCUELA MEXICANA: EL ENFOQUE HUMANISTA EN LA EDUCACIÓN

Las directrices educativas, que de manera internacional señala la Organización de las Naciones Unidas (ONU) en la agenda 2030, en el objetivo para el desarrollo sostenible (ODS) 4: "Educación de Calidad", instan a garantizar una educación inclusiva, equitativa y de calidad y promover oportunidades de aprendizaje durante toda la vida para todas y todos" (ONU México, 2017).

Para el caso de México este precepto se cumple con la NEM, siendo necesario reformar los artículos 3º, 31 y 73 de la Constitución que establecen el derecho a la educación con un enfoque de derechos humanos y de igualdad sustantiva. Se reconoce a las niñas, niños, adolescentes y jóvenes como personas con identidad propia a quienes se les debe garantizar el ejercicio de sus derechos sociales, económicos, culturales y educativos, igual que al resto de la sociedad.

La NEM, es la propuesta que asume como base filosófica del humanismo,

> *"permitiendo desde ella establecer los fines de la educación y los criterios para nuevas formas de enseñanza y aprendizaje; así como para vislumbrar nuevos horizontes de avance social, económico, científico, tecnológico y de la cultura en general, que conducen al desarrollo integral del ser humano en la perspectiva de una sociedad justa, libre y de democracia participativa (Arteaga, 2014, p. 184)".*

Desde esta perspectiva el estudiante, se posiciona en el centro del SEN, impulsando el desarrollo integral de los mismos, reconociendo su individualidad, "su existencia, su coexistencia y la igualdad con todos los demás" (SEP, 2019, p.7), esto es, forjar una visión compartida y compromiso en colectivo para intervenir en la solución de los problemas que le atañen como individuo y miembro de una sociedad. Este desarrollo integral, contempla no sólo la transmisión y asimilación de conocimientos, sino una formación que incluye la búsqueda del bienestar individual y colectivo, estableciendo relaciones personales y pedagógicas libres de cualquier manifestación de violencia. Desde la NEM, se fomenta el bienestar y buen trato para todas las personas, sin distinciones de género, raza y creencias de cualquier índole. El derecho a estar bien en las dimensiones físicas, psicológicas incluso afectivas en todos los espacios de convivencia (incluso extramuros de la escuela), considerando a toda la comunidad educativa integrada por estudiantes, docentes, padres de familia y/o tutores, personal directivo, administrativo, intendencia y apoyo (Ríos, 2020).

Para lograr lo anterior es indispensable realizar modificaciones coyunturales desde el currículo, la gestión, las prácticas de enseñanza y la evaluación para incidir en los hábitos que conforman estilos de vida, creencias que generan comportamientos sexistas, racistas y discriminatorios asentados en la sociedad, dando prioridad al respeto a la vida y los derechos humanos, la sana convivencia y la solución pacífica de los conflictos.

Los principios de la NEM se presentan en la siguiente tabla:

Principio	Alcances
Fomento de la identidad nacional	El amor a la Patria, conocimiento de su historia y el aprecio por la cultura.
Responsabilidad ciudadana	La formación implica responsabilizarse y velar por el cumplimiento de los derechos humanos, esto es, poseen conciencia social.
La honestidad	Como valor fundamental para el desarrollo de la responsabilidad social.
Participación en la transformación de la sociedad	Impulsar en el alumnado un pensamiento crítico orientado a la transformación social por la vía de la innovación, buscando la mejora de la calidad de vida de todos.
Respeto de la dignidad humana	Promueva la igualdad de todos los individuos en derechos, trato y oportunidades.
Promoción de la interculturalidad	La NEM fomenta la comprensión, el aprecio por la diversidad cultural y lingüística, el diálogo y el intercambio intercultural sobre una base de equidad y respeto mutuo.
Promoción de la cultura de la paz	Favorece el diálogo constructivo, la solidaridad y la búsqueda de acuerdos que permiten la solución no violenta de conflictos y la convivencia en un marco de respeto a las diferencias.
Respeto por la naturaleza y cuidado del medio ambiente	Implica generar una conciencia ambiental para la protección y conservación del medio ambiente.

Tabla 1. Principios y alcances de la NEM. Fuente: Elaboración propia con base a (SEP, 2019).

Estos principios demandan cambios estructurales generando las siguientes líneas de acción permanentes (SEP; 2019):

- Revalorización del magisterio: generando espacios, programas y procesos de desarrollo profesional de los docentes para su ingreso al SEN, promoción y retiro.
- Infraestructura: desde la perspectiva inclusiva de la NEM se contempla una infraestructura que responda a las necesidades de los estudiantes que presenten alguna discapacidad. Con el equipamiento adecuado y suficiente, considerando los espacios para el esparcimiento y la infraestructura tecnológica pertinente que compense las desigualdades entre los diversos centros educativos.
- La gobernanza: como modelo de gobierno que implica la participación de la comunidad educativa, respetando las funciones y responsabilidades que le compete a cada miembro.
- Objetivos de aprendizaje, estrategias didácticas y revisión de contenidos: los propósitos de la educación de cada nivel educativo contemplarán la edad y madurez para alcanzar la premisa de aprender a aprender para toda la vida.

La formación de los estudiantes está orientada a que a través de sus acciones cotidianas ejercen su derecho a transformar la realidad a través de una educación integral que se despliega en todos los ámbitos en los que se desenvuelva.

5. CONCLUSIONES

El contexto actual se caracteriza por los constantes y vertiginosos cambios en los ámbitos sociales, económicos incluso culturales que generan escenarios dinámicos que fluctúan entre la turbulencia y la estabilidad; responder a ese dinamismo con la misma velocidad demanda la puesta en marcha de competencias que superen la asimilación y reproducción de conocimientos. Teniendo como punto de partida el hecho de que la sociedad es un sistema conformado por individuos que interactúan para el logro de sus objetivos, pero conservando su individualismo, prevaleciendo comportamientos sistémicos que permean en todos los ámbitos sociales. Las instituciones sociales y la sociedad, en sí misma, pueden ser vistas como una gran red de relaciones yuxtapuestas, tal como expresan Maturana y Varela (1998) con características adicionales a la suma de las propiedades de los aspectos que la integran. A la educación se le atribuye la responsabilidad de generar procesos de transformación que respondan a las necesidades que el contexto demanda. Desde una perspectiva internacional, se presenta como directriz, la conformación de sociedades participativas orientadas al bienestar común, sensibilizando al individuo y comprometiéndolo con un desarrollo integral fundado en una sólida conciencia social y ambiental.

Este cambio de paradigmas, incide de manera directa en los esquemas y escenarios del SEN. Los resultados reflejan que el conjunto de textos normativos que definen los fines de la educación en México, con miras a la formación de un pensamiento crítico en la niñez y adolescencia, demanda la autonomía profesional del magisterio, hecho que constituye uno de los principales desafíos a vencer no sólo desde los valores del profesorado que, en un acto de honestidad, reconozca los aspectos que debe fortalecer profesionalmente, sino también desde las nuevas lógicas que demanda el logro de la excelencia académica; lógicas psicológicas y sociológicas que modelan dinámicas diferentes en cada contexto educativo. Es indispensable que se reformen los esquemas de actualización y capacitación para transformarlos en ofertas que incidan directamente en las prácticas pedagógicas cotidianas y atiendan las necesidades de formación del magisterio mexicano.

> *"La formación continua del docente debe responder a demandas sociales que no se limitan a los ámbitos disciplinares ni pedagógicos; se espera que ejerza la función considerando las diversas necesidades de aprendizaje, las cuáles son mayores cuando no se comparte la lengua materna, cuando existen diferencias físicas y psicológicas, cuando el contexto geográfico impide el acceso a comunidades y en consecuencia a la construcción de escuelas equipadas, asignación de recursos humanos, recursos tecnológicos y materiales (Mapén, 2022, p.2).*

Como se puede observar, el hecho educativo aun cuando se centre en los estudiantes, en realidad, se trata del docente, quien es el responsable de propiciar las condiciones adecuadas para el mejor aprovechamiento de los estudiantes, para promover no sólo los conocimientos el desarrollo de habilidades y actitudes. En este sentido, prevalece un cuestionamiento fundamental: ¿el propósito final de la educación es modelar una conducta moral? Por ello es necesario que el quehacer educativo procure la formación de actitudes positivas ya que "la educación debe potenciar la fuerza de la voluntad en la prosecución de su deber, y en eso consiste la virtud" (Hersch, 1979, p. 87).

Otros cambios estructurales, indispensables para garantizar una educación inclusiva, es reconocer que las capacidades y necesidades educativas de los estudiantes son diferentes aun cuando estén cursando el mismo grado, el mismo nivel educativo y en la misma escuela; es elemental contar con una infraestructura y equipamiento que responda a estas demandas aunado a personal capacitado para apoyar a los estudiantes que, dada su condición física, mental o cultural, así lo requiera.

Los valores humanos, se conciben como la base fundamental para el desarrollo de la NEM: honestidad, respeto e igualdad, entre otros, son los que garantizarán que los principios del enfoque humanista se alcancen en cada centro educativo.

La revisión de la literatura, da cuenta, del enorme desafío que representa la NEM, sus principios filosóficos parecieran inalcanzables en una sociedad cada vez más individualista; sin embargo, se reconoce como la ruta a seguir para que el ser humano adquiera conciencia de su propia humanidad y la de los demás.

6. REFERENCIAS

Aizpuru C., M.G, (2008). La Persona como Eje Fundamental del Paradigma Humanista. *Revista Acta Universitaria, 18*(Esp), 33-40. https://n9.cl/lpury

Arteaga Ramírez, L. (2014). La filosofía y el reto de la educación latinoamericana. IXTLI –*Revista Latinoamericana de Filosofía de la Educación,* 1(2), 175-186.

Artiles, M., Martín, O., Kappel,J., Poliak, J., Rebagliati, P., y Sánchez,A. (1995). *Psicología humanista aportes y orientaciones.* Editorial Docencia.

Bárcena, F., y Melich, J. C. (2000. *La educación como acontecimiento ético.* Paidós.

Diario Oficial de la Federación (2023). *Constitución Política de los Estados Unidos Mexicanos.* Cámara de Diputados del H. Congreso de la Unión. https://www.diputados.gob.mx/LeyesBiblio/pdf/CPEUM.pdf

García, V. W. (2021). *El ser como centro de la teoría humanista en las organizaciones públicas. Una visión desde los nuevos enfoques transformacionales.* pp. 91-102. En: González de Hernández, E. (Comp.). (2021). Desde la voz de los interesados Memorias Postdoctorado Políticas Públicas y Educación 2019. UNEY. San Felipe, Yarucay, Venezuela. https://www.calameo.com/read/004347457086e239460db

Kitchenham, B. (2004). Procedures for performing systematic reviews. *Keele University, 33,* 1-26.

López, A., C.E. (2018). La educación holística desde una perspectiva humanista. *Revista Scientific, 3*(8), 301- 318. https://n9.cl/sdkg5

Mapén, F. F. J. (2022). Teaching Professionalization In Vulnerable Contexts: Strategy To Promote Educational Quality And Inclusion In Mexico. *HUMAN REVIEW. International Humanities Review, 13*(1), 1–13. https://doi.org/10.37467/revhuman.v11.4005

Maturana, H. y Varela, F. (1998). *De máquinas y seres vivos. Autopoiesis: la organización de lo vivo.* Universitaria.

McGregor, D. (1960). *El Lado Humano de las Organizaciones.* McGraw Hill.

Organización de las Naciones Unidas (2017). *Metas de los objetivos de desarrollo sostenible* [en línea]. https://n9.cl/kl5xg

Ríos-Everardo M. (2020). Calidad educativa con buen trato para el bienestar. En Oswald-Spring *et al.* (Coordinadores), *Transformando el mundo y a México. Objetivos de Desarrollo Sostenible 2030. Justicia, bienestar, igualdad y paz con perspectiva de género* (pp.148-150). UNAM.

Rogers, C. (1989). Teoría humanista. *Ed,* 4, 79.

Secretaría de Educación Pública (2019). *La Nueva Escuela Mexicana: principios y orientaciones pedagógicas.* https://n9.cl/ejdud

Secretaría de Educación Pública (2022*). Plan de Estudio para la educación preescolar, primaria y secundaria 2022.* https://n9.cl/ph9af

Snyder, H. (2019). Literature review as a research methodology: An overview and guidelines. *Journal of Business Research, 104*(2019), 333-339. https://doi.org/10.1016/j.jbusres.2019.07.039

Velasco, A. (2009). Humanismo. México: Universidad Nacional Autónoma de México. https://n9.cl/o4zvu

Velmovská, K. (2014). Physics mistakes in movies or the possibility of developing critical thinking in physics education. *Journal of Science Education*, *15*(1), 37-40.

TAXONOMÍA DE ERRORES EN EL MANEJO DE DATOS: MEJORANDO LA FORMACIÓN EN ALBABETIZACIÓN ESTADÍSTICA

Miguel Ángel Marcos-Calvo, Desiré García- Lázaro, Raquel Garrido-Abia[1]

El presente texto nace en el marco del proyecto de innovación educativa: Enfoque integral para la alfabetización mediática y estadística: Unidad de Vigilancia Estadística Mediática (UVEM), cuyos profesores pertenecen al Grupo de Innovación Docente Creando Conexiones, Innovación y Neurodidáctica (CREATINN) y al Grupo de Investigación de alto rendimiento en Comunicación, Medios, Marketing, Representaciones, Audiencias, Discursos y Estudios Semióticos COMMRADES, ambos de la Universidad Rey Juan Carlos[2].

1. INTRODUCCIÓN

En la era actual, el desarrollo tecnológico y la rápida difusión de la información han generado un aumento exponencial en la cantidad y diversidad de datos a los que estamos expuestos (Crespo, 1999; Añel-Rodríguez, 2022). Nos enfrentamos a un entorno que bombardea constantemente con gran variedad de información estadística, presentada también con gráficas y análisis de variables provenientes de fuentes muy heterogéneas. Aunque esta avalancha de información aparenta transmitir una sensación de rigurosidad y precisión, la realidad práctica dista de ser siempre así (González, 2019). Del mismo modo, la disponibilidad de datos tampoco garantiza una comprensión adecuada de su significado.

En múltiples contextos se ha observado incluso un creciente fenómeno de desinformación (Bouza y Tuñón-Navarro, 2022; Erbaysal, 2020; Sádaba y Salaverría, 2023; Valera-Ordaz et al., 2022). Autores como Weiss et al. (2020) identifican, entre otros, factores que la favorecen, como la repetición de argumentos manipulados sobre noticias engañosas o inventadas. La carencia, en muchos casos, de competencia estadística y matemática representa un obstáculo significativo en la interpretación y transmisión precisa de la información a los receptores, impidiendo muchas veces que se comprendan adecuadamente los conceptos numéricos y las representaciones gráficas, lo que dificulta su capacidad para interpretar y evaluar críticamente la información cuantitativa. Esta

1. Universidad Rey Juan Carlos (España)

2. Este proyecto cuenta con informe favorable del comité de ética de la URJC, y con la financiación de los proyectos de innovación educativa del CIED (Centro de Innovación en Educación Digital) de la URJC.

deficiencia puede llevar a la propagación de malentendidos, interpretaciones erróneas y a divulgación de datos inexactos o engañosos.

Para obtener una visión precisa a través del análisis estadístico, se requiere un esfuerzo por ir más allá de los datos y adoptar una postura crítica frente a la información que se nos presenta. Para ello es imprescindible contar con un conocimiento mínimo de herramientas estadísticas fundamentales, así como de los supuestos y limitaciones que las acompañan. Como señalan Valverde-Berrocoso et al. (2022), es fundamental que la información recibida por los ciudadanos sea diversa y verificable, permitiéndoles formar opiniones fundamentadas sobre cuestiones que les afecten o les sean relevantes.

Estas limitaciones se encuentran estrechamente vinculadas al Objetivo de Desarrollo Sostenible (ODS) 4.6, que establece la meta de garantizar que jóvenes, y una proporción considerable de adultos, adquieran conocimientos básicos de aritmética y alfabetización para el año 2030. Por tanto, se vuelve esencial dotarles de las habilidades necesarias para analizar y evaluar críticamente la información estadística que encuentran en su entorno. Del mismo modo, es esencial para promover el pensamiento crítico, garantizar el acceso a la información y proteger las libertades fundamentales (ODS 16.10), constituyéndose en conocimientos cruciales que pueden utilizarse para desarrollar una sociedad más fuerte, en términos económicos, sociales y medioambientales, las tres áreas en las que se centran los ODS.

Si la capacidad de interpretar datos es crucial para cualquier individuo que desee evitar la manipulación y tomar decisiones informadas en su vida cotidiana, esta habilidad adquiere una relevancia aún mayor en el ámbito universitario, especialmente para los que serán destinatarios finales de este proyecto, estudiantes de grados de ciencias sociales, educación y comunicación. En estos perfiles, es fundamental reconocer la importancia de adquirir conocimientos en este campo, dado el impacto significativo que la interpretación de datos puede tener en su futura profesión. Por ello, Valverde-Berrocoso et al. (2022) subrayan también la importancia de abordar este fenómeno desde múltiples enfoques, destacando la perspectiva pedagógica como una de las más significativas.

Es de sobra conocido el estudio de hace décadas de Batanero et al. (1994), que ya entonces destacaban la importancia de formar a los docentes en el conocimiento de las dificultades y errores del aprendizaje de la Estadística. También señalaban la escasez de estudios sobre el tema, en su mayoría centrados en los investigadores y enfocados en la parte de probabilidad. En la actualidad, se pueden encontrar investigaciones como la realizada por Ramírez-García y González-Hernández (2016) que examinan tanto la competencia mediática del profesorado como la del alumnado de educación obligatoria en España y que revelan una situación preocupante, mostrando que la mayoría del profesorado se sitúa en un nivel básico en todas las dimensiones referidas a la competencia mediática.

En el caso de los estudiantes, Herrero-Curiel y La-Rosa (2022) destacan la escasez de investigaciones actualizadas a nivel nacional que brinden información sobre el estado actual de la alfabetización mediática en etapas anteriores a la universidad. Entre otros factores analizan el grado de discriminación periodística de estudiantes de Educación Secundaria Obligatoria en centros públicos españoles, y su capacidad para lidiar con las noticias en un contexto de desinformación. En ese sentido, es conocida su tendencia a aceptar como verdaderas las opiniones que encuentran en las redes sociales sin someterlas a un análisis crítico ni cuestionar su veracidad (Dussel y Trujillo-Reyes, 2018). Esta falta de discernimiento refuerza aún más la incapacidad de estos jóvenes para analizar de manera crítica los datos que se les presentan en los medios de comunicación. Fuera de España, son interesantes las aportaciones que recogen Stergioulas y Drenoyianni (2011) y

Knobel & Kalman (2016) acerca de la importancia y visión transformadora de la educación en temas referentes a alfabetización digital. Por todo ello, la necesidad de abordar este problema desde etapas tempranas de formación del alumnado es fundamental, y también a nivel preuniversitario, tal y como constatan muchos otros estudios (Medina-Cambrón & Ballano-Macías, 2015; Osuna-Acedo et al., 2018; Pérez-Ortega, 2016; Wilson, 2012).

Socas (2008) destaca la importancia de caracterizar los conceptos de error, dificultad y obstáculo, dado que permiten no sólo entender cómo se han generado, sino que a su vez sirven de apoyo con los que proponer ejemplos para evitarlos o superarlos. A la hora de definir estos términos, el autor identifica las *dificultades* con conflictos de diferente naturaleza (con el objeto de estudio, en los procesos de enseñanza, de desarrollo cognitivo y actitudes emocionales hacia la estadística) generados durante el proceso de aprendizaje, estos se conectan y entrelazan en redes conceptuales complejas, concretándose de forma operativa en *obstáculos* (concepto que entran en conflicto con los utilizados previamente con éxito, generando inestabilidad en la construcción cognitiva del estudiante) y se manifiestan en forma de *errores* (afloramiento de los obstáculos como resultado de un estructura cognitiva deficiente o inadecuada).

En este contexto, surge la necesidad de desarrollar una clasificación (taxonomía), con el objetivo de sintetizar y analizar la información obtenida de manera más precisa y rigurosa, lo que permita agrupar de forma sistemática tanto la tipología de error como las posibles manipulaciones que se encuentran en diversos medios de comunicación, incluyendo las redes sociales. En este artículo se presenta el desarrollo de dicha taxonomía y su descripción como una herramienta innovadora, y cuyo fin último es mejorar la competencia de los individuos en la interpretación y comunicación de información cuantitativa, fomentando así una mayor transparencia, precisión y comprensión en la divulgación de datos.

Su elaboración se considera crucial por dos razones fundamentales. En primer lugar, proporciona una herramienta para identificar posibles problemas en la elaboración o interpretación de análisis estadísticos, tanto a nivel individual como en medios de comunicación. En segundo lugar, promueve la alfabetización estadística en términos formativos, al presentar los posibles errores de manera estructurada y jerarquizada. De esta forma, se puede llegar a establecer una estructura de referencia y comparación inexistente hasta ahora en este campo.

2. METODOLOGÍA

A la hora de realizar la taxonomía, buscando clasificar y categorizar sistemáticamente los elementos según ciertas características comunes, se siguieron las siguientes fases:

- Definición del objetivo. Se establece el propósito y qué se pretende clasificar.
- Recopilación de datos. Se recopila información relevante sobre los elementos o conceptos a clasificar. Puede incluir revisión bibliográfica, análisis de casos y entrevistas, entre otros.
- Identificación de criterios de clasificación. Deben ser significativos y relevantes para el objetivo buscado.
- Agrupación inicial. Se realiza una primera agrupación de los elementos en categorías o grupos iniciales, utilizando los criterios de clasificación establecidos.
- Análisis y refinamiento. Se analizan las agrupaciones iniciales y se realizan ajustes en la clasificación, buscando mejorar la coherencia y precisión de las categorías.

- Validación. Se somete a revisión por parte de expertos para validar relevancia y utilidad, realizando ajustes adicionales en base a los comentarios recibidos.
- Documentación y comunicación. Se documenta la taxonomía final, incluyendo la descripción de las categorías y los criterios de clasificación utilizados. Además, se comunica de manera clara y accesible para que pueda ser utilizada por otros.

3. OBJETIVOS

El objetivo general es desarrollar una taxonomía de errores estadísticos con el propósito de mejorar la interpretación y comunicación de la información. Esta taxonomía servirá como herramienta para identificar problemas y promover la formación en el ámbito estadístico.

Su elaboración permite a su vez alcanzar los siguientes objetivos específicos:

- Identificar y categorizar de manera precisa los posibles problemas en la elaboración e interpretación de análisis estadísticos, tanto a nivel individual como en los medios de comunicación.
- Promover la capacidad crítica y facilitar la mejora de la calidad de la información estadística, gracias a disponer de una herramienta estructurada que facilita la detección y corrección de errores.
- Impulsar la alfabetización estadística y matemática, especialmente en el contexto educativo, al presentar los errores más comunes de manera jerarquizada y comprensible, permitiendo a los estudiantes evaluar y analizar la información estadística con rigor.
- Fomentar un enfoque más consciente y responsable en la presentación y comunicación de datos estadísticos en los medios de comunicación, evitando así la divulgación de información errónea o malintencionada.

4. DESARROLLO DE LA INVESTIGACIÓN

Para lograr los objetivos marcados, y teniendo en cuenta las fases anteriores, quedan establecidas a priori cinco etapas. Las tres primeras están enfocadas a la realización de la taxonomía según la metodología descrita:

1) Trabajo de campo. Se realiza una amplia recogida de ejemplos con errores estadísticos, muchos de ellos difundidos por medios de comunicación. Esta labor implica observación, distinguiendo entre los intencionados de los que no lo son.
2) Revisión de la literatura. Se revisan fuentes bibliográficas que sirven como compendios de errores estadísticos, o destinadas a explicar el uso de la estadística con un propósito de manipulación.
3) Validación. Posteriormente a dicha elaboración, se procede a realizar consultas a expertos en el ámbito de la estadística y la comunicación con el fin de obtener su opinión y evaluación. Este proceso se lleva a cabo con el propósito de recabar conocimientos especializados y obtener una perspectiva fundamentada en ambos terrenos.

Las dos últimas quedan para un desarrollo posterior:

4) Prueba piloto. La taxonomía se quiere aplicar, a modo de prueba, a través de un cuestionario de recogida de información diseñado ad hoc. Su finalidad es permitir

obtener datos sobre el conocimiento teórico y aplicado de los estudiantes en relación con la detección de posibles errores o manipulaciones en la información estadística, así como evaluar su capacidad crítica en este contexto.

5) Finalmente, a partir de las conclusiones obtenidas, se propone implementar una metodología de micro aprendizaje para capacitar al alumnado en la identificación de información estadística errónea o maliciosa y promover la elaboración consciente y precisa de datos. Esto les proporcionará las herramientas necesarias para discernir críticamente la veracidad y fiabilidad de la información estadística, fomentando un uso responsable y reflexivo de los datos

Antes de entrar en detalle es conveniente reflejar algunas consideraciones encontradas, que también han servido como punto de partida a la elaboración de la taxonomía:

- Todos tendemos a realizar inferencias y generalizaciones basadas en la información disponible. Por tanto, cualquier conjunto de información, como datos, medidas o gráficos publicados en medios de comunicación, puede ser utilizado para llegar a conclusiones.
- Se presupone que la información estadística (datos, tablas, indicadores, gráficos) está correctamente calculada desde el punto de vista técnico.
- La estadística puede crear una ilusión de precisión, ya que cuantas más cifras acompañen a un dato, mayor confianza se tiende a depositar en él.
- Al examinar promedios, relaciones, tendencias, porcentajes y gráficos, es importante reconocer que puede haber más o menos información de la que nuestros ojos pueden percibir inicialmente.
- El lenguaje estadístico resulta atractivo en la sociedad actual, ya que se basa en hechos que aportan objetividad. No obstante, también es necesario ser conscientes de que en ocasiones se utiliza para causar sensacionalismo, distorsionar, confundir y simplificar (*fake news*).

Por tanto, los métodos estadísticos son necesarios para informar sobre las opiniones, la evolución económica, las tendencias sociales, o los negocios. Sin embargo, existen dos situaciones preocupantes que pueden surgir (de forma individual o combinada):

- Pueden ser elaborados por personas no especialistas, o especialistas sin ética. Un técnico malintencionado conoce los métodos y los controla, pudiendo manipular los resultados. Resulta por tanto importante estar informado acerca de posibles trucos para poder protegernos de engaños.
- También puede suceder que el receptor de los datos estadísticos carezca de la capacidad para comprender los resultados, lo cual lo convierte en una persona fácilmente manipulable debido a la falta de un criterio crítico desarrollado convenientemente.

Teniendo en cuenta esto, la división en las diferentes clases encontradas según tipología del error, clasificadas desde la C1 hasta la C11, y obtenidas siguiendo las fases anteriormente mencionadas, quedan recogidas en la siguiente tabla 1.

CLASE	C_1	Problema de selección de muestra y resultados obtenidos		
A destacar	Cualquier uso de una "encuesta" tiende a ser revestido de un barniz científico que aparenta asegurar su autenticidad			
Análisis crítico/ ejemplos	¿De qué depende la representatividad de una muestra? Aleatoriedad y forma de aproximación a la población (móvil o internet). ¿Los encuestados ¿siempre dicen la verdad?	El entrevistador puede influir en el entrevistado, de manera intencional o no, por su expresión facial y lenguaje no verbal	La redacción de las preguntas en un cuestionario puede influir o condicionar las respuestas de manera significativa	Sesgo de selección del entrevistador (si se le deja libertar para seleccionar a los informantes) ¿a quién preguntará?
Complemento	Así, se entiende que no es necesario que los resultados de una encuesta estén intencionalmente alterados o distorsionados para alejarnos de la realidad.			
CLASE	C_2	Promedios, valores extremos y dispersión. Distribución Normal		
A destacar	La media aritmética se ve muy afectada por los valores extremos. Además, siempre proporciona una imagen de homogeneidad sobre el conjunto de datos.	Cuando se habla de promedio en general no está claro de cuál se habla: ¿media, mediana o moda?	El error de confundir el término "normal" con "deseable" es un problema común, ya que se tiende a asociar cualquier desviación de la media como algo negativo.	
Análisis crítico/ ejemplos	Ejemplo, la renta media de egresados de la URJC se puede calcular entendiendo que son honestos (no mentir por imagen).	Los tres promedios no indican lo mismo. Hay grandes diferencias por valores extremos.	Un niño que en las tablas aparezca por debajo de lo esperado (media) en una variable observada, aunque esté dentro de los rangos aceptables, genera intranquilidad y despierta preocupación.	
Complemento	¿Es sencillo recordar con precisión los ingresos recibidos? ¿Es posible saber si la renta total viene de un salario o en cambio de otras inversiones?		Siempre que haya un promedio hay que preguntarse ¿cuál se está utilizando? ¿a quién incluye? ¿hay valores extremos?	
CLASE	C_3	Dispersión. Tamaños muestrales pequeños llevan a resultados no generalizables. El uso del lenguaje matiza el mensaje		

A destacar	El cálculo de una media sin dispersión es una medida incompleta. Para tener un promedio fiable debemos conocer su grado de variación (Desviación típica)	Cuando se trabaja con muestras pequeñas, existe la posibilidad de obtener resultados que difieren significativamente de la realidad debido a la presencia de valores atípicos o singulares.		Se debe tener cuidado con el lenguaje utilizado. Aquí el problema no es tanto la técnica sino cómo se trasmite el resultado.
Análisis crítico/ ejemplos	Los valores muy extremos indicarán una alta variación (lo que desvirtúa la imagen de homogeneidad en torno a la posición central que da a entender la media).	Sobre 10.000 lanzamientos de una moneda bien construida la probabilidad de obtener cara es del 50%. Sobre 10 lanzamientos podemos obtener 7 caras, con lo que su probabilidad sería del 70%.	En numerosas ocasiones, los titulares en comunicación se utilizan para presentar resultados impactantes.	"El 90% de la población de Madrid dispone de Tik Tok" (tener disponible no implica que lo utilicen ni siquiera que lo tengan instalado).
Complemento	Es fundamental prestar atención a los detalles numéricos más pequeños, como los márgenes de error y las desviaciones, ya que suelen ser indicadores clave de la calidad del análisis.		La información contenida en el titular puede ser llamativa, pero es en los detalles de la elaboración del estudio es donde se encuentra la verdadera calidad del análisis.	
CLASE	C_4	Resaltar diferencias inexistentes		
A destacar	Hay veces que pequeñas diferencias reales y demostrables, pero sin importancia, se presentan como algo extraordinario.		Problema habitual en estimaciones por intervalo y al usar horquillas	En publicidad se utiliza como argumento para destacarse de los competidores.
Análisis crítico/ ejemplos	Por ejemplo, al calcular el CI de las personas, hay que ser conscientes de que el sistema de medida tiene un margen de error de un 3% (estimación por intervalo). De esta manera dos personas con aparentes coeficientes diferentes CI1= 98 y CI2=101 (el segundo con más CI que el primero), realmente se deberían expresar como CI1= 98+-3 y CI2=101+-3		Cuatro marcas de un producto alimenticio contienen diferentes aceites perjudiciales para la salud. Pese a que todos son igualmente dañinos, una de las marcas destaca que tiene la menor cantidad (aunque sea mínima) de estos aceites en comparación con el resto.	
Complemento	Leer los resultados destacando diferencias inexistentes.			
CLASE	C_5	Condicionar visualmente, elección de la parte visible y manipulación de las escalas.		

A destacar	¿Cómo transmitir información compleja de manera efectiva? Con imágenes y gráficos. La herramienta gráfica es muy peligrosa al ser fácil de manipular.	
Análisis crítico/ ejemplos	Por ejemplo, eliminar la parte inferior de un gráfico (se pierde la dimensión al no ver la escala completa). Querer destacar solo la parte de la función representada hace entender que el crecimiento puede ser mucho más importante de lo que realmente es.	Así, se puede conseguir dar la impresión de que algo prácticamente plano se trasforma en un incremento importante.
Complemento	Modificar la escala de las abscisas puede tener efectos de amplificación o de reducción, según interés. Esto también se aplica a los diagramas de barra	
CLASE	C_6	Tamaños de los objetos para condicionar el mensaje:
A destacar	El diagrama de barras es el más utilizado y fácil de entender, pero, a su vez, es de los gráficos más sencillos de manipular.	Los pictogramas son como las barras, pero usando representaciones pictóricas del tema tratado.
Análisis crítico/ ejemplos	Cambiando la anchura de las barras. Lo mismo con el volumen en tres dimensiones.	Es fundamental mantener la proporción (alto y ancho al mismo tiempo) para transmitir la idea adecuadamente.
Complemento	Acortar gráficos por la parte inferior amplifica pequeñas diferencias, ya que únicamente se representa la distancia existente que en el conjunto puede llegar a representar prácticamente nada.	Lo normal es pensar que estos efectos son causados por defectos de dibujo, pero lo más habitual es que haya intención de fondo.
CLASE	C_7	Usar una idea aproximada ante la imposibilidad de demostrar la idea directa. Comparaciones absolutas o relativas.
A destacar	Ante la imposibilidad de demostrar lo deseado, se busca algo relacionado que sea más sencillo, pero no igual.	Comparaciones en términos absolutos y en términos relativos para demostrar lo buscado.
Análisis crítico/ ejemplos	Ejemplo: Aumento en el número de muertes por accidentes de tráfico en comparación con hace 20 años: ¿los coches actuales son peores, los conductores más imprudentes o las carreteras están en malas condiciones? Explicación: Incremento del número de vehículos, conductores y movimientos.	Un ejemplo común es la extrapolación de resultados de un entorno controlado para presentarlos como algo general, sin haber realizado en realidad ese estudio general.
Complemento	Lo importante es no dejarnos arrastrar por el titular y relativizar cualquier cifra para poder comparar.	

<table>
<tr><td>CLASE</td><td>C_8</td><td colspan="2">Correlaciones sin fundamento teórico.</td></tr>
<tr><td>A destacar</td><td colspan="3">Se calcula la correlación entre ellas, ya que esta cifra aparentemente respalda la idea de que una variable es la causa de otra.</td></tr>
<tr><td>Análisis crítico/ ejemplos</td><td colspan="3">Un tipo habitual es aquel en que hay relación lineal, pero no existe posibilidad de establecer cuál de las variables es la causa y cuál el efecto.
También puede ocurrir que ninguna de ellas tenga efecto sobre la otra, pero en cambio la correlación sea diferente de cero e incluso elevada.</td></tr>
<tr><td>Complemento</td><td colspan="3">Es importante tener cuidado al utilizar una conexión real para respaldar una argumentación en términos de causa-efecto no comprobada.</td></tr>
<tr><td>CLASE</td><td>C_9</td><td colspan="2">Lecturas parciales de los datos. Condicionar la información según el interés</td></tr>
<tr><td>A destacar</td><td colspan="2">La manipulación estadística implica el uso incorrecto de material estadístico con el propósito de proporcionar información engañosa. Puede ser resultado de errores o falta de conocimiento, pero en otros casos más peligrosos, se lleva a cabo con intención de engañar</td><td>Es habitual, buscando el objetivo de aparentar mayor rigor científico, recurrir al uso de muchos decimales en los cálculos presentados.</td></tr>
<tr><td>Análisis crítico/ ejemplos</td><td colspan="2">Es importante realizar un análisis crítico ya que las distorsiones pueden venir de personas que seleccionan o interpretan los resultados de manera parcial (empresarios, políticos, periodistas, publicistas). Cuando los errores siempre benefician un discurso en particular, hay que mantener actitud de cautela.</td><td>Hay diferencia entre afirmar que los estudiantes dedican entre 2 y 3 horas diarias al estudio, a afirmar que han dedicado 2,834 horas.
La segunda cifra parece no admitir discusión mientras que la primera parece una estimación intuitiva que cualquiera podría hacer</td></tr>
<tr><td>Complemento</td><td colspan="3">Se realiza eligiendo intencionalmente el promedio favorable, no revelando datos de dispersión, dando imagen de aparente homogeneidad, modificando criterios de participación de individuos de una determinada medida, o representando sin proporciones gráficamente lo que nos interesa, entre otras.</td></tr>
<tr><td>CLASE</td><td>C_10</td><td colspan="2">La diferencia de importancia entre la variación real y la porcentual: Porcentajes e Índices</td></tr>
<tr><td>A destacar</td><td colspan="2">Los porcentajes presentan credibilidad, indican certeza, imprimen autoridad a cualquier afirmación. Ahora bien, es cierto que también ocultan información.</td><td>Los índices presentan problemas de interpretación y permiten manipulación. Es un cociente que se expresa en porcentaje. La referencia de comparación es 100%.</td></tr>
</table>

Análisis crítico/ ejemplos	El resultado es una relación entre dos cantidades. Así entre 1/2, 5/10, 293/586, el resultado es el mismo porcentaje del 50%, aunque los números sean completamente diferentes. Cualquiera que tenga algo que esconder va a usar porcentajes.	El uso selectivo de porcentajes puede influir en nuestra percepción de un mensaje. Por ejemplo, el "90% de éxito" en una operación quirúrgica nos tranquiliza, mientras que resaltar el "10% de mortalidad" nos genera preocupación. Es importante considerar la información completa y no dejarse llevar únicamente por los porcentajes destacados.	El valor del índice del 50%, significa una pérdida del 50%, no un incremento. Un valor de índice igual al 0% indica una pérdida total del valor inicial de la magnitud.
Complemento	Los porcentajes son utilizados, al igual que los decimales, para dar la impresión de una precisión en temas que son imprecisos. Hablar de un crecimiento del 100% de una variable es muy espectacular, pero depende de los valores absolutos (pasar de 1 a 2, el incremento es del 100%).		
CLASE	C_11	Hacer comparaciones de magnitudes valoradas a los precios apropiados	
A destacar	Un error importante es hacer comparaciones de valoraciones sin deflactar, ya que de fondo el efecto final en la valoración no es exclusivo de la magnitud analizada, sino que puede haber oculto un efecto de crecimiento sostenido de los precios (inflación).		
Análisis crítico/ ejemplos	Las valoraciones en términos corrientes se consiguen multiplicando cantidades y precios. La inflación afecta a las valoraciones.	Cuando los precios no cambian, el efecto completo de la variación en la valoración es producido por la magnitud. Pero en el caso en el que cambien los precios, que es lo habitual, ya no se sabrá qué corresponde a qué.	
Complemento	Hay que hacer comparaciones eliminando la influencia de la variación de los precios. Por tanto, hay que comparar una vez se hayan deflactado las series.		

Tabla 1. Taxonomía de errores y dificultades en la elaboración e interpretación de datos estadísticos. Fuente: Elaboración propia, 2023.

5. DISCUSIÓN Y CONCLUSIONES

La interpretación precisa de los datos y la evidencia empírica han sido los principales impulsores de gran parte del progreso científico. Sin embargo, en la actualidad, la manipulación y la manera de tratar la información en medios de comunicación y redes sociales están generando confusión y desorientación. El buen uso y conocimiento de la estadística se convierte en un factor clave para evitar ser engañados burdamente con números, gráficos o imágenes (Sádaba y Salaverría, 2023), y desempeña un papel crucial en el fortalecimiento de una sociedad en términos económicos y sociales, dos áreas en las que se centran los ODS de la agenda 2030.

Asegurar conocimientos elementales en matemáticas y estadística promueve una ciudadanía informada y capacitada para utilizar adecuadamente los datos. El propósito de contribuir a cerrar esta brecha de competencias fomenta una sociedad más capacitada y consciente de su importancia para la toma de decisiones. Además, implica invertir en formación desde temprana edad y brindar oportunidades de aprendizaje continuo, mejorando la competencia de los individuos en la interpretación y comunicación de información cuantitativa, promoviendo así transparencia, precisión y comprensión en la divulgación de datos. Por otro lado, se sientan las bases para el logro de otros objetivos de la agenda 2030, ya que el conocimiento estadístico y matemático es una herramienta transversal que contribuye a múltiples áreas, como en políticas de salud, en economía, en igualdad de género (brechas salariales) o en políticas eficaces de protección del medio ambiente (como identificación de distorsiones en la información ambiental), entre otras.

La necesidad de elaborar una taxonomía de errores estadísticos surge entonces como resultado de los esfuerzos previos para promover la alfabetización estadística y mejorar la interpretación y comunicación de información cuantitativa. El trabajo hecho en cada una de las fases para llegar a su consecución resulta esencial por dos razones fundamentales. En primer lugar, permite identificar posibles problemas en la elaboración e interpretación de análisis estadísticos, tanto a nivel individual como en los medios de comunicación. En segundo lugar, pone la base necesaria para, en una fase posterior, poder promover su alfabetización a nivel educativo, al presentar de manera estructurada y jerarquizada estos posibles errores.

Los objetivos perseguidos reflejan la importancia de su elaboración como una herramienta fundamental para mejorar la competencia en este campo, promover la transparencia en la comunicación de datos y fortalecer la capacidad de los individuos para interpretar y evaluar críticamente la información en diversos contextos. En definitiva, proporciona una estructura de referencia y comparación hasta ahora inexistente en este campo, facilitando así un enfoque más sólido y efectivo hacia la mejora de la comprensión estadística y el uso adecuado de la información.

Mediante su aplicación se espera avanzar en la comprensión de cómo se transmiten, procesan y perciben los datos en la era de la información, promoviendo así una interpretación más crítica y fundamentada de la realidad estadística y comunicativa en la sociedad actual.

Queda pendiente la ejecución de las etapas finales, ya centradas más en su parte formativa, comenzando con la realización de una prueba piloto a los estudiantes cuyo propósito es recopilar datos sobre su conocimiento teórico y práctico sobre este tema, así como evaluar su capacidad crítica en este contexto. A partir de las conclusiones que se obtengan, se podrá implementar una metodológica de micro aprendizaje que permita capacitar al alumnado en el desarrollo de competencias necesarias para identificar información estadística errónea o maliciosa. Con ello se pretende proporcionar las herramientas y habilidades necesarias para discernir de manera crítica y ética la veracidad y fiabilidad de la información estadística, fomentando así un uso responsable y reflexivo de los datos en la sociedad actual.

6. REFERENCIAS

Añel-Rodríguez, R. M. (2022). Exceso de información y déficit de conocimiento: un desequilibrio "perjudicial para la salud". *Revista Española de Comunicación* en Salud, *13*(2), 256-264. https://doi.org/10.20318/recs.2022.6864

Bouza, L. y Tuñón-Navarro, J. (2022). La era de la desinformación global: diagnósticos y respuestas. *adComunica. Revista Científica de Estrategias, Tendencias e Innovación en Co*municación, 23. 19-22. http:// dx.doi.org/10.6035/adcomunica.6441

Crespo, R. M. (1999). *El exceso o sobrecarga de información en la sociedad de la información*. En: La gestión de la diversidad: XIII Congreso Nacional, IX Congreso Hispano-Francés, Logroño (La Rioja), 1057-1064.

Dussel, I. y Trujillo-Reyes, B. F. (2018). ¿Nuevas formas de enseñar y aprender? Las posibilidades en conflicto de las tecnologías digitales en la escuela. *Perfiles Educativos,* 40, 142-178. https://doi.org/10.22201/iisue.24486167e.2018.Especial.59182

Erbaysal, T. (2020). *Information Nightmare: Fake News, Manipulation and Post-Truth Politics in the Digital Age*. Peter Lang

González, M. A. (2019). Fake News: desinformación en la era de la sociedad de la información. *Ámbitos. Revista Internacional de Comunicación,* 45, 29-52. https://doi.org/10.12795/Ambitos.2019.i45.03.

Herrero-Curiel, E. y La-Rosa, L. (2022). Secondary education students and media literacy in the age of disinformation. [Los estudiantes de secundaria y la alfabetización mediática en la era de la desinformación]. *Comunicar, 73*, 95-106. https://doi.org/10.3916/C73-2022-08

Knobel, M. y Kalman, J. (2016). *New Literacies and Teacher Learning*. Peter Lang.

Medina-Cambrón, A. y Ballano-Macías, S. (2015). Retos y problemáticas de la introducción de la educación mediática en los centros de secundaria. **Revista de Educación**, *369*, 135-158. https://doi.org/10.4438/1988-592X-RE-2015-369-293

Osuna-Acedo, S., Frau-Meigs, D. y Marta-Lazo, C. (2018). Educomunicación más allá de la Alfabetización Digital. *Revista Interuniversitaria de Formación del Profesorado,* 91, 29-42. https://bit.ly/3GwAhJB

Pérez-Ortega, M. I. (2016). La competencia mediática en el currículo escolar: ¿Espacio para innovaciones educativas con tecnologías de la información y la comunicación? I*nnovación Educativa*, 16, 61-83. https://bit.ly/3FGLxll

Ramírez-García, A. y González-Fernández, N. (2016). Media competence of teachers and students of compulsory education in Spain. [Competencia mediática del profesorado y del alumnado de educación obligatoria en España]. *Comunicar,* 49, 49-58. https://doi.org/10.3916/C49-2016-05

Sádaba, C. y Salaverría, R. (2023). Combatir la desinformación con alfabetización mediática: análisis de las tendencias en la Unión Europea. *Revista Latina De Comunicación Social,* 81, 1–17. https://doi.org/10.4185/RLCS-2023-1552

Socas, M. M. (2008). Dificultades y errores en el aprendizaje de las matemáticas. Análisis desde el enfoque lógico-semiótico. *Investigación en educación matemática XI*. SEIEM. 19-52.

Stergioulas, L. H. y Drenoyianni. H (eds) (2011). *Pursuing digital literacy in compulsory education*. Peter Lang.

Valera-Ordaz, L., Requena-i-Mora, M., Calvo, D. y López-García, G. (2022). Unraveling disinformation: Notions and discourses from the Spanish population. [Desenredando la desinformación: Nociones y discursos de la población española]. *Comunicar,* 72, 21-32. https://doi.org/10.3916/C72-2022-02

Valverde-Berrocoso, J., González-Fernández, A. y Acevedo-Borrega, J. (2022). Disinformation and multiliteracy: A systematic review of the literature. [Desinformación y multialfabetización: Una revisión sistemática de la literatura]. *Comunicar*, 70, 97-110. https://doi.org/10.3916/C70-2022-08

Weiss, A.P., Alwan, A., Garcia, E. P. y Garcia, J. (2020). Surveying fake news: Assessing university faculty's fragmented definition of fake news and its impact on teaching critical thinking. *International Journal for Educational Integrity, 16*(1), 1-30. https://doi.org/10.1007/s40979-019-0049-x

Wilson, C. (2012). Media and information literacy: Pedagogy and possibilities. [Alfabetización mediática e informacional: Proyecciones didácticas]. *Comunicar,* 39, 15-24. https://doi.org/10.3916/C39-2012-02-01

REPENSANDO LA EDUCACIÓN NO FORMAL EN EL CONFINAMIENTO: EL CASO DEL CONCURSO DE CRISTALIZACIÓN EN LA ESCUELA

Jorge Martín-García, María Eugenia Dies Álvarez[1]

El presente texto nace en el marco del proyecto PID2021-12361500A-100 (MINECO) y con el apoyo del grupo Beagle. Investigación en Didáctica de las Ciencias Naturales (S27_23R. Gobierno de Aragón. IUCA). Jorge Martín-García disfruta de un contrato predoctoral del Gobierno de Aragón (ORDEN IIU/796/2019).

1. INTRODUCCIÓN

El aprendizaje es un proceso holístico y sinérgico que se enriquece con la interconexión de las diferentes experiencias, situaciones y contextos que se suceden en la vida de la persona, que se complementan y se refuerzan dejando su particular impronta en la mente del aprendiz. Hoy en día existen multitud de canales por los que la educación en general, y la educación científica en particular, pueden llegar a los ciudadanos que la reciben, no sólo durante sus años en la escuela, sino de manera continua a lo largo de toda su trayectoria vital.

En este marco, se hace imprescindible integrar las vías formal, no formal e informal para aprovechar las fortalezas de cada una de ellas y evitar, en la medida de lo posible, la desconexión y compartimentalización de los diferentes saberes (Vázquez Alonso y Manassero Mas, 2007) a la vez que se garantiza una educación de calidad.

La educación no formal está considerada un recurso educativo de gran interés y potencial no solo para el alumnado (Affeldt, Tolppanen, Aksela y Eilks, 2017), sino también para el profesorado (Martín-García, Dies Álvarez y Bauluz Lázaro, 2021; Oliva Martínez *et al.*, 2004). Su mayor libertad y flexibilidad ofrece al estudiante "*un camino alternativo hacia el éxito*" (Luehmann, 2009), lo que beneficia y anima especialmente a aquellos que presentan estilos de aprendizaje diferentes (Hsiao-Lin, Chi-Chin, Chi-Chung y Su-Fey, 2005; Martín-García y Dies Álvarez, 2021) que no se ven representados adecuadamente en los modelos y metodologías habituales de la enseñanza tradicional.

Además, gracias a la implicación de organismos y asociaciones científicas se ha convertido en un medio que permite expandir el acceso a la educación científica a estudiantes de entornos y centros con pocos recursos. No obstante, aun cuando actualmente la educación no formal se ha granjeado el derecho a ser considerada un complemento de enorme

1. Universidad de Zaragoza (España)

potencial al sistema formal, lo cierto es que muchas veces continúa siendo vista casi como un recurso lúdico que no merece una investigación seria y estructurada. Esta costumbre de relegarla a un segundo plano se aprecia con claridad cuando se considera la literatura sobre la influencia que tuvo la pandemia de la covid-19 a nivel educativo.

El curso 2019/2020 quedará para siempre marcado en los anales de la historia de la educación como uno de los más particulares, extraños y complicados; un curso sin precedentes, marcado por una situación sobrevenida que mantuvo en jaque a la inmensa mayoría de la población mundial durante casi seis meses y cuyas verdaderas consecuencias sociales, económicas, políticas y culturales se extenderán en el tiempo y solamente podrán ser adecuadamente evaluadas desde la perspectiva que proporciona el distanciamiento temporal.

La repentina extensión de la covid-19 provocó que llegase a ser catalogada como pandemia mundial a comienzos de 2020, modificó ostensiblemente la vida de las personas de una manera tan drástica como insospechada, sacudiendo las sociedades modernas de todo el mundo y generando nuevas dinámicas sociales marcadas por la implementación de diferentes medidas destinadas a detener su avance y contener sus efectos.

Las medidas de contención trastocaron completamente el normal funcionamiento de las escuelas, alterando severamente el desarrollo de las actividades de enseñanza-aprendizaje, imponiendo una transición tan inmediata como inesperada a la modalidad a distancia. En cuestión de unos pocos días, profesores y alumnos tuvieron que cambiar de mentalidad y adaptarse a un nuevo contexto, adecuando los materiales y las actividades de enseñanza para convertirlos a un formato compatible con una realidad totalmente virtual. Esta nueva situación supuso un contratiempo mayúsculo no sólo para las actividades formales, sino también para las actividades de educación no formal que también contemplaron atónitas cómo las certezas que siempre se dieron por sentado se disolvían de un día para otro.

El presente trabajo dirige la atención a una de estas actividades propias del dominio no formal, el Concurso de Cristalización en la Escuela (CCE), y a los cambios que esta sufrió en su desarrollo para adaptarse a la situación generada por la pandemia y los cambios educativos por ella inducidos.

1.1. Contexo

El CCE es una actividad no formal de larga duración, dirigida en principio al alumnado de Educación Secundaria, que busca proporcionarle una visión más cercana del mundo de la ciencia desde la investigación en el laboratorio hasta la comunicación de los resultados. Intenta así incentivar la curiosidad y las ganas de indagar de los participantes, beneficiándose del atractivo inherente a los cristales y el proceso de crecimiento cristalino.

Durante el concurso, los participantes se involucran en proyectos de investigación relacionados con la cristalografía en los cuales, a través del trabajo en equipo y la experimentación, van familiarizándose con las diferentes metodologías que existen en el ámbito de la ciencia y consolidan conocimientos y destrezas propias del campo.

El proyecto consta de tres fases diferenciadas que se organizan a lo largo de prácticamente todo el curso académico. La primera fase está destinada a la formación del profesorado y en ella se proporciona a los educadores un conocimiento básico sobre el proceso de crecimiento cristalino y las variables que en él influyen, así como diferentes recursos didácticos que pueden resultarle de utilidad.

En la segunda fase, los diferentes grupos de estudiantes desarrollan sus proyectos de investigación, planteando preguntas, estableciendo hipótesis, planificando y realizando experimentos, recabando y analizando datos, y extrayendo conclusiones acerca de los fenómenos observados (Dies Álvarez *et al.*, 2017). Finalmente, en la última fase, se celebra la final del concurso, diseñada como un congreso científico al que acude una representación de estudiantes de cada centro. En el congreso, los participantes presentan los cristales elaborados con gran variabilidad e ingenio y defienden sus resultados ante un jurado de expertos apoyándose en un póster que resume la investigación realizada.

2. OBJETIVOS

La pandemia provocada por el estallido SARS-CoV-2 es, no cabe duda, uno de los mayores desafíos sociales y de salud pública a los que ha tenido que enfrentarse la humanidad en los últimos tiempos. En este marco, uno de los ámbitos más afectados en los que en mayor medida se dejaron sentir los efectos de la pandemia fue el educativo, especialmente si se tiene en cuenta que se decidió cerrar todas las escuelas del país para contener la propagación del virus. Muchos estudios han analizado los efectos o el impacto de tales circunstancias a nivel educativo desde diferentes perspectivas y muchos otros lo harán en el futuro. Por ejemplo, en el campo de la enseñanza de las ciencias, revistas como el Journal of Chemical Education han dedicado varios monográficos a la reflexión acerca de las adaptaciones realizadas durante el período en el que no era posible acceder a los centros educativos y sobre las consecuencias educativas de dicha situación (eg. Holme, 2020, 2023).

Sin embargo, y a pesar de que las actividades científicas no formales se han convertido en recursos de gran potencial y muy valorados a nivel educativo, lo cierto es que la investigación y reflexión en torno a cómo fueron afectadas por el período de confinamiento y qué lecciones se pueden extraer de ello para mejorar la educación científica en el futuro son mucho más escasas (eg. Manurung *et al.*, 2021).

Para dar respuesta a este vacío, este trabajo presenta la experiencia del desarrollo de la VII Edición del Concurso de Cristalización en la Escuela de la Comunidad de Aragón en el contexto de la situación sanitaria que derivó en la supresión de las clases y el período de confinamiento domiciliario del curso 2019/2020. En este sentido, el objetivo concreto del estudio es mostrar cómo se reorganizó el normal desarrollo de las actividades del concurso, sustituyéndolas por otras que permitieran el trabajo no presencial. Es decir, lo que se pretende es realizar un análisis, con la perspectiva que otorga el paso del tiempo, para determinar cuáles de las medidas de emergencia implementadas realmente contribuyeron a mejorar la experiencia que supuso la participación en el CCE en aquel curso académico.

3. METODOLOGÍA

La investigación se aborda mediante una metodología cualitativa de naturaleza descriptiva con el propósito de dar voz a los participantes para explorar sus perspectivas y opiniones. En este marco, se llevó a cabo un estudio de encuestación en el que participaron los 23 docentes aragoneses que continuaron trabajando en el CCE durante el período del curso 2019/2020 en que los centros permanecieron cerrados. De este modo, para evaluar la experiencia, se elaboró un cuestionario de preguntas abiertas diseñado para recoger las respuestas del profesorado.

La información textual contenida en las contestaciones recibidas fue analizada desde una perspectiva interpretativa y mediante estrategias propias del Análisis de Contenido (Díaz

Herrera, 2018). En particular, el análisis fue realizado mediante la combinación de las técnicas de Análisis Temático del Contenido (Braun y Clarke, 2006) y Análisis Cualitativo del Contenido (Mayrring, 2000). En primer lugar, las respuestas dadas por cada uno de los participantes fueron divididas en distintas unidades de análisis (enunciados) de tal manera que cada una de ellas estuviera asociada con una idea concreta. A continuación, los diferentes enunciados fueron codificados (Strauss y Corbin, 2002) para identificar elementos recurrentes y detectar patrones y relaciones en los datos.

4. DESARROLLO DE LA INVESTIGACIÓN

La situación generada en el sistema educativo por la pandemia de 2020 supuso un contratiempo mayúsculo para el desarrollo de las actividades del CCE dado que impedía a los participantes tanto trabajar en equipo como acceder a los laboratorios para poder continuar con sus proyectos de investigación. La organización del concurso se vio entonces obligada a reinventarse para mantener viva la llama de la cristalografía y hacerlo, además, a la máxima velocidad posible y en un momento de grandes incertidumbres de desconcierto generalizado, de carencia de seguridades o, incluso de miedo.

El concurso había comenzado con normalidad, se habían seleccionado los 49 centros participantes en esa edición, celebrado las sesiones de formación del profesorado, repartido el material, e incluso algunos centros habían comenzado a trabajar en los proyectos y habían recibido la visita de los organizadores en el seguimiento que normalmente se realiza del concurso (Dies Álvarez *et al.*, 2017).

Se determinó consultar a los profesores, motor fundamental en el desarrollo el concurso, para conocer su opinión sobre la viabilidad de una adaptación del mismo. Gracias a su voluntad por continuar trabajando y su disposición a coordinar a sus estudiantes, se optó por seguir adelante con la edición de ese año, pero modificando el desarrollo del mismo. Se hubo de suprimir la final en formato congreso, a pesar de ser una de las actividades más enriquecedoras y atractivas del mismo, sustituyéndose por una evaluación de los trabajos por parte de la organización. Se establecieron tres categorías distintas de participación basadas en las existentes:

1. Póster científico más audio explicativo del proyecto, emulando la exposición y defensa que caracterizan la final.
2. Blog, como manera alternativa para presentar los cuadernos de laboratorio, uno de los elementos que los jueces evalúan año tras año.
3. Vídeo, una opción que también se había trabajado en ediciones anteriores y que proporciona una manera distinta de presentar los resultados.

De este modo, los diferentes grupos pudieron continuar trabajando desde sus casas. Muchos habían comenzado a experimentar en los centros antes del cierre y tenían ya un proyecto comenzado; otros se dedicaron a realizar investigaciones, consultando bibliografía e incluso realizando cristalizaciones en casa con menaje de cocina de todo tipo (olla, tarros, microondas o cucharas de madera, entre otros instrumentos improvisados).

> "*Los alumnos/as han buscado información y han profundizado en los resultados obtenidos*" (Profesora 23).
>
> *Desde el cierre del centro nos hemos centrado en preparar el póster con el material que tenían los chicos. Dejamos el cuaderno en el laboratorio y las gráficas dio la casualidad de que las teníamos representadas en Excel con lo que pudimos extraer los datos."*

(Profesora 13).

Finalmente, de los 49 centros que comenzaron a trabajar en el concurso en el mes de noviembre, un total de 30, correspondiente al 61,22%, participaron en alguna de las categorías y finalmente se recibieron un total de 27 pósteres, 7 blogs y 10 vídeos[2].

"Sí, hemos seguido investigando de forma no presencial. "Hemos hecho cristalización desde casa y hemos trabajado en los formatos para presentarnos a las 3 categorías del proyecto" (Profesora 10).

Antes de finalizar el curso, y tras evaluar todo el material recibido, se proclamaron los tres centros ganadores en cada una de las categorías, así como aquellos que recibieron la mención especial del jurado. Esta extraña séptima edición se cerró con una adaptación de la tradicional ceremonia de entrega de premios, celebrada en esta ocasión por vía telemática, con la participación de estudiantes de los distintos centros galardonados que compartieron sus experiencias y respondieron a las preguntas de los organizadores con seguridad y entusiasmo.

5. RESULTADOS

En primer lugar, con respecto a la categoría de la final en que participarían se encontró que:

1. Dieciséis docentes (69,57%) señalaron que sus centros participarían solamente en una de las categorías.
    a. Diez (43,48%), lo harían enviando un póster con sus correspondientes audios.
    b. Cuatro (17,39%) competirían, únicamente, en la categoría de blog.
    c. Dos (8,70%) lo harían a través de un vídeo.
2. Por otra parte, cuatro educadores (17,39%) indicaron que en sus grupos se había decidido participar en dos categorías.
    a. Tres (13,04%) habían acordado enviar tanto un poster como un vídeo.
    b. Uno (4,35%) participaría con un poster y un blog.
3. Por último, tres de los encuestados (13%) manifestaron que habían decidido inscribirse en las tres categorías.

Con respecto a los motivos por los que sus grupos participaban en las categorías mencionadas (Fig. 1), el 65,22% señaló que fue debido a que se trataba de la categoría más sencilla para trabajar de forma telemática o a que era la que mejor se adaptaba a sus circunstancias. En contraposición, un 17,39% de los docentes indicaron que la habían elegido debido a la sobrecarga de trabajo que tenían los estudiantes ya que había desencadenado una pérdida de interés. Un 13,04% indicaron que la decisión fue tomada por los alumnos, mientras que otro 13,04% reveló que, desde el primer momento, decidieron participar en todas las categorías. Finalmente, un 8,70% reconoció que eligieron la categoría (blog) por el hecho de que habían estado trabajando en ella desde el comienzo del concurso.

2. Los cuales pueden consultarse en el canal de YouTube "Concurso Cristalización Aragón"

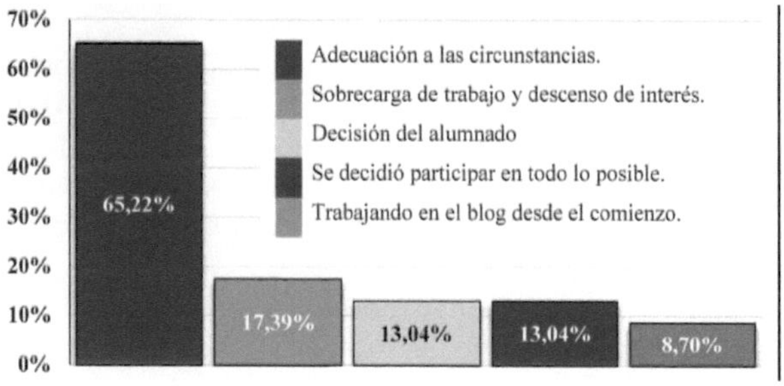

Figura 1. Motivos para la elección de la categoría de participación (n=23). Fuente: Elaboración propia.

Preguntados acerca de cómo habían preparado la final, los profesores mencionaron diferentes recursos, aplicaciones o canales de comunicación que habían empleado para las labores de coordinación (Fig. 2). Así, por ejemplo, un 56,52% de los encuestados indicaron haber optado por repartir las distintas tareas entre los miembros del equipo, mientras que un 52,17% se había coordinado mediante reuniones virtuales y videollamadas. El correo electrónico fue empleado por un 26,09% de los profesores y, los chats en aplicaciones como Whattsapp e Instragram, por otro 17,39%. Además, un 13,04% señaló que habían utilizado herramientas de trabajo colaborativo como los documentos compartidos y los formularios de Google Forms, y, finalmente, un 8,70% han empleado la herramienta Google Classroom. "*Fueron ellos mismos los que mostraron interés por continuar y me hicieron muchas propuestas para participar. El blog lo hemos trabajado desde el principio y nos apetecía intentarlo en las otras dos porque pensábamos que teníamos mucho que compartir*"

(Profesora 10).

"*Nos pareció la forma más adecuada de mostrar nuestro proceso en el concurso y la más fácil de gestionar a distancia*"

(Profesora 17).

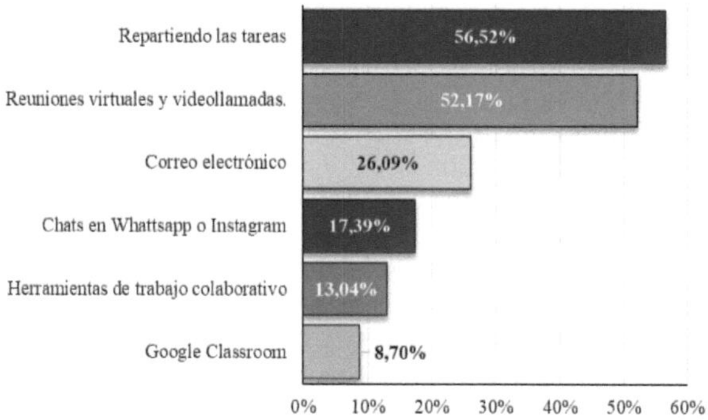

Figura 2. Canales de comunicación empleados por profesores y alumnos para poder desarrollar el trabajo desde casa (n=23). Fuente: Elaboración propia.

En este contexto, las acciones destinadas a la preparación y coordinación de la final y el trabajo desde casa se asentaron en dos pilares fundamentales. En primer lugar, el reparto del trabajo y de las diferentes tareas entre los estudiantes, de manera que todos pudieran continuar contribuyendo al desarrollo del proyecto y colaborando; pero también para que la carga de trabajo adicional que puede suponer la participación estuviera lo más repartida posible dado que los educadores eran conscientes de que la irrupción de la docencia telemática produjo un cierto incremento de la carga de trabajo que soportaban los estudiantes.

En segundo lugar, el aprovechamiento de los beneficios que ofrecen las plataformas, aplicaciones o dispositivos digitales de los que han podido disponer. Los profesores mencionaron en sus contestaciones diferentes herramientas que emplearon para diferentes funciones, en muchos casos dependiendo de las características de la propia herramienta y de lo que esta permite o no hacer. De hecho, muchos de ellos reconocieron haber utilizado más de una de estas herramientas a lo largo del desarrollo del proyecto.

En este sentido, los resultados muestran el aprovechamiento de los beneficios que ofrecieron las plataformas, aplicaciones o dispositivos digitales de los que pudieron disponer. Los profesores mencionaron en sus contestaciones las diferentes herramientas empleadas dependiendo de las características de la propia herramienta y de lo que esta permitía o no hacer. De hecho, muchos de ellos reconocieron que habían utilizado más de una de estas herramientas a lo largo del desarrollo del proyecto.

Por ejemplo, para la comunicación entre compañeros destacaron el empleo de aplicaciones de mensajería instantánea como WhatsApp, que ya formaban parte habitual de la vida de la mayoría de los encuestados y con las que ya estaban familiarizados. Estas herramientas incluyen la creación de grupos de varios participantes y la comunicación tanto en formato escrito como a través de audio, pero también el envío y recepción de imágenes y documentos e, incluso la realización de llamadas.

De manera similar aplicaciones como Google Meet, que permiten llevar a cabo videollamadas con varios participantes, se convirtieron en uno de los recursos más empleados por los centros y sus profesores como mecanismo para abordar la docencia no presencial. Estas aplicaciones ofrecen la posibilidad no solo de escuchar a otros participantes sino también de verlos e incluso de compartir pantallas. Educadores y escolares aprovecharon las opciones que ofrecen también para coordinarse y trabajar en el concurso realizando videoconferencias donde poder ir compartiendo los avances, organizándose y discutiendo sobre cómo continuar con el proyecto.

Para la elaboración de documentos, una pequeña parte de los participantes optaron por aprovechar las ventajas que ofrecen las herramientas de trabajo colaborativo como Google Drive, que facilitan el trabajo en remoto desde varios dispositivos y permiten realizar modificaciones sobre un mismo documento y hacer un seguimiento de las modificaciones que realizan otros usuarios. En la misma línea, una alternativa más empleada fue el correo electrónico, que se convirtió en el instrumento predilecto para intercambiar documentos o archivos de texto o vídeo que son más complicados o incómodos de compartir a través de otras herramientas.

Finalmente, algunos centros apostaron por plataformas de apoyo a la docencia algo más específicas, diseñadas en origen con fines educativos para facilitar la enseñanza virtual como Google Classroom. No obstante, estas fueron menos empleadas quizá porque, aunque aúnan características de todas las anteriores, también demandan para su uso una mayor inversión de tiempo (recurso más valioso si cabe en este periodo de confinamiento), por lo que normalmente fueron la elección de centros que ya las emplean de forma habitual en sus clases.

De este modo, aunque es claro que el escenario pandémico se llevó por delante muchos aspectos que son clave en la enseñanza, también lo es que propició la incorporación de otros. Por ejemplo, no puede negarse que la situación sanitaria llevó asociada la creación de un clima en el que se vieron potenciadas las competencias digitales de profesores y alumnos y su capacidad para teletrabajar y comunicarse a distancia.

En cuanto a la valoración que hicieron los profesores acerca de cómo se adaptó el concurso a la situación que se dio durante el período de confinamiento (Fig. 3), las respuestas registradas indican que, para la amplia mayoría de los docentes (78, 26%), la adaptación de la iniciativa a las circunstancias impuestas resultó adecuada o incluso buena, reconociendo que no había muchas más alternativas de mostrar el trabajo realizado dada la situación sanitaria o que no hubiera sido posible hacerlo de otra manera. En cambio, un 13,04% se mostró sorprendido de que el concurso siguiera adelante en este marco sobrevenido y que, a pesar de las adaptaciones, les hubiera resultado complicado poder continuar trabajando. Estos docentes, por lo general, centraron sus respuestas en señalar las dificultades a las que tuvieron que hacer frente, reconociendo que en algunos casos fue realmente complicado poder continuar trabajando. *"Me ha parecido perfecto. Había que mostrar el trabajo que han hecho los alumnos y que no cayera en el olvido"*

(Profesora 16).

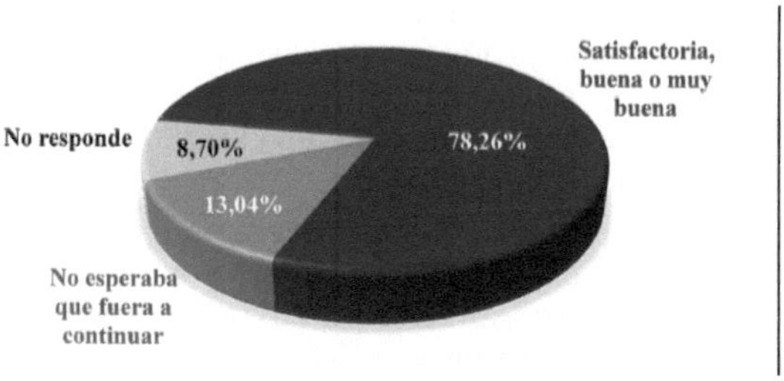

Figura 3. Valoración del profesorado sobre la adaptación del CCE al contexto del curso 2019/2020 (n=23). Fuente: Elaboración propia.

"Ha sido muy difícil, porque no lo realizamos con un grupo concreto, es un grupo que se ha formado de entre 6 clases (todas de 1º y 2º ESO). Aun así, los alumnos han terminado el blog, parte del vídeo poniéndonos en contacto con ellos vía correo electrónico"

(Profesora 3).

En esta línea, algunos de los profesores que habían participado en ediciones previas del concurso señalaron que, pese a toda la adaptación, echaron en falta el poder celebrar la final del concurso como siempre, pues la consideraban una actividad muy enriquecedora tanto para sí mismos como especialmente para sus estudiantes. *"Yo daba por hecho que no se iba a realizar el concurso. A mí personalmente el día del concurso me gusta (ver lo que trabajan otros compañeros, ver cómo los alumnos están interesados en que todo vaya bien, etc)"*

(Profesor 9).

En relación a todo lo presentado, ha de señalarse que estudios realizados en los últimos años (eg. Martín-García *et al.*, 2021; Martín-García and Dies Álvarez, 2022) han puesto de manifiesto cómo el profesorado remarca que uno de los principales beneficios que reporta el concurso al alumnado es el incremento de su motivación. En particular, los docentes señalaron que la participación había logrado aumentar el interés y la curiosidad de los estudiantes y los había llevado a comprometerse e implicarse con el proyecto. Estos resultados quizá pueden explicar hasta cierto punto por qué tanto los alumnos como sus profesores realizaron ese esfuerzo extra que sin duda supuso la participación en la edición 2019/2020 del concurso.

5. CONCLUSIONES

El ámbito de la educación no se ha librado del impacto que ha tenido la pandemia originada por la covid-19 y cuyos efectos, en el momento en que se escriben estas líneas, todavía se dejan sentir intensamente. Estas consecuencias también se han extendido a campos como el de la educación no formal donde quizá incluso se han apreciado con mayor fuerza, precisamente por no estar estas actividades ni bajo el paraguas del sistema educativo legalmente establecido, ni regulado directamente por las administraciones educativas.

No obstante, una vez más, los centros, los profesores y los estudiantes demostraron estar a la altura de las circunstancias y, con fuerza de voluntad, esfuerzo y dedicación, lograron minimizar el impacto derivado de las imprevistas condiciones que tuvieron que ser instauradas durante el curso 2019/2020, las dificultades adicionales, la excesiva carga de trabajo derivada de la necesidad de adaptar la docencia al formato no presencial y todos los condicionantes personales que afloran en momentos como estos.

La respuesta tanto de los profesores como de los alumnos en este contexto sobrevenido solamente puede ser calificada de excepcional y extraordinaria. Sus esfuerzos no sólo permitieron finalizar el curso académico en la enseñanza formal y reglada, sino que, como atestigua la experiencia relatada, incluso llevaron a algunos de ellos a continuar trabajando en actividades adicionales propias de la educación no formal.

Resulta casi increíble que pudieran llevarlo a cabo además con trabajos de una calidad científica, creatividad y una rigurosidad investigadora que no desmerecen a las de ediciones anteriores y posteriores. El hecho de que, en un curso tan lleno de incertidumbres e inseguridades, pudiesen sacar adelante sus proyectos de cristalización es una magnífica muestra del gran valor que otorgan tanto los docentes como los escolares a esta actividad, conscientes de todo lo que aporta la experiencia y del papel que puede llegar a tener a la hora de motivar a los estudiantes.

6. REFERENCIAS

Affeldt, F., Tolppanen, S., Aksela, M. y Eilks, I. (2017). The potential of the non-formal educational sector for supporting chemistry learning and sustainability education for all students – a joint perspective from two cases in Finland and Germany. *Chemistry Education Research and Practice*, *18*(1), 13-25. https://doi.org/10.1039/C6RP00212A

Braun, V. y Clarke, V. (2006). Using thematic analysis in psychology. *Qualitative Research in Psychology*, *3*(2), 77–101. https://doi.org/10.1191/1478088706qp063oa

Díaz Herrera, C. (2018). Investigación cualitativa y análisis de contenido temático. Orientación intelectual de revista Universum. *Revista General de Información y Documentación, 28(1)*, 119–142. https://doi.org/10.5209/RGID.60813

Dies Álvarez, M. E., Bauluz Lázaro, B., García Orduña, P., Lahoz Díaz, F., Latre Morales, B., Mateo González, E., Martín Tello, A., Mayayo Burillo, M. J. y Yuste Oliete, A. (2017). Seguimiento didáctico del Concurso de Cristalización en la Escuela-Aragón 2016-2017. *Actas de las XI Jornadas de Innovación Docente e Investigación Educativa de la Universidad de Zaragoza*, (pp. 70-71). Universidad de Zaragoza.

Holme, T. A. (2020). Introduction to the *Journal of Chemical Education* Special Issue on Insights Gained While Teaching Chemistry in the Time of COVID-19. *Journal of Chemical Education, 97*(9), 2375-2377. https://doi.org/10.1021/acs.jchemed.0c01087

Holme, T. (2023). Virtual Special Issue Collecting Studies of Pandemic Related Changes in Teaching and Learning Chemistry. *Journal of Chemical Education, 100*(3), 1089-1091. https://doi.org/10.1021/acs.jchemed.3c00143

Hsiao-Lin, T., Chi-Chin, C., Chi-Chung, T. y Su-Fey, C. (2005). Investigating the Effectiveness of Inquiry Instruction on the Motivation of Different Learning Styles Students. *International Journal of Science and Mathematics Education, 3*(4), 541-566. https://doi.org/10.1007/s10763-004-6827-8

Luehmann, A. L. (2009). Students' Perspectives of a Science Enrichment Programme: Out-of-school inquiry as access. *International Journal of Science Education, 31*(13), 1831-1855. https://doi.org/10.1080/09500690802354195

Luehmann, A. L. y Markowitz, D. (2007). Science Teachers' Perceived Benefits of an Out-of-school Enrichment Programme: Identity needs and university affordances. *International Journal of Science Education, 29*(9), 1133-1161. https://doi.org/10.1080/09500690600944429

Manurung, P., Karimaliana, K., Ansi, R. Y., Harahap, D. A., Ginting, D. y Subagiharti, H. (2021). The involvement of non-formal education in students' learning needs during the covid-19 epidemic. *International Journal for Educational and Vocational Studies, 3*(4), 287-292. https://doi.org/10.29103/ijevs.v3i4.5901

Martín-García, J. y Dies Álvarez, M. E. (2021). Formación del profesorado de ciencias en un contexto no formal: La competencia de atención a la diversidad a través del Concurso de Cristalización en la Escuela. En *29 Encuentros de Didáctica de las Ciencias Experimentales y 5a Escuelas de Doctorado* (pp. 406–413). Universidad de Córdoba.

Martín-García, J. y Dies Álvarez, M. E. (2022). An examination of teacher's goals for a school crystal growing competition: More than having fun. *International Journal of Science Education, 44*(6), 962–979. https://doi.org/10.1080/09500693.2022.2059121

Martín-García, J., Dies Álvarez, M. E. y Bauluz-Lázaro, B. (2021). Impacto del concurso de cristalización en la escuela en el profesorado participante: Un estudio preliminar. *In Innovación Docente y Calidad Institucional. XIII Jornadas Innovación Docente e Investigación Educativa 2019.* (pp. 103–112). Universidad de Zaragoza.

Mayring, P. (2000). Qualitative Content Analysis. *Forum: Qualitative Social Research, 1*(2), 1-10. http://dx.doi.org/10.17169/fqs-1.2.1089

Oliva Martínez, J. M., Matos, J., Bueno, E., Bonat, M., Domínguez Castiñeiras, J., Vázquez, A. y Acevedo Díaz, J. A. (2004). Las exposiciones científicas escolares y su contribución en el ámbito afectivo de los alumnos participantes. *Enseñanza de las ciencias: revista de investigación y experiencias didácticas, 22*(3), 425-440. https://raco.cat/index.php/Ensenanza/article/view/21992.

Strauss, A. y Corbin, J. (2002). *Basics of qualitative research. Techniques and procedures for developing grounded theory*. Editorial Universidad de Antioquia.

Vázquez Alonso, Á. y Manassero Mas, M. A. (2007). Las actividades extraescolares relacionadas con la ciencia y la tecnología. *Revista electrónica de investigación educativa, 9*(1). http://redie.uabc.mx/vol9no1/contenido-vazquez3.html

EXPERIENCIAS Y VIVENCIAS: ESTUDIANTES EN ENTORNOS COMPLEJOS

Sendy Meléndez Chávez[1]

1. INTRODUCCIÓN

La libertad de expresión es un derecho que, sin duda, debe prevalecer en cada cultura, en cada época y en cada grupo de edad de las personas, aun en condiciones adversas, siendo esta una forma de manifestar y comunicar a otros los sentimientos, la forma de pensar y sobre todo las ideas y las emociones.

Un dato importante, sobre la violencia que sufren niños, niñas y adolescentes en las escuelas, es que se ha estimado que por lo menos 246 millones sufren de este problema en el ámbito escolar, dato alarmante, ya que la problemática si no es atendida los números se acrecentaran cada día (UNESCO, 2017).

Algunos autores mencionan que el ambiente escolar, es donde más se da la problemática de privación de los derechos humanos, ante las practicas que aún prevalecen por los académicos dentro de las aulas. Así mismo también la familia juega un papel fundamental y en este ambiente también se viven situaciones muy importantes. Entre estos ambientes es donde a muy temprana edad se pasa gran parte del tiempo y se viven las experiencias que pueden ser o no gratas. Así mismo los resultados de una investigación después de trabajar grupos de discusión con adolescentes y aplicar un cuestionario a docentes, los resultados mencionados fueron; desconocimiento que los profesores aprovechan para vulnerar a los alumnos en el aula y que ellos tengan menor capacidad para exigirlos, a pesar de reconocer los ambientes favorecedores para la construcción de una cultura de los derechos humanos (Nava-Preciado y Méndez-Huerta, 2018, p. 287-296).

La atención oportuna para estudiantes en los ambientes escolares y frenar los acontecimientos evitando espacios que promuevan la violencia es sin duda una necesidad urgente, ante esta situación los efectos de la violencia en los estudiantes los llevan a presentar diversos problemas de bajo rendimiento académico, deserción escolar y sobre todos problemas de salud, por lo que no solo el sistema educativo, sino también el de salud pública deben tomar cartas en este asunto. En resultados del estudio de Reyes, Najera y Palacios, estos autores menciona y coinciden que el ambiente escolar contribuye a la personalidad de los jóvenes desde edades tempranas que ante circunstancias de violencia la personalidad se torna violenta (Reyes *et al.*, 2019, pp. 106-115).

1. Universidad Veracruzana (México)

Es importante resaltar que las personas pequeñas y adolescentes expuestas a ambientes violentos tienen mayor riesgo de ser adultos violentos con algunas conductas antisociales, sobre todo si no se detecta de forma oportuna y este no es tratado a tiempo (Ramos-Rodríguez y Aranda-Beltrán, 2020, p. 90).

Un papel importante es el que desempeña la familia, la responsabilidad de cada integrante incluidos los menores, inmersos en un proceso de aprendizaje generador de conductas, que pueden verse reflejadas de forma negativa o positiva según sea el caso, así como verse reforzadas en el ámbito escolar, ya que los pequeños están expuestos a ambientes amigables o ambientes hostiles (Olivera y Yupanqui-Lorenzo, 2020).

Ante este problema algunos autores proponen trabajar el desarrollo de habilidades para mejorar el nivel de resiliencia en espacios escolares para un efectivo afrontamiento de la violencia en sus diferentes entornos (Heredia *et al.*, 2019).

Existen diversas estrategias para documentar y registrar la presencia y los niveles de violencia en entornos escolares, siendo este uno donde más tiempo pasan los estudiantes, sin embargo, no siempre resulta la más efectiva, si bien los alumnos y familiares de los mismos perciben que realizar un diagnostico resulta favorable por que les hace sentir protegidos no se ayuda con esto a generar relaciones positivas entre ellos mismos (Perales, 2019, p. 9).

La autoestima también resalta como una propuesta de trabajo para mejorar la convivencia y disminuir los índices de violencia en las escuelas, sin embargo, esta debe trabajarse tanto en el ámbito escolar como el ámbito familiar y social, para tener los resultados favorables, así mismo uniendo fuerza todos los sistemas para forjar espacios libres de violencia y caminar hacia una cultura de paz (Gutiérrez, 2021, p. 3).

Es impórtate la reflexión sobre este tema y proponer ampliar las propuestas de investigación respetando la ética en cada proceso y en cada trabajo, sobre todo si estos son en ambientes violentos y con perspectiva de género (Evangelista, 2019. P. 95).

Así mismo también resulta interesante explorar este tema con otros enfoques para ello se recomienda que sería interesante ampliar la línea de investigación con estudios de enfoque cualitativo, por lo que también se debe considerar las limitaciones que pudieron tener otros investigadores que abordan este tema, esto permite tener información desde diferentes miradas (Domínguez-Alonso *et al.*, 2019, p. 1040).

2. OBJETIVOS

Los objetivos se trabajaron divididos en general y específicos, acorde a la metodología, a los intrumentos de recolección de datos y la planeacion.

2.1. Objetivo general

El objetivo del presente trabajo fue conocer la percepción que tienen los jóvenes de telesecundaria sobre las condiciones de la participación ciudadana en contextos de violencia o exclusión que estuvieran viviendo o que percibieran que existe donde estudian y habitan.

2.2. Objetivos específicos

- Identificar los datos socio laborales de los participantes.
- Identificar los términos más frecuentes que hacen referencia a los entornos violentos. En los que se encuentran viviendo y estudiando.
- Identificar en que entorno perciben mayor presencia de violencia (familiar/ escolar/social).

3. METODOLOGIA

Para la presnete investigacion se realizaron las gestiones pertinentes en tiempo y forma con las autoridades escoalres y los padres de familia.

Es una investigación con enfoque cualitativo, se trabajó con un grupo focal. Se implementó durante el periodo febrero-julio 2019, en una escuela telesecundaria de la colonia Nacional de la ciudad de Poza Rica, Veracruz México, en la que acuden estudiantes de las Colonias; Camacho, la Ceiba, Vegas, Mollejón entre otras.

Se trabajó con una población de ocho estudiantes y se detectaron estudiantes claves para trabajar el grupo focal conformado por 6 varones y dos mujeres, en las que los maestros de grupo participaron en primer lugar identificaban a los alumnos con múltiples problemas personales.

Así mismo estos jóvenes habían participado en la aplicación de una encuesta para identificar si ellos percibían vivir en ambientes violentos, de los cuales resultaron veinte jóvenes.

Para fines de los grupos focales solo ocho padres respondieron a un segundo llamado a quienes se les informo y pidió autorización de poder entrevistar a sus hijos, comentando que ya habían platicado con sus hijos y ambos estaban de acuerdo, así mismo se les explicó que era una investigación sin riesgos y que en cualquier momento sus hijos podrían abandonar el espacio si lo deseaban durante la actividad.

Se solicitó consentimiento de manera informada, con apego a los lineamientos éticos y a la normatividad vigente en México, consultado en el reglamento de la ley general de salud y la ley general de salud en materia de investigación (Ley general de salud, 2014).

Para el grupo focal se solicitó un espacio dentro de la misma escuela y fue asignada la biblioteca, los estudiantes estuvieron de acuerdo en participar y se les explico la dinámica de trabajo y se trató de generar un ambiente de confianza.

Se trabajó con guía de observación con un apoyo de una persona que fue observador y que estuvo colaborando durante todo el proyecto.

Se utilizó un celular para la grabación del contenido, posteriormente se transcribió para los datos cualitativos, se realizó análisis de contenido temático, organizando categorías, subcategorías y códigos identificando elementos claves.

Se usó una guía semi-estructurada y se fue motivando a participar a cada participante, al principio dos jóvenes se mostraban con poco interés en responder, pero conforme se fue avanzando se sumaron con fluidez y mayor confianza.

4. RESULTADOS

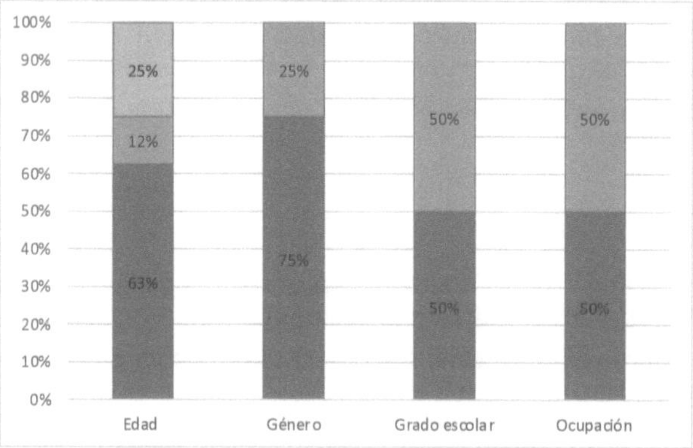

Figura 1. Características de los sujetos de estudio. Fuente: Elaboración propia, 2023.

Las características de los estudiantes participantes son las siguientes: para la variable de edad el 63% contaban con 15 años, el 25% con 14 años y el 12% con apenas 13 años de edad. En relación al género el 75% fueron del sexo masculino y el 25% del sexo femenino. En cuanto al grado escolar el 50% cursaba el segundo año y el mismo porcentaje el tercer año de telesecundaria. Con respecto a la ocupación la mitad estudia y trabaja y la otra mitad de los participantes solo estudian sin embargo respondieron apoyar en las actividades del hogar (Véase figura 1).

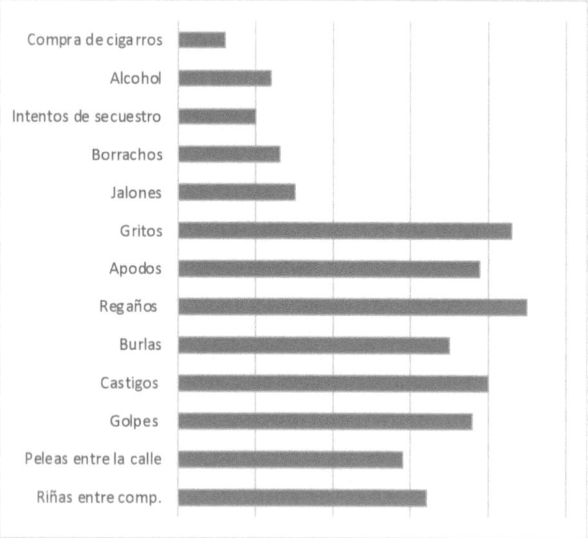

Figura 2. Frases más alusivas a ambientes violentos. Fuente: Elaboración propia, 2023.

Las frases y palabras más significativas expresadas por los estudiantes de la telesecundaria que aluden a ambientes violentos y entornos complejos en los que deben convivir y habitar, son las que se muestran en la figura 2.

En esta lista predominaron los siguientes; los regaños, tanto en el ambiente escolar como en el ámbito familiar, seguido de los gritos que reciben por compañeros y familiares principalmente, también los castigos y los apodos son de los cinco más altos en haberse repetido por los participantes (véase figura 2).

Hay otros que también fueron mencionado en menor frecuencia pero que son relevantes como la presencia de golpes entre compañeros y en el hogar, así mismo la convivencia con personas que consumen alcohol, situación que los lleva a participar en la compra de estos productos aun siendo menores de edad, tanto de bebidas alcohólicas como de tabaco ya que para ellos una actividad común es hacer los mandados a sus mayores y esto implica ir a la tienda y realizar compras que incluyen estos productos (figura 2).

4.1. Diálogos sobre seguridad para trasladarse

Se les pregunto si el servicio de taxi, ¿consideraban que era seguro? Todos los participantes respondieron que no.

Participante 1: te llevan a...se mantuvo en silencio...

Se le trato de preguntar ¿a dónde los llevan? Respondieron participante 1 y 2: al visor, agregaron el participante 3 y 6: pues el visor es una colonia, así como ésta, pero está más solitario...Pues ahí hay como que monte y allá los van a dejar...

Se les pregunto, ¿prefieren subirse a un autobús que a un taxi? Participante 2: Caminar. Participante 3: Voy caminando entre la gente. Participante 7: en bici mejor. participante 4: prefiero un taxi viejo o el micro bus. Participante 6: Ir acompañada de un familiar.

Se le pregunto ¿qué medidas de seguridad toman? Participante 3: Pues es que si lo conozco sí me subo...Participante 1: Depende, ya si pasa un conocido pues ya me subo con el mejor. Participante 2: Depende si tiene pasajeros yo si me subo. Participante 4: así gente que ya se haya subido a un taxi y que sean conocidos me da seguridad. Participante 7: Sí porque por ejemplo los taxis nuevos que están saliendo ya desde el volante ya les meten seguro. Participante 6: y ya no los pueden abrir los pasajeros, solo el chofer... eso es peligroso para las chicas... Participante 1: yo me he subido a taxis, pero siempre voy viendo lo que va haciendo el taxista porque a veces me pongo a ver el celular y el taxista nada más te va viendo y como hay tantos estamos expuestos al peligro y a la mejor va diciendo que por estar distraído me puede llevar a otro lado y así como hay taxistas buenos también hay taxistas que ya están del otro lado.

Se les preguntó sobre esas medidas, por ejemplo, ¿quién se las enseña? Respondieron todos los participantes que la mayoría de veces en la escuela.

4.2. Compañerismo

Se les preguntó ¿qué situación es la más frecuente entre compañeros?

Participante 2: Pues la verdad a veces le hacemos burla a las compañeras, la verdad yo sí. Participante 1: Bueno yo a veces si le hago burla a mis compañeros. Participante 2: es que la verdad los que traen lentes son niñas y pues con las niñas yo no, y es que por decir en nuestro salón a los que los demás consideran como bullying en nuestro salón lo tomamos como juego, hablo de que ellos a nosotros también nos insultan, nos dicen cosas y nosotros también les contestamos, así que nos sentimos a mano. Participante 3: y lo hacemos eso lo hacemos no de mala onda sino de juego entre nosotros. Participante 1: La neta nos sentimos listos para la "carrilla" pues estamos listos, por ejemplo, hay dos hermanos que están gorditos y bueno si yo le digo "cochinito pibí" él también me dice un apodo...pero no nos enojamos, nos llevamos muy bien. Participantes 5 y 7: hay otra cosa que nos pasa acá en la escuela y en la colonia. Participante 2. Jajaja si eso faltaba, si nos gusta una chava ha eso sí, nos quemamos entre nos. Participante 4: Eso no puede faltar. Participante 4. Aunque algunas veces nos damos unas buenas peleas saliendo de la escuela no aquí porque nos corren, pero nos esperamos afuera. Participante 1: bueno aparte de que la maestra no nos quiere ver con novia ni a mis compañeras con novio pues nos dice que no. Participante 4: nos da como consejos.

5. CONCLUSIONES

El papel de los estudiantes en las escuelas es sin duda primordial para la sociedad, sin embargo, es en este espacio donde se forma bajo un sistema que muchas veces no ha avanzado y las formas no son siempre resultan ser las más armónicas, ante esta situación resulta interesante buscar estrategias para mejorar el trabajo que se realiza en los espacios escolares sumando esfuerzos con la familia para que los resultados sean los mejores.

Se debe considerar la percepción de los estudiantes, ya que en este caso éstos no perciben como violento el espacio escolar sino más bien se refieren a él como normal, mencionando que el personal docente les regaña por su bien y lo toman como parte de la consejería, así mismo se enfocan más a la parte de los servicios que les brinda el plantel más que al trato que reciben del personal, aludiendo que sugieren que mejore Internet, que contemplen un comedor para recibir alimentos pero las recomendaciones no fueron dirigidas al trato que reciben o al comportamiento que se da con los compañeros.

Así mismo al narrar que mejoras podrían recibir en sus localidades se enfocaron más a los apoyos que brinda el gobierno, parques más limpios y más espacios para el deporte, así mismo a las becas que podrían ayudarles, ya que solo se visualizan estudiando la preparatoria para integrarse a los espacios de trabajo para apoyar a sus familias, pero no se visualizan estudiando una carrera universitaria, esto ante las condiciones de necesidad con las que cuentan.

Para estos estudiantes resultó más importante contar con aspectos que van directamente a su persona como contar con desayunos escolares en su escuela, más que la seguridad de su colonia, a pesar de los eventos que ellos mismos están presenciando.

También cabe la pena resaltar que los jóvenes perciben un ambiente normal y hasta bueno en la escuela a pesar de reconocer que hay regaños y castigos, así como peleas entre compañeros, hasta cierto punto perciben un ambiente bueno al cual están adaptados y acostumbrados, esto podría representar un sesgo, ya que como lo visualiza la población no es un ambiente violento si no que para ellos es algo normal.

Sin embargo, en el ambiente familiar lo perciben un tanto diferente ahí si consideran que se sienten incomodos por que no tienen la atención que piden y ven la forma de vivir de sus padres, notando el alcoholismo, el tabaquismo y cómo se comportan con ellos al prohibirles ciertas cosas y conductas

Asimismo son capaces de percibir la inseguridad social a la que están expuestos, como robo y privación de libertad, entre otros, ya que el área geográfica en la que viven es un área con altos índices de inseguridad y con registros de sucesos altamente peligrosos.

Consideran que en la escuela los preparan para ser personas buenas y ser parte de una sociedad honesta, pero que afuera es muy diferente y eso les lleva a pensar en abandonar esta ciudad.

Se sugiere continuar trabajando esta línea de investigación con diversas miradas, con diferentes profesionales y explorando espacios donde se detecte situaciones de violencia a temprana edad como en escuelas primarias e incluso pre escolar, para proponer proyectos de intervención donde los derechos de los niños y niñas sean una realidad y el trato que reciban sea el mejor, esto es un compromiso para poder formar parte de una sociedad menos violenta y más pacífica.

6. REFERENCIAS

Domínguez-Alonso, J., López-Castedo, A. y Nieto-Campos, B. (2019). Violencia escolar: diferencias de género en estudiantes de secundaria. *Revista Complutense de Educación*. https://acortar.link/VNdQth

Evangelista, A. A. (2019). Normalización de la violencia de género cómo obstáculo metodológico para su comprensión. *Nómadas*, 51, 85-97. https://acortar.link/l15Prr

Gutiérrez, M. D. L. (2021). La no violencia escolar para un ambiente sano, pacífico, incluyente y libre de discriminación en educación telesecundaria. https://acortar.link/iupFIU

Heredia, N. G., Sunza, S. y Canto, P. J. (2019). *Desarrollo de habilidades para resiliencia en estudiantes de secundaria para el afrontamiento del acoso escolar*. https://acortar.link/CEPBKv

Ley general de Salud (2014). https://acortar.link/uGVTOd

Nava-Preciado, J. M. y Méndez-Huerta, M. (2019). Adolescentes y derechos humanos: una aproximación a su ejercicio efectivo en la escuela. *Revista Latinoamericana de Ciencias Sociales, Niñez y Juventud, 17*(1), 285-299. https://dx.doi.org/10.11600/1692715x.17117

Olivera, E., y Yupanqui-Lorenzo, D. (2020). Violencia escolar y funcionalidad familiar en adolescentes con riesgo de deserción escolar. *Revista Científica de la UCSA*, *7*(3), 3-13. http://scielo.iics.una.py/scielo.php?pid=S2409-87522020000300003&script=sci_arttext

Perales, C. (2019). El registro de incidentes de violencia como politica de convivencia escolar en México. *Psicoperspectivas, individuo y sociedad*. https://dx.doi.org/10.5027/psicoperspectivas-Vol18-Issue1-fulltext-1487

Ramos-Rodríguez, I., y Aranda-Beltrán, C. (2020). Violencia y acoso escolar: diferencias por sexo y edad en estudiantes universitarios mexicanos. *Ciencia Unemi*, *13*(34), 84-93. https://acortar.link/A0zPcG

Reyes, F., Nájera, L. y Palacios, A. (2019). Bullying in young students: perceptions, conceptualization and experiences. Espacio I+ D, Innovación más Desarrollo, *8*(20), 101-118. https://espacioimasd.unach.mx/index.php/Inicio/article/view/186

UNESCO (2017). *School violence and bullying: Global status report*. https://acortar.link/Wy5r1Y

PROFESIONALIZACIÓN DOCENTE UNIVERSITARIA, COVID-19 Y LA EXPERIENCIA EN DOCENCIA A DISTANCIA DE UN GRUPO DE PROFESORES DE LA UNIVERSIDAD NACIONAL AUTÓNOMA DE MÉXICO

Maricela Ortega Villalobos[1]

1. INTRODUCCIÓN

En el mundo entero, el cambio contextual que representó la emergencia sanitaria por covid19 fue mayúsculo e imprevisto, por lo que exigió una pronta adaptación que posibilitara la continuidad de las actividades educativas de las instituciones de todos los niveles. Se demandó el apoyo de los profesores para abandonar las aulas y continuar con el menor retraso posible las actividades de enseñanza aprendizaje a distancia. Para emprender esta tarea, con la que la inmensa mayoría no estaba familiarizada, los docentes debieron adaptar, sobre bases pedagógicas, las alternativas didácticas que posibilitaran la continuación de su trabajo.

En la educación superior, ese esfuerzo de adaptación constituyó un reto aún mayor, dada la insuficiente formación pedagógica del profesorado universitario, considerada "casi inexistente en la educación superior de numerosos países" (Perrenoud, 2010, p.12), en función de la escasez de programas de profesionalización docente. En el caso de la Universidad Nacional Autónoma de México (UNAM), ante el confinamiento obligado por la pandemia, las autoridades decidieron proseguir las actividades de enseñanza aprendizaje de sus diferentes escuelas y facultades, desde domicilios de profesores y estudiantes.

Dentro de esta respuesta ofrecida a la sociedad, la responsabilidad directa de dar continuidad a los cursos recayó en los docentes universitarios quienes, debieron implementar las actividades de enseñanza aprendizaje, sobre la base de las concepciones educativas y habilidades didácticas construidas en mayor o menor grado a lo largo de su trayectoria como docentes, además de poner en operación sus habilidades tecnológicas y sus dispositivos informáticos personales con los que contaban para evitar la suspensión de las actividades educativas.

2. OBJETIVOS

Este estudio se propuso recabar información para documentar la experiencia de la educación remota vivida por los profesores universitarios de la Facultad de Medicina Veterinaria y Zootecnia (FMVZ) de la UNAM durante el confinamiento impuesto por la pandemia durante 2020 y 2021, así como las opiniones de este grupo de docentes sobre

1. Universidad Nacional Autónoma de México (UNAM).

el impacto que esa experiencia ha tenido en el ejercicio de su labor educativa, a un año de haber sido retomadas las actividades presenciales en esta Universidad.

3. MARCO TEÓRICO

A diferencia de lo que ocurre en la educación básica, donde se exige a quienes fungirán como profesores, una preparación pedagógica formal, en las instituciones de educación superior, la formación específica para el ejercicio de la docencia puede ser soslayada. Es así como, con frecuencia, dependiendo de diversos factores como el tipo de institución y del área del conocimiento, los requerimientos curriculares para desempeñarse como docente universitario pueden circunscribirse a los conocimientos disciplinarios de los cursos a impartir, y en la evaluación tanto para el ingreso como para la promoción de los profesores tiene un gran peso la productividad en investigación, mientras que la preparación y la experiencia docente suelen ser poco ponderadas. No obstante, es necesario, recordar que, la instauración de programas de formación específica que sustentan el carácter profesional de los docentes de educación básica ha sido producto de un largo proceso en el que además de los contenidos a enseñar, se fue incorporando progresivamente la fundamentación teórica misma de las prácticas educativas (Lessard y Bourdoncle, 1998).

Desde una orientación funcionalista, Beckers (2007) conceptualiza una profesión, sobre las características que exhibe: importancia que tiene para la sociedad, sus ideales de servicio y referencia ética, las actividades que desarrolla y que no se limitan a la aplicación de técnicas, porque la acción profesional exige claridad de juicio para afrontar situaciones diversas, por lo que enfatiza el requisito de una larga formación específica que permita la construcción de conocimientos abstractos, sistematizados y codificados para que los miembros de la profesión ejerzan su actividad con gran autonomía y con un sentimiento de fuerte responsabilidad sobre los resultados que obtienen.

En el caso de la docencia universitaria, la profesionalización permite al personal académico contar con una formación que incluye aspectos teóricos, metodológicos e instrumentales no solo para ejercer sus acciones educativas, sino para estudiarlas y transformarlas (Morán Oviedo, 1987). Abordada en su integralidad, la profesionalización de la docencia universitaria no puede disociarse del proceso de cambio de esas instituciones educativas. Por ejemplo, hace más de 30 años se reconoció la diversidad coexistente de perfiles de profesores universitarios (Clark, 1987; Boyer *et al.*, 1992), y con base en ello, la necesidad de atender con un enfoque también diverso, la profesionalidad de quienes realizan cada una de las tareas esenciales dentro de cada institución. Fue así como en la última parte del Siglo XX el proceso de profesionalización de la docencia fue abordado a través de diversas acciones de formación y capacitación, frecuentemente poco integradas dentro un programa consistente, elaborado con base en el análisis profundo de la importancia de la calidad de esa función esencial de las instituciones de educación superior.

El siglo XX finalizó con una remarcable modificación del contexto científico y social el por la diversificación de las organizaciones productoras del conocimiento y el surgimiento y rápido desarrollo de las tecnologías de la información y la comunicación (TIC), que posibilitan la difusión del conocimiento con una amplitud y una velocidad nunca vistas. Se afirma sin embargo, que aunque ya no contaran con el monopolio del saber, las universidades conservaron sus directrices como instituciones transmisoras culturales, favorecedoras de la exclusividad, seleccionadoras, y que operaban bajo una cultura individualista del profesorado, no obstante se asevera que ante las variaciones sustanciales de contexto en el siglo XXI la formación de los seres humanos es más compleja, al igual que la profesión docente, que requiere de procesos de construcción y gestión del conocimiento más interactivos y participativos (Imbernón Muñoz y Guerrero Romera, 2018). En ese sentido, como producto del análisis de las necesidades educativas actuales en todo el mundo, la Organización de las Naciones Unidas para la Cultura, las Ciencias y la Educación (UNESCO) proclamó la importancia de las competencias de los docentes en el terreno de las TIC, a fin de propiciar entornos de aprendizaje colaborativo y cooperativo, centrados en el educando (UNESCO, 2019). Aun cuando los profesores universitarios pudieran estar habituados a la utilización de recursos de las TIC para apoyar sus actividades académicas cotidianas, era reconocido, que en general utilizaban de manera muy escasa los recursos virtuales en su práctica docente (Prendes Espinosa y Gutiérrez Porlán, 2013). El súbito y contundente contexto que produjo la pandemia de la covid-19, aportó aún una mayor evidencia de la necesidad de contar con formas nuevas para desarrollar los procesos educativos con apoyo de dichas tecnologías.

Como en la mayoría de las instituciones educativas, las prácticas implementadas ante la emergencia sanitaria por la covid-19, configuraron una respuesta elaborada en gran medida sobre la marcha, que, a diferencia de la educación a distancia preexistente en algunas instituciones, no se ajustó a un diseño validado de innovación educativa, sino residió en un conjunto de acciones emergentes, en el que las actividades dependieron de las políticas y de los recursos que pudo aportar cada institución (Crawford *et al.,* 2020).

4. METODOLOGÍA

Esta investigación, de carácter exploratorio y descriptivo recabó, a través de un cuestionario, información sobre la experiencia de los docentes de la FMVZ en la impartición de cursos, completamente en modalidad a distancia, durante el confinamiento por la covid19 y sus opiniones sobre la posible modificación su labor docente actual, al regreso a las aulas, laboratorios e instalaciones de producción animal. Los aspectos generales explorados fueron los siguientes:

- Características de los docentes y del trabajo que desempeñan dentro de la institución: sexo, edad, tipo de contrato, antigüedad docente.
- Tipo de cursos y número de horas semanales impartidas durante la pandemia.
- Recursos con los que contaban para desarrollar sus cursos a distancia.
- Principales dificultades enfrentadas por el docente para el trabajo a distancia.
- Tipo de actividad y apoyos utilizados para impartir sus cursos.
- Retorno a las actividades presenciales, después de la experiencia remota.
- Preferencia actual de modalidad docente: a distancia, presencial o híbrida.
- Impacto global de su experiencia en educación a distancia.

Para obtener la información y recabar las opiniones del personal docente de la licenciatura en Medicina Veterinaria y Zootecnia, se integró una muestra aleatoria de 212 de los 982 docentes que integran la plantilla académica de la FMVZ, la cual estaba compuesta por profesores y técnicos académicos de tiempo completo, así como de profesores de asignatura, adscritos a sus 17 departamentos. A este grupo de académicos le fue enviada una invitación solicitando la participación, cubierta por el anonimato, de quienes cumplieran con el requisito de haber tenido a su cargo grupos escolares y de haber impartido clases al menos durante dos semestres durante el confinamiento.

El instrumento utilizado fue un cuestionario de 29 preguntas, cerradas y abiertas sobre las características de los miembros del personal académico participante, el tipo de asignaturas que impartieron y sobre sus apreciaciones, opiniones y comentarios acerca de la actividad de enseñanza aprendizaje que habían desarrollado en modalidad remota durante la emergencia sanitaria. Se determinó la frecuencia y porcentaje de las respuestas a las preguntas cerradas. Las respuestas a preguntas abiertas fueron analizadas y agrupadas en categorías, según su contenido, a fin de contabilizarlas y efectuar su procesamiento estadístico descriptivo.

5. RESULTADOS

5.1. Características de los participantes y de los cursos impartidos

Respondieron a la invitación para participar en el estudio 60 miembros del personal académico: 35 Profesores de tiempo completo (58.3%), 9 Técnicos académicos (15%) y 16 profesores de asignatura (26.7%); 51.7% fueron del sexo femenino y 48.3% del masculino. La edad de los participantes fluctuó entre 28 y 81 años (Promedio de 50.8 años), y tenían una antigüedad académica en la UNAM que variaba entre 2 y 55 años (Promedio: 21.9 años de servicio). Durante los semestres de confinamiento total, la mitad de los participantes señaló haber impartido a distancia entre 6 y 10 horas de clases por semana, 32% entre 10 y 15 horas, 3.3% entre 15 y 20 horas, 1.7% aseveró haber impartido más de 20 horas semanales. Los cursos impartidos pertenecían a los tres ciclos del plan de estudios: básico (31), intermedio (33) y profesional (58).

5.2. Experiencia y formación para desarrollar los cursos a distancia.

Solamente la cuarta parte de quienes respondieron afirmó haber tenido experiencia en educación a distancia antes de la pandemia, 18.3% indicó contar con poca experiencia, 10% señaló muy poca, y el 46.7% negó haber contado con ella. Las tres cuartas partes de los participantes señalaron que previamente a la pandemia no habían utilizado las plataformas con las que tuvieron que familiarizarse para trabajar a distancia durante el confinamiento, 10% indicaron que solo había hecho uso de ellas de manera ocasional o para depositar materiales educativos para los estudiantes, pero no para comunicarse con ellos y solo el 15% aseveró haberlas utilizado para enlazarse a distancia con sus estudiantes, antes de la emergencia sanitaria. La plataforma más utilizada por los participantes (93.3%) fue *Zoom* y el restante porcentaje se repartió en proporciones semejantes entre *Cisco Webex*, *Google*, *Moodle* o alguna otra no especificada.

Una clara mayoría de los docentes (76.7%) informó haber participado, durante el periodo de confinamiento, en cursos o talleres de capacitación para el uso de las tecnologías necesarias para impartir sus materias a distancia, además dos terceras partes de los respondientes indicaron haber participado asimismo en cursos o talleres de formación pedagógica o didáctica para realizar su actividad educativa en esa modalidad, varios de los cuales fueron ofrecidos de manera emergente por la dirección que coordina la educación a distancia de la propia Universidad. Algunos indicaron haber desarrollado además diversas acciones formativas que les permitieran responder al reto que enfrentaban:

> *Previo al confinamiento había participado en cursos y talleres de capacitación para el uso de plataformas digitales como Moodle y había adquirido cierta experiencia al respecto. Al inicio del confinamiento, me apoyé de los tutoriales ofrecidos por la*

UNAM para el uso de plataformas como Zoom y, de manera especialmente valiosa, participé con un grupo de académicos en actividades colaborativas en las cuales se compartían aprendizajes obtenidos de manera autodidacta, en la práctica diaria, sobre el uso de plataformas como Moodle, Zoom y Google classroom.

5.3. Principales dificultades enfrentadas por el docente para trabajar a distancia

Los aspectos más frecuentemente señalados por los profesores se refirieron a problemas de los estudiantes. Los expresados con mayor relevancia se enlistan a continuación en orden descendente según el número de casos o menciones, las cuales se indican entre paréntesis:

- Problemas de conectividad (22): Baja velocidad, intermitencia de la señal, fallas, o falta de disponibilidad de servicio por parte de los estudiantes.
- Escasa participación de los estudiantes (17), quienes exhibían falta de atención (7), apatía (3), cansancio (2), falta de compromiso o interés (2), depresión y ansiedad (2), algunos tenían que trabajar y estudiar al mismo tiempo (1).
- La no utilización o disponibilidad de cámaras (12) que limitaba la interacción (7) e impedía el contacto visual y la constatación de la presencia de los estudiantes: Alumnos presentes pero ausentes.
- Equipo de cómputo (10) deficiente, escaso y compartido.
- Dificultad para evaluar el proceso de enseñanza aprendizaje (9) tanto a través de las expresiones y lenguaje corporal de los estudiantes durante los cursos, como por la complicación para aplicar exámenes u otros tipos de evaluación, porque se creaban artimañas para facilitar hacer trampa (3).
- Imposibilidad o dificultad para impartir las prácticas de las materias (5).
- Las plataformas no eran estables para la conformación de subgrupos de trabajo, dificultando el trabajo colaborativo (1).

Como problemas o dificultades propias de los docentes se hizo referencia a la falta de conocimiento para el uso de las TIC, que les había tomado tiempo la capacitación y el poder dominar el uso de las plataformas, y que les provocaba frustración e incomodidad el tener que hablar ante una pantalla sin que se estableciera una adecuada interacción con el alumnado. Hubo además señalamientos en el sentido de que el trabajo a distancia resultaba agotador para estudiantes y docentes.

5.4. Tipo de actividad docente y apoyos utilizados para impartir sus cursos

A partir del pirmer semestre de 2021, los cursos fueron programados para desarrollarse por completo de manera remota, atendiendo el horario en el que los estudiantes se habían inscrito. Así, la mayor parte de los participantes (90%) indicaron haber desarrollado sus cursos de manera sincrónica, y algunos declararon haber efectuado diversas combinaciones con actividades y tareas asincrónicas:

- "Las clases fueron sincrónicas/asincrónicas, ya que había material que revisaban fuera de la sesión sincrónica y que en presencial se daba dentro del salón..."

- "Nos teníamos que reunir con los alumnos a través de la plataforma Zoom, se daba la clase, se grababa y se subía el video para los que no acudían por alguna razón."
- "Porque se seguía cumpliendo un horario de clase, aunque se tenían actividades asincrónicas, pero eran sólo algunas."
- "Todas las clases fueron sincrónicas. Al igual que en la modalidad presencial, me apoye con Moodle para las actividades extra-clase."
- "Grabé las clases y ellos podían verlas en Google con el link. Solo nos conectábamos para dudas y para el examen."

Además de las plataformas y los recursos que la institución puso a su disposición, algunos de los participantes indicaron haber explorado progresivamente otras posibilidades que les permitieran un mejor desarrollo de sus cursos, según la naturaleza de estos:

- "Aunque las sesiones sincrónicas fueron por *Zoom*, el mayor contacto con los alumnos se hace por *Classroom* y esta plataforma ya la manejaba antes de la pandemia y la sigo usando ahora."
- "Inicié de manera sincrónica en Zoom, sin embargo, después busqué y aprendí de manera empírica el uso de algunas herramientas digitales en diferentes áreas, como la creación de contenido *(prezi, powtoon)*, gestión de contenido *(Google Classroom, Ed modo)*, evaluación *(Socrative)*, organización de ideas *(Jamboard)*."
- "Y una vez detectado que las clases sincrónicas no funcionaban y se perdía el interés de los alumnos, decidí analizar mis asignaturas impartidas en los diferentes niveles del plan de estudios de licenciatura y de posgrado por medio del software *Learning Designer* para asegurar el correcto aprendizaje de los alumnos generando un modelo hibrido."

Los docentes señalaron haber utilizado diversos materiales de apoyo didáctico, con el que ya contaban antes de la emergencia sanitaria o que fue diseñado para apoyar la docencia a distancia:

- "La ventaja que tuvimos en el claustro caprino, que ya contábamos con la plataforma Moodle con todos los contenidos, presentaciones y exámenes de la materia. Solo actualizamos y subimos con clases grabadas."
- "No es fácil la necropsia en la manera sincrónica, pero si es posible teniendo una presentación de la metodología utilizada."
- "Con apoyo del Programa Institucional de Mejoramiento de la Enseñanza (PAPIME), habíamos elaborado material videograbado sobre la parte medular de cada sesión de laboratorio, eso nos permitió abordar los contenidos de las prácticas de manera demostrativa, pero, desde luego, no fue posible que los estudiantes adquirieran todas las destrezas que persigue el programa de laboratorio"

Se solicitó a los participantes señalar el tipo de materiales que habían utilizado principalmente para apoyar sus cursos a distancia, sus respuestas se representan gráficamente a continuación (Tabla 1).

MATERIALES DE APOYO PUESTOS A DISPOSICIÓN DE LOS ESTUDIANTES EN MODALIDAD A DISTANCIA	SI	A VECES	POCAS VECES	NO	Continúa utilización (en presencial)
Presentaciones en Power point y materiales que YA UTILIZABA en la modalidad presencial o con algunas modificaciones.	46	6	1	6	44
Materiales de lectura complementaria (capítulos de libros, articulos, etc.) en formato PDF.	42	7	4	6	40
Presentaciones en Power point ELABORADOS ESPECÍFICAMENTE para la actividad a distancia.	33	10	2	14	19
Grabaciones de las clases impartidas en línea con el grupo, que subía a la plataforma o algún repositorio.	28	3	7	21	12
Videos que elaboró especialmente para la actividad a distancia.	30	10	2	17	23
Videos de temas del programa que se hallaban disponibles en Internet.	24	11	5	19	18
Materiales elaborados para ser utilizados COLABORATIVAMENTE por equipos de estudiantes durante o después de la clase.	17	10	7	25	14
Actividades bajo formatos tipo *Kahoot*, *Socrative*, *Google forms*, etc.	28	8	3	20	23
Otro tipo de material.	15	4	13	27	8

Tabla 1. Tipo de materiales de apoyo a la docencia a distancia según la utilización señalada por los 60 participantes. Fuente: Elaboración propia.

Los materiales fueron depositados en diversas plataformas, principalmente en *Google Classroom* y *Moodle,* a través de las cuales los estudiantes siguen teniendo acceso, según afirmaron 47 de los docentes participantes, mientras que 13 de ellos negaron que estén disponibles actualmente.

Algunos comentarios sobre la continuación del uso de los materiales que apoyaron las actividades docentes a distancia, a los que incluso se indicó haber sumado nuevos materiales al regresar a la modalidad de docencia presencial fueron los siguientes:

- "Fueron de gran utilidad todos los materiales que se elaboraron y lo que encontré en internet, me pareció buena idea seguir utilizándolos para complementar la clase."
- "El uso de cuestionarios cortos de *Google* para artículos científicos representó una herramienta que facilita la calificación de dichas actividades."
- "Hay material de video y documental muy valioso en la red que se puede utilizar aun en las clases presenciales."
- "Además de los materiales que elaboré, utilizo las grabaciones de las clases como materiales retroalimentadores del contenido revisado en el aula."
- "El uso del podcast es lo más nuevo, pero nunca lo utilicé en pandemia."
- "Con un PAPIME se desarrolló material en video para las prácticas de zootecnia de bovinos productores de leche, pero se tuvo listo hasta principios de 2022."

Se transcriben también algunos de los comentarios de quienes señalaron ya no estar utilizando los materiales empleados en los cursos en modalidad a distancia:

- "La materia que imparto es práctica, por lo tanto, el material que se utiliza es mínimo, ya que el aprendizaje se da directamente con los animales."
- "Durante la pandemia utilicé *Kahoot*, primero fue ofrecida gratis pero más adelante tuve que pagar por el servicio y aunque observé que a los alumnos le gustaba mucho, al regresar a actividades presenciales, ya lo dejé de pagar."
- "El material didáctico y las clases en línea no pueden trabajarse de la misma manera porque la FMVZ no tiene la tecnología y la infraestructura mínima necesaria (red inalámbrica, computadoras, tabletas) para continuar con los materiales desarrollados o las aplicaciones utilizadas en las clases en línea."

5.5. Regreso a la modalidad presencial después de la experiencia a distancia

La mayoría de los docentes afirmó que con base en la experiencia de la educación a distancia y el uso de materiales diversos que requirió para apoyar sus cursos modificó la forma de impartir sus cursos al retornar a la modalidad presencial: 58.3% lo hizo moderadamente, incorporando un poco más de utilización de los recursos de las TIC, y 25% afirmó haberlo hecho de manera considerable, aumentando de manera importante el uso de dichos recursos. 5 docentes aseveraron haber cambiado profundamente la forma de impartir sus cursos, tanto desde el punto de vista tecnológico como pedagógico. Otros 4 participantes manifestaron que habían retomado prácticamente sin cambios la forma de impartir sus clases. Algunos de los comentarios que se adicionaron a esas respuestas se transcriben a continuación:

- "De las cosas buenas resultado de la pandemia fue percatarnos de la posibilidad de hacer uso de las TIC de forma cotidiana."
- "La verdad echo de menos la modalidad a distancia pues usaba muchos recursos en línea..."
- "Hay algunas clases que son revisadas por los alumnos únicamente en línea. Lo cual permite que pueda priorizar tiempos o profundizar. Además, las evaluaciones también son relativamente más sencillas pues algunas veces uso cuestionarios en línea."
- "La búsqueda de nuevos materiales de apoyo en la docencia y las aplicaciones aprendidas durante la pandemia fortalecieron mi manera de impartir las clases y hacerlas más didácticas para los alumnos."
- "Las TICs y TACs ofrecen ventajas importantes para mejorar la práctica docente. Por eso realicé modificaciones en las estrategias didácticas para aprovechar estas ventajas en apoyo al aprendizaje del alumnado."
- "Aprendimos nuevas formas de impartir clases y creo que como profesores siempre buscamos mejorar y en este sentido sí fue necesario modificar la forma de impartir las clases"
- "Mi escaso dominio de las TIC no me permite incluirlas como quisiera. Desde la pandemia tomo cursos para dominar su uso, pero cuesta trabajo entenderlas."
- "Me costó mucho trabajo adaptarme a las clases en línea, a pesar de las facilidades y capacitación que la UNAM nos proporcionó para el desarrollo de nuevas habilidades, uso de herramientas, etc."
- "Los horarios de alumnos como de profesores no permiten modificar la estructura de nuestras clases. El programa no es flexible para cosas asincrónicas más profundas, actualmente estoy explorando el uso de elementos auditivos como el *podcast.*"

Además, cuestionados sobre las posibles dificultades que han enfrentado para el regreso a las actividades docentes presenciales, se obtuvieron las respuestas que se señalan abajo, reunidas en cuatro grupos. Se indica entre paréntesis el número de personas que se refirieron a cada grupo, además del número de menciones de cada elemento particular del grupo, aclarando que un docente pudo haber mencionado varios de ellos.

- Actitud de los estudiantes (22). Se indicaron: desánimo, disminución o falta de motivación (7); propensión a la distracción (2); falta de atención (3), de interés

(2) de compromiso (2), de disposición para trabajar en equipo (2) o para estudiar (2); apatía (2), indiferencia 1, pasividad 1, se volvieron más individualistas por la falta de interacción social (1), quieren todo fácil (1); muchos problemas de ansiedad y eso repercute en su desempeño (1); deben trabajar y por ese motivo, se duermen en clase o llegan tarde (1); hay afectación del desarrollo de habilidades cognitivas y sociales(1).

- Deficiencia de los recursos de la Facultad (16): Aulas que dificultan la interacción para el trabajo en clase (5), deficiencia de Internet y de equipo de cómputo (4), de proyectores y dispositivos para oscurecer las aulas (4), de apoyo para crear materiales didácticos nuevos (3); Grupos escolares demasiado numerosos (3); Horarios de clases inadecuados (1).
- Deficiencia de preparación de los estudiantes (13): de conocimientos (6), de habilidades de diversos tipos incluyendo las manuales y prácticas, las cognitivas y sociales.
- Ninguna dificultad (6).

5.6. Preferencia actual de modalidad docente: a distancia, presencial o híbrida.

Ante la pregunta sobre la modalidad de docencia que preferirían para impartir sus próximos cursos, si tuvieran la oportunidad de elegir, un tercio de los participantes afirmó su preferencia definitivamente a favor de la modalidad presencial, mientras que, por la modalidad híbrida, se manifestó el 61.5%, otro 3.3 % señaló que estaría a favor de impartir algunas veces su curso a distancia, un porcentaje menor indicó no estar seguro, y ninguno señaló preferir la modalidad a distancia (figura 1).

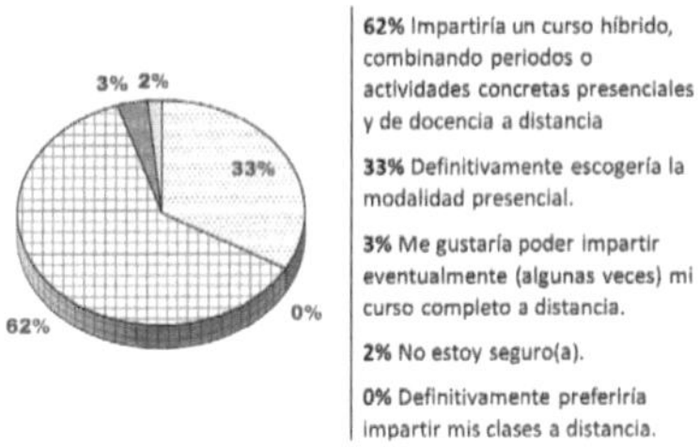

Figura 1. Preferencia expresada por los docentes para impartir sus próximos cursos. Fuente: Elaboración propia.

La preferencia por la modalidad presencial fue justificada principalmente sobre la base de la naturaleza de los cursos, de la mejor comunicación con los estudiantes y la calidad del aprendizaje:

- "Mi materia es practica con pacientes en vivo, nunca será lo mismo con una fotografía o un vídeo."
- "La experiencia y la práctica clínica y zootécnica es imposible de obtener por medios digitales."
- "En presencial, se observa la cara y las expresiones de los alumnos en cuanto si comprendieron o no los conceptos. A distancia, no se tiene esa posibilidad."

- "No todos los estudiantes aprenden de la misma forma, por lo tanto, necesito ver sus respuestas (actitudes) a mi enseñanza para ir adaptándola a fin de conseguir que la mayoría aprenda mi cátedra."

Quienes indicaron su preferencia por la modalidad híbrida, hicieron comentarios de diversa índole, algunos de los cuales se transcriben a continuación:

- "La parte teórica a distancia, la parte práctica presencial para guiar en la solución de los problemas…"
- "Considero que la incorporación de tecnologías es de suma importancia en nuestra labor docente."
- "Algunos temas requieren sí o sí la modalidad presencial."
- "Por la facilidad para algunos alumnos ya que muchos de ellos pierden mucho tiempo al trasladarse."
- "Algunos temas se podrían dar en forma híbrida, para apoyo de alumnos que vivan muy lejos y tengan la disponibilidad de tomar clase a distancia."
- "Mis grupos son de 50 a 60 alumnos, puedo generar dinámicas en línea que a veces en presencial son complicadas."
- "Se puede trabajar en ambas modalidades y el alumno de acostumbra a qué no todo es presencial. Aprende a trabajar con las Tics y cuando es presencial aprende a manejarse en público."

5.7. Opinión sobre el impacto global de su experiencia con la educación a distancia

La solicitud hecha a los participantes de opinar sobre la experiencia de participar en educación a distancia durante el confinamiento y responder a la pregunta ¿le dejó a usted algún aspecto que considera positivo o valioso para su labor docente? Las respuestas fueron numerosas y pueden resumirse de la siguiente manera:

- 55 participantes afirmaron haber obtenido aspectos positivos de la experiencia de educación a distancia a la que las circunstancias habían obligado.
- 22 docentes enfatizaron la ganancia obtenida en cuanto al aprendizaje de las tecnologías de información y comunicación.
- 19 académicos señalaron haber podido mejorar en general su docencia, refiriéndose a aspectos como: reflexión sobre el trabajo, sus recursos didácticos, su uso de los tiempos, la necesidad de flexibilización, la revaloración de la actividad, la empatía hacia los estudiantes, etc.
- 17 indicaron que el aprendizaje del manejo de las TIC les había permitido contar con nuevos recursos didácticos, además de abrir la posibilidad de utilizar la comunicación a distancia para el desarrollo de otras de sus actividades académicas, al permitir la comunicación eficiente con colegas y constituir una alternativa para el desarrollo de reuniones de trabajo, e incluso el intercambio académico con otras instituciones educativas.
- 3 docentes, afirmaron haber obtenido aspectos positivos, sin especificar cuáles.

Uno de ellos concluyó aseverando: "Sin embargo, el poder interactuar con los estudiantes es algo que no cambio por nada."

6. DISCUSIÓN

A pesar de su antigüedad académica, los participantes, expresaron que al inicio de la pandemia contaban con poca experiencia en educación a distancia, aunque porcentualmente era ligeramente mayor a lo reportado para profesores de numerosas universidades norteamericanas (Johnson *et al.*, 2021).

Después de una primera etapa de incertidumbre y desconcierto en cuanto a la forma de continuar la impartición de cursos que aquejó en diferentes grados a los profesores, su interés de responder al reto de iniciar un nuevo semestre completamente a distancia se hace evidente a juzgar por la proporción de ellos que siguió cursos para la formación en el uso de las tecnologías y de la instrumentación didáctica para la nueva modalidad. La docencia remota se desarrolló principalmente de manera sincrónica, siguiendo la indicación de que las actividades respetaran los horarios de cada grupo, si bien algunos docentes implementaron rápidamente formatos híbridos que juzgaron más funcionales.

Aunque se retomaron materiales que ya se utilizaban en la docencia presencial, alrededor de la mitad de los participantes reportó, sobre la base de apoyos tecnológicos recién aprendidos, haber generado materiales de apoyo ex profeso para la actividad remota (aunque su uso continua, en presencial), incluyendo, por parte de algunos, la producción de materiales para apoyar el trabajo colaborativo de los estudiantes, lo cual además del interés en la aplicación de los recursos tecnológicos, puede ser un indicador del interés de los docentes en mejorar la calidad de la enseñanza, apartándose de la tradicional, que en cierta medida era posible retomar, utilizando las plataformas de manera sincrónica.

Al regreso a las actividades presenciales los profesores señalaron ciertas dificultades para el trabajo de los estudiantes, identificando en algunos de ellos actitudes poco favorecedoras del aprendizaje, posiblemente relacionadas, con las perturbaciones emocionales declaradas por estudiantes de Medicina Veterinaria a raíz del confinamiento (Ortega Villalobos, 2022; Rodrigues *et al.*, 2022), alteraciones del sueño (Kayaba *et al.*, 2023), problemas subsecuentes de estrés, ansiedad, y estados depresivos reportados en estudiantes universitarios de diversos países (Browning *et al.*, 2021; Evans *et al.*, 2021).

La experiencia educativa desencadenó diversos grados de cambio en la forma de ejercer la docencia de la mayoría de los participantes, quienes, sin embargo, al regreso a la presencialidad, refirieron hallar obstáculos en la infraestructura actual de la Facultad para dar continuidad a las nuevas formas de docencia. Es necesario reconocer que las transformaciones individuales o colectivas provocan modificaciones de las organizaciones mismas, ya que la profesionalización de los individuos, en parte promovida por la propia institución, da lugar a la formalización de prácticas, que se erigen como saberes de acción validados, en un proceso de profesionalización de la actividad que impacta las reglas de acción colectivas e introduce elementos nuevos en la gestión (Wittorski, 2007).

7. CONCLUSIONES

En la Facultad de Medicina Veterinaria y Zootecnia, como en numerosas escuelas y universidades del mundo, aun reconociendo su pertinencia, no es posible afirmar que existe un programa de profesionalización docente de los profesores universitarios. Es necesario señalar, sin embargo, que, previamente a la pandemia de la covid19, en esta Facultad se desarrollaban algunas acciones de profesionalización docente, como los cursos de inducción a la docencia, obligatorios desde hace una década para la contratación ayudantes de profesor y profesores de nuevo ingreso. Asimismo, aunque de manera menos consistente y con carácter optativo, los cursos de "maestro forma maestro" enfocados prioritariamente a la actualización de los docentes en los contenidos de los programas de las asignaturas de la licenciatura, o aquellos de capacitación puntual para la utilización de algún recurso tecnológicos en las clases y exámenes, especialmente aquellos de carácter departamental.

La emergencia sanitaria y la consiguiente necesidad de implementar la modalidad de educación a distancia en un plazo muy corto dieron lugar a acciones de profesionalización forzada para todo el personal académico. Si bien la intención primaria se dirigió al aprendizaje exprés de las características y bases para la utilización de plataformas y dispositivos informáticos, la consiguiente elaboración o adaptación de materiales didácticos para ser empleados a distancia, incluyó en diversos grados el tránsito por procesos de reflexión pedagógica por parte de los docentes.

Con la ayuda de los elementos tecnológicos, los profesores descubrieron o simplemente recordaron que la labor docente puede ser desarrollada de maneras diversas y como lo consignaron en varias de sus respuestas, fue necesario hacer uso de conocimientos, poniendo en práctica habilidades tecnológicas cuyas bases habían apenas adquirido y que fue necesario desarrollar sobre la marcha.

A pesar de que se trató de una experiencia forzada por las circunstancias, los docentes exhibieron mayoritariamente un balance positivo de su vivencia de la educación a distancia, por el gran avance en el aprendizaje de los recursos tecnológicos, en beneficio de sus diversas actividades académicas. En el caso específico de la docencia, la consideraron una oportunidad para la reflexión y el replanteamiento de su trabajo, coincidente con la propuesta de Imbernón Muñoz y Guerrero Romera (2018), "desde la conciencia de la contextualización y la complejidad del acto educativo", que puede llevar a proyectos de innovación y evitar el predominio de prácticas educativas inerciales que pueden resultar obsoletas. No es extraño entonces, que más del 60% manifestara su preferencia por instaurar el formato híbrido en los cursos que impartirán a sus estudiantes.

A un año del regreso a la educación presencial, se hace necesaria la consolidación de los avances alcanzados en la profesionalización de los docentes, no solamente por la utilización de las TIC, sino por la reflexión y el replanteamiento de la labor docente generados. La recuperación sistematizada de esta experiencia, puede ser un importante punto de partida para la planeación de estrategias y acciones profesionalizantes de la docencia y contribuir al fortalecimiento de esta actividad fundamental de la institución.

8. AGRADECIMIENTOS

A los colegas que amablemente respondieron a la invitación de participar en el estudio.

9. REFERENCIAS

Beckers, J. (2007). *Compétences et identité professionnelles. L'enseignement et autres métiers de l'interaction humaine.* De Boeck.

Boyer, E.L., Altbach, P.G. y Whitelaw, M.J. (1992). *The Academic Profession. An International Perspective.* New Jersey: The Carnegie Foundation for the Advancement of Teaching.

Browning, M.H.E.M, Larson L.R., Sharaievska I., Rigolon A., McAnirlin O., Mullenbach L., Cloutier, S., Vu, T.M., Thomsen, J., Reigner, N., Metcalf, E. C., D'Antonio, A., Helbich, M., Bratman, G.N. y Olvera Alvarez, H. (2021). Psychological impacts from COVID-19

among university students: Risk factors across seven states in the United States. *PLOS ONE, 16*(1): e0245327. https://doi.org/10.1371/journal.pone.0245327
Clark, B. (1987). *The Academic Profession. National, Disciplinary, and Institutional Settings.* University of California Press.
Crawford, J., Butler-Henderson, K., Rudolph, J., Malkawi, B., Glowatz, M., Burton, R., Magni, P.A. y Lam, S. (2020). COVID-19: 20 Countries' Higher Education Intra-Period Digital Pedagogy Responses. *Journal of Applied Teaching and Learning (JALT), 3*(1), Article 1. https://doi.org/10.37074/jalt.2020.3.1.7
Evans, S., Alkan, E., Bhango, J. K., Tenenbaum, H., & Ng-Knight, T. (2021). Effects of the COVID-19 lockdown on mental health, wellbeing, sleep, and alcohol use in a student sample. *Psychiatry Research, 298,* 113819, 1-7 https://doi.org/10.1016/j.psychres.2021.113819
Imbernón Muñoz, M.F. y Guerrero Romera, R.C. (2018). ¿Existe en la universidad una profesionalización docente? Competencias tecnológicas del profesorado en las universidades españolas. *Revista de Educación a Distancia,* 56, Art.11, 1-12. http://dx.doi.org/10.6018/red/56/11
Johnson, N., Seaman, J. & Veletsianos, G. (2021) *Teaching During a Pandemic. Spring Transition, Fall Continuation, Winter Evaluation.* Bay View Analytics. https://www.bayviewanalytics.com/reports/teachingduringapandemic.pdf
Kayaba, M., Ishitsuka, M., Ishidate, M., Ueno, K., Kajihara, Y. y Sasai-Sakuma, T. (2023). Delayed sleep-wake rhythm due to staying at home during the COVID-19 pandemic and sleep debt after returning to campus among Japanese nursing university students: A longitudinal study. *Heliyon, 9*(4), e14994. https://doi.org/10.1016/j.heliyon.2023.e14994
Lessard, C. y Bourdoncle, R. (1998). Les formations professionnelles universitaires. Place des praticiens et formalisation des savoirs pratiques: Utilités et limites. En : Y. Lenoir y D. Raymond (Eds.) *Enseignants de métier et formation initiale - Des changements dans les rapports de formation à l'enseignement* (pp. 11-34). De Boeck.
Morán Oviedo, P. (1987) Formación de profesores y profesionalización de la docencia: Una consideración desde la perspectiva del CISE. *Perfiles Educativos,* 38, (42-50) https://n9.cl/u9bal
Organización de las Naciones Unidas para la Cultura, las Ciencias y la Educación (UNESCO) (2019) *Marco de competencias de los docentes en materia de TIC* https://n9.cl/zw3x5
Ortega Villalobos, M. (2022). Proseguir los estudios en modalidad remota de emergencia ante la pandemia de COVID-19. Opiniones de estudiantes universitarios mexicanos. En G.A. Pérez, R.P.N. Reyes y A.F.M. Sánchez (Coord.) *La Covid19 llega a las aulas* (pp. 391-403). Thomson Reuters Aranzandi.
Perrenoud, P. (2010). *Développer la pratique réflexive dans le métier d'enseignant.* ESF.
Prendes Espinosa, M.P. y Gutiérrez Porlán, I. (2013). Competencias tecnológicas del profesorado en las universidades españolas. *Revista de Educación,* 361, 196-222. https://doi.org/10.4438/1988-592X-RE-2011-361-140.
Rodrigues, I. L., Nunes, T. P., Cortez, C. S., y Lourenço, A. M. (2022). E-Learning impact on veterinary medical student's mental health during the covid-19 pandemic. *Journal of Veterinary Medical Education, Advance Access.* https://doi.org/10.3138/jvme-2021-0052
Wittorski, R. (2007). *Professionnalisation et développement professionnel.* L'Harmattan

INCREMENTO EN LA DESIGUALDAD DE OPORTUNIDADES EDUCATIVAS EN MÉXICO (2019 - 2022). UN ANÁLISIS MEDIANTE LA CONECTIVIDAD Y EL ACCESO A LAS TIC

Alberto Isaac Pierdant Rodríguez[1], *Jesús Rodríguez Franco*[1]

El presente texto nace en el marco de un proyecto "Las Matemáticas en las Ciencias Sociales de la Universidad Autónoma Metropolitana-Xochimilco", y el subproyecto "Enseñanza aprendizaje remoto de matemáticas universitarias".

1. INTRODUCCIÓN

Entre principio del año 2019 y mediados del año 2022, los sistemas educativos presenciales en México, en todos sus niveles, se vieron colapsados por la pandemia de un virus mortal denominado Sars-Cov-2 (Covid-19). Este virus obligó a confinar en los hogares prácticamente todas las actividades económicas, educativas y de entretenimiento. El sistema educativo mexicano -público y privado- fue obligado (Contact North, 2020) a migrar por la emergencia, de una educación presencial en aulas a un sistema educativo remoto en casa. La velocidad de esta transformación impidió visualizar, de inmediato, los diversos problemas económicos, pedagógicos y sociales que se presentaron. Esta problemática, no observada previamente, no permitió sustituir por completo los sistemas educativos tradicionales (presenciales) por los sistemas de educación remota en línea, acentuando con ello la desigualdad educativa en la sociedad.

La idea de desigualdad parte precisamente de la idea de igualdad de Sen (2010). Para él, la desigualdad social puede considerarse desde dos puntos de vista. La primera toma en cuenta la pluralidad que presenta la especie humana. Y en la segunda, la diversidad de variables con las cuales podemos evaluar la igualdad. "La heterogeneidad de los seres humanos conduce a divergencias en la valoración de la igualdad cuando ésta se contrasta con variables distintas" (Sen, 2010, p. 13).

Cada ser humano es diferente, no sólo por sus características externas ni por el patrimonio heredado o el medio ambiente natural y social donde se desarrolla, sino también por sus características individuales (edad, género, raza, salud personal, educación adquirida, las oportunidades de empleo, etcétera). La búsqueda de la igualdad, por lo tanto, deberá ajustarse, en lo posible, también a esta gran diversidad de características humanas.

1. Universidad Autónoma Metropolitana-Xochimilco (México)

La desigualdad social (Sen, 2010) podrá juzgarse en función de un conjunto de variables focales que permitan medirla para observar si existe o no igualdad en cada una de ellas, o bien en su conjunto.

Con base en estas ideas, la desigualdad podemos considerarla como la igualdad que pueda presentarse entre las personas, y ésta a su vez, "puede definirse tanto en términos de logros, como en términos de carencias a partir de los valores máximos que cada persona pueda obtener respectivamente" (pp. 107 y 108). Por ello Sen (2010) afirma que para medir la desigualdad es conveniente hacerlo mediante comparaciones en el ámbito del funcionamiento de las personas, ya que eso permite un mejor análisis del "bien-estar" que llevarlo a cabo en los ámbitos del ingreso, bienes elementales o recursos.

Por otro lado, Therborn (2013, 1) considera a la desigualdad como

> *La violación de la dignidad humana, [al] negarle a cualquier ser humano la capacidad para desarrollarse. Esta acción, toma diferentes formas y tiene diferentes efectos: [...] la muerte prematura, las enfermedades, la humillación, la sumisión, la discriminación, la exclusión del conocimiento y de la vida social imperante, el estrés, la inseguridad, la ansiedad, la falta de autoestima y orgullo de uno mismo, y la exclusión de las oportunidades que se presentan en la vida.*

Esta desigualdad o igualdad, queda definida para Therborn (2013, p. 49) en tres formas:

- "La desigualdad vital", que se refiere a la construcción social de las diversas oportunidades que tienen los humanos en la vida. Esta desigualdad ha sido estudiada mediante algunas de las siguientes variables: tasa de mortalidad, expectativa de vida, salud infantil, peso al nacer, crecimiento corporal por edad, alimentación, entre otras.
- "La desigualdad existencial", que no es más que la asignación desigual de la personalidad: autonomía, dignidad, libertad, derechos, respeto y desarrollo personal.
- "la desigualdad de recursos", que es la distribución desigual de los recursos económicos para desarrollarse en una sociedad, es decir, los factores que pueden producir una igualdad o desigualdad de oportunidades, y una mayor o menor movilidad social.

Con base en estas ideas de Sen y Therborn hemos estudiado un primer grupo de variables focales, asociadas con la desigualdad de recursos, que permiten evaluar las oportunidades de una educación en México durante la emergencia sanitaria provocada por el virus mortal Sars-Cov-2 (Covid-19), y con las cuales, creemos, se impacta ésta, acotando la posibilidad de obtener una educación que permita una mayor movilidad social.

2. OBJETIVOS

Los objetivos de nuestro estudio pretenden mostrar un incremento en la desigualdad de oportunidades educativas en este periodo mediante el análisis de variables focales como la conectividad en los hogares y el acceso a las tecnologías de la información y la comunicación (TIC). La conectividad básica en el hogar es aquella que comprende el acceso a la energía eléctrica, a una línea telefónica fija o satelital y al Internet de alta velocidad (redes 4G o 5G). Y la presencia de TIC en casa, incluyen una computadora con cámara web, micrófono y un conjunto de programas de computadora elaborados para el aprendizaje en diversas áreas del conocimiento, o un televisor con acceso a señal abierta o un radio.

3. METODOLOGÍA

La desigualdad de oportunidades educativas en México en este periodo (2019-2022) fue medida mediante el análisis de seis variables focales, de entre una gran variedad que permitirían efectuar esta medición. Para medir la conectividad en los hogares, las variables focales seleccionadas fueron: el acceso al servicio de Internet, a la energía eléctrica y la telefonía alámbrica o celular. Y para la medición del acceso a las tecnologías de la información y la comunicación (TIC) mínima en el hogar se incluyeron: el acceso a un televisor, a un radio o a una computadora con cámara web y micrófono que contará también con un conjunto de programas de computadora elaborados para el aprendizaje en diversas áreas del conocimiento.

4. DESARROLLO DE LA INVESTIGACIÓN

Cuando se presentó el colapso del sistema educativo presencial en México a mediados del año 2019, todos sus componentes, desde la etapa preescolar hasta la educación universitaria, buscaron como alternativa para su operatividad, sustituirlo por un modelo educativo remoto en el hogar. Este modelo educativo se fundamentó, primeramente, en el empleo de los sistemas de comunicación de televisión abierta y la radio y posteriormente en el uso de la red informática mundial (World Wide Web) mediante el Internet.

4.1. Problemática del sistema educativo mexicano (2019-2022)

Para atender la educación básica pública (preescolar–tres años y primaria–seis años) y la educación media básica (secundaria–tres años) se emplearon, principalmente, el sistema de televisión abierta y la radio existente. Y en la educación básica y media privada se empleó principalmente el acceso a la red informática mundial (WWW). La matrícula escolar (pública y privada) atendida con este modelo de educación remota en el ciclo escolar 2020/2021 (septiembre–septiembre aproximadamente) fue de: 24,400,373 de escolares y en el ciclo escolar 2021/2022 de: 23.922.995 de escolares, es decir, una disminución de 477,378 (-1.95%) escolares de un ciclo a otro (INEGI-SEP, 2022) (figura 1).

En ésta se observa una disminución de la matrícula en la educación básica (prescolar, primaria y secundaria) y un pequeño crecimiento en el nivel medio superior (bachillerato) y superior para este periodo. Es decir, para el ciclo escolar 2020/2021, el sistema educativo en todos sus niveles atendió a: 33,612,855 de escolares y estudiantes y en el ciclo 2021/2022 a 32,978,888 de escolares y estudiantes que se encontraban en casa.

4.2 Conectividad básica

En el año 2019 (INEGI 2019b) había en México poco más de 35 millones de hogares con energía eléctrica y para el último año de la pandemia (2022), esta cifra había aumentado a 37.4 millones de hogares (figura 2). Esta variable es básica ya que permite medir el acceso al Internet mediante telefonía alámbrica (fija) o celular en el hogar.

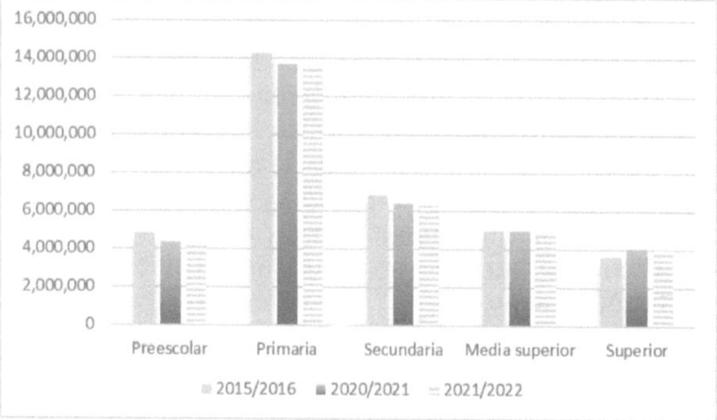

Figura 1. Número de escolares y estudiantes por ciclo escolar en México. Fuente: Elaboración propia con datos de INEGI-SEP,2022.

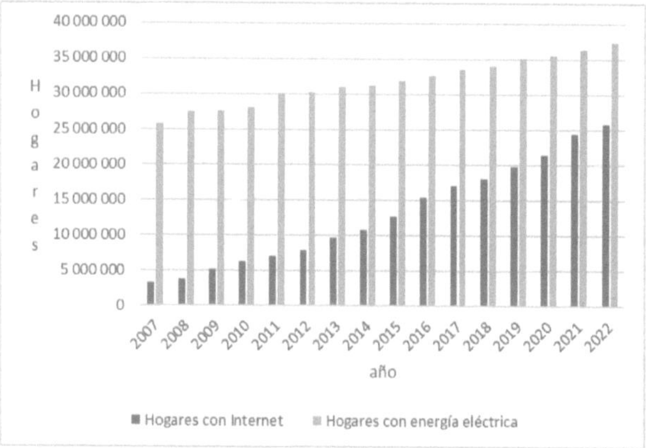

Figura 2. Número de hogares con Internet y energía eléctrica en México. Fuente: Elabo-ración propia con datos de ENDUTIH-INEGI.

En ese año (INEGI 2021), se contaba con un acceso a Internet de 19.6 millones en los hogares, es decir, 56% de ellos contaban con este servicio. Para el año 2022, este servicio atendía al 68.7% de los hogares, es decir, 25.7 millones de usuarios en casa (figura 2). Con base en estas cifras, estimamos que un 90% de los escolares de la educación básica privada (primaria y secundaria) contaron con acceso a Internet para su educación remota en línea. Esta es sólo una estimación ya que las estadísticas que empleamos incluyen a los dos subsistemas educativos, el público y el privado.

Con base en el acceso a Internet en el hogar, las estadísticas nos indican que sólo 2,791,603 estudiantes de bachillerato y 2,257,145 estudiantes universitarios asistieron a clase empleando este medio de comunicación. Es decir, 2,193,402 estudiantes de bachillerato y 1,773,471 estudiantes universitarios, el 44% de la matrícula de bachillerato y universidad no contaron con acceso a Internet en su domicilio, pero es probable que este acceso lo realizaran mediante la telefonía celular (figura 3), ya que tanto la telefonía fija como celular representaron poco más de 32.5 millones de usuarios ese año (ENDUTIH-INEGI, 2021, 2022). Para el ciclo escolar del año 2022, tanto de bachillerato como de universidad, observamos un mayor acceso a Internet. Esto último significó que, 3,339,570 estudiantes de bachillerato y 2,750,791 estudiantes de universidad se educaron empleando la red informática mundial (WWW). El 31.3 % de ellos no lo hicieron desde casa -2,774,793 estudiantes-, o al igual que en el ciclo escolar anterior también lo realizaron mediante la telefonía celular (35.8 millones de usuario de telefonía en ese año).

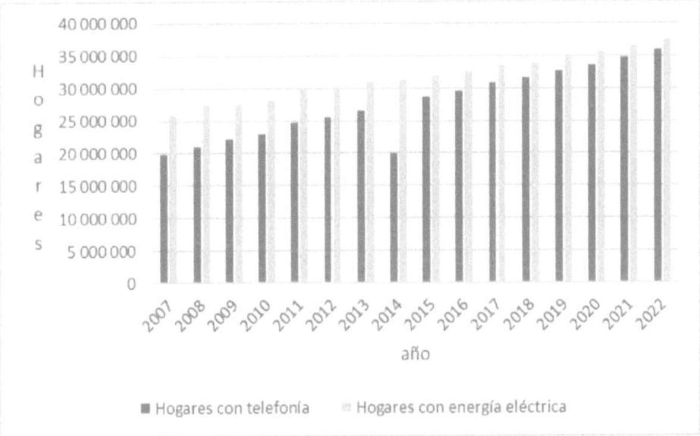

Figura 3. Número de hogares con telefonía y energía eléctrica en México. Fuente: Elabo-ración propia con datos de ENDUTIH-INEGI.

Las estadísticas de conectividad para una educación remota mediante el acceso a Internet en cada hogar empleando la telefonía alámbrica o celular no fue universal para la población escolar de educación básica, media superior y superior en ese periodo. Esto último permite observar un incremento en la brecha de conectividad ya existente para este periodo en México.

4.3. Acceso a las tecnologías de la información y la comunicación

Las variables focales de TIC que se emplearon – entre otras - para medir el incremento en la desigual educativa entre 2019 y 2022 relacionadas con el acceso a estas tecnologías mínimas en el hogar fueron: el acceso a un televisor, a un radio o a una computadora con cámara web y micrófono y que contará también con programas de computadora elaborados para el aprendizaje en diversas áreas del conocimiento (español, matemáticas, etc.). En 2019 (INEGI 2021), en México, había poco más de 32.5 millones de televisores, 18.9 millones de radios y 15.5 millones de computadoras en el hogar. Es decir, un 92.9 % de los hogares contaban con un televisor, el 54% contaban con un radio y un 44% contaba con una computadora. Estas TIC, en 2022, fueron más de 34 millones de televisores, 17.8 millones de radios –reducción de -5.82%- y 16.5 millones de computadoras en el hogar. Es decir, un 90.9% de los hogares contaban con televisor (2% menos televisores en los hogares), 47.6% de los hogares contaban con radio (-6.4% de hogares con radio) y la misma proporción de computadoras en el hogar (44%) (figuras 4, 5 y 6).

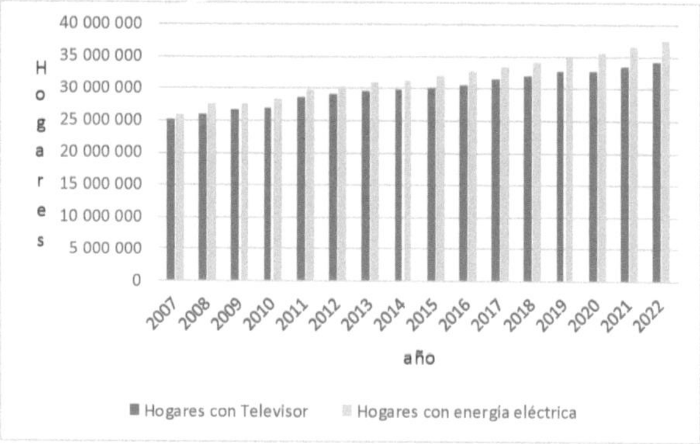

Figura 4. Número de hogares con televisor y energía eléctrica en México. Fuente: Elabo-ración propia con datos de ENDUTIH-INEGI.

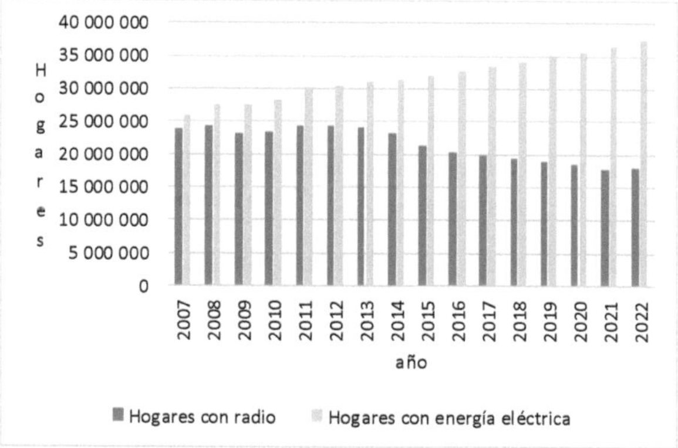

Figura 5. Número de hogares con radio y energía eléctrica en México. Fuente: Elabo-ración propia con datos de ENDUTIH-INEGI.

Esta disponibilidad de televisores, radios, computadoras y telefonía (e Internet) en el último año de este estudio, permitió desde el punto de vista estadístico, atender la demanda de educación remota básica (primaria y secundaria). La educación media superior (bachillerato) y superior (universidad) no logró ser universal, ya que sus variables focales presentaron resultados diversos que no permitieron satisfacer adecuadamente los requerimientos de conectividad y de TIC satisfactorios.

Se observó que, para estos niveles educativos, sólo el 44% de los hogares tuvieron acceso a una computadora (no se especifica si ésta contaba con cámara web y micrófono), el 95.5% de estos hogares contaban con energía eléctrica, el 68.7% de ellos tenían acceso al servicio de Internet y un 95.7% de ellos contaban con telefonía alámbrica o celular.

Estas cifras muestran un incremento en la desigualdad de oportunidades educativas para estos estudiantes de bachillerato y universidad, ya que más de la mitad de ellos no contaron con los elementos de conectividad básica ni tampoco con las tecnologías de la información y comunicación mínimas requeridas para un aprendizaje significativo que igualar al menos el que se obtenía previamente (prepandemia) mediante la educación presencial.

El análisis del comportamiento del sistema educativo para este periodo en México fue sólo estadístico, no incluye variables sobre los contenidos y la calidad de los cursos. Los cursos de esta educación remota se adaptaron de los cursos presenciales tradicionales, y estimamos, que en la mayoría de los casos no presentaron un equivalente pedagógico y de contenidos satisfactorio.

Para el modelo remoto establecido para la educación básica (primaria y secundaria) también estimamos que, un modelo de aprendizaje remoto de español, historia, ciencias o matemáticas, para un niño o niña de entre 6 y 12 años, o un adolescente de entre 12 y 15 años, durante por lo menos 4 horas diarias frente a un televisor o escuchando una clase por la radio o mediante una clase en línea (en Zoom, entre otras plataformas), durante casi tres años, representó para esta comunidad escolar un retraso académico considerable.

Este retraso cognitivo en las diversas áreas del conocimiento también fue evidente, aunque menos drástico, en los estudiantes de nivel medio superior y superior, ya que estos contaron en la mayoría de sus cursos con una mayor interacción entre ellos, entre ellos y sus docentes y entre ellos y la comunidad al emplear una educación remota en línea.

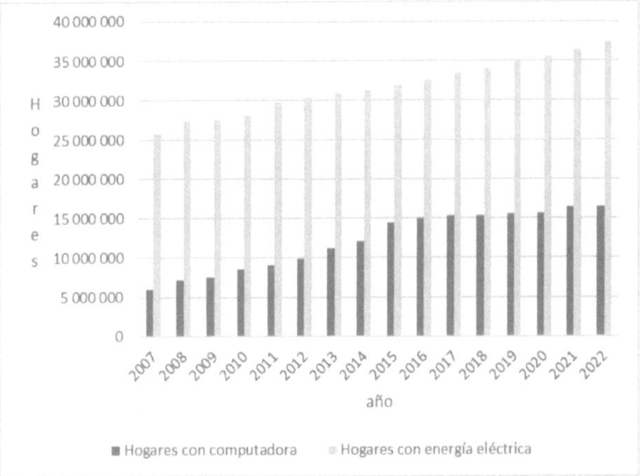

Figura 6. Número de hogares con computadora y energía eléctrica en México. Fuente: Elaboración propia con datos de ENDUTIH-INEGI.

5. CONCLUSIONES

Las estadísticas de conectividad y uso de tecnologías de la información y comunicación para una educación remota mediante el televisor, la radio o mediante el acceso a Internet empleando una computadora en cada hogar en México no fue universal para la población escolar de educación básica, media superior y superior en ese periodo. Estas cifras muestran un incremento en la desigualdad educativa en cada uno de los niveles educativos, no sólo por la disminución en la cobertura de la matrícula escolar de la población, sino también en su calidad y efectividad pedagógica. Como ejemplo de ello podemos indicar que la educación pública empleo la televisión y la radio para educar a la población escolar de educación básica mientras que la educación privada en estos niveles realizó el proceso de enseñanza-aprendizaje mediante la red informática mundial (WWW). Las estadísticas de televisores, radios o computadoras (tabletas o celulares) empleados en los niveles educativos del sistema no permiten cuantificar con mayor precisión si esta brecha digital ya existente, genero una mayor desigualdad, creemos que sí, ya que, si consideramos que una familia promedio en México cuenta con al menos cuatro integrantes, dos adultos y dos hijas o hijos, los requerimientos de estos medios de comunicación en el hogar para la educación así como para otras actividades (teletrabajo, entretenimiento, entre otras) ya no se podrían considerar de uso individual por hogar, sino por el número de individuos en el hogar. Esto último parece indicar *a priori*, por lo menos estadísticamente, una mayor desigualdad de oportunidades educativas en todos los niveles de este sistema educativo durante este periodo; y claro, mucho mayor, si se considera que la educación presencial previa a la pandemia del COVID-19 no empleaba esta conectividad y las TIC de manera forzada e intensiva.

6. REFERENCIAS

Ariza E. y Rouquette J. (2021), Percepciones del aprendizaje presencial al remoto en cursos de matemáticas, El Cambio Inesperado (pp. 13-25). Dykinson.

Contact North (TEACHONLINE.CA) (2020). Five key lessons learned during what is, for many, a forced experiment. https://shorturl.at/hnpqN

Instituto Nacional de Estadística y Geografía (INEGI) (2021). Hogares que disponen de Internet según medio de conexión 2015-2019. Encuesta Nacional sobre Disponibilidad y Uso de TIC en Hogares, ENDUTIH. https://www.inegi.org.mx/temas/ticshogares/

Instituto Nacional de Estadística y Geografía (INEGI) (2022). Hogares con equipamiento de tecnología de información y comunicaciones, según tipo de equipo, 2001 a 2019. Encuesta Nacional sobre Disponibilidad y Uso de TIC en Hogares, ENDUTIH. https://www.inegi.org.mx/temas/ticshogares/

Instituto Nacional de Estadística y Geografía (INEGI) (2022). Hogares con equipamiento de tecnología de información y comunicaciones, según tipo de tecnología, 2001 a 2022. Encuesta Nacional sobre Disponibilidad y Uso de Tecnologías de la Información en Hogares(ENDUTIH). https://shorturl.at/flS68

Instituto Nacional de Estadística y Geografía (INEGI-SEP) (2022). Matrícula escolar por entidad federativa según nivel educativo, ciclos escolares seleccionados de 2000/2001 a 2021/2022. https://shorturl.at/glrR6

Instituto Nacional de Estadística y Geografía (INEGI) (2021). Usuarios de computadora, según principales usos, 2015 a 2022. Encuesta Nacional sobre Disponibilidad y Uso de Tecnologías de la Información en Hogares (ENDUTIH). https://shorturl.at/cSU67

Kukulska-Hulme, A., Bossu, C., Charitonos, K., Coughlan, T., Ferguson, R., FitzGerald, E., Gaved, M., Guitert, M., Herodotou, C., Maina, M., Prieto-Blázquez, J., Rienties, B., Sangrà, A., Sargent, J., Scanlon, E., y Whitelock, D. (2022). *Innovating Pedagogy 2022, Open University Innovation Report 10*. The Open University y Universitat Oberta de Catalunya

Pierdant A., Rodríguez J., Narro A. E., y Pierdant I. (2021), Algunos factores de conectividad observados en un modelo de educación remota forzada. El caso de la Universidad Autónoma Metropolitana-Xochimilco. En *El Cambio Inesperado* (pp. 97-106). Dykinson.

Sen, A. K. (2010). *Nuevo Examen de la Desigualdad*. Alianza Editorial.

Therborn, G. (2013). *The Killing Fields of Inequality*. University of Cambridge.

ESTILOS DE APRENDIZAJE SEGÚN KOLB DE ESTUDIANTES UNIVERSITARIOS DE UNA FACULTAD DE SALUD

Justina Isabel Prado Juscamaita, Jenny Jannet Olarte Chávez, Karen Kelly Enriquez Saavedra[1]

1. INTRODUCCIÓN

Considerar los estilos de aprendizaje de los alumnos en la enseñanza de cada individuo es importante ya que interviene de manera activa en su aprendizaje, captando, elaborando y utilizando la información de acuerdo con sus características individuales, la Teoría de los Estilos de Aprendizaje ha venido a confirmar la diversidad entre los individuos y a proponer caminos para mejorar el aprendizaje por medio de la reflexión de las peculiaridades en el modo de aprender (Alonso, 2021).

Las habilidades y destrezas desarrolladas por los estudiantes en su proceso formativo son muy diversas, y están marcadas por el estilo de aprendizaje que ellos manejan; además, la actual virtualización de la educación generó amplia producción en temática que analiza el comportamiento de los estudiantes frente a las plataformas educativas (*Li et al., 2020*). Así tenemos en Costa Rica un estudio descriptivo explicativo sobre metodología de Aprendizaje activo donde concluyen que, los estudiantes favorecieron su proceso de aprendizaje a través de plataformas informáticas durante la pandemia (Cabrera Alzate & Hernández Ruiz, 2023). La autonomía del estudiante, en tanto, es una característica fundamental que orienta procesos cognitivos. Bajo el precepto analizado por (Marroquín, 2020) quien refiere que el logro del aprendizaje actualmente se apoya mucho en los dispositivos digitales los cuales estimulan las preferencias con respecto a los estilos de aprendizaje; además, destaca la manera en que el entorno virtual, acompañado de tecnología apropiada, fortalece el aprendizaje estudiantil de acuerdo al estilo propio que cada uno tiene para procesar la información que adquiere mediante sus competencias.

Hoy en día, los estilos de aprendizaje desarrollados en la educación a distancia están siendo muy abordados en diferentes estudios a nivel global (*Omar et al., 2021*), a fin de contribuir en la investigación educativa en el campo educativo y tecnológico. Por ello, *Romero et al.* (2010) relaciona los estilos de aprendizaje en base al modelo de Kolb en la educación virtual, concluyendo que el modelo pedagógico de la universidad debe estar en concordancia con los estilos de aprendizaje, para que los procesos pedagógicos mejoren, sobre todo en un curso virtual o distancia. Además, en la población latinoamericana, describe que la mayoría de estudiantes se orientan hacia el estilo divergente; más el estilo

1. Universidad Nacional Hermilio Valdizán – Huanuco (Perú)

predominante no encuentra una reacción con su modelo pedagógico, cabe resaltar que en ese tiempo no estaba dirigido el modelo hacia las

competencias, como por ejemplo la digital o tecnológica, como si se hace énfasis recientemente en el territorio nacional.

Según estudios de *Alanya et al.* (2021) averiguaron los estilos aprendizaje de matemáticas según el modelo de David Kolb, en estudiantes del 1er ciclo de arquitectura de primer ciclo en tiempos de pandemia. Emplearon una investigación descriptiva, con 68 estudiantes de 2do semestre 2021. Aplicaron el test el primer día de clases. Sus resultados revelaron el predominio del estilo asimilador en 74%, seguido del convergente en 16%, el divergente en 8%, y acomodador 2%. Concluyeron que el estudio de los estilos de aprendizaje facilita al docente organizar las clases, el método y nuevas estrategias de motivación para los estudiantes.

Asimismo, *Barbosa et al.* (2018). Compararon estilos de aprendizaje y estrategias de aprendizaje en universitarios españoles y brasileños. Método cuantitativo descriptivo en una muestra de 106 estudiantes del último año de administración y dirección de empresas; emplearon el inventario de estilos de aprendizaje y la estrategia de aprendizaje de (Kolb,1984 y Pintrich *et al*,1993) respectivamente, igualmente aplicaron análisis estadístico de diferencias de medias y análisis de varianza muestras independientes. En sus resultados no encontraron diferencias no significativas entre estilos y estrategias de aprendizaje. Concluyendo, que no puede afirmarse que un estudiante con determinado estilo de aprendizaje predominante presente niveles de desarrollo de estrategias de aprendizaje diferente a la de uno con otro estilo.

También, Maureira (2018), buscaron conocer las propiedades psicométricas del IEA de Kolb y el de Felder-Silverman, en 141 estudiantes de Educación física de la Universidad Católica de Chile. Siendo un 65,2% hombres y 34.8% fueron mujeres. En sus resultados obtuvieron que las subescalas de ambos cuestionarios, poseen índices adecuados de validez. Así mismo, hallaron con el alfa de Cronbach, bajos índices de confiabilidad en todas sus escalas.

Por otro lado tenemos a Rodríguez (2020), quien, en un estudio con 37 estudiantes universitarios del primer ciclo de la carrera de auditoría de Guatemala, reportó los estilos de aprendizaje predominantes propuestos en la teoría de Kolb, investigado con un enfoque cuantitativo, transversal, descriptivo; la información fue recogida mediante una encuesta basada en el mencionado autor. En sus resultados, sobre la observación de los cuatro estilos de aprendizaje, encontró que el estilo de mayor predominio fue el asimilador en 49% de la población estudiada.

Del mismo modo *Caballero et al.* (2020) Investigaron durante las evaluaciones de simulación clínica en una universidad de Cuba, sobre los estilos de aprendizaje y rendimiento académico en estudiantes de enfermería; encontraron que el 80.88% de los estudiantes fueron mujeres, con predominio del estilo pragmático (52,80 %) y teórico (66,10 %) indicando esto según las teoría de Honey Alonso; y asimiladores y acomodadores según la teoría de Kolb. Finalmente concluyeron que existió una correlación entre el estilo de aprendizaje y el rendimiento académico del estudiante.

Un estudio sobre teorías y modelos sobre los estilos de aprendizaje menciona que los modelos de integración de Kolb y Honey y Mumford citados en *Herrera et al.* (2023) son opciones viables para aplicarlos en el ámbito educativo, y permite diagnosticar de manera confiable el proceso instructivo de los educandos.

Por ello es menester describir que en los años ochenta, Kolb (1984) realiza el modelo de estilo de aprendizaje, donde lo relaciona con las habilidades cognitivas. Luego, en los noventa, buscando un aprendizaje holístico y oportunidades para todos los estudiantes, se hace énfasis en enfocar la enseñanza según los tipos de aprendizaje considerando cada estilo particular (Castro y Guzmán, 2005). Entonces, según la dinámica conductista en el transcurso de la vida, una persona irá construyendo su estilo cognitivo y que acompañado por las estrategias personales que prefiera formarán su estilo de aprendizaje personal. El estilo tendrá probablemente cierta base psicológica además de considerarse estable para el estudiante (De la Barrera, 2021). Por ello, la relevancia que tiene considerar la autonomía estudiantil en función a su aprendizaje que dirija a sus propias prácticas estudiantiles e incentive la metacognición en su actuar frente al papel orientador del docente. Para discernir las tendencias que favorecen los estilos de aprendizaje, se tienen dos relaciones, una que se caracteriza por el mismo estudiante que conscientemente mejora su propio desempeño y otro que está ligado al mismo proceso de enseñanza aprendizaje que influye en mejorar el perfil profesional (De la Barrera, 2021). En el modelo de Kolb (1984) los estilos de aprendizaje se interpretan como experiencias que han sido asimiladas y organizadas según la secuencia cíclica de actividades que se realizan para aprender. El modelo de Kolb señala que para lograr el aprendizaje es necesario trabajar con cada dato recibido y procesar la información. Por lo tanto, dos características se trabajaron como dimensiones base: la percepción y el procesamiento. Las cuatro dimensiones, consideradas por el autor, se subdividieron en dos cada una respectivamente; de la percepción se extrajeron dos tipos opuestos: Experiencia concreta y conceptualización/ generalización abstracta. Mientras que; del procesamiento, la experimentación y observación/ reflexión. Kolb dispuso orientar y agrupar por subdivisiones en cuatro cuadrantes que le permitió explicar su modelo de los estilos de aprendizaje, reconociendo cuatro categorías: convergente, divergente, asimilador y acomodador (*Forero et al.*, 2017). El estilo de aprendizaje convergente corresponde al estudiante que procesa los datos de manera activa mientras maneja un pensamiento abstracto, utilizando las teorías e ideas de forma práctica y aplicativa, por lo que se orientan a lo técnico ya que combinan la experimentación activa con el pensamiento abstracto. Siguiendo los cuadrantes, el estilo asimilador abarca a los estudiantes que refieren un aprendizaje secuencial, además, pueden comprender y organizar de manera lógica y concisa gran cantidad de información ya que tiene un razonamiento inductivo y una capacidad de crear modelos abstractos teóricos, combinan la observación reflexiva y la conceptualización abstracta (Sáez, 2018). Las personas con estilos de aprendizaje divergentes desarrollan perceptiva y habilidad imaginativa que les permiten tener buenas ideas, además de ser emotivos y mantener buenas relaciones interpersonales, además, combinan la observación reflexiva con la experiencia concreta. Finalmente tenemos el estilo de aprendizaje acomodador que se caracteriza por ser arriesgados con capacidad de emprender sus ideas y asumir riesgos con planes que se orientan a la acción y se adaptan a las circunstancias de forma intuitiva, combinan procesamiento activo con el pensamiento concreto (*Forero et al.*, 2017; Sáez, 2018).

En tal sentido en nuestra realidad educativa universitaria de la Facultad de Obstetricia en Perú; se hace necesario un estudio que permita mostrar cuáles son los estilos de aprendizaje predominantes de sus estudiantes en base a la teoría de Kolb, teniendo en cuenta que los estilos de aprendizaje son el modo en el que los sujetos aprenden bajo diferentes condiciones y contexto sociales (Zambrano *et al.*, 2020).

Con miras a una compresión más amplia del desempeño académico, el análisis comparativo de tales estilos representa un importante insumo para elaborar propuestas educativas tendientes a mejorar y a fortalecer los canales comunicacionales dentro y fuera del salón de clases, estimular la metacognición y reorientar oportunamente las estrategias didácticas hacia el logro de competencias y aprendizajes significativos

2. OBJETIVOS

- Conocer los estilos de aprendizaje según Kolb de los estudiantes universitarios de una Facultad en Perú.
- Identificar los estilos activo, reflexivo de la muestra.
- Determinar el estilo de abordaje de la información de lo concreto a lo abstracto de los estudiantes de la muestra.

3. METODOLOGÍA

El estudio fue de enfoque cuantitativo; según el tiempo, fue de tipo prospectivo transversal; según el alcance, descriptivo observacional; según el diseño y esquema de la investigación no experimental. La población estuvo representada por el total de estudiantes de la Facultad de Obstetricia, con una muestra no probabilística de 80 estudiantes. La técnica de recolección de datos fue la encuesta y el instrumento un cuestionario online de 9 preguntas de escala tipo Likert basado en los Estilos de Aprendizaje según Kolb. Cuyo Ficha técnica titulado: "Inventario de Estilos de Aprendizaje de David Kolb" elaborado por David Kolb,1975 citados en el estudio de (Takayama Uriarte, 2015). Con Baremos en estudiantes universitarios de Chiclayo con una Confiabilidad de Alfa de Cronbach de 0,97 y Validez por juicio de Expertos. Igualmente se tuvo en cuenta la adaptación peruana realizada por (Zelada & Álvarez, 2019). El cuestionario de recolección de datos constituido por 36 palabras, de las cuales 24 evalúan las 4 etapas del aprendizaje experiencial; Experiencia Concreta (EC), Observación Reflexiva (OR), Conceptualización Abstracta (CA) y Experimentación Activa (EA). Las 12 palabras restantes son elementos distractores para controlar la deseabilidad social, por ello no son utilizados para el puntaje final. Tiene las dimensiones: 1). Concreta –Abstracta b). Actividad –Reflexión; conformadas a su vez por las etapas mencionadas. Donde de acuerdo a las características dominantes con relación a los modos de aprendizaje, se van a dar los estilos de aprendizaje, los cuales son: Divergentes, Convergentes, Asimilador y Acomodador. El inventario consta de 9 grupos, de 4 palabras por área, las personas deben responder ordenando jerárquicamente cada grupo de palabras, según el grado con el cual se percibe a la palabra que mejor caracteriza su estilo individual de aprender, asignando los puntajes que van de 1 a 4. Y según la psicóloga Marta Guerri (2021) tiene un tiempo de aplicación de 20 minutos, válido para estudiantes de 15 años de edad en adelante.

Así mismo la aplicación de la encuesta fue anónima se tuvo en cuenta la confidencialidad de los datos, la justicia, la no maleficencia y la beneficencia en todas las etapas de la investigación.

4. DESARROLLO DE LA METODOLOGÍA

4. 1 Resultados

Del total de 80 participantes que desarrollaron el test sobre modelos de aprendizaje, se obtuvieron los siguientes resultados, según al año de estudios al que pertenecen (Figura 1).

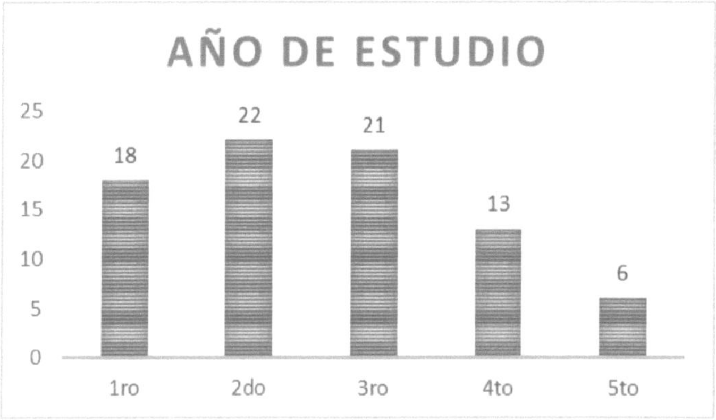

Figura 1. Fuente: Elaboración por autores

De la figura 1 se observa que, del total de 80 participantes, la mayoría (22) pertenecen al segundo año de estudios y solo 6 pertenecen al 5to año de estudios.

De acuerdo a la interrogante: ¿Ante un problema en el que debes dar una solución u obtener un resultado urgente ¿cómo te comportas?, se obtuvieron los siguientes resultados (figura 2)

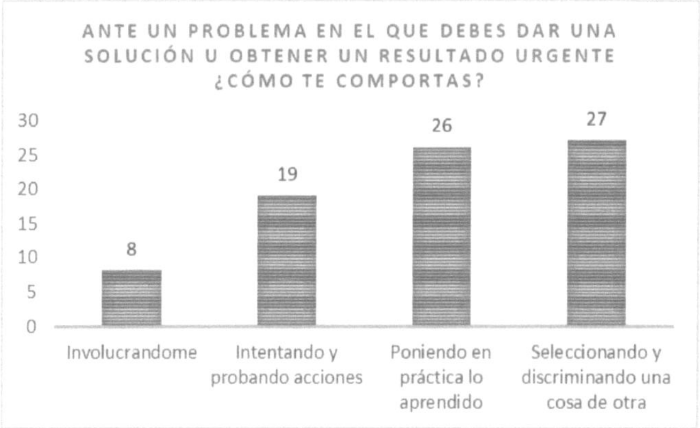

Figura 2. Fuente: Elaboración por autores

De la figura 2, se observa que la mayoría de participantes ante un problema en el que debe dar una solución y obtener un resultado urgente; 27 estudiantes seleccionan y discriminan una cosa de otra; mientras que 26 de ellos ponen en práctica lo aprendido y solo 8 participantes se involucran en el problema.

Para la interrogante: Cuándo te encuentras frente a una realidad nueva, ¿cómo reaccionas?, se observa lo siguientes resultados que se muestran en la (Figura 3).

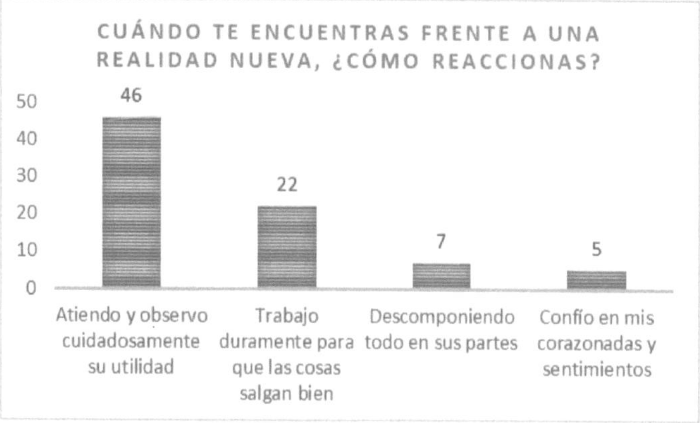

Figura 3. Fuente: Elaboración por autores

De la figura 3, se obtiene que, 46 estudiantes frente a una realidad nueva reaccionan atendiendo y observando cuidadosamente su utilidad, 22 trabaja duramente para que las cosas salgan bien y solo 5 participantes confían en sus corazonadas y sentimientos.

Frente a la interrogante: Ante un suceso desconocido hasta la fecha para ti ¿Cómo reaccionas?, se obtuvo los resultados que se muestran en la (Figura 4).

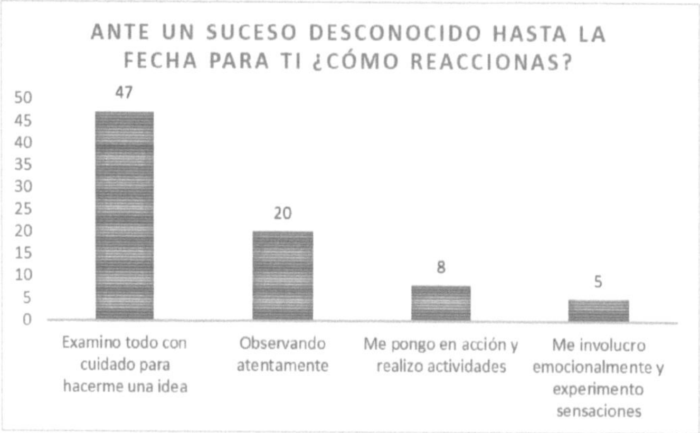

Figura 4. Fuente: Elaboración por autores

De la figura 4, observamos que, frente a un suceso desconocido, 47 examina todo con cuidado para hacerse una idea, 20 observa atentamente y solo 5 estudiantes se involucra emocionalmente y experimenta sensaciones.

Para la pregunta: Ante los cambios ¿Cómo eres?, se obtuvo los resultados que se muestran en la (Figura 5).

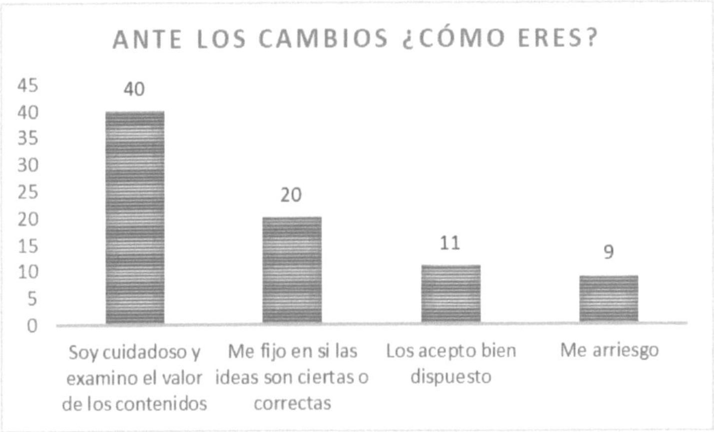

Figura 5. Fuente: Elaboración por autores

De la figura 5, se puede observar que, ante los cambios, la mayoría de estudiantes (40) es cuidadoso y examina el valor de los contenidos, mientras que la minoría (9) se arriesga al cambio.

De acuerdo al tipo de aprendizaje de los estudiantes, se observan los siguientes resultados (figura 6)

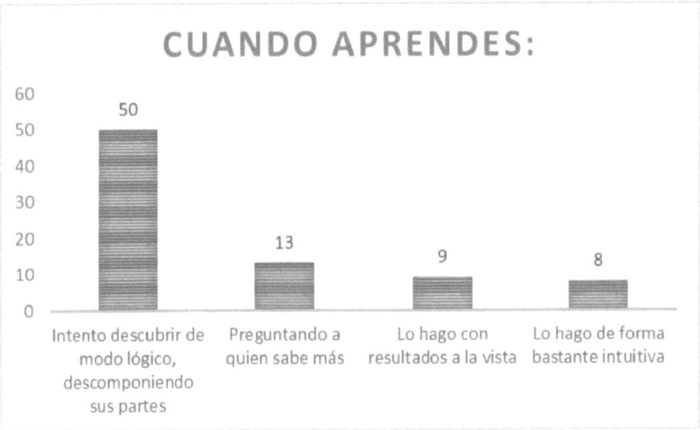

Figura 6. Fuente: Elaboración por autores

De la figura 6, se observa que, la mayoría de estudiantes (50) cuando aprende intenta descubrir de modo lógico, descomponiendo sus partes; 13 estudiantes preguntan a quien más sabe; 9 lo hacen con resultados a la vista y sólo 8 lo hacen de forma bastante intuitiva.

En cuanto a la pregunta: En relación a tu forma de ser ante una tarea ¿Cómo te consideras?, se obtuvo los resultados que se muestran en la (figura 7).

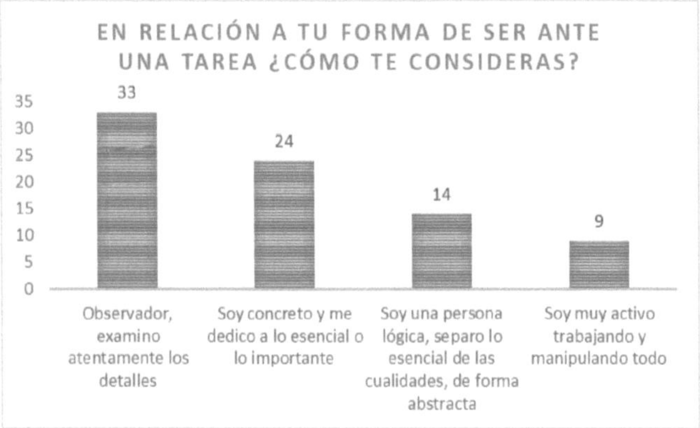

Figura 7. Fuente: Elaboración por autores

De la figura 7, se observa que, en relación a su forma de ser ante una tarea, 33 estudiantes se considera observador y examina atentamente los detalles, y solo 9 estudiantes se considera muy activo trabajando y manipulando todo.

Respecto a la pregunta: En la utilización del tiempo ¿Cómo eres?, se obtuvo los resultados que se muestran en la (figura 8).

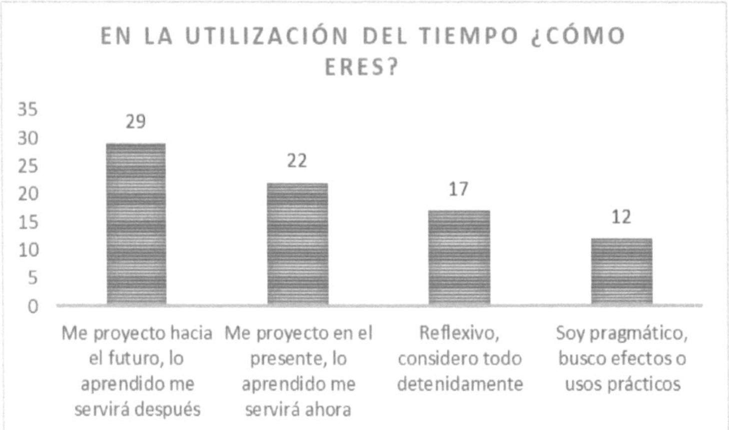

Figura 8. Fuente: Elaboración por autores

De la figura 8, se puede observar que, respecto a la utilización del tiempo, 29 estudiantes se proyectan hacia el futuro, ya que consideran que lo aprendido le servirá después; 22 se proyectan en el presente porque consideran que lo aprendido le servirá ahora; 17 estudiantes son reflexivos, consideran todo detenidamente y 12 se consideran muy pragmáticos, ya que buscan efectos o usos prácticos.

De acuerdo al tipo de proceso de aprendizaje que consideran más importante; se observa los siguientes resultados que se muestran en la (Figura 9).

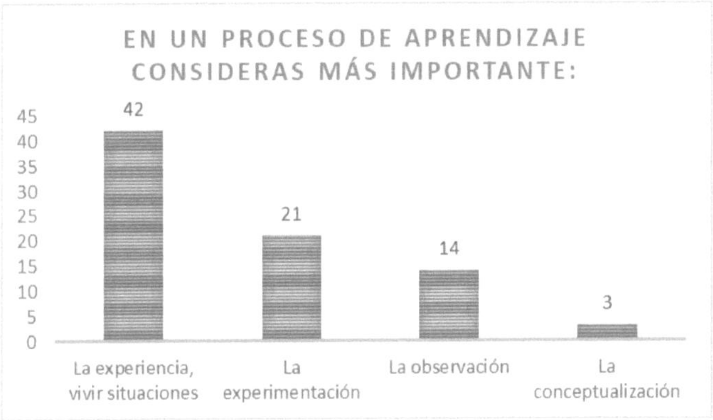

Figura 9. Fuente: Elaboración por autores

De la figura 9, se observa que, la mayoría de estudiantes (42) considera la experiencia y vivir situaciones; mientras que, la minoría (3) considera más importante la conceptualización.

Respecto a la pregunta: En tu trabajo eres, se obtuvo los siguientes resultados (Figura 10).

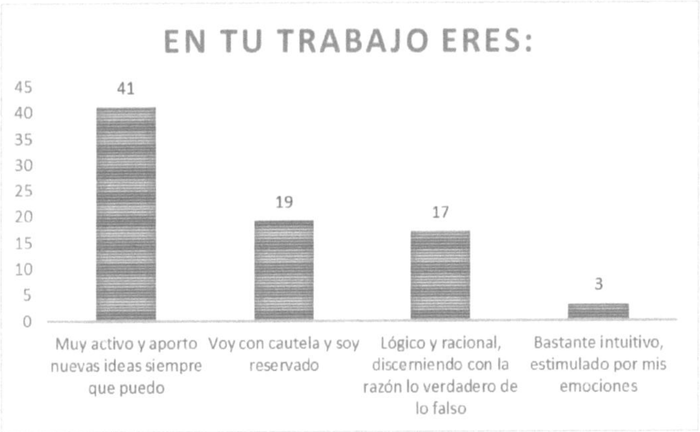

Figura 10. Fuente: Elaboración por autores

De la figura 10, se observa que, la mayoría de estudiantes (41) se considera muy activo y aporta nuevas ideas siempre que puede.

4.2 Discusión

Nuestros resultados reportan a la pregunta: ¿Cómo eres en tu trabajo? el 41% del total de estudiantes respondieron ser " Muy activo y aporto nuevas ideas siempre que puedo"(Figura 10); a la pregunta en relación a tu forma de ser ante una tarea ¿Cómo te consideras? el 33% del total de estudiantes respondieron ser "Observador, examino atentamente los detalles" (Figura 7); a la pregunta ¿Cuándo aprendes? el 50% del total de estudiantes respondieron "Intento descubrir de modo lógico, descomponiendo sus partes" (Figura 6), asimismo a la pregunta ¿Cuándo te encuentras frente a una realidad nueva, ¿cómo reaccionas?, el 46% del total de estudiantes respondieron "atiendo y observo cuidadosamente su utilidad" (Figura 3). Según estas características, se puede aseverar que en la muestra de estudio predomina el aprendizaje, activo reflexivo con mucha capacidad de asimilar los conceptos abstractos; al respecto un estudio en universitarios ecuatorianos por Zambrano *et al.*(2020) encontró predominio moderado del estilos activo al igual que un estudio mexicano en universitarios del área de salud reportó un estilo predominante en mujeres al estilo-reflexivo, comprendiéndose en la clasificación de Kolb como "divergente" a un estilo activo-reflexivo (Palomé *et al.*, 2020)similares a lo nuestro. Siguiendo los cuadrantes, el estilo asimilador abarca a los estudiantes que refieren un aprendizaje secuencial, además, pueden comprender y organizar de manera lógica y concisa gran cantidad de información ya que tiene un razonamiento inductivo y una capacidad de crear modelos abstractos teóricos, combinan la observación reflexiva y la conceptualización abstracta (Sáez, 2018). Igualmente los resultados también pueden compararse con los estudios de Rodríguez (2020), quien encontró en sus resultados, sobre la observación de los cuatro estilos de aprendizaje, que el estilo de mayor predominio fue el asimilador en 49% de la población estudiada. Del mismo modo este resultado difiere con los resultados de *Alanya et al.* (2021) quienes revelaron el predominio del estilo asimilador en 74%, seguido del convergente en 16%, el divergente en 8%, y acomodador 2% respectivamente. Por otro lado el estudio de Birknerová *et al.* (2022) analizaron la preferencia de los estilos de aprendizaje de los futuros gerentes al igual que nosotros utilizando el método interrogativo mediante el cuestionario de Kolb estandarizado encontrando el estilo de aprendizaje dominante el acomodador en un (36,82 %) con mejor desempeño en la experiencia concreta y la experimentación activa. Finalmente el estudio de Kotevski *et al.* (2021) utilizó el modelo de David Kolb para detectar el estilo de aprendizaje de los estudiantes y usar los resultados en el proceso de e-learning concluyendo que los maestros publicarán materiales de aprendizaje respetando la diversidad de los estilos y satisfacer las necesidades de los estudiantes.

5. CONCLUSIONES

La presente investigación refleja los estilos de aprendizaje de los estudiantes de la Facultad de Obstetricia de la Universidad Nacional Hermilio Valdizán en Perú, según la teoría de Kolb.

Existe predominancia del estilo activo, reflexivo que el estilo abordaje de la información de lo concreto a lo abstracto en los estudiantes de la muestra de estudio.

Conocer los estilos de aprendizaje en la docencia universitaria permite adoptar un estilo de enseñanza, optar diversas metodologías y estrategias didácticas de motivación permanente para contribuir hacia un aprendizaje significativo y un buen rendimiento de los estudiantes.

6. REFERENCIAS

Alanya, B. J., De la Cruz, C. D. y Cárdenas, P. F. (2021). *Estilos de aprendizaje de los estudiantes de arquitectura de primer ciclo del curso de matemática en tiempos de pandemia*. Sinergia Educativa. https://doi.org/10.37954/se.vi.249

Alonso, C., Gallego, D. y Honey, P. (1994). *Los Estilos de Aprendizaje: Procedimientos de diagnóstico y mejora*. Bilbao: Ediciones Mensajero. https://acortar.link/ULcyeS

Barbosa da Silva, A., Perello-Marín, M. R., Canós-Darós, L., de Araújo Lima Coelho, A. L. y Santandreu Mascarell, C. (2018). *Estilos y estratégias de aprendizaje: un estudio comparativo entre España y Brasil*. European Academy Publisher. https://doi.org/10.35564/jmbe.2019.0014

Birknerová, Z., Tej, J. & Vrábliková, M. (2022). Managerial Preparation in Context of Learning Styles Preferences of Future Managers. *International Journal of Instruction, 15*(3), 345-356. Scopus. https://doi.org/10.29333/iji.2022.15319ª

Caballero Muñoz, E. M., Avendaño Ben-Azul, M., Busquets Losada, P., Hernández Cortina, A. y Astorga Villegas, C. (2020). Estilos de aprendizaje y rendimiento académico en estudiantes de enfermería durante evaluaciones de simulación clínica. *Revista Cubana de Enfermería. 36*(4), 1-14 https://revenfermeria.sld.cu/index.php/enf/article/view/3528

Cabrera Alzate, S. & Hernández Ruiz, I. (2023). El aprendizaje activo: La experiencia en un curso introductorio de la Escuela de Informática Universidad Nacional de Costa Rica. *EDU REVIEW: International Education and Learning Review / Revista Internacional de Educación y Aprendizaje, 11*(1), 1-15. https://doi.org/10.37467/revedu.v11.4538

Castro, S. & Guzmán de Castro, B. (2005). Los estilos de aprendizaje en la enseñanza y el aprendizaje: Una propuesta para su implementación. *Revista de Investigación*, 58, 83-102. https://www.redalyc.org/comocitar.oa?id=376140372005

De la Barrera, M. L. (2021). Aprendizaje en la universidad: particularidades de un proceso compartido. En *Ponencia presentada en el Congreso Iberoamericano de Educación*. Metas. https://dialnet.unirioja.es/servlet/autor?codigo=2225495

Forero, R., Castaño, L. y Mejía, C. (2017). El estilo de aprendizaje en educación virtual: breve revisión de la literatura. *Virtu@lmente, 4*(1), 70-95. https://doi.org/10.21158/2357514x.v4.n1.2016.1523.

Herrera, Y. R., Lopez, D. V. T., Moscoso, D. R. B., & Parra, J. L. E. (2023). Teorías y modelos sobre los estilos de aprendizaje desde una visión holística. *EDUMECENTRO, 15*(1), Art. 1. https://acortar.link/zJIQDq

Kolb, D. (1984a). *Experiential learning experiences as the source of learning development*. Nueva York: Prentice Hall. https://acortar.link/KrqVhj

Kotevski, A., Martinovska Bande, C., & Kotevska, R. (2021, octubre 7). *Learning style determination in e-learning system*. https://acortar.link/MjewiZ

Li, S., Du, H., Xing, W., Zheng, J., Chen, G. y Xie, C. (2020). *Examining temporal dynamics of self-regulated learning behaviors in STEM learning: A network approach*. Computers & Education, 158. https://acortar.link/Op2uAw

Loarca, S. (2020). Estilos de aprendizaje y tecnología educativa virtual en la carrera de Derecho. *Revista Científica Internacional, 3*(1), 43-51. https://doi.org/10.46734/revcientifica.v3i1.17

Guerri, M. (2021). *Test de estilos de aprendizaje de Kolb. ¿Cuál es el tuyo?* https://www.facebook.com/psicoactivacom

Marroquín, S. L. (2020). Estilos de aprendizaje y tecnología educativa virtual en la carrera de Derecho. *Revista Científica Internacional, 3*(1), 43-51. https://doi.org/10.46734/revcientifica.v3i1.17

Maureira, F., Flores, E., González, P., Palma, E., Fernandez, M., & Véliz, C. (2018). Propiedades psicométricas del inventario de estilos de aprendizaje de Kolb y del cuestionario de Felder-Silverman en estudiantes de educación física de Santiago de Chile. *Revista Ciencias de la Actividad Física UCM, 19*(1), 1-11. https://www.redalyc.org/journal/5256/525655068005/html/

Omar Norliana, R., Che Aziz, R., Alif Amri Nik Hashim, N., Noreni Mohamad Zain, E., Farahiah Azmi, N., Rosnah Raja Daud, R., Mahshar, M. Jaffri Mohd Nasir, M. (2021). E-Learning as a Tool for Teaching and Learning in Higher Education. *New Horizons in Education and Social Studies,* 8. https://doi.org/10.9734/bpi/nhess/v8/1578C

Palomé, G., Escudero, A. y Juárez, A. (2020). Impacto de una estrategia blearning en las competencias digitales y estilos de aprendizaje de estudiantes de enfermería. RIDE. *Revista Iberoamericana para la Investigación y el Desarrollo Educativo, 11*(21). https://doi.org/10.23913/ride.v11i21.726

Rodríguez, L. (2020). Estilos de aprendizaje basados en la teoría de Kolb predominantes en los universitarios. *Universidad de San Carlos de Guatemala 3*(1) 81-88. https://doi.org/10.46734/revcientifica.v3i1.22

Romero, A. L. y Salinas, U. V. y Mortera, G. F. (2010). Estilos de aprendizaje basados en el modelo de Kolb en la educación virtual. *Apertura, 2*(1). https://www.redalyc.org/articulo.oa?id=68820841007

Sáez, M. (2018). *Estilos de aprendizaje y métodos de enseñanza.* Editorial UNED

Takayama Uriarte, R. M. (2015). Estilos de aprendizaje en estudiantes de una I.E Nacional y Particular de Chiclayo. *Repositorio Institucional - USS.* http://repositorio.uss.edu.pe//handle/20.500.12802/828

Zambrano, L. M. V., Maldonado, B. H. L., Villao, A. S. D. la R., & Coello, E. A. C. (2020). Estilos de aprendizajes en estudiantes de la Universidad Laica Eloy Alfaro de Manabí, Ecuador. *Revista de Ciencias Sociales* (Ve), 26, 289-300. https://www.redalyc.org/comocitar.oa?id=28064146019

Zelada, L. A. B., & Álvarez, J. A. Q. (2019). Adaptación del inventario de estilos de aprendizaje de David Kolb en estudiantes peruanos. *PsiqueMag, 8*(2), Art. 2. https://revistas.ucv.edu.pe/index.php/psiquemag/article/view/194/185

CALIDAD DOCENTE Y EXPECTATIVAS DEL ALUMNADO DEL MÁSTER DE PROFESORADO: EL CASO DEL MÓDULO ESPECÍFICO DE LAS CIENCIAS SOCIALES EN LA UNIVERSIDAD DE SEVILLA (ESPAÑA)

Antonio Prieto Campos[1]

1. INTRODUCCIÓN

Las disciplinas consideradas "sociales" se encuentran en una fase de decadencia, reflejada claramente en las altas tasas de desempleo de los recién egresados. En este caso, destacan los Grados de Historia e Historia del Arte como dos de las diez disciplinas con más dificultad para encontrar trabajo una vez finalizados los estudios (Asenjo, 2022). Esta situación obliga a los nuevos profesionales a buscar salidas laborales enfocadas, fundamentalmente, en la docencia en centros educativos.

La realización del Máster Universitario en Formación de Profesorado de Educación Secundaria Obligatoria y Bachillerato, Formación Profesional y Enseñanzas de Idiomas (en adelante, MAES) como requisito obligatorio por parte de aquellos profesionales de disciplinas no didácticas ni pedagógicas que desean dedicarse a la docencia a través de fase de oposición ha convertido al MAES en uno de los estudios de posgrado más demandados en la actualidad desde su implementación en las Universidades en el curso 2009/2010 (Solís et al., 2013).

En este sentido, la realización de estudios de investigación sobre los perfiles personales y profesionales del alumnado ayuda enormemente a obtener una imagen real del panorama educativo actual y cómo éste se adapta, en mayor o menor medida, a las exigencias cambiantes del mundo profesional.

2. OBJETIVOS

El objetivo general de este trabajo se centra en un análisis exhaustivo y pormenorizado de los perfiles personal y profesional del alumnado del presente curso 2022/2023 del módulo específico de Ciencias Sociales del MAES de la Universidad de Sevilla (en adelante, US) y de uno de sus centros privados asociados: la Escuela Universitaria de Osuna (en adelante, EUO), ubicada en la localidad sevillana del mismo nombre. De este modo, se consigue obtener un perfil individual del alumnado y, a la vez, grupal del presente curso, analizando aspectos de carácter tanto personal como profesional, así como del propio Máster.

1. Investigador Doctor contratado por la Universidad de Sevilla (España) y Profesor Titular en la Escuela Universitaria de Osuna (España).

Como objetivo específico, el trabajo pretende convertirse en una encuesta de calidad de cara a la mejora de aspectos tanto docentes como de servicios aportados por parte de las instituciones ofertantes.

3. MARCO TEÓRICO

Las claras pretensiones profesionales que implica la realización de este Máster por parte del alumnado supone la regularización, por parte de la Administración, de un equilibrio entre las necesidades reales de la sociedad (es decir, las salidas profesionales) y el contenido, competencias adquiridas y demanda de la oferta educativa (Domínguez-Fernández & Prieto-Jiménez, 2019).

En este sentido, el contenido actual del MAES viene heredado de los esfuerzos realizados para el diseño del primer proyecto docente del mismo. Este proyecto inicial, no aplicado en la realidad, contemplaba la realización de una primera fase teórico-práctica, de un año de duración, y una segunda de prácticas tuteladas remuneradas en centros educativos, de dos años de duración (Prats & Álvarez, 2019). La realidad de dicho proyecto se ha caracterizado por carecer de fundamento didáctico y por ser adaptado (si bien podría llamarse reducido) a un solo curso, dejando desatendidas las eminentes carencias docentes y generando bajos niveles de satisfacción del alumnado (García et al., 2010; Zagalaz et al., 2011).

En el caso de Andalucía, diversos estudios recientes vienen revelando un mayor nivel de satisfacción en el alumnado, principalmente a la hora de adquisición de competencias relacionadas con la motivación al aprendizaje y el fomento del espíritu emprendedor (Buendía et al., 2011; Serrano & Pontes, 2015; Sola et al., 2020). No obstante, el proceso de inmersión docente (*prácticum*) sigue siendo lo más valorado por el alumnado y, en la mayoría de los casos, piensan que es un período demasiado corto, reforzando la idea del proyecto inicial del MAES comentado anteriormente.

En otro orden de cosas, en cualquier tipo de investigación donde la opinión de personas es primordial, las encuestas se convierten en la fuente de información primaria más fiable, tanto para constatar evidencias como para realizar conteos y estadísticas de las respuestas (Espinosa, 2016). El uso y el acceso cada vez más extendido a internet y medios digitales por parte de cualquier ciudadano permite la difusión y realización de formularios electrónicos, permitiendo una rápida recolección de datos.

4. METODOLOGÍA

Se ha optado por la realización de una encuesta voluntaria al alumnado del Módulo Específico de Ciencias Sociales del MAES de ambos centros a través de un formulario web de Google[2].

La elaboración de la encuesta ha supuesto una labor preparatoria previa, cuyo diseño de las preguntas ha ido enfocado a la obtención de información de muy diversa índole. La encuesta se compone de un total de 29 preguntas, 7 de carácter abierto y 22 cerrado, éstas últimas diferenciándose 11 de respuesta única y otras 11 de escala lineal, mediante escala de Likert, para obtener el grado de acuerdo o satisfacción de determinados aspectos y actitudes (Likert, 1932). Se han clasificado en cuatro secciones en función al objetivo de cada una de ellas:

---

2. Enlace al formulario web: https://forms.gle/PYHDGDqzdw5SSjc68

1. Datos demográficos y de movilidad: hacen referencia a datos de edad, género y lugar de origen, con el objetivo de obtener información del alcance espacial y de atracción territorial del Máster de ambos centros. Se ha contemplado la movilidad pendular como punto importante, al considerarse la distancia al lugar de residencia habitual uno de los principales hándicaps para la realización del mismo.
2. Formación previa y compatibilidad laboral: esta sección se centra en la formación académica previa del alumnado para conocer su ámbito de conocimiento. En este caso, se pregunta no sólo por la titulación obtenida, sino también por el centro que la expide, por el año de egresión y por la realización previa de algún otro curso de posgrado y/o doctorado. Con ello se consigue obtener información acerca del intervalo temporal entre ambos y así averiguar si la realización del MAES está contemplada de manera previa a su egresión. Se pregunta también por la compatibilidad del mismo con algún trabajo, así como por la necesidad de ser considerado alumnado con necesidades especiales (en adelante, ENAE).
3. Matriculación y aspectos del aula: es el apartado menos extenso de todos. Dada la alta demanda de este Máster y su dificultad de acceso, se pregunta por los intentos previos de matriculación, así como por el ratio de alumnos por clase para evaluar la calidad de la atención recibida. Finaliza esta sección analizando el grado de satisfacción del alumnado con el equipamiento del aula.
4. Expectativas del alumnado: es la sección más heterogénea, que incluye aspectos tanto de expectativas laborales como de satisfacción con la docencia y realización del propio Máster. En este caso, se pregunta por el objetivo profesional que mueve al alumnado a cursarlo, así como el grado de acuerdo que éste le da a las diferentes metodologías de impartición de clases y del uso de recursos didácticos por parte del cuerpo docente. Finaliza la sección y, con ella, la encuesta, analizando mediante preguntas abiertas los diferentes puntos fuertes y débiles del Máster, así como una última pregunta general acerca del grado de satisfacción general del mismo.

Los datos obtenidos han sido tratados en función a la naturaleza del tipo de pregunta. Mientras que las preguntas de respuesta única se han tratado mediante recuento estándar y cálculo de porcentajes, los valores de la escala lineal (grado de acuerdo o satisfacción) han sido tratados de forma diferente. En este caso, se ha calculado el valor medio de las respuestas por centro, así como la desviación típica de las mismas, con el objetivo de conocer el grado de dispersión de los datos.

5. RESULTADOS

Se ha obtenido información de una muestra de 37 individuos que, de manera voluntaria, se ha sometido a la citada encuesta; 22 individuos proceden del MAES impartido en la US y los 15 restantes de la EUO.

Los resultados se desglosarán en subapartados atendiendo a las cuatro secciones en las que se divide la encuesta.

5.1. Datos demográficos y de movilidad

Los resultados de la primera sección muestran una mayoría de alumnado joven, menor de 25 años, seguido de alumnos/as entre 25 y 30 años. En dichos intervalos, ambas instituciones ofrecen porcentajes muy parecidos, en torno al 60 y al 30%, respectivamente. Para intervalos superiores, la US muestra un mayor índice de heterogeneidad, con individuos que superan los 40 años de edad (Figura 1).

El ratio de género se encuentra bastante igualado, con cierta tendencia hacia una mayoría masculina. Una vez más, ambas instituciones arrojan porcentajes casi similares.

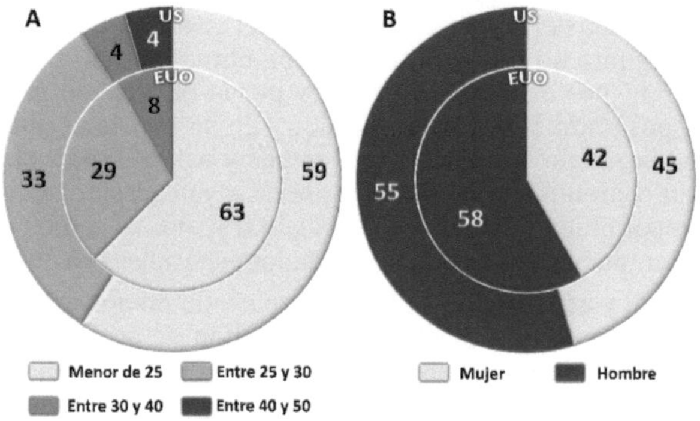

Figura 1. Intervalos de edad (A) y género (B) del alumnado según institución (en %)

Fuente: Elaboración propia.

Atendiendo a la variable espacial, se observa cómo el ámbito de influencia territorial de ambas instituciones es, en su amplia mayoría, provincial. La Figura 2A muestra el origen del alumnado de las dos universidades. No se muestra al alumnado que reside en la misma ciudad donde se localiza la institución. En este caso, en la US se han contabilizado 10 alumnos procedentes de Sevilla y en la EUO sólo uno de Osuna. Destaca el municipio de Marchena, dentro de la comarca homónima, seguido de Morón de la Frontera, siendo los municipios que más alumnos aportan al módulo específico de Ciencias Sociales.

Se puede observar, grosso modo, cómo la EUO atrae a un alumnado más heterogéneo pero procedente de municipios más cercanos a su ubicación. Por el contrario, la US muestra una mayor concentración de alumnos de la propia capital, aunque la distancia de origen del resto del alumnado es mayor, explicado por una mayor atracción espacial debido al mayor peso institucional de la misma. A nivel regional y exceptuando la provincia objeto de estudio, las provincias de Cádiz, Huelva, Córdoba y Jaén aportan alumnado al Máster. Las provincias más orientales (exceptuando Jaén) se encuentran bajo el ámbito de influencia de universidades más cercanas, como son las de Granada o Málaga, cuya oferta educativa es capaz de absorber la demanda existente y, por lo tanto, no aportan alumnado a las instituciones universitarias sevillanas.

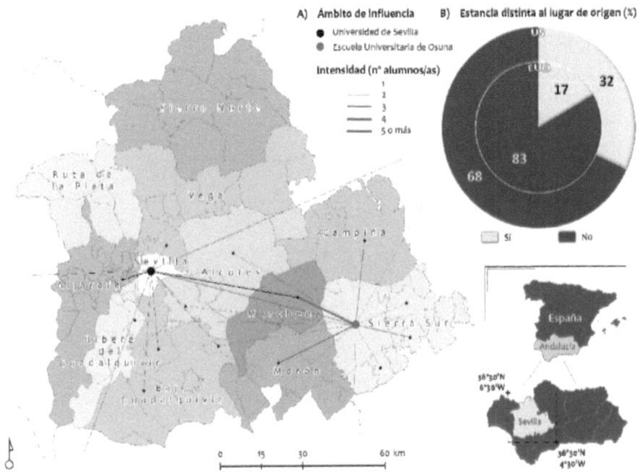

Figura 2. A) Ámbito de influencia territorial del alumnado e intensidad según institución y B) estancia distinta al lugar de origen durante el Máster según institución (en %). Fuente: Elaboración propia.

Esta mayor dispersión territorial de la US explica la Figura 2B. En ella se observa un mayor número de alumnos y alumnas que modifican su lugar de residencia, mudándose a la localidad de la propia institución durante el curso dada la lejanía de su lugar de origen. Destaca la US, donde 1/3 del alumnado cumple con esta premisa, doblando en porcentaje a la EUO (17%).

5.2. Formación previa y compatibilidad laboral

La segunda sección, correspondiente a aspectos formativos y laborales, muestra a un alumnado mayoritariamente graduado en Historia (Figura 3). En el caso de la EUO, el porcentaje de egresados supone la mitad del alumnado, no siendo así en la US donde una mayor heterogeneidad de titulaciones hace que este porcentaje descienda al 42%. Historia del Arte es la segunda disciplina más estudiada por el alumnado del MAES, donde de nuevo la EUO aporta un porcentaje superior a la US (un 25% frente a un 15%). Si se contemplan las titulaciones de Geografía y el doble grado de Geografía e Historia para ofrecer un dato conjunto de la triple especialidad de las Ciencias Sociales (Geografía, Historia e Historia del Arte), los datos son esclarecedores: más de las ¾ partes del alumnado procede de alguna de las tres especialidades.

Es llamativa la presencia notable de alumnado procedente del grado de Educación Primaria en la US (en torno al 20%), debido al mayor número de demanda de plazas procedente de la Educación Secundaria y Bachillerato.

El resto del alumnado procede de especialidades afines a las descritas con anterioridad, destacando el grado de Humanidades, Antropología Social y Cultural o Ciencias Políticas.

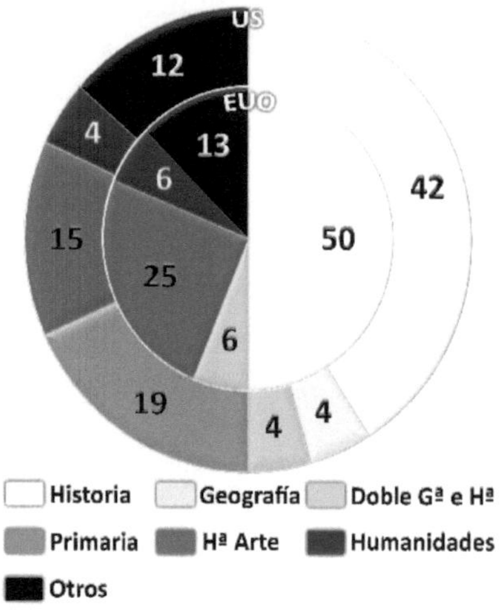

Figura 3. Titulación del alumnado según institución (en %) Fuente: Elaboración propia.

El análisis del tiempo transcurrido entre el tiempo de egresión y matriculación en el MAES (Figura 4A) revela el escaso margen temporal entre ambos. La mayoría del alumnado se matricula en el Máster el mismo año o el siguiente a la terminación de sus estudios universitarios. Mientras que en la US predominan los estudiantes recién egresados (43%), en la EUO son mayoría los alumnos graduados el año anterior (53%).

La relación entre las variables A y B es muy estrecha, tal y como se puede observar en la figura. La diferencia de alumnos con máster previo es clara según la institución. En este caso, la US presenta un porcentaje 9 puntos superior al de la EUO, superando la tercera parte del alumnado (36%).

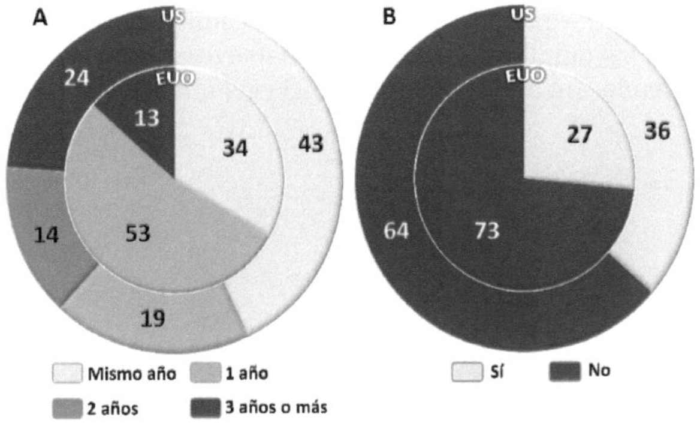

Figura 4. Tiempo transcurrido entre la egresión y la matriculación en el MAES (A) y realización de máster previo (B) por parte del alumnado según institución (en %) Fuente: Elaboración propia.

En la Tabla 1 se relacionan ambas variables desglosadas por intervalo temporal. En ambas instituciones, aunque principalmente en la US, la mayoría del porcentaje de alumnos sin máster previo corresponde a alumnos egresados ese mismo curso, por cuestiones lógicas de tiempo. En la EUO se observa una clara disminución del número de alumnos con máster previo en todos los intervalos de tiempo analizados.

En ambas universidades, se observa el mismo comportamiento por rango de tiempo. El mayor porcentaje de alumnos con máster previo coincide con la egresión un curso anterior al actual (un 80% del alumnado de la US y un 50% de la EUO), por lo que se constata cierta inercia en la realización de cursos de posgrado, donde estos alumnos han realizado de forma consecutiva (sin año sabático) los estudios de grado, un máster de especialización y, posteriormente, el MAES.

Institución	Tiempo	Alumnado con máster previo (%)
US	Mismo año	0
	Un año antes	80
	Dos años antes	30
	Tres años antes o más	60
EUO	Mismo año	0
	Un año antes	50
	Dos años antes	0
	Tres años antes o más	0

Tabla 1. Alumnado con máster previo en función al rango de tiempo entre su egresión y matriculación en el MAES. Fuente: Elaboración propia.

Analizando la situación laboral del alumnado (Figura 5), queda constancia de un mayor número de alumnos que compatibilizan algún trabajo con la realización del MAES en la US (50%) que en la EUO (33%), dato que contrasta con un mayor número de alumnos recién egresados en la US que en la EUO. Esta relación arroja conclusiones acerca del poder adquisitivo de las familias del alumnado matriculado en cada institución. En la US se observa un alumnado con mayor independencia económica que en la EUO.

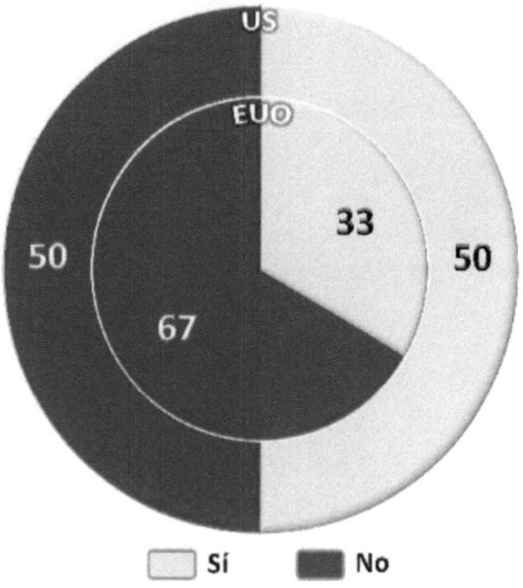

Figura 5. Compatibilidad del MAES con algún trabajo por parte del alumnado según institución (en %). Fuente: Elaboración propia.

En ambas universidades se ha observado cómo la mayoría de alumnos con algún trabajo paralelo a la realización del MAES ha conseguido compaginar ambas actividades, ya que el 30% de los alumnos de la US ocupados laboralmente ha solicitado la condición de ENAE, cifra que se reduce a la mitad (16%) en la EUO.

5.3. Matriculación y aspectos del aula

Esta sección analiza el incesante aumento en la demanda de profesores de Secundaria y Bachillerato, lo que ha supuesto un crecimiento exponencial de la demanda de cursos y másteres habilitantes de actividad docente por parte de expertos en disciplinas ajenas a la misma. Estos másteres aportan la competencia docente necesaria para poder cumplir con los requisitos de las ofertas de trabajo especializadas en la impartición de docencia. Esta demanda creciente, muy variable con los años, no se ve satisfacida por la oferta existente, suponiendo la inclusión de numerosos interesados en largas listas de suplentes, a la espera de alguna baja en el proceso de matriculación en el mejor de los casos o, en el peor de ellos, del curso siguiente.

La Figura 6 muestra los intentos previos de matriculación en el MAES por parte del alumnado en las instituciones universitarias objeto de estudio, considerándose el primer intento la matriculación durante la primera vez que se desea cursar el Máster. Se observa cómo ambas se adaptan perfectamente a la demanda existente, arrojando porcentajes de aceptación en el primer intento superiores al 80%. Es llamativo el caso de la US donde, siendo de carácter público y su, a priori, demanda mayor por su adaptación a los precios públicos, alcanza un porcentaje superior (91%) que la EUO, siendo de carácter privado.

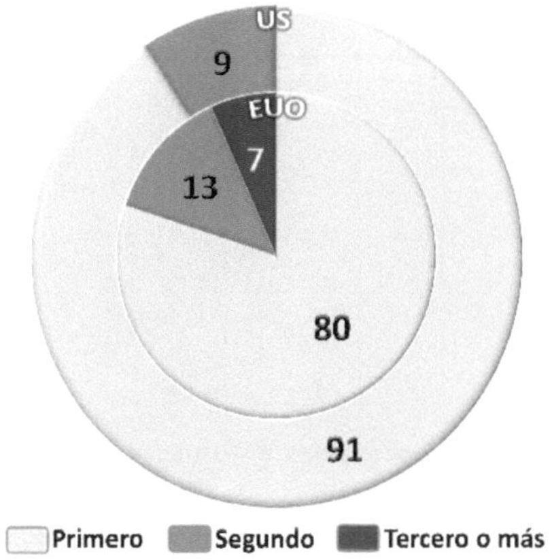

Figura 6. Intentos previos de matriculación en el MAES por parte del alumnado según institución (en %) Fuente: Elaboración propia.

Estas cifras reflejan, no sólo la mejor adaptación de la US a su demanda interna, sino también la creciente demanda sufrida por la EUO en los últimos años, donde hay un 7% del alumnado que ha conseguido entrar al tercer intento de matriculación. La US, por el contrario, no presenta alumnado con más de dos intentos de matriculación.

5.4. Expectativas del alumnado

La cuarta y última sección va destinada a conocer las expectativas laborales y del propio Máster del alumnado (Figuras 7 y 8).

Como se mencionó anteriormente, el MAES otorga la habilitación docente a aquellos titulados procedentes de disciplinas no especializadas en la docencia. Dicha habilitación supone uno de los méritos mejor valorados, además de ser requisito obligatorio para cualquier proceso selectivo al cuerpo docente del Estado.

En la encuesta se han tenido en cuenta varias opciones de respuesta cerrada, aunque la amplia mayoría lo tiene claro: realizan el Máster para opositar (Figura 7). Destaca la EUO, donde el 93% del alumnado tiene previsto opositar, frente al 77% del alumnado de la US. El alumnado restante está cursando el MAES porque cree que le será útil en el futuro, no planteándose opositar a corto-medio plazo. El resto de respuestas quedaron vacías, por lo que no se contemplan en el estudio.

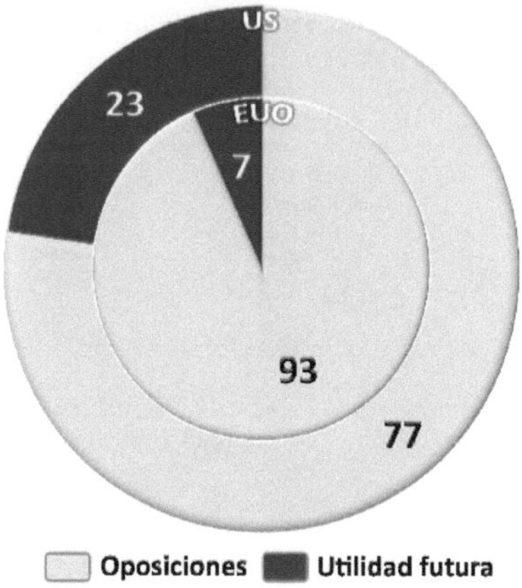

Figura 7. Intencionalidad profesional del alumnado al cursar el MAES según institución (en %. Fuente: Elaboración propia.

La Figura 8 y Tabla 2 muestran las puntuaciones medias obtenidas para aspectos del aula y de docencia recibida en el módulo específico de Ciencias Sociales, en una escala lineal de 1 a 5, siendo 1 máximo desacuerdo o insatisfacción y 5 máximo acuerdo o satisfacción. El contenido de esta subsección se divide en dos: aspectos de equipamiento del aula y calidad docente. Grosso modo, se observa mayor grado de acuerdo o satisfacción en la institución privada, tanto en calidad docente como de aula.

El equipamiento del aula hace referencia a todos aquellos materiales y recursos, tanto físicos como digitales, de los que dispone el aula para la correcta impartición de las clases. En este caso, se observa un grado de satisfacción medio mucho mayor en la institución privada (4.6) que en la pública (3.72). La dispersión de los datos muestra que la mayoría del alumnado del centro privado tiene una opinión más homogénea que el del centro público.

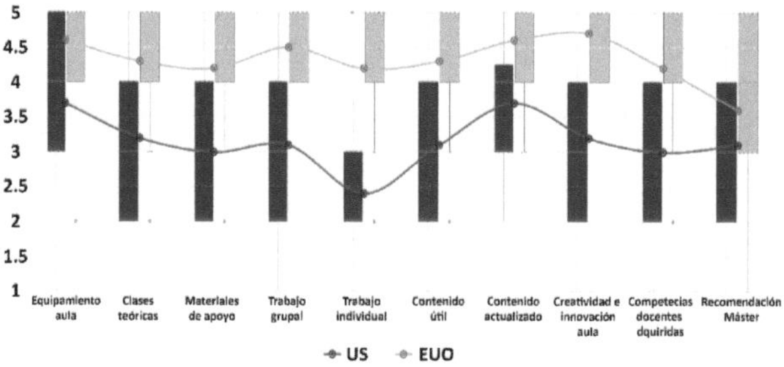

Figura 8. Puntuación media y variación de los cuartiles de los aspectos docentes y de aula del MAES según institución Fuente: Elaboración propia.

Variable	Institución	Valor mínimo	Valor máximo	Valor medio	Desviación típica
Equipamiento aula	US	1	5	3.72	1.16
	EUO	2	5	4.60	0.83
Clases teóricas	US	2	5	3.23	1.06
	EUO	2	5	4.33	0.90
Materiales de apoyo	US	2	5	3.05	0.84
	EUO	2	5	4.20	0.94
Trabajo grupal	US	1	5	3.09	1.11
	EUO	4	5	4.47	0.52
Trabajo individual	US	1	5	2.41	1.05
	EUO	2	5	4.20	0.86
Contenido útil	US	1	5	3.14	0.99
	EUO	2	5	4.27	0.89
Contenido actualizado	US	2	5	3.73	0.96
	EUO	3	5	4.60	0.63
Creatividad e innovación aula	US	1	5	3.23	1.19
	EUO	4	5	4.67	0.49
Competencias docentes adquiridas	US	1	5	3.05	1.13
	EUO	2	5	4.20	1.08
Recomendación Máster	US	1	5	3.14	1.08
	EUO	1	5	3.67	1.18

Tabla 2. Estadísticos obtenidos por cada variable de la sección cuarta de la encuesta. Fuente: Elaboración propia.

La calidad docente se encuentra evaluada en términos de metodologías de enseñanza (clases magistrales y uso de Tecnologías de la Información y Comunicación –en adelante, TIC-), metodologías de evaluación (trabajos grupales e individuales) y adecuación y actualización del contenido de las asignaturas. En este sentido, también se observa el mismo comportamiento que en la subsección anterior. El grado de satisfacción del alumnado del centro privado es, en todas las variables analizadas, superior al del centro público. Lo más valorado por los alumnos y alumnas, en ambos centros, es la utilidad, actualización y capacidad de innovación y creatividad adquiridas en base al contenido impartido por el profesorado del módulo específico, obteniéndose valores medios superiores a 4.6 en el centro privado y un punto menos (en torno a 3.5) en el centro público.

Estos datos contrastan con los resultados obtenidos con la última pregunta, correspondiente a la valoración global del Máster y su recomendación, donde ambos centros reciben las puntuaciones más bajas. También, en este caso, se observan diferencias entre las instituciones, donde la privada obtiene un valor medio de 3.67 en detrimento de la pública, con un 3.14.

Por tanto, se desprende de los resultados obtenidos de esta última variable que hay factores externos al equipamiento y la docencia del módulo específico que hace descender la satisfacción general del alumnado con el MAES. Para ello, se realizaron dos preguntas más, de carácter abierto, donde el alumno podía destacar aquellas fortalezas y debilidades dignas de mención, las cuales se expresan en estas nubes de palabras (Figura 9).

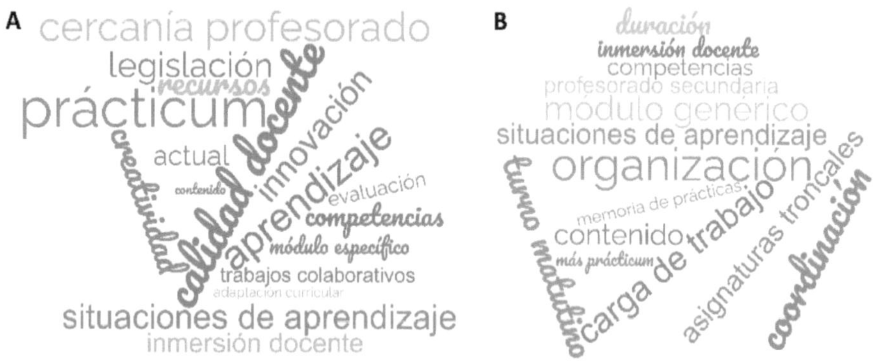

Figura 9. Nube de palabras con las fortalezas (A) y debilidades (B) observadas por el alumnado en ambas instituciones Fuente: Elaboración propia.

6. DISCUSIÓN Y CONCLUSIONES

El presente trabajo muestra de forma fehaciente el perfil del alumnado que compone el MAES, gracias a la enorme utilidad de las encuestas como fuente primaria de información. No obstante, pese a ser una muestra representativa de la población total, compuesta por alumnado de ambos sexos, de todos los rangos de edad y disciplinas, se trata de una muestra escasa (inferior a 40 individuos). A ello se le une el escaso abanico disciplinar, sólo realizado a los alumnos del módulo específico de Ciencias Sociales; y temporal, sólo realizado para el presente curso 2022/2023. En este caso, sería conveniente ampliar ambos abanicos para observar los diferentes comportamientos del alumnado. Por un lado, convendría añadir perfiles correspondientes a módulos sanitarios y tecnológicos; por otro lado, ampliar la horquilla temporal del estudio, con el objetivo de poder detectar cambios de tendencia del alumnado, reflejo de las tendencias profesionales del momento.

Estas propuestas serán tenidas en cuenta por el autor de cara a futuros trabajos de investigación docente y de necesidades profesionales del alumnado.

Dicho esto, se pueden resaltar una serie de conclusiones tanto a nivel metodológico como de resultados. A nivel metodológico, la encuesta sigue siendo una de las fuentes de datos directas más fiables. El número de preguntas totales (29), su división en diferentes secciones según el ámbito tratado en cada una de ellas y el formato elegido para su realización (digital) ha facilitado el acceso y la realización de la misma, consiguiéndose recavar información fidedigna acerca de los diversos fenómenos que componen el panorama educativo actual en torno al MAES.

A nivel de resultados, se corrobora la hipótesis de partida acerca del escaso nicho laboral de las disciplinas sociales, en concreto del Grado de Historia, basado casi exclusivamente en la docencia, para la cual la opción más elegida por el alumnado es la preparación teórica y práctica de fases opositorias. Estas decisiones son tenidas en cuenta por el alumnado a lo largo de su etapa unversitaria, como así demuestra la mayoría de alumnado joven (menor de 25 años) y recién egresado que conforman el grueso de matriculados del MAES. La oferta formativa suele ser abundante, por lo que se decantan por instituciones cercanas a su lugar de residencia, que no implican un cambio temporal del mismo.

A nivel de centros formativos, los resultados son claros al respecto: el centro privado ofrece mejores prestaciones y servicios, tanto a nivel de recursos de aula como de calidad docente, obteniéndose, de media, más de un punto de diferencia entre ambos. En este sentido, los aspectos docentes más valorados por el alumnado son la utilidad y actualización del contenido impartido, así como la creatividad y competencias docentes adquiridas a lo largo del curso, aspectos clave a la hora de un desempeño correcto y eficaz de las futuras labores docentes del alumnado.

7. REFERENCIAS

Asenjo, A. (12 de septiembre de 2022). Estas son las 10 carreras universitarias con menos salidas profesionales. *The HuffPost.* https://n9.cl/8vd7f

Buendía, L., Berrocal, E., Olmedo, E.M., Pegalajar, M., Ruiz, M.A., & Tomé M. (2011). Valoración por parte del alumnado de las competencias que se pretenden conseguir con el Máster universitario de Profesorado de Educación Secundaria Obligatoria, Bachillerato, Formación Profesional y Enseñanza de Idiomas. *Bordón, 63*(3), 57-74. https://recyt.fecyt.es/index.php/BORDON/article/view/29055

Domínguez Fernández, G., & Prieto Jiménez, E. (2019). Experiencias y reflexiones sobre la formación inicial del profesorado de enseñanza secundaria: Retos y alternativas. *Profesorado: revista de currículum y formación del profesorado, 23*(3), 1-13. https://n9.cl/j3im6

Espinosa, V. M. A. (2016). Beneficios de las encuestas electrónicas como apoyo para la investigación. *Tlatemoani: revista académica de investigación, 7*(22), 168-186.

García, F., Solís, E., & Porlán, R. (2010). El máster en Sevilla: frustraciones y oportunidades. *Cuadernos de Pedagogía, 404*, 85-87.

Likert, R. (1932). A technique for the measurement of attitudes. *Archives of Psychology, 22 140*, 55.

Prats, E., Marín, A. & Álvarez, G. (2019). Elementos para el debate en la iniciación profesional docente en España. En J.M. Valle & G. Álvarez (Ed.), *La iniciación profesional docente: Marcos supranacionales y estudios comparados* (pp. 204-220). UAM.

Serrano, R. & Pontes, A. (2015). Expectativas ante la formación inicial entre el alumnado del Máster de Profesorado de Enseñanza Secundaria. *Revista de Investigación Educativa, 33*(2), 489-505. https://doi.org/10.6018/rie.33.2.203471

Solís, E., del Pozo, R.M., Rivero, A., & Porlán, R. (2013). Expectativas y concepciones de los estudiantes del MAES en la especialidad de Ciencias. *Revista Eureka sobre enseñanza y divulgación de las ciencias, 10*, 496-513. https://www.redalyc.org/pdf/920/92028937002.pdf

Zagalaz, M.L., Molero, D., Campoy, T. J. & Cachón, J. (2011). Las expectativas depositadas en el máster de Educación Secundaria por los futuros docentes durante su formación inicial. *Revista de Investigación en Educación, 9*(2), 19-34. http://reined.webs.uvigo.es/index.php/reined/article/view/112

UNA MIRADA A LA GESTIÓN DE LOS PROCESOS FORMATIVOS EN LA CARRERA DE LOGOPEDIA

Eloisa Aichel Ramírez Urquia[1], *Nahum Teófilo Terán Ayay*[2]

1. INTRODUCCIÓN

La Universidad del Siglo XXI afronta el reto de ampliar su capacidad de respuesta a las crecientes exigencias sociales para formar un profesional de perfil amplio, con capacidad para insertarse plenamente en los procesos sociales, productivos y científicos en un contexto de vertiginosos cambios tecnológicos, alta complejidad socioeconómica y elevada diversidad sociocultural, pero ante todo, para trabajar en equipo, ser promotor de cambios con visión e identidad propia, creativo y con capacidad para comunicar adecuadamente los resultados obtenidos, lo cual exige atender desde todas las perspectivas posibles el proceso de formación profesional. Ello se revela en la conformación de planes de estudio que resulten cada vez más pertinentes a esta finalidad, de manera que puedan propiciar el incremento continuo de la calidad y la eficacia en la formación integral de los profesionales tanto en la formación inicial como en la formación continua.

Particularmente este proceso en la carrera de Logopedia, al igual que en las restantes carreras pedagógicas, se asienta, desde su concepción, en propiciar la preparación del estudiante para atender a la diversidad en los diferentes contextos educativos y, consecuentemente, para desarrollar el trabajo preventivo y la detección de grupos de riesgo, para focalizar en la orientación y el seguimiento a niños con trastornos en el desarrollo del lenguaje y la comunicación, así como para la atención integral de aquellos que se encuentran en tránsito de la Educación Especial a la Educación Primaria.

El entorno familiar donde crecen los niños en la primera infancia revela los modos específicos de concretar el papel educativo y regulador del desarrollo que posee este grupo humano, teniendo como referencia los niveles de estimulación que se ofrecen y/o acuñan durante las interacciones. En ocasiones, las interacciones comunicativas lejos de facilitar patrones para estimular el lenguaje, se convierten en fuente de posibles trastornos.

Los estudios en igual sentido de Castellanos *et al.* (2022) evidenciaron que en la etapa de confinamiento por la Covid-19, en Cuba, el 16,7 % de los adultos estudiados refirió que

1. Universidad de Oriente (Cuba)
2. Universidad César Vallejo (Perú)

no realizaba ninguna actividad conjunta con los niños de la primera infancia. De acuerdo a estos datos, la función educativa de dichas familias se vio afectada porque asumieron patrones de socialización, que a corto y mediano plazo, producen diversos trastornos del lenguaje en un momento del desarrollo identificado por Vigotsky (1993) como período sensitivo para ello.

Los criterios antes citados concuerdan con los resultados de la exploración logopédica que realiza sistemáticamente el Ministerio de Educación en el municipio de Santiago de Cuba y que, en el curso 2021-2022, reflejó un alza en el diagnóstico de casos de preescolares con trastornos del lenguaje, cuyos resultados revelaron, esencialmente, la necesidad de preparar a las familias para que participen de forma consciente, en el desarrollo del lenguaje de sus hijos desde las primeras edades.

La formación del profesional de la Logopedia para atender a la diversidad de problemáticas descritas parte de considerar la utilidad de las estrategias educativas del año para convertir a la extensión universitaria en espacio de comunicación y actividad, al ser vehículo esencial de aprendizajes profesionales, dado esto por sus posibilidades para integrar los procesos sustantivos y generar aprendizajes de ciudadanía y de valoración crítica, en pos de transformar la realidad. Al ser uno de los procesos sustantivos, asume diversos fines asociados a la divulgación cultural y científica, la promoción social y comunitaria, la extensión académica, los servicios a terceros e innovación y transferencia tecnológica, todo lo cual da cuenta de su reconocido alcance formativo continuo y renovador.

Si bien la sistematización de la información ha permitido revelar la importancia que atribuyen los autores a la extensión universitaria y su gestión, aún persiste la necesidad de evidenciar cómo acontece el proceso de orientación familiar desde la gestión extensionista; las formas y modelos organizativos empleados para ello, pues lo logrado hasta el presente no siempre propicia la consecución de los fines previstos, con respecto a la formación del profesional y prevalecen distorsiones en torno a lo que se orienta, cómo se orienta, cuándo se orienta y para qué se hace, cuestión que se revela como vacío metodológico en la presente investigación.

Particularmente en la Facultad Ciencias de la Educación en la carrera Logopedia, la extensión universitaria privilegia las acciones que se relacionan con la cultura, el deporte y la promoción de salud, siendo limitada la visión sobre la participación de otros actores de la comunidad intra y extra universitaria en una amplia gama de tareas que realzan el carácter socioprofesional de este componente, las que pueden ser gestionadas en la comunidad y de manera puntual con las familias, por ser un proceso de responsabilidad social donde el estudiante aprende, mientras investiga a las familias y ello significa que también ponga en práctica lo académico, mientras les orienta sobre cómo proceder con sus niños, para que resulte pertinente su función educativa.

Por los criterios antes expuestos se determina como problema científico: Insuficiencias en la gestión extensionista para la orientación a las familias en la prevención de trastornos del lenguaje, que limita la formación integral del estudiante de Logopedia.

2. OBJETIVOS

Por la importancia que reviste la solución a dicho problema científico se propone como objetivo: elaborar un proyecto extensionista para la orientación familiar que posibilite la participación del estudiante de Logopedia en la prevención de trastornos del lenguaje en la primera infancia. En consecuencia se delimita como campo la gestión extensionista para la orientación familiar.

3. METODOLOGÍA

En el desarrollo de la investigación se utilizaron métodos científicos como:

Del nivel teórico:

El análisis y la síntesis: en el tratamiento de fuentes escritas especializadas y orales acerca del objeto y campo de investigación, la inducción– deducción: para estructurar el trabajo con un orden lógico, así como arribar a generalizaciones que se constituyan en juicios y conclusiones en cuanto al objeto y campo de acción, el histórico- lógico: en la determinación de los antecedentes históricos de la gestión extensionista en la orientación a las familias, el enfoque sistémico: en la estructuración y organización del proyecto extensionista.

Del nivel empírico:

El análisis documental: para la revisión de fuentes, documentos normativos relacionados con la formación del profesional de la educación, particularmente los referidos a la gestión de los procesos de extensión universitaria, la observación a actividades extensionistas: para constatar la manera en que se gestiona el proceso de extensión universitaria en la carrera Licenciatura en Educación. Logopedia la entrevista a directivos, coordinador de carrera y profesores principales de año académico (PPAA): para obtener información sobre el proceso de gestión extensionista en la carrera Licenciatura en Educación. Logopedia, la encuesta a profesores y estudiantes: para conocer sus estado de opinión sobre cómo se gestiona el proceso de extensión universitaria, la encuesta a las familias: para conocer el estado de opinión de las familias y sus necesidades de orientación para la estimulación del desarrollo del lenguaje trastornos de dicho proceso en la primera infancia, el criterio de especialistas: para la valoración de la factibilidad y pertinencia de la propuesta, como aporte esencial de la investigación, el criterio de usuarios: para conocer los niveles de satisfacción de estudiantes, profesores y familias con las acciones y resultados del proyecto, la lista de chequeo de habilidades sociales de Goldstein: para la autoevaluación de las habilidades sociales en el estudiante y la triangulación: para la integración y contrastación de la información recopilada a través de los instrumentos de recogida de información utilizados en la investigación, en fuente orales escritas y visuales.

Nivel estadístico matemático:

Técnicas de estadística descriptiva: para el procesamiento de la información de los instrumentos aplicados durante el estudio del problema en la muestra seccionada y la interpretación de los resultados.

Se asumió como población 154 estudiantes de la carrera Licenciatura en Educación Logopedia de la Facultad Ciencias de la Educación de la Universidad de Oriente Cuba, tomando como muestra 32 estudiantes del año, lo que representa el 20,7 % de la población. Así como los 12 profesores que imparten clases en ese año y las 10 familias pertenecientes a la comunidad de estudio Mariana Grajales del Municipio Santiago de Cuba.

4. RESULTADOS

Luego de los devenidos espacios de reflexión crítico-valorativa, de estimulación y hetero, auto y co-evaluación creados para problematizar acerca de la influencia del contexto comunitario en el proceso de formación del estudiante de Logopedia desde la dimensión extensionista se obtuvo como principales resultados los que a continuación se presentan:

El 70 % de los estudiantes manifiesta estar muy satisfecho y motivado con la conformación de dicho proyecto, pues alegan que los contenidos le resultan más comprensibles, teniendo en cuenta que están aprendiendo haciendo. El resto manifiesta que a pesar de que si considera que es una vía más motivante de impartir un contenido, aun no se sienten preparados para enfrentarse a las diferentes características de la familia por no contar con las habilidades necesarias para establecer una comunicación asertiva, lo que tiene mucho que ver con su capacidad de establecer una correcta relación interpersonal con las personas que los rodean.

Por otra parte los docentes y directivos concuerdan en un 100% que la dimensión extensionista debe integrar el componente académico y que las actividades que en él se realizan deben responder a los objetivos del año académico y los contenidos estimados para cada uno de ellos, por lo que manifiestan sentirse muy satisfechos con la gestión y creación de un proyecto propio de la carrera que responda a estos objetivos y que a través de sus acciones el profesor pueda contar con la metodología de cómo integrar los conocimientos de sus asignaturas y disciplinas en este contexto que sin dudas está más cerca del objeto social de los estudiantes de Logopedia.

El 70% de las familias demuestra estar motivada con la intencionalidad del proyecto por lo que le otorgan gran importancia a las acciones del proyecto, por contar con una vía para satisfacer sus dudas en torno al lenguaje de sus hijos y encontrar la atención necesaria para evitar que se agudicen las dificultades en su aprendizaje. Las familias orientadas en medio de la etapa de diagnóstico plantean que las orientaciones fueron agradables de fácil comprensión, lograron comprender cada una de las orientaciones y ejercicios por sí solas, las cuales les han permitido hacer algunos intentos para cambiar métodos inadecuados que utilizaban con sus hijos para corregirle lo mal dicho y así evitar dificultades en el desarrollo del lenguaje de su hijo.

Finalmente la figura refleja los altos niveles de satisfacción en los diferentes actores que participan en la gestión del proyecto.

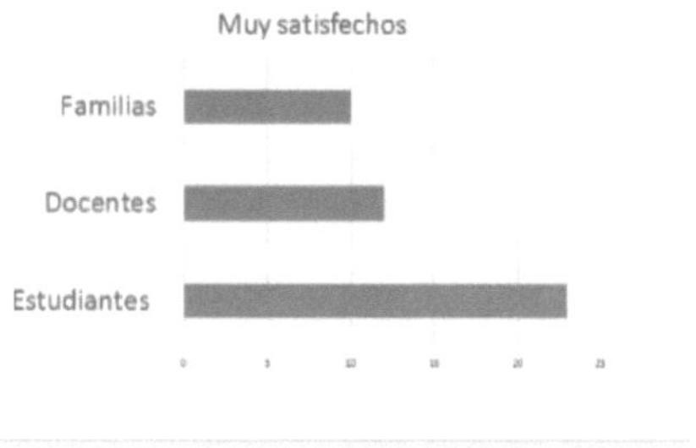

Figura 1. Estado de satisfacción. Fuente: Elaboración propia

5. DISCUSIÓN

Este proyecto garantizará desde las diferentes formas organizativas del proceso educativo, el dominio del sistema de conocimientos, habilidades y actitudes necesarios para la participación del estudiante en el proyecto y su convicción en cuanto a la función que como futuro logopeda le corresponderá desempeñar en la labor sociocultural comunitaria. La concepción del proyecto extensionista y comunitario, se estructura en concordancia con los objetivos, contenidos, métodos y demás componentes del proceso educativo.

El proyecto que se propone favorecerá a la formación inicial del Licenciado en Educación Logopedia involucrándolo en la caracterización de la comunidad a partir de la aplicación de metodologías científicas para que éste logre contribuir a la transformación social; activando las potencialidades educativas de la interacción bidireccional Universidad-Sociedad. Se sustenta además en la asunción por los participantes de una relación de aprendizaje interactivo en la que todos aportan y se benefician de los conocimientos y experiencias de los otros.

El proyecto extensionista y comunitario COMUNIDAD PRO_SALUD que se presenta lleva por nombre: Pro- salud Comunicativa. Tiene una duración de 3 años. Pertenece a la Facultad de Ciencias de la Educación. Departamento Educación Especial y Logopedia. Carrera Logopedia. Universidad de Oriente.

Es un proyecto de tipo extensionista y comunitario que tiene como objetivo general contribuir a la preparación de los estudiantes de la carrera Licenciatura en Educación. Logopedia para el ejercicio de la función de orientación a las familias para la prevención de trastornos del lenguaje en la primera infancia.

Del objetivo general mencionado se derivan objetivos específicos los cuales centran la atención a promover en los estudiantes las habilidades socioemocionales que favorecen el proceso de orientación a la familia; generar espacios para favorecer la ética profesional pedagógica; perfeccionar la Estrategia Educativa del año y la carrera; incentivar el protagonismo de estudiantes con la efectividad del proceso de trastornos del lenguaje, así como consolidar la motivación profesional a partir del vínculo Universidad-Sociedad.

Entre los resultados esperados con la implementación del proyecto se pretende lograr el perfeccionamiento de la estrategia educativa en el año y la carrera; una labor exitosa de los futuros logopedas en el ejercicio de la orientación a la familia; mayor preparación de los profesores y directivos para gestionar contenidos académicos a través de la extensión universitaria y la solución a los problemas sociales de las comunidades en estudio.

Se determinaron indicadores para evaluar el impacto los cuales están relacionados con la mayor motivación profesional de los estudiantes; mayor incorporación de contenidos académicos y de investigación en la dimensión extensionista; la preparación de las familias para realizar su labor educativa; así como la mayor relación hogar-escuela y la reducción de los trastornos del lenguaje en la primera infancia.

En la siguiente figura se sintetiza la estructura y esencia del proyecto, el cual parte de un objetivo general como se planteaba anteriormente

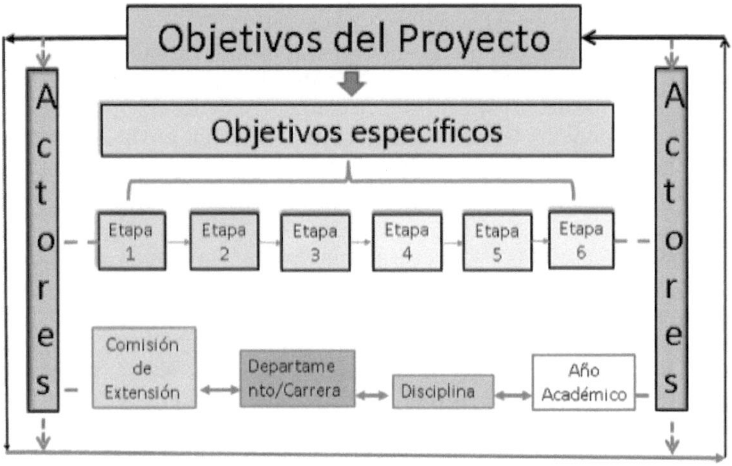

Figura 2. Estructura del Proyecto. Fuente: Elaboración propia

El objetivo del proyecto se va cumplimentar en el desarrollo de seis etapas las cuales están encaminadas a la preparación de estudiantes y profesores para la incorporación de contenidos académicos en la dimensión extensionista de las Estrategias educativas del año académico, así como la preparación de los estudiantes desde el desarrollo de las habilidades socioemocionales que le permitan brindar a las familias una orientación de calidad, logrando establecer una comunicación asertiva con ellas. Las orientaciones se realizan a través de sesiones de orientación, que serán evaluadas gracias a las posibilidades de control que ofrece el proceso de gestión.

Finalmente el proyecto fue sometido a valoración de los especialistas obteniendo como resultado que el 100 % de los especialistas valoran que la concepción del proyecto posibilita el proceso de formación integral del estudiante y la preparación de las familias en la prevención de los trastornos del lenguaje.

Que es pertinente porque propicia que se fusionen de manera integrada la Disciplina principal integradora y la Disciplina del ejercicio de la profesión.

El 100% coincide en señalar que las acciones del proyecto necesitan ajustar el tiempo de duración

Las principales sugerencias están relacionadas con la organización del proceso de orientación a las familias de manera que facilite la comprensión de las orientaciones por parte de las familias.

Valoraciones que se revelan a través de la siguiente figura.

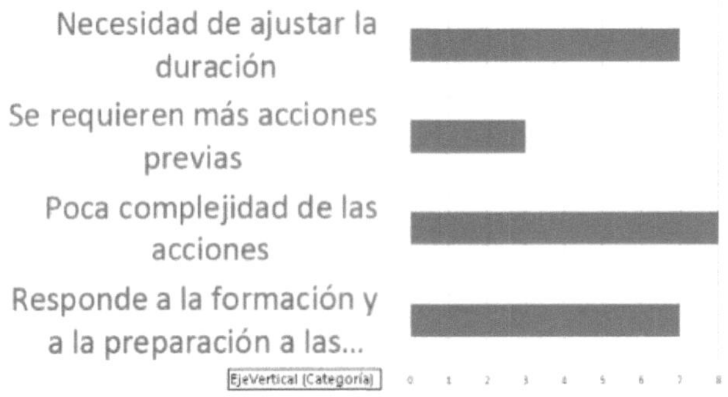

Figura 3. Valoraciones de los especialistas. Fuente: Elaboración propia

6. CONCLUSIONES

La aplicación del proyecto extensionista y comunitario para la orientación a las familias en la prevención de los trastornos del lenguaje y la comunicación en la primera infancia, resuelve la contradicción existente entre las aspiraciones de la carrera Licenciatura en Educación Logopedia y las necesidades de gestión de los procesos formativos universitarios específicamente la extensión universitaria, con lo cual se cumple el objetivo propuesto.

7. REFERENCIAS

Abreu E. y Ramos Y. (2010) *La extensión universitaria en el Centro Universitario: Realidades y retos.* www.eumed.net

American Psychiatric Association (2013). *Diagnostic and statistical manual of mental health disorders: DSM-5 (Fifth Edition).* American Psychiatric Publishing.

Alania, R., y Turpo, O. (2018). Desarrollo de habilidades sociales avanzadas en estudiantes de periodismo de una universidad peruana. *Espacios, 39*(52), 25-35.

González- Pérez, M., Ávila, M. y Yera, A. I. (2020). La gestión de la extensión universitaria en la formación inicial del docente. Análisis documental. *Educación y Sociedad, 18*(2), 74- 88. https://acortar.link/JoMc2b

Ramírez, E. y Mancebo, C. M. (2018). *La familia en la prevención de los trastornos del lenguaje.* https://es.calameo.com/books/006086635a3d73442060d

Ramírez, E. y Mancebo, M. (2019). *App ABCDroid* https://es.calameo.com/books/00608663520cc230640ea

Ramírez, E. y Mancebo, M. (2019). App ABCDroid La familia en la prevención de los trastornos del lenguaje. En VV. AA. *Memorias del VII Taller Internacional Educadores del Caribe.*

Ramírez, E. y Mancebo, M. (2019). Manual de orientación a la familia. https://es.calameo.com/books/00608663573aa8652d455

Ramírez, E., Mancebo, M. y Barceló, G. (2022). La gestión de la extensión universitaria para la solución de problemas profesionales del maestro logopeda en la comunidad. *Revista Edusol.* Número Especial.

Ramírez, E., Mancebo, M., Vinent, M. y Barceló, G. (2022). La gestión de la extensión universitaria para el desarrollo de habilidades profesionales. *Revista Bahía Magazine 3*(6). https://revistas.uleam.edu.ec/index.php/uleam_bahia_magazine

Téllez Rodríguez, N. (2020): El proyecto extensionista y comunitario desde el contexto de la Universidad de Oriente: recomendaciones y retos actuales. *Revista Atlante: cuadernos de educación y desarrollo.*. https://acortar.link/FDmA7w

Vigotsky, L. S. (1993). *Psicología y prioridades en la Educación Familiar*. Pueblo y Educación.

LA EDUCACIÓN INFANTIL Y LA ESCUELA RURAL: ITINERARIO NECESARIO PARA LA EQUIDAD EN EL SISTEMA EDUCATIVO ESPAÑOL

Javier Rodríguez Torres [1], *Laura Corrales Castaño* [1]

1. INTRODUCCIÓN

En un escenario global, con marcadas características neoliberales en aspectos políticos, económicos y sociales (Shumar y Madison, 2013) que suponen, además del consiguiente y progresivo avance de la privatización del sistema del bienestar (Beach, 2017) un avance de la desigualdad y que, por supuesto, en todo lo relacionado con la educación se acusa de forma visible.

La educación es fundamental para explicar las desigualdades sociales y es clave en la generación de oportunidades futuras de los individuos. Distintos estudios de la OCDE (2015, 2017, 2018) que concretamos en palabras de Pfeffer (2008) nos revelan que los sistemas educativos más equitativos son también los más efectivos, por consiguiente, la equidad debe constituirse como un objetivo ineludible de la política educativa y una cuestión fundamental de justicia distributiva y social.

El avance de la desigualdad despierta la preocupación de los países (ONU, 2020), que intentan poner freno al desigual estado de bienestar para todos los ciudadanos, en consecuencia, la Organización de Naciones Unidas el 25 de septiembre de 2015, 193 países se comprometen con 17 Objetivos de Desarrollo Sostenible (en adelante ODS) con sus correspondientes 169 metas y su cumplimiento para el 2030 a favor de los ciudadanos, el planeta y la prosperidad. En definitiva, podríamos decir que nos encontramos ante un Contrato Social Universal, es por lo que se vinculan desde su inicio a La Declaración Universal DE Derechos Humanos (ONU, 2020).

Estos Objetivos (ODS) se enfocan al desarrollo de un planeta más equilibrado, equitativo, comprometido y sostenible, es decir, frente a las políticas neoliberales: fin de la pobreza, fin del hambre, salud, bienestar y educación de calidad para todos.

Por lo que respecta al trabajo que desarrollamos, el objetivo que más directamente lo aborda es el número 4: Educación de calidad, buscando garantizar una educación inclusiva, equitativa y de calidad y promoviendo oportunidades de aprendizaje, mediante 7 metas y 3 submetas, a saber:

1. Universidad de Castilla - La Mancha (España).

METAS	
4.1	De aquí a 2030, asegurar que todas las niñas y todos los niños terminen la enseñanza primaria y secundaria, que ha de ser gratuita, equitativa y de calidad y producir resultados de aprendizaje pertinentes y efectivos
4.2	De aquí a 2030, asegurar que todas las niñas y todos los niños tengan acceso a servicios de atención y desarrollo en la primera infancia y educación preescolar de calidad, a fin de que estén preparados para la enseñanza primaria
4.3	De aquí a 2030, asegurar el acceso igualitario de todos los hombres y las mujeres a una formación técnica, profesional y superior de calidad, incluida la enseñanza universitaria
4.4	De aquí a 2030, aumentar considerablemente el número de jóvenes y adultos que tienen las competencias necesarias, en particular técnicas y profesionales, para acceder al empleo, el trabajo decente y el emprendimiento
4.5	De aquí a 2030, eliminar las disparidades de género en la educación y asegurar el acceso igualitario a todos los niveles de la enseñanza y la formación profesional para las personas vulnerables, incluidas las personas con discapacidad, los pueblos indígenas y los niños en situaciones de vulnerabilidad
4.6	De aquí a 2030, asegurar que todos los jóvenes y una proporción considerable de los adultos, tanto hombres como mujeres, estén alfabetizados y tengan nociones elementales de aritmética
4.7	De aquí a 2030, asegurar que todos los alumnos adquieran los conocimientos teóricos y prácticos necesarios para promover el desarrollo sostenible, entre otras cosas mediante la educación para el desarrollo sostenible y los estilos de vida sostenibles, los derechos humanos, la igualdad de género, la promoción de una cultura de paz y no violencia, la ciudadanía mundial y la valoración de la diversidad cultural y la contribución de la cultura al desarrollo sostenible
SUBMETAS	
4.a	Construir y adecuar instalaciones educativas que tengan en cuenta las necesidades de los niños y las personas con discapacidad y las diferencias de género, y que ofrezcan entornos de aprendizaje seguros, no violentos, inclusivos y eficaces para todos
4.b	De aquí a 2030, aumentar considerablemente a nivel mundial el número de becas disponibles para los países en desarrollo, en particular los países menos adelantados, los pequeños Estados insulares en desarrollo y los países africanos, a fin de que sus estudiantes puedan matricularse en programas de enseñanza superior, incluidos programas de formación profesional y programas técnicos, científicos, de ingeniería y de tecnología de la información y las comunicaciones, de países desarrollados y otros países en desarrollo
4.c	De aquí a 2030, aumentar considerablemente la oferta de docentes calificados, incluso mediante la cooperación internacional para la formación de docentes en los países en desarrollo, especialmente los países menos adelantados y los pequeños Estados insulares en desarrollo

Tabla 1. Metas y submetas que componen el ODS 4. Fuente: https://www.un.org/sustainabledevelopment/es/education/

Por otro lado, la combinación de una baja natalidad, el envejecimiento y la progresiva desaparición de tejido productivo es una mezcla peligrosa si se refieren, especialmente, a zonas rurales. Pérdidas continuadas de población en beneficio de las áreas urbanas lastran un problema difícil de resolver y, con perspectivas nada optimistas en el futuro según indican organismos como la Organización de las Naciones Unidas (ONU).

Según esta organización (ONU), en 2020 un 43,83% de la población mundial vivía en áreas rurales. Para 2050, estiman que bajará al 31,64%. La ONU muestra que este problema de la despoblación rural se ceba más con los países desarrollados. En España, en 2050 prácticamente solo una de cada diez personas vivirá fuera de ciudades.

Esta realidad, en relación con el objetivo 4, nos sitúa frente a otro ODS, el objetivo 11, Ciudades y comunidades sostenibles, que busca que las ciudades y los asentamientos humanos sean inclusivos, resilientes y sostenibles. En este objetivo, se proponen 7 metas y 3 submetas, para nuestro propósito nos referiremos a la siguiente submeta:

> *11.a. De aquí a 2030, apoyar los vínculos económicos, sociales y ambientales positivos entre las zonas urbanas, periurbanas y rurales fortaleciendo la planificación del desarrollo nacional y regional (ONU, 2020)*

Entendemos que un sistema educativo basado en la equidad no manifiesta esta condición solo con el tratamiento igualitario del alumnado o evitación de actitudes de discriminaciones o el fomento de las expectativas del profesorado con respecto al alumnado; desde nuestro punto de vista, es imprescindible, además, conferir mayores inversiones y aumentar la cantidad y calidad de la formación docente que se transfieran de forma significativa al día a día de las instituciones escolares.

Desde esta concepción de la equidad manifestada, identificamos dos ámbitos donde la desigualdad acecha en nuestro sistema educativo por distintas razones: la educación infantil y la escuela rural.

2. OBJETIVOS

La globalización está presente en los centros y en las aulas, y es todo un desafío para la educación, por ello, desde este trabajo se pretende de forma general: generar dinámicas para favorecer sentimientos de pertenencia y prevenir la adquisición de valores relacionados con la discriminación y la desigualdad supone un reto para profesorado y educadores.

A partir del anterior, se plantean dos objetivos específicos: 1) advertir como el posicionamiento de las instituciones con respecto a los grandes temas globales y sus desarrollos legislativos y curriculares pueden producir falta de equidad en los entornos educativos. 2) fomentar en las comunidades educativas el sentimiento de pertenencia como reto para alcanzar la equidad.

3. METODOLOGÍA

El método de investigación tiene un enfoque cualitativo, de tipo descriptivo, que permite dar flexibilidad y variedad de instrumentos que este método nos aporta en la obtención de información como en su validación posterior. Esta forma de hacer nos permite el análisis en relación entre las metas de los ODS y la legislación y elementos curriculares y más de Educación Infantil de la comunidad donde nos centramos: Castilla-La Mancha. Por consiguiente, el análisis documental se convierte en una actividad sistemática y planificada.

Partiendo de los intereses del trabajo, naturaleza del tema y emergencia de algunas evidencias nos ha llevado a considerar que trabajar con fuentes documentales es la mejor manera para conseguir nuevos conocimientos sobre los temas a tratar. El procedimiento ha ido por fases:

1. Definir el universo del material documental.
2. Seleccionar la muestra, debido a la temática se ha establecido una búsqueda bibliográfica extensa en bases de datos educativas, en especial, ERIC, Education Database y multidisciplinares como Scopus, a través de diferentes fuentes, para la concreción de la temática del trabajo.
3. Definir las unidades de análisis básicas que se van a recoger (palabras, frases, párrafos, textos completos e imágenes).
4. Codificar las categorías conceptuales, comenzando por el análisis de las fuentes legislativas, las cuales establecieron el patrón de codificación de las fuentes bibliográficas.
5. Hacer un pretest de la codificación hecha seleccionando correctamente la bibliografía utilizada y estableciendo los elementos del análisis.
6. Realizar el análisis de la documentación bibliográfica de manera exhaustiva, dando respuesta a los objetivos planteados en el trabajo.

4. DESARROLLO DE LA INVESTIGACIÓN

La educación infantil

Tras la generalización de la educación en los años 70 del pasado siglo y, de forma especial, con el fin de la dictadura, el sistema educativo español comienza una transformación que aún perdurará en el tiempo. Con respecto a otros países de nuestro entorno hay una tardía expansión del proceso de escolarización que se manifestará en una notable brecha generacional y una asimetría entre zonas con distintos niveles de desarrollo económico.

Una vez promulgada la Constitución Española (1978), coincidimos con Bonal (2000) que la equidad de nuestro sistema educativo se ha visto condicionada por la ideologización del artículo 27 por parte de los distintos partidos políticos en su alternancia en labores de gobierno, que nos ha conducido a sucesivas reformas educativas, sin que ninguno de ellos llegase a cristalizar en políticas generadoras de una auténtica equidad y que por otro lado, han supuesto conflicto social y se han manifestado incapaces de alcanzar algún tipo de pacto.

La educación infantil en nuestro sistema educativo, desde la LOGSE (1990), está comprendida por dos ciclos, que las sucesivas legislaciones han mantenido inalterables, con alguna regresión que expondremos posteriormente (LOCE, 2002; LOE, 2006; LOMCE, 2013) hasta llegar a la vigente LOMLOE (2020):

- Primer ciclo: 0 – 3 años
- Segundo ciclo: 3 – 6 años

Si partimos de la evidencia de distintos estudios internacionales (Cebolla-Boado et al. 2017; Kautz et al., 2016) que evidencian la relevancia y efectos de esta etapa en su totalidad, para que el trabajo realizado en ella favorezca el rendimiento competencial y por tanto menores tasas de abandono y un mayor éxito académico, estamos ante una de las claves de cualquier sistema educativo y ante una evidencia que, sin duda, será garante de la equidad (Heckman, 2006).

Sin embargo, el acceso a la educación infantil en el primer ciclo resulta muy dependiente del nivel de renta de las familias, debido a la gran debilidad de la oferta que se realiza desde los centros públicos y, por consiguiente, hay una barrera institucional hasta llegar a la gratuidad en el ciclo 3 – 6 años.

La realidad de la educación infantil en cuanto a su concepción y acceso, reflejada en las distintas legislaciones las plasmamos en la siguiente tabla (Tabla 2), de forma que podamos observar, si existe, evolución y tomar en consideración la importancia de la urgencia de inversiones, que como veíamos con anterioridad, redunden en el conjunto del sistema educativo.

	LOGSE, 1990 Arts. 7 a 11	LOCE, 2002 Arts. 11 a 13	LOE, 2006 Arts. 12 a 16	LOMCE, 2013 Arts. 12 a 15	LOMLOE, 2020 Arts. 12 a 15
ORGANIZACIÓN	Ciclos Primer ciclo: 0 – 3 Segundo ciclo: 3 – 6	Segundo ciclo: 3 - 6	Ciclos Primer ciclo: 0 – 3 Segundo ciclo: 3 – 6		
CARÁCTER	Enseñanza no Obligatoria Voluntaria por parte de las familias		Enseñanza no Obligatoria Voluntaria por parte de las familias En ambos ciclos se reconoce su carácter educativo		
FINANCIACIÓN	Se garantiza la escolarización 3 – 6 en centros públicos y centros privados concertados		Gratuito segundo ciclo e incremento de oferta de plazas públicas en primer ciclo		Lo establecido en la LOE, además, se establece coordinación de políticas con corporaciones locales y entidades privadas, para incrementar las plazas en primer ciclo
CENTROS	Los centros de educación infantil podrán impartir primer ciclo, segundo o ambos		Los centros de educación infantil podrán impartir primer ciclo, segundo o ambos		Se promoverá la existencia de centros con ambos ciclos y otras etapas educativas

PROFESIONALES	Maestros/as con la especialidad correspondiente (segundo ciclo). Primer ciclo otros profesionales cualificados	Maestros/as con la especialidad correspondiente			
PARTIDO POLÍTICO EN EL GOBIERNO	PSOE	PP	PSOE	PP	PSOE/UP

Tabla 2. Metas y submetas que componen el ODS 4. Fuente: elaboración propia.

Otros avances en la actual legislación (LOMLOE, 2020) que nos acercan a la equidad.

Con respecto a anteriores legislaciones con esta ley se introducen cambios importantes que, como se expone en la exposición motivos, tienen como objetivo adaptar el sistema educativo y, en especial, la educación infantil, a los retos y desafíos del siglo XXI en el marco de la Unión Europea y la UNESCO para abordar los objetivos de desarrollo sostenible (2030). Desde este enfoque global, los principios y fines de la educación infantil persiguen el cumplimiento efectivo de los derechos de la infancia según lo establecido en la Convención sobre los Derechos del Niño de Naciones Unidas (art. 14.5), la inclusión educativa y la aplicación de los principios del Diseño Universal para el aprendizaje.

Por otro lado, y por primera vez en la historia de la educación infantil, haciendo uso de la competencia estatal para la coordinación general del sistema educativo, para la fijación de las enseñanzas mínimas (arts. 6 y 14.7 de la LOMLOE) se encomienda al Gobierno, en colaboración con las Comunidades Autónomas, la definición de los contenidos educativos del primer ciclo, que quedan recogidos definitivamente en el Real Decreto 95/2022 de 1 de febrero.

Este Real Decreto dota a la etapa de educación infantil de una estructura que viene determinada de este modo:

Para el conjunto de la etapa:

- Objetivos
- Fines y principios generales y pedagógicos
- Áreas para cada ciclo
    - Crecimiento en armonía
    - Descubrimiento y exploración del entorno
    - Comunicación y representación de la realidad
- Competencias clave (anexo I del RRDD) que se iniciará su trabajo desde el comienzo de la etapa.
    - Competencia en comunicación lingüística
    - Competencia plurilingüe
    - Competencia matemática y competencia en ciencia, tecnología e ingeniería
    - Competencia digital
    - Competencia personal, social y de aprender a aprender
    - Competencia ciudadana

- Competencia emprendedora
- Competencia en conciencia y expresiones culturales

Para cada una de las áreas de cada ciclo

- Criterios de evaluación
- Saberes básicos

Destacamos de manera singular, la importancia de la autonomía pedagógica y organizativa a que se dota a los centros educativos, para favorecer el trabajo del profesorado y la actividad investigadora a partir de la práctica cotidiana (LOMLOE, 2020). Además, se garantiza la continuidad del proceso de formación del alumnado y la transición con la siguiente etapa educativa, estableciéndose los cauces necesarios de coordinación entre los tutores de ambas etapas, esto se verá facilitado con la elaboración de un informe sobre el desarrollo y necesidades, si la hubiese, en el proceso de aprendizaje de cada alumno.

Para finalizar este apartado, destacamos, el papel primordial que se otorga a las familias y la necesidad de colaboración estrecha y continua con ellos.

La escuela rural

Con el desarrollismo expansivo de los años 70 del pasado siglo (Figura 1) cambió la percepción que se había tenido de la escuela rural. El país comienza a industrializarse dando paso a uno de los cambios económicos, sociales y educativos más drásticos de la sociedad rural española, donde la escuela rural va siendo sustituida por la urbana. La sociedad se instala en las grandes urbes provocando la "desruralización" por los movimientos migratorios del campo a la ciudad suponiendo "la necesidad de nuevas instalaciones escolares en zonas urbanas y el reagrupamiento de la población escolar en zonas que se quedaban despobladas conllevando a la desaparición de muchas escuelas rurales" (Abós et al., 2015, p. 75).

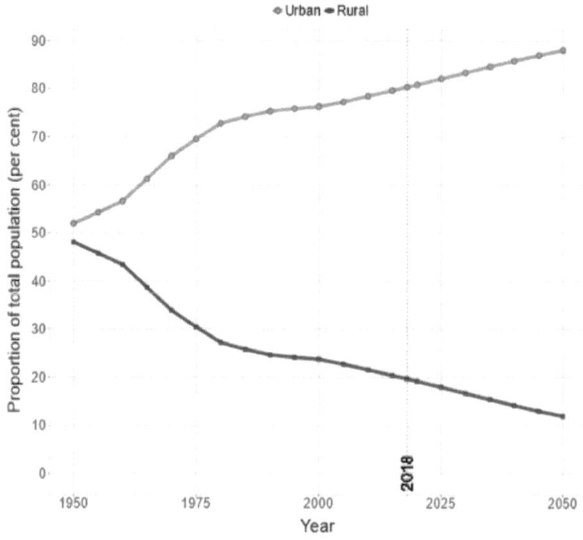

Figura 1. Porcentaje de población en áreas urbanas y rurales en España. Fuente: De World Urbanization Prospects, por United Nations (2018), https://population.un.org/wup/Country-Profiles/

Con la promulgación de la Constitución (1978) se comienza a regular que los colegios unitarios e incompletos tuviesen existencia a partir de 4 alumnos (Díaz & Díaz, 2019). Sin embargo, será en 1982 con la llegada del PSOE al gobierno, cuando se publica el Real Decreto sobre Educación Compensatoria de 27 de abril de 1983 y la Ley Orgánica 8/1985, de julio, reguladora del Derecho a la Educación siendo este momento esperanzador para la escuela rural (Quintero, 2014). Posteriormente se crean los Colegios Rurales Agrupados con el Real Decreto 2731/1986 de 24 de diciembre, en el preámbulo de dicha ley se especifica que son centros que mediante vías de organización escolar y con criterios dinámicos y flexibles en la distribución de recursos, satisfacen las aspiraciones de comunidades rurales, facilitando el desarrollo educativo y afectivo del alumnado.

En el continuo legislativo la Ley Orgánica 1/1990, de 3 de octubre, de Ordenación General del Sistema Educativo adolece de consideración hacia la escuela rural, no existe un modelo escolar rural organizado, ni una formación profesional en el medio rural, ni desarrollo e implantación de educación secundaria obligatoria en ámbitos rurales. Este aspecto fue muy criticado y, desde nuestro punto de vista, se perdió una gran oportunidad para con la equidad en el sistema educativo español. Ninguna otra legislación abundó sobre el respecto hasta la Ley Orgánica 2/2006, de 3 de mayo, de Educación, en donde por primera vez en una ley estatal de educación, aparecía un artículo donde su título hace referencia a las escuelas rurales, llamado igualdad de oportunidades en el mundo rural, donde se establece que:

> *Las Administraciones educativas tendrán en cuenta el carácter particular de la escuela rural para proporcionar los medios y sistemas organizativos necesarios para*

> *atender a sus necesidades específicas y garantizar la igualdad de oportunidades. (Capítulo II, Artículo 82, p. 122912)*

En la actual ley vigente de 3/2020, de 29 de diciembre, por la que se modifica la Ley Orgánica 2/2006, de 3 de mayo, de Educación, la escuela rural aparece como un pilar fundamental para paliar la despoblación y da un paso más que en la Ley Orgánica 2/2006, de 3 de mayo, de Educación. Reconoce el carácter particular de la escuela rural y aquí se hace referencia al carácter específico planteando en su preámbulo:

> *Se insiste en la atención especial que las Administraciones educativas deben prestar a la escuela rural, proporcionándola los medios y sistemas organizativos necesarios para atender a sus necesidades, y favoreciendo la permanencia en el sistema educativo de los jóvenes de las zonas rurales e insulares más allá de la educación básica. (p. 122877)*

Desde la comunidad autónoma dónde nos ubicamos, Castilla – La Mancha, debido a la importancia del tema y sus repercusiones más si cabe que en otras regiones del país, se ha elaborado la Ley 2/2021, de 7 de mayo, de Medidas Económicas, Sociales y Tributarias frente a la Despoblación y para el Desarrollo del Medio Rural en Castilla-La Mancha que indica que se contribuirá a la igualdad en el acceso a la educación, mantenimiento y fijación de la población en este medio mediante la garantía de la apertura de colegios rurales de Educación Infantil y Primaria, con ratios adaptadas a las demandas del alumnado por parte de la Administración Regional (Capítulo II, Artículo 31). Ante ello, la escuela rural cobra una importantísima labor, más considerando el gran índice de población situada en entornos rurales en Castilla-La Mancha (Figura 2).

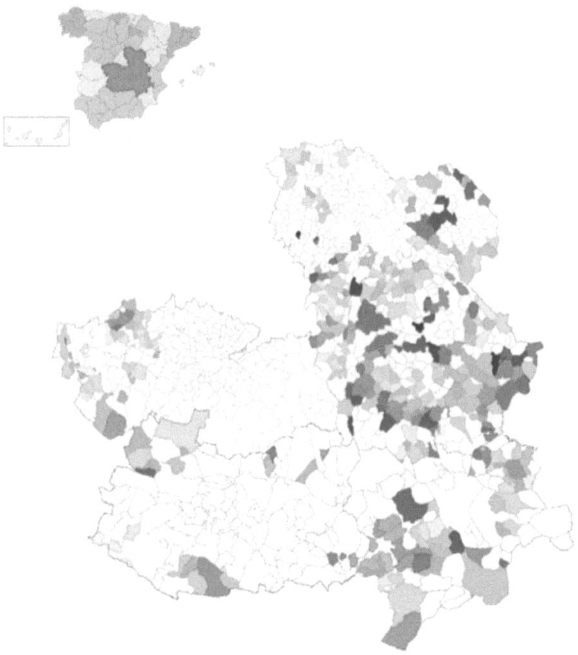

Figura 2. Mapa de CRA de Castilla – La Mancha. Fuente: Elaboración propia. Nota: En el mapa se muestran todos los municipios de Castilla – La Mancha que pertenecen a un Centro Rural Agrupado (CRA).

Modelo de Colegio Rural Agrupado en Castilla-La Mancha

Se define Colegio Rural Agrupado (en adelante CRA) como "la organización basada en la agrupación de varias unidades que constituyen un colegio y cuyo ámbito se extiende entre varias localidades" (Bravo, et al., 2000, p.316).

La Orden de 02/07/2012, de la Consejería de Educación, Cultura y Deportes define los CRA como:

> *El colegio rural agrupado está compuesto por las escuelas públicas de distintas localidades cuyas comunidades educativas, de acuerdo con el procedimiento establecido en la normativa vigente, han manifestado su intención y han sido autorizadas por la Dirección General competente, para formar un solo centro. Las distintas escuelas que componen un colegio rural agrupado se denominan secciones. (Capítulo V,106, p 21823*

Tapia y Castro (2015) indican lo siguiente:

> *Un Colegio Rural Agrupado, es un centro educativo donde se imparten las enseñanzas de Educación Infantil y Educación Primaria en un entorno rural ... Otra característica específica de estos centros son las aulas mixtas, es decir, varios niveles educativos en*

> *una misma aula. Las ratios de estas aulas mixtas suelen ser más bajas que en las aulas ordinarias comunes y generalizadas de nuestro sistema educativo. (p. 416-417).*

La Viceconsejería de Educación (2021) de Castilla-La Mancha lo define como "los colegios rurales agrupados, son un tipo de centro educativo formado por la unión de escuelas unitarias y pequeñas, incompletas, que se encuentran en la misma zona o comarca."

Respecto a los CRA, existen dos tipos de centros que surgen para su apoyo, los Centros Rurales de Innovación Educativa (CRIE) y los Centros de Recursos y Asesoramiento a la Escuela Rural (CRAER) (Gil et al., 2009).

Para la formación de un CRA, se requerirán las siguientes características:

- El número de localidades debe ser mínimo tres y máximo ocho.
- El número de unidades resultantes en cada CRA será de al menos seis, para poder contar con equipo directivo.
- La distancia máxima de una localidad a la cabecera no será superior a 30 kilómetros.
- Los centros completos de nueve unidades o más no podrán formar parte del CRA.

En referencia a la supresión, podrá ocurrir cuando el número de alumnado escolarizado recomiende su funcionamiento como centro independiente o cuando ocurran circunstancias que impidan la consecución de objetivos.

5. CONCLUSIONES

En una sociedad democrática, la educación, es la clave fundamental de todo el entramado social. Sin embargo, la población más vulnerable ve, la más de las veces, limitados sus derechos, agravando las dificultades, ahondando en las desigualdades y alejándonos a todos de la equidad. Como hemos visto en el trabajo que presentamos, esta situación deriva de factores que obedecen, entre los más importantes, a una insuficiente financiación por parte de las instituciones públicas y las desigualdades entre territorios, en gran parte, también producto de la primera.

La educación no puede mantenerse ajena a la realidad social y política donde el escenario mundial conlleva de manera inequívoca a una redefinición del nuevo marco y paradigma educativo. Una Educación para la Ciudadanía Global implica adecuar todos los elementos curriculares para favorecer y alcanzar la equidad, la igualdad y la justicia social en sus procesos de enseñanza aprendizaje para todo el alumnado sin excepción.

La reorganización económica y política de las sociedades se ha convertido en un fenómeno de carácter global y supone, dependiendo de las medidas implantadas para fomentar la igualdad social, del aumento o no de desigualdades en determinados colectivos, en este caso en concreto, del alumno perteneciente a los Colegios Rurales Agrupados. Por ello, este escenario social y su impacto en la población, hace necesario una redefinición de los conceptos de equidad y justicia social educativa.

Generar una educación en red donde las relaciones grupales favorezcan sentimientos de pertenencia y así prevenir, entre otras circunstancias, el absentismo, la discriminación y la desigualdad supone un reto para toda la comunidad educativa. Y solo desde la base con la figura de los maestros y las familias hasta las instituciones educativas de carácter más administrativo y legislativo pueden hacerlo posible capacitando a la educación de nuestro país de poder plural e igualitario.

"No dejar a nadie atrás" como lema de los ODS, tiene mucho que ver con el refuerzo y la apuesta decidida por la educación, como hemos visto en la introducción del trabajo (Objetivo 4). Desde esta mirada, valoramos los esfuerzos que, desde el Gobierno central y autonómicos realizan para adaptar la nueva legislación en el cumplimiento de los ODS. No obstante, quedan brechas abiertas por lo que es recomendable seguir haciendo seguimiento e ir aportando, cada cual, desde su rol profesional, acciones, trabajos... que cristalicen en mejoras para el presente y futuro de la educación de nuestras respectivas comunidades.

6. REFERENCIAS

Abós, P., Boix, R., Bustos, A., Domingo-Peñafiel, L., Domingo, V., Ramo, M. (2015). La escuela rural y la política educativa española. Diferencias entre Comunidades Autónomas: Andalucía, Aragón y Cataluña. *International Studies on Law and Education,* 19, 73-90. https://n9.cl/m4wbw

Bartolomeu, A. Formación específica en compensación educativa e intercultural para agentes educativos. Murcia 6 de Marzo de 2002. http://enxarxats.intersindical.org/escolarural/CE_cra.pdf

Beach, D. (2017). Whose justice is this! Capitalism, class and education justice and inclusion in the Nordic countries: Race, space, and class history. *Educational Review,* 69(5), 620-637. https://doi.org/10.1080/00131911.2017.1288609

Bolívar, A. (2002). Nuestra propuesta de educación democrática. *Cuadernos de Pedagogía,* 317, 53-56.

Bonal, X. (2000). Interest Groups and the State in Contemporary Spanish Education Policy. *Journal of Education Policy, 15*(2), 201-216.

Bonal, X., Castejón, A., Zancajo, A. y Castel, J L. (2015). *Equitat i Resultats Educatius a Catalunya.* Fundació Jaume Bofill.

Bravo, E., Ponce de León, E., Torroba, T. (2000) Los colegios rurales agrupados, primer paso al mundo docente. *Contextos educativos*, 3, 315-347.

Cebolla-Boado, H., Radl, J. y Salazar, L. (2017). Preschool education as the great equalizer? A cross-country study into the soures of inequality in reading competence. *Acta Sociológica, 60*(1), 41 - 60.

Consejería de Educación, Cultura y Deportes. (2021). Orden 10/2021, de 3 de febrero, de la Consejería de Educación, Cultura y Deportes, por la que se publica la plantilla, la composición de unidades y otros datos de determinados colegios de Educación Infantil y Primaria, colegios rurales agrupados y centros de Educación Especial

Díaz, F, Díaz, J. F. (2019). *La escuela rural a través de la legislación española.* Museo del niño.

Gil, M., Alfaro, T., Odete, M., Heredero, E S. (2009). Análisis de la escuela rural española: Estudio de casp. *Revista iberoamericana de Estudos em Educaçao*, *4*(1), 13-54. https://dialnet.unirioja.es/servlet/articulo?codigo=6202479

Heckman, James J. (2006). Skill Formation and the Economics of Investing in Disadvantaged Children. *Science*, *312*(5782): 1900–1902. https://doi.org/10.1126/science.1128898.

Jefatura del Estado. (1970). Ley 14/1970, de 4 de agosto, General de Educación y Financiamiento de la Reforma Educativa.

Jefatura del Estado. (1985). Ley Orgánica 8/1985, de 3 julio, reguladora del Derecho a la Educación.

Jefatura del Estado. (1990). Ley de Ordenación General del Sistema Educativo español LOGSE de 1990.

Jefatura del Estado. (2002). Ley Orgánica 10/2002, de 23 de diciembre, de Calidad de la Educación.
Jefatura del Estado. (2006). Ley Orgánica 2/2006, de 3 de mayo, de Educación.
Jefatura del Estado. (2013). Ley Orgánica 8/2013, de 9 de diciembre, para la mejora de la calidad educativa.
Jefatura del Estado. (2020). Ley Orgánica 8/2020, de 29 de diciembre, por la que se modifica la Ley Orgánica 2/2006, de 3 de mayo, de Educación.
Kautz, T., Heckman, J.J., Diris, R., Weel, B. and Borghans, L. (2016). *Fostering and Measuring Skills Improving Cognitive and Non-Cognitive Skills to Promote Lifetime Success.* Paris.
Ley 2/2021, de 7 de mayo, de Medidas Económicas, Sociales y Tributarias frente a la Despoblación y para el Desarrollo del Medio Rural en Castilla-La Mancha.
Ministerio de Derechos Sociales y Agenda 2030, (2021). *Retos país para la Estrategia de Desarrollo Sostenible. Propuesta del grupo de trabajo de la comisión permanente del consejo de Desarrollo sostenible para la Agenda 2030.* 17 de enero de 2021. https://www.agenda2030.gob.es/recursos/docs/GTEstrategia_Retos-pais_CDS.pdf
Ministerio de Educación y Ciencia. (1983). Real Decreto sobre Educación compensatoria de 27 de abril de 1983.
Ministerio de Educación y Ciencia. (1986). Real Decreto 2731/1986, de 24 de diciembre, sobre constitución de Colegios Rurales Agrupados de Educación General Básica.
OECD. (2015). *Education at a Glance 2015.* Paris.
OECD. (2017). *Education at a Glance 2017.* Paris.
OECD. (2018). *Education at a Glance 2018.* Paris.
ONU. (1948). *Declaración Universal de Derechos Humanos,* 10 diciembre 1948, núm. 217 A (III). https://www.refworld.org.es/docid/47a080e32.html
ONU. (1989). *Convención sobre los Derechos del Niño.* Adoptada y abierta a la firma y a la ratificación por la Asamblea General en su resolución 44/25, de 20 de noviembre de 1989. Entrada en vigor: 2 de septiembre de 1990.
ONU. (2015). *Transformar nuestro mundo: La Agenda 2030 para el Desarrollo Sostenible.* A/RES/70/1. 25 de septiembre de 2015. https://www.un.org/ga/search/view_doc.asp?symbol=A/RES/70/1&Lang=S.
ONU. (2020). *Informe de los objetivos de desarrollo sostenible 2020.* https://n9.cl/nlm9r
Pfeffer, F. T. (2008). Persistent inequality in educational attainment and its institutional context, *European Sociological Review,* 24, 543–565.
Rayón, L., Heras de las, A. M. (2012). Una escuela rural en transformación: De una ciudadanía local a una ciudadanía global. Aprender a aprender. *Enseñanza y evaluación del aprendizaje autorregulado, 16*(1), 326-243. https://recyt.fecyt.es/index.php/profesorado/article/view/42853
Shumar, W. y Madison, N. (2013). Ethnography in a virtual world. *Ethnography and Education*, 8(2), 255-272. https://doi.org/10.1080/17457823.2013.792513
Tapia, L., Castro, P. (2015). Educar desde un CRA. *Tendencias Pedagógicas*, 24, 415-418. https://revistas.uam.es/tendenciaspedagogicas/article/view/2115
Viceconsejería de Educación, Servicio de Ordenación Académica, Documentación y Estadística. (2021). *Colegios Rurales Agrupados Castilla-La Mancha.*

PUENTES ENTRE TEORÍA Y PRAXIS. ESCUELA INFANTIL INCLUSIVA Y DISCAPACIDAD EN UNA PROPUESTA DE INNOVACIÓN DOCENTE UNIVERSITARIA

Aurora María Ruiz-Bejarano[1], *Almudena Cotán-Fernández*[2]

1. INTRODUCCIÓN

La educación inclusiva implica abarcar la diversidad humana, así como valorar y apoyar la pertenencia y plena participación de todas las personas en la sociedad (Cologon, 2013). Este hecho conlleva la defensa de los derechos de la infancia, así como la propuesta de procesos educativos libres de creencias discriminatorias, estigmas y actitudes excluyentes, precisamente, mediante el desarrollo y la puesta en práctica de valores, políticas y prácticas inclusivos (Cologon, 2014).

Ofrecer espacios para el desarrollo de procesos educativos inclusivos, equitativos y de calidad es uno de los principales retos actuales (Carrington *et al.*, 2019). Así lo evidencian numerosas acciones, la aprobación de acuerdos y la publicación de documentos diversos, como la Agenda 2030 para el Desarrollo Sostenible, la Convención sobre los Derechos de las Personas con Discapacidad (2008) y la Estrategia Europa 2020 para un Crecimiento Inteligente, Sostenible e Integrador (2014). Todas estas medidas y acciones persiguen salvaguardar el derecho a una educación de calidad que sea equitativa y esté basada en la justicia social. Así, garantizar la igualdad de oportunidades, valorar la diversidad del alumnado presente en las aulas, promover su desarrollo integral, fomentar su autonomía y autodeterminación, son cuestiones que se muestran esenciales para construir una sociedad más inclusiva (Orozco & Moriña, 2020).

En esa línea, cabe recordar que para autores como Freire (1970) o Dewey (1916), la educación es un sistema que debe garantizar los procesos democráticos y de justicia social, centrándose en reducir o eliminar cualquier sistema de opresión (interno o externo). Tal y como indican Nutbrown y Clough (2009, p. 192), "los educadores respetuosos incluirán a todos los niños".

Además, una educación basada en el modelo de educación inclusiva, destaca la importancia de aquellos contextos donde exista una cultura de colaboración que fomente la solución de problemas y superación de los obstáculos existentes (Royster *et al.*, 2014), enfatizando el sentido de pertenencia y la participación activa de todo el alumnado en los procesos educativos (Ainscow, 2007; Sapon-Shevin, 2013; Slee, 2010). Además, la inclusión educativa, parte del derecho a la educación de todos los ciudadanos (derecho

---

1. Universidad de Cádiz (España)
2. Universidad de Sevilla (España)

reconocido en el artículo 27 de la Constitución Española de 1978) que ha de ejercerse bajo la autonomía y responsabilidad de los centros educativos y su personal, ya que, tal y como indican Escudero y Martínez (2011, p.93):

> *la educación inclusiva no solo supone el derecho de personas con procedencias, bases y capacidades diferentes al entrar y permanecer en las escuelas, sino también una reestructuración y cambios de las organizaciones educativas y del sistema en su conjunto en orden a responder a todos los estudiantes.*

Por tanto, se puede afirmar que la inclusión educativa es un derecho esencial y fundamental del ser humano, que requiere de recursos personales, materiales, políticas, organizaciones educativas y prácticas pedagógicas llevadas a cabo a través de valores y creencias que se centran en apoyar las necesidades de cada alumno y alumna en particular, así como de todo el alumnado en general, generando un sentimiento de pertenencia y seguridad (Arnáiz, 2003, 2019).

Vista así, la educación inclusiva no se trata en hacer "favores especiales", ni de bajar el nivel de aprendizaje, ni de hacer que alguien se tenga que ajustar a normativo para poder acceder a una comunidad o, desde una perspectiva educativa, al aprendizaje (Cologon, 2014). Justo al contrario, se considera como "una forma de vivir, como un estilo particular de actuar y participar en la sociedad, de comprensión y consideración de cada persona" (Cotán, 2015, p.144). Por tanto, la inclusión "es una filosofía de aceptación y de creación de un marco en el que todos los niños y las niñas, independientemente de su[s] capacidad[es], sexo, lengua u origen cultural, puedan ser valorados con el mismo respeto y recibir las mismas oportunidades" (Prosser & Loxley, 2007, p. 57). Se requiere de un importante proceso de transformación cultural y educativa para luchar contra los procesos discriminatorios y segregadores, en todas sus formas. Se demanda un fuerte ejercicio de compromiso y reflexión continuo por parte de los profesionales de la educación (Cologon, 2014).

Existen numerosos estudios que abordan la importancia del diseño de procesos educativos inclusivos prácticos en etapas obligatorias y post-obligatorias de la enseñanza, como es el caso de la etapa de Educación Primaria, Educación Secundaria Obligatoria o, incluso, la etapa universitaria (Carballo *et al.*, 2021; Cotán *et al.*, 2021; Lorenzo Lledó *et al.*, 2019; Osborne, 2019). Sin embargo, en la etapa de Educación Infantil, especialmente, en el primer ciclo (0-3 años), no existen suficientes estudios al respecto (Akriom & Harfiani, 2019; Cologon, 2013, 2014). Este capítulo cobra especial relevancia por dos motivos: en primer lugar, por ocupar un espacio en la literatura científica y abordar la importancia del desarrollo de prácticas educativas inclusivas en la etapa de Educación Infantil, y; en segundo lugar, por desarrollar una propuesta de innovación con un enfoque práctico, sobre cómo es posible desarrollar este tipo de acciones educativas en las aulas.

Los procesos de desarrollo educativos inclusivos en la etapa de Educación Infantil, especialmente en el tramo de 0 a 3 años, son esenciales para garantizar que todo el alumnado tenga igualdad de oportunidades de acceder a una educativa equitativa, inclusiva y de calidad (Windarsih *et al.*, 2017). Ante este contexto, en el presente capítulo se desarrollarán las principales líneas de actuación de una propuesta de innovación docente, centrado en la construcción de un estudio de caso teórico a partir de una experiencia educativa real. Para ello, se ha seleccionado el Centro de Educación Infantil Fernando de Magallanes, situado en la localidad de Sanlúcar de Barrameda (Cádiz) por su proyecto educativo innovador, basado en un enfoque educativo inclusivo y dirigido a niños y niñas con y sin discapacidad de entre 0 y 3 años.

2. LA EDUCACIÓN INCLUSIVA EN EDUCACIÓN INFANTIL: UNA NECESIDAD

En el sistema educativo español, la etapa de Educación Infantil es voluntaria, abarca desde los 0 a los 6 años y está organizada en dos ciclos: 1. Primer ciclo (0-3 años), y 2. Segundo ciclo (3-6 años). Aunque ambos ciclos tienen un carácter educativo, el primero, por la edad del alumnado, tiene también una fuerte impronta asistencial. Quizás, uno de los motivos por lo que no se abordan demasiados estudios sobre inclusión educativa en esta etapa y, de manera concreta, en este ciclo, es por el carácter de la misma. Sin embargo, los estudios evidencian que, en los primeros años de vida, los niños y las niñas experimentan un rápido desarrollo físico, cognitivo, social y emocional que sienta las bases para su futuro aprendizaje y bienestar (Odom & Wolery, 2003). En este crucial período, es fundamental establecer procesos de desarrollo educativos inclusivos que promuevan la igualdad de oportunidades y el pleno desarrollo de todo el alumnado, sin importar sus diferencias individuales (Echeita, 2017).

En este sentido, Cologon (2014) indica que, los profesionales que trabajan en la Etapa de Educación Infantil, son más flexibles, cualificados, seguros y competentes cuando se consideran inclusivos. Así, el principal objetivo de la educación inclusiva en esta etapa, debe ser generar un cambio social positivo, incluso una transformación que promueva la valorización de la diversidad del aula.

La etapa de Educación Infantil, específicamente en el rango de edad de 0 a 3 años (rango en el que nos centramos en este capítulo), se considera un momento crucial para fomentar la inclusión y garantizar que todo el alumnado tenga acceso a una educación de calidad desde los primeros años de vida (González y Grande, 2015). Durante esta etapa, se desarrollan las bases para su desarrollo socioemocional, lingüístico y cognitivo, influyendo, por tanto, en su capacidad para aprender, relacionarse y participar plenamente en la sociedad (Echeita, 2017). Además, tal y como afirman Akriom y Harfiani (2019), la educación inclusiva debe comenzar en la Etapa de Infantil. Así, desarrollar prácticas educativas inclusivas en esta se considera fundamental ya que permitiría brindar al alumnado un entorno que responda a las necesidades individuales de los mismos, permitiendo que desarrollen todo su potencial y promoviendo una sociedad más justa y equitativa desde los primeros años de vida (Arnáiz, 2019).

Al implementar procesos educativos inclusivos en esta etapa temprana, se fomenta la participación activa, valorando su diversidad y ofreciéndoles una educación adaptada a sus capacidades y ritmos de aprendizajes. Esto implica reconocer y respetar las diferentes habilidades, intereses y estilos de aprendizaje presentes en el grupo. Además, es esencial promover prácticas pedagógicas que atiendan las necesidades y características del alumnado ya que esto garantizará que el alumnado pueda participar y sentirse miembro pleno de una comunidad (Echeita, 2017).

Además, al promover procesos educativos inclusivos desde los primeros años de vida contribuye a la prevención y detección temprana de posibles dificultades o necesidades educativas especiales, lo que permite una intervención temprana y efectiva para brindar el apoyo adecuado y maximizar el desarrollo del alumnado (McCornick *et al.*, 1998). De igual modo, permite al alumnado superar dificultades sociales, emocionales y de comportamiento en la escuela (Botha & Kourkoutas, 2016).

Los profesionales que atienden a la primera infancia, desempeñan un papel esencial para la consecución de una verdadera educación inclusiva (Cologon, 2014), siendo necesario generar un compromiso continuo que permita suprimir las barreras que impiden plena participación y la pertenencia de todo el alumnado, con independencia de sus características y necesidades (Connor & Goldmansour, 2012; Frankel *et al.*, 2010; Orozco & Moriña, 2020). De igual forma, el aprendizaje inclusivo en la etapa de Educación Infantil también se apoya en el recurso de una amplia diversidad de estrategias metodológicas que permita al alumnado acceder, representar y participar en el conocimiento (Hegarty & Alur, 2002), en consonancia con los principios del Diseño Universal de Aprendizaje (Restrepo, 2018; Tenecela *et al.*, 2020).

En ocasiones, la inclusión suele malinterpretarse o muchos profesionales de la primera infancia no están seguros de lo que implica ser inclusivo (Cologon, 2014). Desarrollar e implementar procesos educativos inclusivos, en ocasiones, es un proceso complejo y dificultoso, que encuentra muchas barreras y obstáculos que impiden a las escuelas un sistema de educación inclusiva en la Etapa de Educación Infantil (Akriom & Harfiani, 2019). Entre estas barreras, caben destacar: 1. La formación docente para atender a la diversidad; 2. Metodologías poco participativas; 3. Entornos de aprendizaje que no respetan las características y necesidades del alumnado; 4. Sistemas de evaluación, y; 5. Elevadas cargas de trabajo (Orozco & Moriña, 2020; Mngo y & Mngo, 2018; Mugambi *et al.*, 2015; Singh, 2016). Además, al no ser una etapa educativa obligatoria, las Administraciones competentes establecen el currículo y los mínimos legales para el desarrollo del mismo. Sin embargo, no existe una ley concreta para atender a la diversidad en la etapa de infantil, como sí sucede en el caso de primaria y secundaria con, por ejemplo, la Orden de 25 de julio de 2008, por la que se regula la atención a la diversidad del alumnado que cursa la educación básica en los centros docentes públicos de Andalucía.

3. OBJETIVOS

El proyecto de innovación se propone la elaboración de un estudio de caso rico y complejo como material de estudio, análisis y trabajo académico en aulas universitarias. El caso se construirá a través de la investigación de la práctica educativa desempeñada por el Centro de Educación Infantil Fernando de Magallanes, situado en la localidad de Sanlúcar de Barrameda (Cádiz). Se trata de una escuela de primer ciclo donde están escolarizados niños y niñas con discapacidad y sin discapacidad desde los cuatro meses hasta los tres años de edad. El centro promueve una educación basada en la atención inclusiva de la diversidad y ha sido recientemente galardonado en la categoría «Innovación» de los Premios Mentor en su edición del año 2023. Según recogen sus bases, los Premios Mentor pretenden reconocer "el esfuerzo realizado por docentes y centros escolares de la provincia de Cádiz en su búsqueda de la excelencia en la calidad educativa" (Premios Mentor, 2023).

4. ARQUITECTURA DEL PROYECTO

4.1. Interés para la docencia

El especial interés de este proyecto para la docencia radica en ofrecer al alumnado de formación inicial docente la posibilidad de un aprendizaje experiencial y significativo en materia de discapacidad e inclusión. La selección del centro de Educación Infantil Fernando de Magallanes está motivada por su proyecto educativo innovador y pionero dirigido a niños y a niñas con y sin discapacidad de edades comprendidas entre los 0 y los 3 años de edad. Dispone de un programa de estimulación temprana basado en la pedagogía Montessori y con servicio de piscina terapéutica, aula multisensorial, logopedia, fisioterapia y psicología.

4.2. Temporalización del proyecto

El proyecto de innovación tiene previsto realizarse en el transcurso del año académico 2023-2024. No obstante, previo a su puesta en marcha en septiembre de 2023 se ha llevado a cabo la selección del centro educativo, la toma de contacto, la negociación de la entrada al escenario de estudio y las primeras entrevistas y sesiones de observación sistemática en aulas y espacios escolares. Estos pasos preliminares se han dado entre los meses de mayo y junio de 2023 con el propósito de disponer de un primer material con el que trabajar en la construcción del caso antes del inicio de la docencia, hacia la última semana de septiembre y las primeras semanas del mes de octubre.

4.3. Participantes

Las personas implicadas en el proyecto de innovación docente pertenecen a tres escenarios diferentes: dos de naturaleza formativa y uno de cariz educativo. En primer lugar, se cuenta con la comunidad educativa del Centro de Educación Infantil Fernando de Magallanes (Sanlúcar de Barrameda). En segundo lugar, y, en lo que se refiere a la Universidad de Cádiz, participarán en el proyecto el alumnado de los grupos A y C de la asignatura Procesos Educativos en Educación Infantil (Grado en Educación infantil), así como la docente responsable de impartir la docencia. Por último, en tercer lugar, formarán parte activa del proyecto el alumnado de las asignaturas Discapacidad Cognitiva y Discapacidad Motriz e Inclusión Sociolaboral, ambas del Máster en Educación Especial de la Universidad de Huelva, así como la docente encargada de su docencia.

4.4. Secuencia de etapas, objetivos secundarios y tareas del proyecto

El proyecto se organiza a través de una secuencia de etapas, cada una de las cuales se estructura mediante objetivos y tareas. De ese modo, la arquitectura del proyecto resulta del siguiente modo.

Primera etapa: la construcción del caso.

1. Objetivos: a) recabar información acerca de la organización y el funcionamiento del Centro de Educación Infantil Fernando de Magallanes; b) construir un caso de estudio susceptible de análisis exhaustivo en el aula de las distintas asignaturas donde se aplica el proyecto, a partir de la experiencia de la escuela infantil de primer ciclo objeto de estudio en lo referente a la atención inclusiva del alumnado con discapacidad y sin discapacidad.

1.2. Tareas: a) Realización de entrevistas al personal socioeducativo del centro; b) lectura de los documentos organizativos de la escuela; c) realización de periodos de observación sistemática en los diversos espacios del centro: aula, patio de recreo, pasillos, aula multisensorial, aula multiusos, etc; d) búsqueda en internet de materiales audiovisuales relativos al centro educativo, así como de información sobre el mismo; e) análisis de la información recopilada; f) selección de la información relevante para la construcción del caso; f) redacción del caso de estudio; g) entrega del caso al personal socioeducativo del centro para su revisión, visto bueno y conformidad.

Segunda etapa: la construcción de la batería de actividades para el aula.

2.1. Objetivo: a) crear una guía de trabajo que impulse la labor autónoma del alumnado en el análisis del caso y que fomente un aprendizaje significativo de los contenidos de las asignaturas.

2.2. Tareas: a) organización de una charla-conversatorio-coloquio en el aula académica con personal socioeducativo de la escuela infantil; b) búsqueda o creación de un glosario específico sobre la atención a la diversidad y la inclusión, un instrumento para el análisis del caso; c) creación de actividades de introducción y desarrollo del análisis del caso; d) creación de actividades de razonamiento y argumentación propia a partir de los aprendizajes que se adquieren en las asignaturas; e) elaboración de un repertorio bibliográfico de ampliación y profundización.

Tercera etapa: evaluación del proyecto y de los aprendizajes

3.1. Objetivos: a) evaluar la implementación del proyecto de innovación docente a partir de la valoración que realiza el alumnado de las distintas asignaturas implicadas y del análisis de las docentes acerca del proceso de desarrollo de del mismo; b) evaluar los aprendizajes adquiridos por el alumnado en relación a la educación inclusiva en el primer ciclo de Educación Infantil.

3.2. Tareas: a) Elaboración de un cuestionario de preguntas mixtas dirigido al alumnado participante en el proyecto; b) aplicación del cuestionario; c) análisis de los resultados de los cuestionarios; d) organización de reuniones de las docentes participantes en el proyecto; e) evaluación de las actividades desarrolladas en el aula; f) puesta en común de las actividades del aula.

5. CONCLUSIONES

La atención a la diversidad desde un punto de vista inclusivo, es uno de los hitos más importantes del siglo XXI. Podría decirse que en todas las etapas del sistema educativo español se han llevado a cabo iniciativas que abordan en las aulas una atención educativa inclusiva de la discapacidad. No obstante, la etapa de la Educación Infantil, y en especial su primer ciclo, donde se hallan escolarizados niños y niñas desde los cuatro meses hasta los tres años de edad, adolece de un corpus bibliográfico sólido que muestre una amplia diversidad de actuaciones educativas inclusivas. Es posible la que causa puede hallarse en el carácter no solo educativo, sino también fuertemente asistencial del primer ciclo de Educación. Sea como fuere, las razones últimas de este aparente olvido se desconocen a día de hoy. No obstante, este desconocimiento no es óbice para persistir en la escasa atención prestada a la intervención educativa inclusiva de la discapacidad en la pronta edad comprendida entre los cuatro meses y los tres años de edad.

El proyecto de innovación docente (o propuesta innovadora) que se ha expuesto en este capítulo pretende levantarse sobre ese vacío con la intención de ofrecer al alumnado de Educación Superior una mirada más rica, profunda y diferente de la atención a la diversidad. En esa línea, se ha indagado en la propuesta de intervención socioeducativa de una escuela infantil de primer ciclo (0-3 años) donde se hallan escolarizados alumnos y alumnas con y sin discapacidad y trastornos del desarrollo. Se trata del centro de Educación Infantil Fernando de Magallanes, ubicado en Sanlúcar de Barrameda (Cádiz). A través de entrevistas semiestructuradas y en profundidad, conversaciones informales y periodos de observación sistemática en los espacios escolares (aulas, pasillos, patios de recreo, etc.) el proyecto se propone construir un caso complejo y rico en matices que se postule como objeto de estudio y análisis en asignaturas del Máster en Educación Especial de la Universidad de Huelva como del Grado en Educación Infantil de la Universidad de Cádiz.

Por otro lado, de manera tangencial, el proyecto tiene la intención, de manera modesta, de alentar e impulsar la investigación de la atención educativa de la discapacidad en el primer ciclo de Educación Infantil.

6. REFERENCIAS

Ainscow, M. *(2007). Taking an inclusive turn. Journal of Research in Special Educational Needs, 7*(1), 3-7.

Akrim, M. & Harfiani, R. (2019). Daily learning flow of inclusive education for Early Childhood. *Utopía y Praxis Latinoamericana, 24*(6), 132-141. https://www.redalyc.org/articulo.oa?id=27962177014

Arnaiz Sánchez, P. (2019). La educación inclusiva: mejora escolar y retos para el siglo XXI. *Participación educativa*. https://tinyurl.com/ymbjbhjw

Arnáiz, P. (2003). Educación inclusiva: una escuela para todos. Ediciones Aljibe.

Botha, J. & Kourkoutas, E. (2016). A community of practice as an inclusive model to support children with social, emotional and behavioural difficulties in school contexts. *International journal of inclusive education, 20*(7), 784-799. https://doi.org/10.1080/13603116.2015.1111448

Carballo, R., Cotán, A. & Spinola-Elias, Y. (2021). An inclusive pedagogy in Arts and Humanities university classrooms: What faculty members do. *Arts and Humanities in Higher Education, 20*(1), 21-41. http://doi.org/10.1177/1474022219884281

Carrington, S., Tangen, D. & Beutel, D. (2019). Inclusive education in the Asia Indo-Pacific region. *International journal of inclusive education, 23*(1), 1-6. https://doi.org/10.1080/13603116.2018.1514727

Cologon, K. (2013). Inclusion in education: Towards equality for students with disability. *Children with Disability Australia*. https://apo.org.au/node/36129

Cologon, K. (2014). Better together: Inclusive education in the early years. *Inclusive education in the early years*, 1-26. https://tinyurl.com/22dk9w3t

Connor, D. J. & Goldmansour, K. (2012). Doing The Civil Right Thing: Supporting Children With Disabilities In Inclusive Classrooms. *Occasional Paper Series,* 28. https://doi.org/10.58295/2375-3668.1059

Constitución Española (1978). Constitución española. *Boletín Oficial Del Estado*, 311, 29313-29424. https://tinyurl.com/44kjn2v7

Cotán, A. (2015). *El alumnado con diversidad funcional en la Universidad de Sevilla: resultados de un estudio biográfico-narrativo*. (Tesis doctoral).

Cotán, A., Carballo, R. y Spínola-Elias, Y. (2021). Giving a voice to the best faculty members: benefits of digital resources for the inclusion of all students in Arts and Humanities, *International Journal of Inclusive Education*, 1-18. https://doi.org/10.1080/13603116.2021.1991492

Dewey, J. (1916). *Democracy and education*. Macmillan.

Durkin, K., Boyle, J., Hunter, S. & Conti-Ramsden, G. (2015). Video games for children and adolescents with special educational needs. *Zeitschrift für Psychologie*. https://doi.org/10.1027/2151-2604/a000138

Echeíta, G. (2017). Educación inclusiva. Sonrisas y lágrimas. *Aula abierta, 46*(2), 17-24. https://doi.org/10.17811/rifie.46.2017.17-24

Escudero, J. M. y Martínez, B. (2011). Educación inclusiva y cambio escolar. *Revista Iberoamericana de Educación,* 55, 85-105. http://www.rieoei.org/rie55a03.pdf

Estrategia Europa. (2020). Para un crecimiento inteligente, sostenible e integrador (COM (2014) 130 final). Brussel· les: CE, 5.

Frankel, E. B., Gold, S. & Ajodhia-Andrews, A. (2010). International preschool inclusion: Bridging the gap between vision and practices. *Young Exceptional Children, 13*(5), 2–16. http://doi.org/10.1177/1096250610379983

Freire, P. (1970). *Pedagogía del oprimido.* WW Norton & Company.

González, M. y Grande, P. (2015). La educación inclusiva en la educación infantil: propuestas basadas en la evidencia. *Tendencias pedagógicas,* 26, 145-162.

Hallahan, D. P. & Kauffman, J. M. (1991). *Exceptional children: Introduction to special education.* Allyn and Bacon.

Hegarty, S. & Alur, M. (Eds.). (2002). *Education & Children with Special Needs: From Segregation to Inclusion.* Sage.

Lorenzo-Lledó, A., Lorenzo, G., Lledó, A. & Pérez-Vázquez, E. (2020). Inclusive methodologies from the teaching perspective for improving performance in university students with disabilities. *Journal of Technology and Science Education, 10*(1), 127-141. https://doi.org/10.3926/jotse.887

McCormick, L., Noonan, M. J. & Heck, R. (1998). Variables affecting engagement in inclusive preschool classrooms. *Journal of Early Intervention,* 21, 160–176.

Mngo, Z. Y. & Mngo, A. Y. (2018). Teachers' perceptions of inclusion in a pilot inclusive education program: Implications for instructional leadership. *Education Research International,* 1-13. https://doi.org/10.1155/2018/3524879

Mugambi, M. M., Mwove, D. K. & Musalia, F. G. (2015). Influence of teachers on classroom learning environment. *Journal of Educational Policy and Entrepreneurial Research, 2*(2), 90-102. https://tinyurl.com/2s44heek

Naciones Unidas (2015). *Transformar nuestro mundo: la Agenda 2030 para el Desarrollo Sostenible.* Resolución aprobada por la Asamblea General el 25 de septiembre de 2015. https://unctad.org/system/files/official-document/ares70d1_es.pdf

Nutbrown, C. & Clough, P. (2009). Citizenship and inclusion in the early years: understanding and responding to children's perspectives on 'belonging'. *International Journal of Early Years Education, 17*(3), 191-206. https://doi.org/10.1080/09669760903424523

Odom, S. L. & Wolery, M. (2003). A unified theory of practice in early intervention/ early childhood special education: Evidence-based practices. *The journal of special education, 37*(3), 164-173. https://tinyurl.com/hvsaed7a

Consejería de Educación de la Junta de Andalucía. (2008). Orden de 25 de julio de 2008, por la que se regula la atención a la diversidad del alumnado que cursa la educación básica en los centros docentes públicos de Andalucía. *Boletín Oficial de la Junta de Andalucía,* 167. https://www.juntadeandalucia.es/boja/2008/167/2

ONU (2006). *Convención sobre los Derechos de las Personas con Discapacidad y Protocolo Facultativo.* https://www.un.org/esa/socdev/enable/documents/tccconvs.pdf

Orozco, I. y Moriña, A. (2020). Estrategias metodológicas que promueven la inclusión en educación infantil, primaria y secundaria. *Revista Internacional de Educación para la Justicia Social, 9*(1), 81-98. https://doi.org/10.15366/riejs2020.9.1.004

Osborne, T. (2019). Not lazy, not faking: teaching and learning experiences of university students with disabilities. *Disability & Society, 34*(2), 228-252. https://doi.org/10.1080/09687599.2018.1515724

Prosser, J. & Loxley, A. (2007). Enhancing the contribution of visual methods to inclusive education. *Journal of Research in Special Educational Needs, 7*(1), 55-68. https://doi.org/10.1111/j.1471-3802.2007.00081.x

Restrepo, N. R. (2018). Diseño universal en la educación infantil. Reflexiones frente a su implementación e implicación para el proceso de enseñanza-aprendizaje. *Revista Senderos Pedagógicos*, *9*(9), 39-56.

Royster, O., Reglin, G. L. & Losike-Sedimo, N. (2014). Inclusion professional development model and regular middle school educators. *Journal of At-Risk Issues*, *18*(1), 1-10. https://eric.ed.gov/?id=EJ1029754

Sapon-Shevin, M. (2013). La inclusión real: una perspectiva de justicia social. *Revista de Investigación en Educación*, 11, 3, 71-85. http://webs.uvigo.es/reined/

Singh, D. (2016). Dilemma and challenges of early education inclusion in schools of Lucknow, Uttar Pradesh, India. *Asian Journal of Inclusive Education*, *4*(1), 51-77.

Slee, R. (2010). *Inclusive schooling as a means and end of education?* In L. Florian (Ed.), *The Sage Handbook of Special Education* (pp.160-170). Sage.

Tenecela, M. C. P., Herrera, D. G. G., Encalada, S. C. O. y Álvarez, J. C. E. (2020). Diseño Universal para el Aprendizaje (DUA) como estrategia pedagógica en educación inicial. *Revista Arbitrada Interdisciplinaria Koinonía*, *5*(1), 72-101. https://dialnet.unirioja.es/servlet/articulo?codigo=7610751

Windarsih, C. A., Jumiatin, D., Efrizal, E., Sumini, N. & Utami, L. O. (2017). Implementasi Pendidikan Anak Usia Dini Inklusif Dikota Cimahi Jawa Barat. *Jurnal Ilmiah P2M STKIP Siliwangi*, *4*(2), 7-11. https://doi.org/10.22460/p2m.v4i2p7-11.636

INNOVACIONES PEDAGÓGICAS IMPLEMENTADAS POR LOS DOCENTES EN EL AULA: APORTES PARA LA REFLEXIÓN - ACCIÓN

José Vicente Samacá Ramírez[1], *Edelmira Ochoa Camacho*[2]

El contenido hace parte de un proyecto de investigación formativa que tiene como propósito fortalecer el proceso enseñanza - aprendizaje en el aula en educación superior.

1. INTRODUCCIÓN

La innovación pedagógica ha venido repensándose en respuesta al momento histórico que ha marcado al complejo campo de la educación desde el contexto social, cultural, político y económico. Para los docentes el tema de la innovación pedagógica es relevante por la necesidad de pensar-se la educación de otro modo teniendo en cuenta la necesidad de adaptar y transformar el proceso enseñanza aprendizaje a las exigencias y desafíos del mundo globalizado y en atención a la formación de ciudadanos socialmente responsables y competentes desde una educación de calidad (Ken, 2016). Es pertinente «diferenciar *innovación de cambio» (Palomo et al., 2006 citado por Miralles Martínez et al.*, 2012, p. 21):

- Innovar significa una transformación significativa y un cambio en nuestras concepciones.
- Innovar no es un fin, es un medio para mejorar la calidad y conseguir los fines fijados.
- Innovar no implica necesariamente una invención. Hay que apoyarse a la vez en lo habitual y en lo nuevo.
- Innovar conlleva una intencionalidad reflexionada. (Palomo *et al.*,2006 citado por Miralles Martínez *et al.*, 2012, p. 21)

Al respecto, es importante pensar la innovación pedagógica en el marco de las siguientes preguntas: ¿Qué?, ¿para qué?, y ¿cómo innovar?

En concordancia con lo anterior, este estudio asume como innovación pedagógica, «la integración de teorías y principios en las formas como se enseña un conocimiento (sea éste autónomo, asistido, tutorado o dirigido) que está destinada a modificar las prácticas pedagógicas». (Rodríguez-Dueñas *et al.*, 2017, p.2) ; y, como

1. Universidad Santo Tomás (Colombia)

2. Universidad Pedagógica y Tecnológica de Colombia (Colombia)

> *El acto deliberado y planificado de solución de problemas, que apunta a lograr mayor calidad en los aprendizajes de los estudiantes, superando el paradigma tradicional. Implica trascender el conocimiento academicista y pasar del aprendizaje pasivo del estudiante a una concepción donde el aprendizaje es interacción y se construye entre todos. (UNESCO, 2016, p. 3)*

La figura 1, muestra los elementos y las relaciones que configuran el concepto de innovación pedagógica.

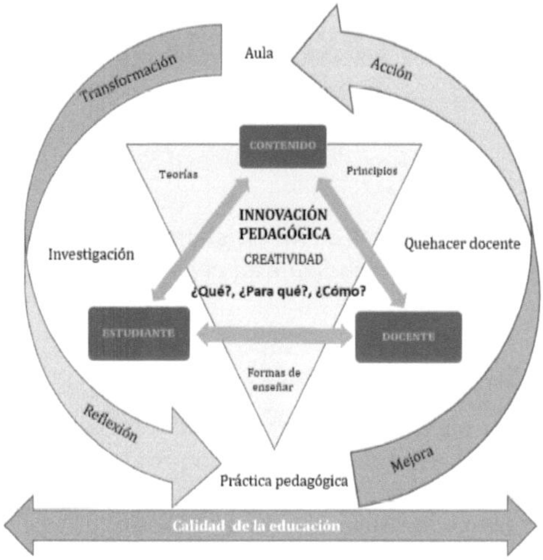

Figura 1. Elementos y relaciones que configuran el concepto de innovación pedagógica adaptado de Rodríguez-Dueñas et al. (2017, p.2) y UNESCO (2016, p. 3). Fuente: Elaboración propia.

Al revisar la literatura y algunas investigaciones relacionadas con el tema de las innovaciones pedagógicas, se perciben los esfuerzos realizados por algunos docentes desde diferentes niveles de escolaridad por incorporar en sus prácticas pedagógicas estrategias docentes, recursos didácticos y modelos de evaluación que redunden en procesos significativos de enseñanza aprendizaje en el aula con el fin de superar el modelo tradicional. Sin embargo, existen dificultades a la hora de implementar las innovaciones pedagógicas en la escuela, entre las cuales se destacan debilidades en la formación docente y en la pasión por la enseñanza, escasa motivación al cambio, falta de recursos económicos y personales, dificultades para trabajar en equipo, falta de interés por la investigación, entre otras (Álvarez, 2016); y problemas de índole administrativo y organizativo (Carbonell 2001; Lomba, 2019).

La investigación pretende mostrar algunas innovaciones pedagógicas, que se han venido introduciendo y desarrollando en el aula por parte de los docentes en los diferentes niveles de escolaridad, con el propósito de generar espacios de reflexión acción que motiven a propiciar cambios y transformaciones, tanto personales como en la práctica pedagógica. Para cumplir con el objetivo propuesto se llevó a cabo una revisión bibliográfica sistemática teniendo en cuenta las variables identificadas para la realización de la pesquisa.

2. MATERIALES

Las fuentes bibliográficas consultadas estuvieron constituidas por trabajos de grado de pregrado y posgrado, artículos de investigación y de revisión, libros e informes de organizaciones tanto de índole nacional como internacional.

3. METODOS

Para la realización de la investigación de revisión bibliográfica se establecieron tres categorías relacionadas con el tema objeto de estudio: recursos didácticos, estrategias docentes y modelos e instrumentos de evaluación (Figura 2); y se siguieron los métodos «analítico–sintético» e «inductivo–deductivo», propuestos por Rodríguez y Pérez (2017, pp. 186-187)para procesar la información. Se tuvieron en cuenta los siguientes criterios de selección de búsqueda: innovación pedagógica, estrategias innovadoras, estrategias docentes, innovación docente, estrategias de aprendizaje, experiencias educativas innovadoras, modelos e instrumentos de evaluación, recursos didácticos. Las fuentes bibliográficas revisadas se encuentran entre los años 2001 a 2023, en un primer momento se identificaron 300 documentos según criterios de inclusión, los cuales fueron preseleccionados. En el análisis realizado a los documentos preseleccionados, se vio la necesidad de afinar el estudio con el propósito de seleccionar los documentos más pertinentes ; en este proceso se seleccionaron 35 documentos con los cuales se realizó un segundo análisis de contenido, el cual permitió precisar información y sistematizarla según la experiencia y opinión de los autores.

Criterios de inclusión: Artículos científicos, libros, tesis de grado (pregrado y posgrado) e informes y documentos de organismos y organizaciones nacionales e internacionales, publicados entre los años 2001 a 2023, en idioma español e inglés, que cumplieran con el tema seleccionado, rastreados en bases de datos de Scopus, Scielo, DOAJ, Science Direct, Repositorios de Instituciones educativas y de organizaciones como la UNESCO, página de MinEducación, revistas digitales, Google Académico, Dialnet, Web of Knowledge, Ebsco y Redalyc.

Criterios de exclusión: Fueron excluidos en el análisis los documentos que no cumplían con los criterios establecidos para el alcance de los objetivos propuestos

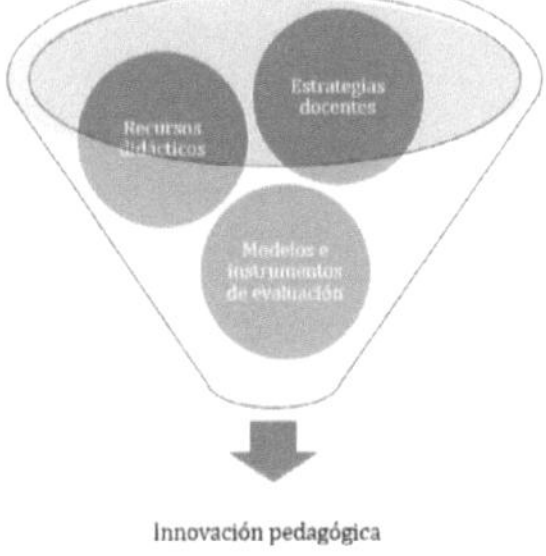

Figura 2. Categorías establecidas para el estudio sobre innovaciones pedagógicas. Fuente: Elaboración propia.

4. RESULTADOS

A continuación se presentan los resultados según categorías establecidas para el análisis de la información (Tabla 1).

Uso de recursos didácticos. Se muestran algunos recursos didácticos que se han venido implementando los docentes en el aula, entre los cuales se destacan recursos interactivos, visuales, audiovisuales, manipulativos para facilitar, mejorar y transformar el proceso enseñanza aprendizaje.

Estrategias docentes. Respecto a esta categoría se presentan algunos métodos, técnicas, recursos y actividades con el fin de planificar, organizar y facilitar el proceso enseñanza aprendizaje.

Modelos e instrumentos de evaluación. Se muestran los principales modelos e instrumentos de evaluación que se han venido usando con el fin de monitorear, recoger información sobre el avance y logros de los estudiantes, así cómo sobre la efectividad de los enfoques pedagógicos y de las prácticas educativas, con el propósito de identificar fortalezas y oportunidades de mejora que redunden en procesos de transformación y cambio en el aula.

Innovación pedagógica	Descripción
Uso de recursos didácticos	Uso de dispositivos móviles, pizarras digitales, plataformas educativas en línea, juegos educativos, simulaciones y realidad virtual, aula móvil; laboratorios virtuales, plataformas web (Blanco Sánchez, 2012); las redes sociales (Villalobos-Navarro, 2021; Barrios Caballero, 2021; Islas Torres y Carranza Alcantar, 2011; Grande-Núñez y Cifuentes-Medina, 2021); Aula virtual (Barberá y Badía, 2005); tableros interactivos; software educativo (Wólfram, GeoGebra; JClic) Córdoba y Cardeño (2013); Chancusig Chisag, 2017); Samacá Ramírez y Ochoa Camacho (2017); Realidad Aumentada (R. A) ; Inteligencia Artificial (I. A) (Ocaña- Fernández et al., 2019), REDIS (García et al., 2003), modelos didácticos, dibujos, mapas (Suárez-Ramos, 2017)

Estrategias docentes	Los cursos en línea masivos y abiertos (MOOCs- Massive Open Online Course) (Pérez et al., 2016; Anglada, 2014); E-Learning "aprendizaje electrónico" (Vargas, 2023;Trujillo, 2015; Cabero, 2006) m-learning (Zamora, 2019) "Flipped Classroom (Aula invertida) Banoy-Suárez, 2020; Aprendizaje Basado en Proyectos (ABP); Aprendizaje basado en problemas; Aprendizaje cooperativo; Design Thinking; Aprendizaje basado en el pensamiento (Thinking Based Learning TBL); Aprendizaje basado en competencias; y Gamificación". (ColombiaAprende, 2021, párr. 2-8); Investigación acción (Sandí-Delgado y Cruz Alvarado, 2016); "uso de la lúdica y el juego en educación; aprendizaje basado en proyectos ; aprendizaje basado en los intereses; aprendizaje desconectado; educación personalizada; educación experiencial; educación invertida con uso de tecnología; prácticas de coaching; prácticas narrativas; métodos que integran el cuerpo (formas de teatro y métodos de desarrollo personal); trabajo colaborativo; la pairagogía; eco pedagogía/eco formación". (Cristol, 2023); Aprendizaje cooperativo; enseñanza por descubrimiento; enseñanza recíproca; Mando directo e indirecto; trabajo grupal (Barros- Barros y Aldas-Arcos, 2021, p. 38), Enfoque STEM (Ramos-Lizcano et al., 2022); pensamiento crítico y creativo (Sebastiani Elías, 2004).
Modelos e instrumentos de evaluación	Evaluación tradicional; Evaluación formativa (Lara, 2001; Peralta y Marín, 2020); Evaluación sumativa; Evaluación diagnóstica (Sánchez y Martínez, 2020); Evaluación auténtica; Evaluación basada en competencias; Evaluación por portafolio; Evaluación mediante pruebas estandarizadas (Icfes, Saber Pro, PISA,TIMSS etc.), Evaluación mediante proyectos de investigación, Evaluación mediante observación, Evaluación mediante trabajo en equipo y colaborativo; Autoevaluación (MinEducación, 2002; Mora Vargas, 2004; Zambrano Díaz, 2014; Sandoval Rubilar et al., 2022; Barberá y Badía, 2005; Sánchez y Martínez, 2020); Modelos de evaluación de la calidad del e-learning (Orozco, 2014) "Examen objetivo, Quiz, Lista de cotejo, Rubrica, portafolio, Demostración, exposición oral, simulaciones, ensayos, estudios de caso, resolución de problemas, proyecto, diario de campo, mapas conceptuales, mapas mentales", etc. (Sánchez y Martínez, 2020)

Tabla 1. Algunas innovaciones pedagógicas introducidas y desarrolladas por los docentes en el aula. Fuente: Elaboración propia, 2023.

Se muestra la relación de innovaciones pedagógicas por categorías y por rango de años consultados, lo cual deja ver que la categoría estrategias docentes es la más trabajada presentando mayor número de acciones intencionadas para alcanzar los objetivos propuestos en el campo educativo, seguida de la categoría modelos e instrumentos de evaluación y recursos didácticos (figura 3).

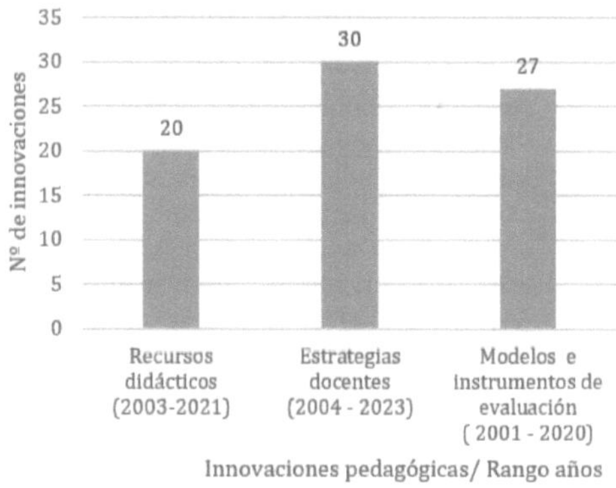

Figura 3. Relación de innovaciones pedagógicas implementadas por los docentes por rango en años. Fuente: Elaboración propia.

Entre los países que han venido trabajando las innovaciones pedagógicas se encuentran: España, Estados Unidos, Chile, Venezuela, Ecuador, Costa Rica, México, Colombia, Panamá y Perú.

5.DISCUSION/ CONCLUSIONES

Los resultados obtenidos ponen de manifiesto los avances que se han venido adelantando en torno a las innovaciones pedagógicas en todos los niveles de escolaridad, todo esto influenciado por acontecimientos históricos los cuales han desafiado y cuestionado las prácticas pedagógicas en la escuela motivando a la generación de cambios y transformaciones en el proceso enseñanza aprendizaje. Es importante reconocer que la innovación pedagógica está en continua evolución en respuesta a las necesidades cambiantes de la sociedad y los avances tecnológicos para mejorar y fortalecer la calidad de la educación.

Con relación a los recursos didácticos se encontró que los más usados en el aula son los recursos interactivos, visuales, audiovisuales y manipulativos los cuales permiten a los docentes crear experiencias de aprendizaje más llamativas y significativas para los estudiantes como lo es el uso de dispositivos móviles, plataformas educativas, laboratorios virtuales, el aula virtual, el uso de software educativo, modelos didácticos, mapas, entre otros, que además promueven el trabajo colaborativo y la comunicación entre los actores del proceso enseñanza aprendizaje (Blanco Sánchez, 2012 ; Villalobos-Navarro, 2021 ; Barrios Caballero, 2021 ; Islas Torres y Carranza Alcantar, 2011 ; Grande-Núñez y Cifuentes-Medina, 2021 ; Barberá y Badía, 2005 ; Córdoba y Cardeño, 2013 ; Chancusig Chisag, 2017 ; Samacá Ramírez y Ochoa Camacho, 2017; Ocaña- Fernández *et al.*, 2019 ; García *et al.*, 2003 ; Suárez-Ramos, 2017).

Respecto a las estrategias docentes, se destacaron los cursos en línea masivos y abiertos (MOOCs- Massive Open Online Course), E-Learning, Flipped Classroom (Aula invertida), Aprendizaje Basado en Proyectos (ABP), Aprendizaje basado en problemas, Investigación Acción, el uso de la lúdica y el juego, trabajo colaborativo, enseñanza por descubrimiento, enfoque STEM, pensamiento crítico, gamificación, entre otras (Pérez *et al.*, 2016; Anglada, 2014; Vargas, 2023;Trujillo, 2015; Cabero, 2006 ; Zamora, 2019 ; Banoy-Suárez, 2020; Colombia Aprende, 202 ; Sandí- Delgado y Cruz Alvarado, 2016; Cristol, 2023; Barros-Barros y Aldas-Arcos, 2021 ; Ramos-Lizcano *et al.*, 2022; Sebastiani Elías, 2004). Lo anterior con el fin de promover la participación activa de los estudiantes en el proceso enseñanza- aprendizaje, motivar la curiosidad, la creatividad, la iniciativa, el desarrollo del pensamiento y crítico y reflexivo y la construcción de su propio conocimiento.

Entre los modelos e instrumentos de evaluación trabajados en el aula se destacó la Evaluación tradicional; Evaluación formativa, Evaluación sumativa; Evaluación diagnóstica, Evaluación por portafolio, Evaluación mediante pruebas estandarizadas (Icfes, Saber Pro, PISA,TIMSS etc.), Evaluación mediante proyectos de investigación, Autoevaluación, Modelos de evaluación de la calidad del e-learning, Examen objetivo, Lista de cotejo, Rubrica, exposición oral, estudios de caso, diario de campo, ensayos, entre otros (Lara, 2001; Peralta y Marín, 2020; Sánchez y Martínez, 2020; MinEducación, 2002; Mora Vargas, 2004; Zambrano Díaz, 2014; Sandoval Rubilar *et al.*, 2022; Barberá y Badía, 2005; Sánchez y Martínez, 2020; Orozco, 2014; Sánchez y Martínez, 2020), esto con el propósito de recoger información y hacer seguimiento a los estudiantes, proponer acciones de mejora y promover el desarrollo del pensamiento crítico, la autorreflexión y la autorregulación del aprendizaje.

A partir de los resultados de la investigación es importante tener en en cuenta que para gestionar procesos de innovación y generar cambios en las prácticas pedagógicas «es muy importante que exista capacidad de reflexión, autocrítica y voluntad de aprender» (Alvarez, 2016, p.135) en los docentes, además apoyo por parte de las instituciones educativas.

El desarrollo de la investigación invita a generar espacios de reflexión acción, en los docentes que contribuyan en el fortalecimiento del quehacer en el aula, y a su vez dar a conocer algunos avances respecto a las innovaciones pedagógicas que se han ido trabajando en diferentes contextos educativos y regiones.

6. REFERENCIAS

Álvarez, C. (2016). Las dificultades para innovar en la escuela: el caso de los grupos interactivos. *Investigación en la Escuela*, 88, 127-138. www.investigacionenlaescuela.es/articulos/R88/R88-8

Anglada, L. (2014). Los moocs: viables, inquietantes y consistentes. *Anuario ThinkEPI*, 8, 45-51. https://core.ac.uk/download/pdf/296529317.pdf

Banoy- Suárez, W. (2020). *Clase invertida: nuevas tendencias en educación medidas por tecnología: Corporación Universitaria Minuto de Dios*. Primera edición. https://repository.uniminuto.edu/handle/10656/11188

Barberá, E., y Badia, A. (2005). Hacia el aula virtual: actividades de enseñanza y aprendizaje en la red. *Revista Iberoamericana De Educación, 36*(9), 1-22. https://doi.org/10.35362/rie3692769

Barrios Caballero, M. A. (2021). Las redes sociales como estrategia pedagógica para desarrollar las competencias científicas en secundaria. *Revista Digital De Investigación Y Postgrado, 3*(5). https://doi.org/10.59654/redip.v3i5.46

Barros-Barros, S., y Aldas-Arcos, H. (2021). Estrategias innovadoras para el proceso de enseñanza – aprendizaje de la Educación Física en Bachillerato. *Revista Arbitrada Interdisciplinaria KOINONIA, 6(2), 25–50.* https://doi.org/10.35381/r.k.v6i2.1223

Blanco Sánchez, I. (2012). Recursos didácticos para fortalecer la enseñanza-aprendizaje de la economía [tesis de posgrado, Universidad de Valladolid] https://is.gd/nkykiC

Cabero, J. (2006). Bases pedagógicas del e-learning. *Revista de Universidad y Sociedad del Conocimiento, 3*(1). https://is.gd/Ea9TYj

Carbonell, J. (2001). *La aventura de innovar. El cambio en la escuela*. Morata. Madrid. https://is.gd/GKqgkG

Chisag, J. C. C., Lagla, G. A. F., Alvarez, G. S. V., Moreano, J. A. C., Pico, O. A. G., y Chicaiza, E. M. I. (2017). Utilización de recursos didácticos interactivos a través de las TIC´ S en el proceso de enseñanza aprendizaje en el área de matemática. *Boletín Redipe, 6*(4), 112-134. https://dialnet.unirioja.es/descarga/articulo/6119349.pdf

ColombiaAprende. (2021). Metodologías educativas que todo profe del siglo 21 debe dominar. https://is.gd/GyHB7e

Córdoba, F., y Cardeño J. (compiladores). (2013). *Innovación en la enseñanza de las matemáticas: Uso de GeoGebra.* Medellín: Fondo Editorial ITM https://is.gd/uN1HAG

Cristol, D. (2023). La innovación pedagógica como fuente de desarrollo profesional. https://is.gd/0IceKM

García, B., Granier, M., Moreno, G., De Ochoa, I., Ramírez, N., Sequera, N., y Zuvia, M. (2003). Formación de docentes en el uso de recursos didácticos para construir conceptos. Iniciar con pequeñas metas. *Educere, 6*(21), 100-106. www.redalyc.org/articulo.oa?id=35662114

Grande-Núñez, C. E., y Cifuentes-Medina, J. E. (2021). Las redes sociales aplicadas a la práctica docente como estrategia didáctica pedagógica en educación superior. *Saber, Ciencia Y Libertad, 16*(1), 233–251. https://is.gd/OY9gbr

Islas Torres, C., y Carranza Alcantar, M. (2011). Uso de las redes sociales como estrategias de aprendizaje. ¿Transformación educativa?, Revista *Apertura, 3*(2). www.redalyc.org/pdf/688/68822737001.pdf

Ken, R. (2016). *Creative schools: the grassroots revolution that's transforming education.* Penguin Books.

Lomba, L. (2019). Análisis de las dificultades para la implementación de proyectos de innovación educativa: de la cultura de la queja a la cultura de la transformación [tesis doctoral, Universidad de Vigo] https://dialnet.unirioja.es/servlet/tesis?codigo=233411

MinEducación. (febrero 2002). Nuevo sistema de evaluación por unas instituciones responsables. *Al tablero.* www.mineducacion.gov.co/1621/article-87767.html

Miralles Martínez, P., Maquilón Sánchez, J., Hernández Pina, F. y García Correa, A. (2012). Dificultades de las prácticas docentes de innovación educativa y sugerencias para su desarrollo. *REIFOP, 15*(1), 19-26.

Mora Vargas, A. (2004). La evaluación educativa: Concepto, periodos y modelos. *Revista Electrónica Actualidades Investigativas en Educación, 4*(2), 0.

Ocaña-Fernández, Y., Valenzuela-Fernández, L., y Garro-Aburto, L. (2019). Inteligencia artificial y sus implicaciones en la educación superior. *Propósitos y Representaciones, 7*(2), 536-568, doi: http://dx.doi.org/10.20511/pyr2019.v7n2.274

Orozco, L. (2014). Estudio comparativo de los modelos de evaluación de la calidad del e-learning en el Sistema de Universidad Virtual de la Universidad de Guadalajara - México y propuesta complementaria. [tesis de Doctorado, Universitatde Lleida] www.tdx.cat/handle/10803/285341#page=1

Peralta, M., y Marín, J. (2020). Tendencias de la evaluación y sus perspectivas en la educación superior. *Revista Saberes APUDEP, 3*(2). http://portal.amelica.org/ameli/jatsRepo/223/2231336001/index.html

Pérez, M., Maldonado, J., y Morales, N. (2016). Estado del arte de adopción de MOOCs en la Educación Superior en América Latina y Europa. https://is.gd/SvhgiZ

Ramos-Lizcano, C., Ángel-Uribe, I. C., López-Molina, G. y Cano-Ruiz, Y. M. (2022). Elementos centrales de experiencias educativas con enfoque STEM. *Revista Científica,* 45(3), 345-357

Rodríguez, A. y Pérez, A. O. (2017). Métodos científicos de indagación y de construcción del conocimiento *Revista EAN*, 82, pp.179-200. https://doi.org/10.21158/01208160.n82.2017.1647

Rodríguez-Dueñas, W. R., Denegri Flores, J., y Alcocer Tocora, M. (2017). Innovación pedagógica: Una oportunidad para la comunidad universitaria en donde todos ganan. Mesa de Reflexión en Innovación Pedagógica y Didáctica. *Reflexiones Pedagógicas URosario*, 11. https://is.gd/r87mzW

Samacá Ramírez, J. V. y Ochoa Camacho, E. (2017). Taller: uso de JCLIC para el diseño y elaboración de actividades interactivas como apoyo al proceso enseñanza-aprendizaje de las ciencias. *Bio-grafía*, 10(19), 1463–1468. https://is.gd/OnifFz

Sánchez, M., y Martínez, A. (Eds.). (2020). *Evaluación del y para el aprendizaje: Instrumentos y estrategias.* Primera edición. UNAM. https://bit.ly/44rV107

Sandoval Rubilar, P., Maldonado- Fuentes, A., y Tapia- Ladino, M. (2022). Evaluación educativa de los aprendizajes: Conceptualizaciones básicas de un lenguaje profesional para su comprensión, *Páginas de Educación*, 15(1), 49-75. https://doi.org/10.22235/pe.v15i1.2638

Sebastiani Elías, Y. (2004). Promoviendo el pensamiento crítico y creativo en la escuela, *Revista de Educacion, Cultura y Sociedad*, 7, 115-120

Suárez-Ramos, J. (2017). Importancia del uso de recursos didácticos en el proceso de enseñanza y aprendizaje de las ciencias biológicas para la estimulación visual del estudiantado, *Revista Electrónica Educare, 21*(2), 442-459. http://dx.doi.org/10.15359/ree.21-2.22

Trujillo, M. (2015). Análisis del impacto de las herramientas tecnológicas de E-Learning como beneficio en el proceso enseñanza aprendizaje de los estudiantes de comunicación social de cuarto y quinto nivel de la universidad Politécnica Salesiana sede Guayaquil en el año 2013 -2014. [tesis de pregrado, Universidad Politécnica Salesiana] https://dspace.ups.edu.ec/bitstream/123456789/10364/1/UPS-GT001384.pdf

UNESCO. (2016). Serie Herramientas de apoyo para el trabajo docente. https://unesdoc.unesco.org/ark:/48223/pf0000247005

Vargas, V. (2023). SPOC de Vigilancia tecnológica, Cienciometría y Bibliometría dirigido al personal bibliotecario miembro de UNIRED. [tesis de Maestría, Universidad Autónoma de Bucaramanga] Colombia. https://bit.ly/3NQOIfs

Villalobos Navarro, K. (2021). Estrategias de Aprendizaje Innovadoras en la Educación Infantil Una propuesta de intervención desde el escenario del Aula Móvil, en el municipio de Soacha [trabajo de grado pregrado, Corporación Universitaria Minuto de Dios]

Zambrano Díaz, A. (2014). Practicas evaluativas para la mejora la calidad del aprendizaje: un estudio contextualizado en la Unión Chile. [tesis de Doctorado, Universidad Autónoma de Barcelona]www.tdx.cat/bitstream/handle/10803/284147/azd1de1.pdf

Zamora, R. (2019). El M-Learning, las ventajas de la utilización de dispositivos móviles en el proceso autónomo de aprendizaje. *Rehuso, 4*(3), 29-38. https://dialnet.unirioja.es/descarga/articulo/7047179.pdf

REVOLUCIONANDO LA FORMACIÓN EN ARQUITECTURA: ESTRATEGIAS DISRUPTIVAS EN EL PROCESO DE ENSEÑANZA-APRENDIZAJE

Gastón Sanglier Contreras[1]

El presente texto nace en el marco de los diferentes investigaciones y estudios realizados por el Grupo de Investigación en Metodologías de Innovación Docente y Liderazgo (GIMIDyL) de la Escuela Politécnica Superior de la Universidad CEU – San Pablo relacionado con las diferentes metodologías docentes aplicadas a los estudios del Grado de Arquitectura.

1. INTRODUCCIÓN

La formación en arquitectura ha experimentado cambios significativos en los últimos años, y se ha vuelto evidente la necesidad de adoptar estrategias disruptivas en el proceso de enseñanza-aprendizaje para preparar a los futuros arquitectos de manera efectiva. En este capítulo, exploraremos diversas estrategias disruptivas que están revolucionando la formación en arquitectura y su impacto en el desarrollo de habilidades y competencias de los estudiantes (Gee, 2007).

En primer lugar, se destaca la importancia de la tecnología en la formación en arquitectura. La integración de herramientas digitales, como la realidad virtual y la realidad aumentada, ha permitido a los estudiantes explorar y experimentar con diseños arquitectónicos de manera más inmersiva. Según Smith (2021), "la tecnología está transformando la forma en que los arquitectos aprenden y diseñan, brindándoles nuevas oportunidades para explorar conceptos y visualizar sus ideas".

Una de las estrategias disruptivas más destacadas es la integración de tecnologías digitales en el aula (Christensen, 1997). El uso de herramientas como la realidad virtual, la realidad aumentada y la impresión 3D permite a los estudiantes experimentar diseños arquitectónicos de manera inmersiva, explorar espacios virtuales y materializar sus ideas en prototipos tangibles (Papert, 1993; Thrun y Norvig 2005). Estas tecnologías fomentan la creatividad, la colaboración y la resolución de problemas, empoderando a los estudiantes para que sean participantes activos en su propio proceso de aprendizaje (Brown, 2008; Wiggins y McTighe, 2005).

Además, el enfoque pedagógico centrado en el estudiante desempeña un papel fundamental en la revolución de la formación en arquitectura. Los métodos tradicionales,

1. Universidad San Pablo-CEU (España)

basados en conferencias magistrales y tareas estáticas, están siendo reemplazados por enfoques más participativos y colaborativos (Garcia y Pérez, 2023). Los proyectos de diseño multidisciplinarios, los estudios de caso y las actividades prácticas promueven el aprendizaje basado en problemas y la aplicación de conocimientos en contextos reales (Sanglier et al., 2021). Al fomentar el pensamiento crítico y la resolución de desafíos arquitectónicos complejos, estos enfoques preparan a los estudiantes para enfrentar los problemas del mundo real una vez que se gradúen.

Además de la tecnología, la colaboración y el trabajo en equipo son aspectos fundamentales en la formación en arquitectura. La implementación de proyectos interdisciplinarios y la promoción de la colaboración entre estudiantes de arquitectura, ingeniería y diseño, entre otros, fomentan el aprendizaje activo y la resolución de problemas de manera conjunta. Como afirma Johnson (2016), "la colaboración entre disciplinas en la formación en arquitectura amplía la perspectiva de los estudiantes y los prepara para enfrentar los desafíos complejos del mundo real".

Otra estrategia disruptiva es la incorporación de la sostenibilidad como elemento central en la formación en arquitectura. Los futuros arquitectos deben comprender la importancia de diseñar edificios y espacios que sean respetuosos con el medio ambiente y promuevan la eficiencia energética. Según Kurzweil (2005), "la sostenibilidad se ha convertido en un pilar fundamental en la formación en arquitectura, ya que los arquitectos tienen el poder de crear entornos que minimicen el impacto negativo en el planeta".

Asimismo, se ha observado un cambio en la metodología de enseñanza en arquitectura, alejándose de un enfoque puramente teórico hacia un enfoque más práctico y experimental. La introducción de talleres y proyectos prácticos desde etapas tempranas de la formación permite a los estudiantes aprender haciendo y desarrollar habilidades prácticas. Según Pérez (2022), "la formación en arquitectura debe ir más allá de las aulas y permitir a los estudiantes experimentar con materiales, técnicas de construcción y soluciones arquitectónicas reales".

La sostenibilidad también se ha convertido en un elemento central en la formación en arquitectura. Los futuros arquitectos deben ser conscientes de su responsabilidad en la creación de entornos construidos sostenibles y respetuosos con el medio ambiente. La integración de principios de diseño sostenible, como el uso eficiente de los recursos, la minimización de residuos y la maximización de la eficiencia energética, se ha convertido en un requisito fundamental en los programas de arquitectura (Hattie, 2012). De esta manera, los estudiantes adquieren habilidades y conocimientos necesarios para abordar los desafíos ambientales y contribuir a la construcción de un futuro más sostenible.

En cuanto a la metodología de enseñanza, se ha producido un cambio hacia un enfoque más práctico y experimental. Los talleres y proyectos prácticos desafían a los estudiantes a aplicar los conceptos teóricos en situaciones reales (Dweck, 2006; Pink, 2009). A través de la experimentación con materiales, técnicas de construcción y soluciones arquitectónicas reales, los estudiantes adquieren habilidades prácticas y desarrollan su capacidad para tomar decisiones fundamentadas. Este enfoque práctico fomenta la creatividad y la innovación, preparando a los estudiantes para enfrentar los problemas complejos y cambiantes que enfrentarán en su carrera profesional (Johnson, 2022).

En conclusión, la formación en arquitectura está experimentando una revolución a través de estrategias disruptivas que aprovechan la tecnología, fomentan la colaboración, incorporan la sostenibilidad y adoptan un enfoque práctico en el proceso de enseñanza-aprendizaje (Lave y Wenger, 1991). Estas estrategias están transformando la forma en que los estudiantes de arquitectura adquieren conocimientos y desarrollan habilidades, preparándolos de manera más efectiva para enfrentar los desafíos de la profesión en un mundo en constante cambio. Como afirma García (2023), "la formación en arquitectura necesita adaptarse continuamente para estar a la vanguardia de los avances y desafíos del campo, y estas estrategias disruptivas son fundamentales para lograrlo".

2. OBJETIVOS

Los objetivos del trabajo son analizar, explorar, investigar y evaluar las estrategias disruptivas en la formación en arquitectura, con el fin, de comprender su impacto, beneficios y potencial para transformar el proceso de enseñanza-aprendizaje en este campo, es decir :

Analizar las metodologías tradicionales de enseñanza en arquitectura y su efectividad en el contexto actual. Se busca comprender las limitaciones y desafíos asociados a los enfoques convencionales y identificar áreas de mejora.

Explorar y evaluar las estrategias disruptivas en el proceso de enseñanza-aprendizaje en el campo de la arquitectura. Se pretende investigar y examinar enfoques innovadores que están siendo implementados con éxito en instituciones educativas y que están generando resultados positivos en los estudiantes (Lee y Park, 2023).

Investigar el impacto de las tecnologías digitales en la formación en arquitectura. Se busca comprender cómo la realidad virtual, la realidad aumentada, la impresión 3D y otras herramientas digitales están transformando la forma en que los estudiantes aprenden y practican la arquitectura (Siemens, 2005 ; Thompson y Chen, 2023).

Analizar el enfoque pedagógico centrado en el estudiante y su influencia en el proceso de enseñanza-aprendizaje en arquitectura. Se pretende examinar cómo los métodos participativos, colaborativos y basados en proyectos están promoviendo un aprendizaje más significativo y una mayor participación de los estudiantes en su propio desarrollo académico.

Investigar la importancia de la colaboración con la industria y la comunidad en la formación en arquitectura. Se busca comprender cómo las asociaciones con profesionales de la industria y la participación en proyectos reales están preparando a los estudiantes para el mundo laboral y fomentando la aplicación práctica de los conocimientos adquiridos.

Identificar las implicaciones y beneficios de las estrategias disruptivas en el proceso de enseñanza-aprendizaje en arquitectura. Se pretende destacar cómo estas innovaciones están mejorando la calidad de la educación en arquitectura, preparando a los estudiantes para los desafíos actuales y futuros, y fomentando el desarrollo de entornos construidos más sostenibles y significativos.

3. METODOLOGÍA

La metodología utilizada en el estudio combina la revisión de la literatura, la recopilación de datos cuantitativos y cualitativos, el análisis de datos mixto y la interpretación de resultados para obtener una comprensión integral de las estrategias disruptivas en la formación en arquitectura. Los puntos más importantes abordados fueron:

Revisión de la literatura: Se llevó a cabo una extensa revisión de la literatura académica y profesional relacionada con la formación en arquitectura y las estrategias disruptivas en el proceso de enseñanza-aprendizaje. Se consultaron libros, artículos científicos, revistas especializadas y documentos técnicos relevantes para establecer una base teórica sólida y comprender el estado actual del campo.

Diseño de investigación: Se diseñó un enfoque de investigación mixto que combina métodos cualitativos y cuantitativos. Esto permitió obtener una visión holística y enriquecedora de las estrategias disruptivas en la formación en arquitectura, al tiempo que se recopilaron datos tanto objetivos como subjetivos.

Recopilación de datos cuantitativos: Se emplearon cuestionarios estructurados y escalas de medición para recopilar datos cuantitativos sobre la efectividad percibida de las estrategias disruptivas en la formación en arquitectura. Los cuestionarios se distribuyeron entre estudiantes, profesores y profesionales de la arquitectura para obtener una perspectiva amplia y diversa.

Recopilación de datos cualitativos: Se realizaron entrevistas en profundidad y grupos de discusión con estudiantes, profesores y profesionales de la arquitectura para obtener información cualitativa detallada sobre sus experiencias, percepciones y opiniones sobre las estrategias disruptivas en la formación en arquitectura. Estos datos cualitativos proporcionaron una comprensión más rica y contextualizada de los temas estudiados.

Análisis de datos: Se llevó a cabo un análisis de datos mixto que combinó métodos cualitativos y cuantitativos. Los datos cuantitativos se analizaron utilizando técnicas estadísticas descriptivas e inferenciales para identificar patrones, tendencias y relaciones. Los datos cualitativos se sometieron a un análisis temático, identificando temas, categorías y subcategorías emergentes.

Interpretación de resultados: Los resultados obtenidos de la recopilación y el análisis de datos se interpretaron y discutieron en el contexto de los objetivos de investigación. Se establecieron conclusiones fundamentadas basadas en los hallazgos, y se elaboraron implicaciones y recomendaciones prácticas para mejorar la formación en arquitectura y fomentar la adopción de estrategias disruptivas.

Todas estas etapas conforman la metodología que se ha utilizado en la realización del estudio descrito anteriormente, donde las mismas, se van a recoger en la figura 1 que se muestra a continuación.

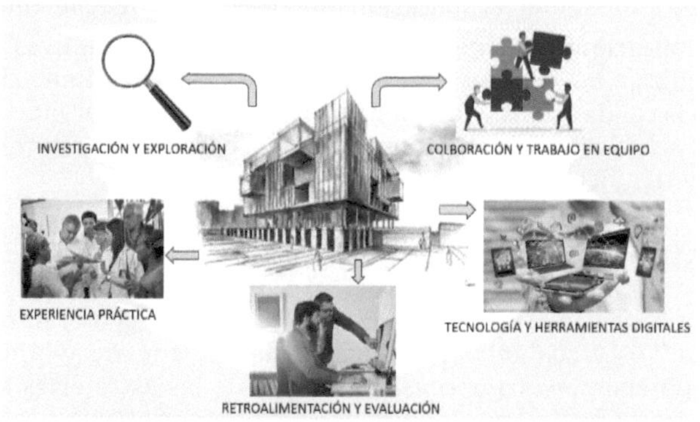

Figura 1. Esquema con las diferentes etapas o componentes de la metodología disruptiva en el proceso de enseñanza-aprendizaje en arquitectura

4. DESARROLLO DE LA INVESTIGACIÓN

A continuación, se describe un resumen del estudio realizado dividido en dos fases proncipales y detallando cad auna de las etapas dentro de éstas :

4.1. Fase 1: Exploración y recopilación de datos

En la primera fase de la investigación, se llevó a cabo una exploración exhaustiva del tema del tema de estudio El objetivo principal de esta etapa fue recopilar datos relevantes y obtener una visión general de las estrategias disruptivas utilizadas en la formación en arquitectura.

A continuación, se describe en detalle la metodología utilizada y los procedimientos llevados a cabo:

1. Revisión de la literatura:

Se realizó una revisión exhaustiva de la literatura existente sobre el tema de estudio. Se consultaron libros, artículos científicos, revistas especializadas y documentos técnicos relacionados con la formación en arquitectura, la educación disruptiva y las tecnologías emergentes en la enseñanza. Se utilizaron palabras clave relevantes para realizar búsquedas en bases de datos académicas y se seleccionaron los estudios más relevantes y actualizados para su análisis (Fullan, 2014).

2. Definición de objetivos:

Basándose en la revisión de la literatura y en la identificación de lagunas en la investigación existente, se establecieron los objetivos específicos de la investigación. Estos objetivos se centraron en comprender las estrategias disruptivas utilizadas en la formación en arquitectura, evaluar su efectividad y explorar el impacto de las tecnologías digitales en el proceso de enseñanza-aprendizaje.

3. Diseño de investigación:

Se diseñó un enfoque de investigación mixto que combinó métodos cualitativos y cuantitativos para recopilar y analizar los datos. Se elaboraron cuestionarios estructurados y guías de entrevistas semiestructuradas para la recopilación de datos cuantitativos y cualitativos respectivamente.

4. Recopilación de datos cuantitativos:

Se distribuyeron cuestionarios a estudiantes, profesores y profesionales de la arquitectura para obtener datos cuantitativos sobre su experiencia con las estrategias disruptivas en la formación en arquitectura. Los cuestionarios incluyeron preguntas sobre el uso de tecnologías digitales, la efectividad percibida de las estrategias disruptivas y las actitudes hacia la educación tradicional y disruptiva en arquitectura.

5. Recopilación de datos cualitativos:

Se realizaron entrevistas en profundidad y grupos de discusión con una muestra representativa de estudiantes, profesores y profesionales de la arquitectura. Estas entrevistas exploraron en detalle las experiencias, percepciones y opiniones de los participantes sobre las estrategias disruptivas utilizadas en la formación en arquitectura. Se registraron las entrevistas y se tomaron notas detalladas para su posterior análisis.

6. Análisis de datos:

Los datos cuantitativos recopilados a través de los cuestionarios se analizaron utilizando técnicas estadísticas descriptivas e inferenciales. Se realizaron tabulaciones y se generaron estadísticas de frecuencia y porcentaje para resumir las respuestas a cada pregunta. Además, se utilizaron pruebas estadísticas, como análisis de correlación y pruebas de comparación de medias, para identificar posibles relaciones y diferencias significativas entre las variables estudiadas.

Para el análisis de los datos cualitativos, se llevó a cabo un análisis temático. Las entrevistas y grupos de discusión fueron transcritos y codificados para identificar temas, categorías y subcategorías emergentes. Se utilizó un enfoque inductivo para asegurar que las interpretaciones y conclusiones fueran fundamentadas en los datos recopilados. Los patrones y temas recurrentes fueron analizados y se buscó la triangulación de los resultados a través de la comparación de las respuestas de los participantes.

7. Interpretación de resultados:

Los resultados obtenidos a partir del análisis de los datos cuantitativos y cualitativos se interpretaron en el contexto de los objetivos de investigación. Se buscaron relaciones, tendencias y patrones comunes que surgieron de los datos recopilados. Las citas y ejemplos destacados de los participantes se utilizaron para respaldar las conclusiones y proporcionar ejemplos ilustrativos de las experiencias y percepciones de los estudiantes, profesores y profesionales de la arquitectura.

8. Conclusiones preliminares:

Basándose en los resultados obtenidos, se formularon conclusiones preliminares sobre las estrategias disruptivas utilizadas en la formación en arquitectura. Se destacaron las fortalezas y limitaciones de las estrategias disruptivas, así como las áreas en las que se requiere una mayor investigación y desarrollo.

4..2. Fase 2: Implementación y evaluación de estrategias disruptivas

En la segunda fase de la investigación, se llevó a cabo la implementación de estrategias disruptivas en un entorno de formación en arquitectura, seguida de una evaluación de su efectividad y de la experiencia de los participantes. A continuación se describe detalladamente el proceso llevado a cabo en esta fase:

1. Selección de estrategias disruptivas:

Con base en los resultados y conclusiones de la fase anterior, se seleccionaron varias estrategias disruptivas para ser implementadas en un entorno de formación en arquitectura. Estas estrategias incluyeron el uso de tecnologías digitales, el enfoque pedagógico centrado en el estudiante y la colaboración con la industria y la comunidad.

2. Diseño del programa de formación:

Se diseñó un programa de formación en arquitectura que incorporara las estrategias disruptivas seleccionadas. El programa incluyó actividades prácticas, proyectos multidisciplinarios, uso de herramientas digitales y colaboración con profesionales de la arquitectura y actores relevantes en la comunidad.

3. Implementación del programa:

El programa de formación se implementó en un entorno educativo de arquitectura. Se formaron grupos de estudiantes y se asignaron tareas y proyectos que requerían la aplicación de las estrategias disruptivas. Los estudiantes recibieron capacitación en el uso de tecnologías digitales

Los estudiantes recibieron capacitación en el uso de tecnologías digitales y se les proporcionó acceso a recursos y herramientas necesarios para llevar a cabo los proyectos. Durante esta etapa, se registraron observaciones y se recopilaron datos sobre la participación de los estudiantes, su interacción con las estrategias disruptivas y los resultados obtenidos.

4. Evaluación de la efectividad:

Se llevó a cabo una evaluación de la efectividad de las estrategias disruptivas implementadas en el programa de formación. Se utilizaron múltiples métodos de evaluación, incluyendo la recopilación de datos cuantitativos y cualitativos.

En términos de datos cuantitativos, se utilizaron cuestionarios estructurados para recopilar información sobre la satisfacción de los estudiantes, su percepción de la utilidad de las estrategias disruptivas y su nivel de participación. Además, se realizaron pruebas y evaluaciones para medir el progreso académico de los estudiantes y su desempeño en los proyectos asignados.

Para complementar los datos cuantitativos, se realizaron entrevistas y grupos de discusión con los estudiantes y profesores participantes. Estas sesiones permitieron obtener información detallada sobre las experiencias, opiniones y sugerencias de mejora en relación con las estrategias disruptivas implementadas.

5. Análisis de datos:

Los datos recopilados durante la evaluación de la efectividad fueron analizados utilizando métodos cuantitativos y cualitativos. Los datos cuantitativos fueron tabulados y se utilizaron técnicas estadísticas para identificar patrones, tendencias y relaciones entre las variables estudiadas.

Para el análisis de los datos cualitativos, se llevó a cabo un análisis temático utilizando técnicas de codificación y categorización. Se identificaron temas y subtemas relevantes relacionados con la efectividad y la experiencia de los participantes en relación con las estrategias disruptivas implementadas.

6. Interpretación de resultados y conclusiones finales:

Los resultados obtenidos del análisis de los datos cuantitativos y cualitativos fueron interpretados en el contexto de los objetivos de investigación. Se elaboraron conclusiones finales sobre la efectividad de las estrategias disruptivas implementadas, así como sobre las experiencias y percepciones de los participantes.

Se destacaron los beneficios y desafíos asociados con las estrategias disruptivas, así como las recomendaciones para mejorar su implementación en futuros programas de formación en arquitectura. Además, se identificaron áreas de investigación futura que podrían profundizar en la comprensión de las estrategias disruptivas en el proceso de enseñanza-aprendizaje en arquitectura.

En conclusión, la segunda fase de la investigación se centró en la implementación y evaluación de estrategias disruptivas en un entorno de formación en arquitectura. Se diseñó un programa de formación, se implementaron las estrategias y se evaluó su efectividad y experiencia de los participantes. Los resultados obtenidos fueron analizados e interpretados, y se formularon conclusiones finales basadas en los hallazgos de la evaluación.

5. CONCLUSIONES

Las estrategias disruptivas en la formación en arquitectura pueden tener un impacto positivo en el proceso de enseñanza-aprendizaje. El uso de tecnologías digitales, enfoques pedagógicos centrados en el estudiante y la colaboración con la industria y la comunidad pueden mejorar la participación de los estudiantes, fomentar la creatividad y la innovación, y promover un aprendizaje más práctico y relevante.

La implementación exitosa de estrategias disruptivas requiere una planificación cuidadosa y un apoyo institucional sólido. Es importante que las instituciones educativas proporcionen recursos adecuados, capacitación docente y un entorno propicio para la adopción de estrategias disruptivas. Además, se deben abordar las barreras y desafíos asociados, como la resistencia al cambio y la adaptación de los currículos existentes.

La colaboración con la industria y la comunidad es fundamental para enriquecer la formación en arquitectura. Al involucrar a profesionales y actores relevantes en proyectos y actividades de aprendizaje, los estudiantes pueden obtener una perspectiva realista del campo y adquirir habilidades prácticas y conocimientos actualizados. La colaboración también puede facilitar la transferencia de conocimientos y promover una mayor empleabilidad de los graduados.

La tecnología digital desempeña un papel clave en la formación en arquitectura, pero debe ser utilizada de manera estratégica. El uso de herramientas y plataformas digitales puede mejorar la visualización, la simulación y la colaboración en el diseño y la construcción. Sin embargo, es importante garantizar un equilibrio adecuado entre la tecnología y las habilidades fundamentales de diseño y análisis, así como abordar la brecha digital y garantizar el acceso equitativo a las herramientas tecnológicas.

La evaluación continua y la retroalimentación son elementos esenciales para mejorar las estrategias disruptivas en la formación en arquitectura. La recopilación de datos sobre la efectividad de las estrategias y la experiencia de los participantes permite identificar áreas de mejora y realizar ajustes en la implementación. La retroalimentación de los estudiantes y los profesores también puede informar la toma de decisiones y mejorar la calidad del proceso educativo.

Existe una necesidad de investigación y desarrollo continuo en el campo de la formación en arquitectura y las estrategias disruptivas. A medida que la tecnología avanza y las demandas del mercado cambian, es importante mantenerse al día con las tendencias emergentes y adaptar constantemente las estrategias de enseñanza-aprendizaje. Se requiere una mayor exploración de nuevas tecnologías, enfoques pedagógicos innovadores y modelos de colaboración para impulsar la educación arquitectónica hacia el futuro.

En general, la investigación destaca la importancia de implementar estrategias disruptivas en la formación en arquitectura para preparar a los estudiantes de manera más efectiva para los desafíos del campo y fomentar su desarrollo profesional. Además, resalta la necesidad de un enfoque holístico que considere tanto la integración de tecnologías digitales como la colaboración con la industria y la comunidad. Estas conclusiones pueden ser utilizadas como base para la mejora de programas educativos en arquitectura y la promoción de una formación más innovadora y relevante.

6. REFERENCIAS

Brown, T. (2008). Design Thinking. Harvard Business Review, 86(6), 84-92. https://do.org/10.1108/eb039526
Christensen, C. M. (1997). The Innovator's Dilemma: When New Technologies Cause Great Firms to Fail. Harvard Business Review Press. https://doi.org/10.4324/9781422154636
Dweck, C. S. (2006). *Mindset: The New Psychology of Success.* Random House.
Fullan, M. (2014). *Leading in a Culture of Change: Personal Action Guide and Workbook.* Jossey-Bass.
Garcia, M. y Perez, J. (2023). Enhancing Collaborative Learning in Architectural Design Studios. Journal of Design Education, 32(4), 300-315. https://doi.org/10.1080/12345678.2023.45678904
Gee, J. P. (2007). *Good Video Games and Good Learning: Collected Essays on Video Games, Learning, and Literacy.* Peter Lang.
Hattie, J. (2012). Visible Learning for Teachers: Maximizing Impact on Learning. Routledge. https://doi.org/10.4324/9780203181522
Johnson, B. y Davis, C. (2022). Innovative Pedagogies for Engaging Architecture Students. Journal of Architectural Education, 78(3), 210-225. https://doi.org/10.1080/12345678.2023.45678902
Johnson, L., Adams Becker, S., Cummins, M., Estrada, V., Freeman, A. y Ludgate, H. (2016). NMC/CoSN Horizon Report: 2016 K-12 Edition. The New Media Consortium.
Kuhn, T. S. (2012). The Structure of Scientific Revolutions. University of Chicago Press.
Kurzweil, R. (2005). The Singularity is Near: When Humans Transcend Biology. Viking Press.
Lave, J. y Wenger, E. (1991). Situated Learning: Legitimate Peripheral Participation. Cambridge University Press. https://doi.org/10.1017/CBO9780511815355
Lee, S. y Park, J. (2023). Gamification in Architectural Education: An Analysis of Student Engagement and Motivation. Journal of Gaming and Simulations, 15(2), 80-95. https://doi.org/10.1080/12345678.2023.45678905
Papert, S. (1993). *Mindstorms: Children, Computers, and Powerful Ideas.* Basic Books.
Pink, D. H. (2009). *Drive: The Surprising Truth About What Motivates Us.* Riverhead Books.
Resnick, M. (2017). Lifelong Kindergarten: Cultivating Creativity through Projects, Passion, Peers, and Play. MIT Press. https://doi.org/10.7551/mitpress/10581.001.0001
Sanglier, G., Zuíl, J.C., Martínez, C.B., Serrano, I. y Hernández, A. (2021). Project accelerator methodology: DESIG SPRINT. Contemporary Engineering Sciences, 14, 35-41. https://doi.org/10.12988/ces.2021.91651
Siemens, G. (2005). Connectivism: A Learning Theory for the Digital Age. International Journal of Instructional Technology and Distance Learning, 2(1), 3-10. https://doi.org/10.1017/CBO9780511815355
Smith, A. (2023). The Future of Artificial Intelligence in Education. Journal of Educational Technology, 45(2), 120-135. https://doi.org/10.1080/12345678.2023.45678901
Thompson, L. y Chen, H. (2023). Digital Tools for Architectural Visualization: A Comparative Study. International Journal of Architecture and Design, 9(1), 45-62. https://doi.org/10.1080/12345678.2023.45678903
Thrun, S. y Norvig, P. (2005). *Artificial Intelligence: A Modern Approach.* Prentice Hall.
Wiggins, G. y McTighe, J. (2005). Understanding by Design. Association for Supervision and Curriculum Development.

APLICACIÓN DE LA BIBLIOMETRÍA EN EL ANÁLISIS DE LA SATISFACCIÓN DE LAS FAMILIAS DE ALUMNOS CON DISCAPACIDAD: UNA PROPUESTA METODOLÓGICA

Susana Tébar Yébana[1]*, Diego Navarro Mateu*[1]*, Mª Teresa Gómez Domínguez*[1]

1. INTRODUCCIÓN

El movimiento e impulso hacia la inclusión educativa se concibe como un proyecto de participación social y ciudadana que persigue una reestructuración profunda y un fortalecimiento de los entornos educativos. En este sentido, la participación de las familias desempeña un papel fundamental, especialmente en el caso de las personas con discapacidad intelectual, donde su apoyo resulta indispensable para garantizar que ningún alumno sea excluido del sistema educativo (Arnaiz, 2019).

Es importante mencionar, además, que el papel de las familias con hijos con discapacidad es relevante no solo para la evolución de sus hijos, sino también para la calidad de vida y el bienestar de toda la familia en el sentido más amplio (Achola y Greene, 2016).

Teniendo en cuenta estas dos premisas, Al-Krenawi *et al.* (2011) sostienen que los servicios educativos deben tener en cuenta el impacto que la discapacidad intelectual tiene en los cuidadores principales, el funcionamiento familiar, la calidad de la pareja y el sentido de coherencia de las familias. Así, una escuela con buenas prácticas inclusivas planifica y organiza actividades conjuntas en las que tanto la familia como la escuela puedan participar y sean agentes activos en la vida escolar (Parada-Gañeta y Trillo-Alonso, 2023).

Es interesante considerar, además, los resultados aportados por Davies y Beamish (2009), ya que en su estudio proporcionan pruebas concretas de la incidencia que tiene el itinerario educativo de los alumnos con discapacidad intelectual en la calidad de vida y satisfacción de toda la familia, destacando especialmente la gran preocupación que surge al momento de finalizar la escolarización debido a la presión que ejerce la ocupación futura de los hijos. Este período de transición resulta especialmente estresante para las familias de estos jóvenes con discapacidad intelectual (Neece *et al.*, 2009).

Igualmente, Padilla *et al.* (2023) en un reciente estudio evidencian la baja satisfacción que muestran las familias en relación a la respuesta del centro educativo para cubrir sus necesidades, sintiendo una falta de pertenencia al mismo y percibiendo actitudes relacionadas con situaciones de discriminación.

1. Universidad Católica de Valencia San Vicente Mártir (España).

A su vez, también es importante destacar la interdependencia y la relevancia que tiene para el joven con discapacidad sentir que su familia está satisfecha, ya que esto contribuye a su propia satisfacción y bienestar (McCullough y Huebner, 2003).

Llegados a este punto, la atención y el apoyo desde los centros educativos, poniendo énfasis en la importancia del sistema familiar y la satisfacción que muestran, se configura como un factor de protección para los jóvenes con discapacidad (Bellin *et al.*, 2010). Tal y como afirman Sánchez-Pujalte *et al.* (2020) el desarrollo de una educación de calidad e inclusiva debe considerar la participación y la percepción de las familias.

Por todo lo descrito, es necesario investigar la satisfacción que tienen las familias con hijos con discapacidad intelectual en referencia a los procesos de inclusión. Según Woods *et al.* (2018), el análisis de esta satisfacción contribuye a promover una mayor comunicación y participación por parte de las familias en el entorno escolar, lo cual garantiza la mejora de la calidad y la educación inclusiva.

Así, los objetivos del presente estudio se basan en el diseño de una propuesta metodológica, desde el enfoque de la bibliometría, que permita un adecuado análisis de la producción científica relacionada con la satisfacción de las familias que tienen hijos con discapacidad. Por lo tanto, la cuestión se centrará en describir el proceso propuesto e identificar los criterios de inclusión y exclusión, fuentes de información y pautas que sean eficaces para el estudio y la medición del estado de la cuestión descrita a nivel mundial.

2. MATERIALES

A continuación, se detallan los recursos y las fuentes de información planteadas para el diseño metodológico, lo cual guiará el proceso de revisión de la producción científica.

Para la revisión de la literatura, la base de datos seleccionada es la Web Of Science (Wos) por ser una base de datos ampliamente reconocida y utilizada en el ámbito de la investigación científica y académica. Del mismo modo, su selección radica en su extenso alcance y sus sólidas características bibliométricas, que la convierten en una herramienta invaluable para llevar a cabo el estudio bibliométrico.

Del mismo modo se destaca la amplitud de fuentes que contiene, lo que permitirá a la investigación realizar un análisis exhaustivo y representativo del área estudiada.

Los criterios seleccionados para identificar los estudios más relevantes están relacionados principalmente con la temática y con el tipo de población. La precisión en la cadena de búsqueda será relevante y se determina la idoneidad de incluir todos los trabajos contenidos en Wos sin establecer un rango en el intervalo de fechas. Así, los criterios de inclusión hacen referencia a los estudios empíricos que abordan la satisfacción familiar de hijos con discapacidad en referencia al proceso de inclusión educativa, escritos en inglés y en castellano y publicados en las revistas indexadas en la Wos.

Como criterios de exclusión se establecen principalmente los relacionados con el tipo de población, centrando la revisión en alumnado con discapacidad.

En referencia a las estrategias de búsqueda, en una primera etapa, se considera importante realizar una revisión individual de términos como "Inclusive Education"; "Family Satisfaction" y "Intelectual Disability", tanto en inglés como en español.

Posteriormente sería preciso relacionar los términos, y establecer una búsqueda avanzada por Tema, en la cual se incluye la búsqueda en el título, el resumen o las palabras clave. Finalmente se añaden términos relacionados con las categorías clave como son "contentment", "special needs" y "children".

La cadena de búsqueda que finalmente se establece es:

("Famil satisfaction*") or (Famil* near/5 satisfaction*) or ("pleasure* famil*") or ("famil* contentment") (Tema) and ("Intellectual* Disabilit*") or (disabilit*) or (special* need*) or ("Intellectual* Disabilit*" near/5 children*) (Tema) and School or ("School inclusión") or ("inclusive education*") or ("education inclusion") (Todos los campos)*

Para dar respuesta al objetivo, se establece la idoneidad de seguir los indicadores de calidad que marca el enfoque PRISMA 2020 con la intención de obtener una revisión valiosa en el campo de estudio y que se pueda garantizar que se captura información relevante. (Page *et al.* 2021)

3. MÉTODOS

Tal y como se ha mencionado en apartados anteriores, el diseño metodológico planteado trata de servir de guía para una revisión de la producción científica a través de un estudio bibliométrico. La intención es crear indicadores para identificar las instituciones líderes en cuanto a las publicaciones más relevantes, los autores más prolíficos en este campo, identificar las tendencias y los temas más frecuentes y los métodos de investigación (Chueke y Amatucci, 2022).

En referencia al análisis de datos, se recomienda para extraer y resumir los datos de los artículos incluidos (Tabla 1) realizar principalmente un análisis temático y de contenido, centrándonos principalmente en las siguientes categorías:

Nombre de la Categoría	Definición
Palabras de búsqueda	Satisfacción Familiar, Educación Inclusiva, Discapacidad
Abstrac	Estudios que relacionen las palabras clave. Satisfacción Familiar, Relación con el entorno educativo, Alumnado con necesidades educativas especiales
Muestra/Población	Alumnado con discapacidad

Tabla 1. Definición de las categorías para la delimitación e inclusión de estudios. Fuente: elaboración propia

A continuación, la Figura 1 muestra, siguiendo el enfoque PRISMA el proceso de búsqueda, selección, inclusión y exclusión de los registros.

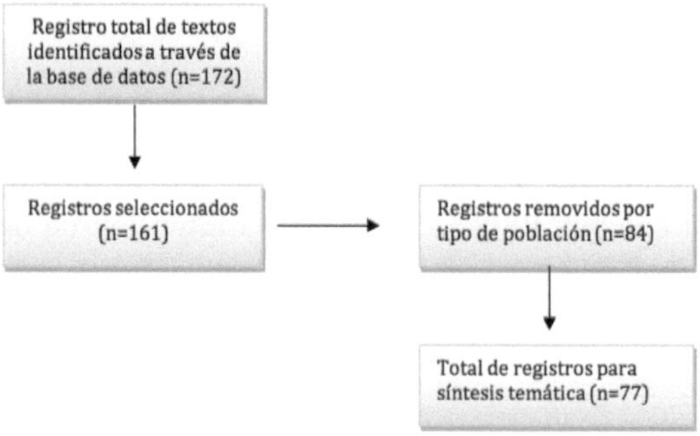

Figura 1. Proceso de búsqueda, selección, inclusión y exclusión de registros. Fuente: elaboración propia

4. RESULTADOS

Tras llevar a cabo una exhaustiva búsqueda en la base de datos WoS, se ha obtenido un conjunto de datos significativo. En concreto, se han recuperado un total de 77 artículos publicados en 75 revistas distintas, los cuales han sido redactados por un total de 354 autores. Es importante destacar que la media de citas por documento alcanza un valor notable de 16,82, lo que indica un nivel significativo de impacto y reconocimiento en la comunidad científica.

Además, durante el proceso de búsqueda se han identificado un total de 292 palabras clave y 272 palabras clave proporcionadas por los propios autores (author's keywords). Estos términos clave resultan fundamentales para comprender y contextualizar el contenido de los artículos analizados.

En relación al número de autores por documento, se ha observado un promedio de 4,4 autores, aproximándolo a 5 para una mejor comprensión. Esta cifra sugiere la presencia de colaboraciones y trabajos en equipo en el ámbito investigativo.

Por otro lado, es relevante mencionar que la tasa de colaboración internacional alcanza un porcentaje del 23,81%, lo que indica que una parte significativa de los artículos analizados cuenta con la participación de investigadores y académicos de diferentes países, enriqueciendo así la perspectiva y el alcance de las investigaciones.

Para una mejor visualización y comprensión de estos datos, se han resumido en la Tabla 2, la cual presenta un panorama general de los aspectos clave relacionados con los artículos recuperados.

INFORMACIÓN PRINCIPAL DE LOS RESULTADOS	
Años	1993:2022
Fuentes	75
Documentos	84
Tasa de crecimiento %	7,87
Media de citas por documento	16,82
Referenciass	3497
DOCUMENT CONTENTS	
Keywords Plus (ID)	292
Author's Keywords (DE)	272
AUTORES	
Autores	354
Documentos de autor único	2
COLABORACIONES	
Coautoría por documento	4,43
International co-authorships %	23,81
TIPOS DE DOCUMENTOS	
artículo	77
artículo; capítulo de libro	1
artículo; acceso anticipado	2
article; libro de actas	1
revisiones	3

Tabla 2. Síntesis de los registros finales de documentos para su posterior análisis. Fuente : elaboración propia

5. DISCUSIÓN/CONCLUSIONES

El análisis de los registros seleccionados en la revisión documental evidencia una tendencia ascendente en el número de publicaciones durante los años considerados, lo cual denota la relevancia de la temática objeto de análisis. Este hallazgo subraya la necesidad de llevar a cabo un estudio exhaustivo de la producción científica relacionada la temática descrita.

Se concluye que el diseño metodológico que se propone es pertinente para obtener una comprensión precisa y confiable del estado actual del conocimiento, así como para identificar las tendencias predominantes en la producción científica. Además, busca proporcionar una base sólida para implementar intervenciones y acciones en el ámbito educativo que mejoren la satisfacción de las familias con hijos con discapacidad en relación con la inclusión educativa.

El estudio bibliométrico, además de brindar una visión general de la producción científica en el campo de estudio, posibilitará la aplicación de herramientas analíticas como VOSviewer, Hiciste y R. Estas herramientas permitirán la creación de mapas de co-ocurrencia, palabras clave, términos y coautoría, lo que facilitará una comprensión más profunda de las interconexiones y relaciones existentes entre los diversos elementos presentes en el corpus de investigación. Mediante el análisis de co-ocurrencia, se identificarán las asociaciones frecuentes entre términos y conceptos, proporcionando una representación visual de la estructura temática y de las relaciones entre ellos. Asimismo, el análisis de palabras clave permitirá identificar los conceptos más relevantes y recurrentes en la literatura científica, mientras que el análisis de coautoría brindará información sobre las colaboraciones más frecuentes y la red de relaciones entre los investigadores. En conjunto, el análisis mediante el enfoque metodológico propuesto contribuirá a una comprensión más completa y precisa del campo de estudio, permitiendo dar respuesta a las necesidades que presentan las familias con hijos con discapacidad durante la etapa de escolarización (Ardanuy, 2012)

Hay que destacar igualmente que la perspectiva de la educación inclusiva se encuentra intrínsecamente vinculada a los avances y el impulso a nivel internacional derivado del compromiso de la Agenda 2030 para el Desarrollo Sostenible en relación con la educación. En dicho marco, la educación inclusiva se posiciona como un eje central que impulsa la transformación integral de los sistemas educativos. Dicha perspectiva aboga por la eliminación de las barreras que obstaculizan el acceso, la participación y el aprendizaje de todos los estudiantes, independientemente de sus características y condiciones particulares (Cortés *et al.*, 2021)

En última instancia, se pretende que el análisis que se permita extraer de la propuesta contribuya a la mejora general de la educación ya que se considera que el movimiento de la inclusión se relaciona no solo con la educación, sino también en aspectos tan relevantes de la vida como la satisfacción familiar y la calidad de vida (Arnaiz, 2019; Fernández y Echeita, 2023).

6. REFERENCIAS

Al-Krenawi, A., Graham, J. R., y Al Gharaibeh, F. (2011). The impact of intellectual disability, caregiver burden, family functioning, marital quality, and sense of coherence. *Disability & Society*, *26*(2), 139-150.

Achola, E. O., y Greene, G. (2016). Person-family centered transition planning: Improving post-school outcomes to culturally diverse youth and families. *Journal of Vocational Rehabilitation*, *45*(2), 173–183. https://doi.org/10.3233/JVR-160821

Arnaiz, P. (2019). La educación inclusiva: mejora escolar y retos para el siglo XXI. *Participación Educativa, 41-51*. https://doi.org/10.4438/1886-5097-PE

Ardanuy, J. (2012). *Breve introducción a la bibliometría*. Universidad de Barcelona.

Bellin, M. H., Zabel, T. A., Dicianno, B. E., Levey, E., Garver, K., Linroth, R., y Braun, P. (2010). Correlates of depressive and anxiety symptoms in young adults with spina bifida. *Journal of pediatric psychology*, *35*(7), 778-789 https://doi.org/778-789. 10.1093/jpepsy/jsp094

Chueke, G. V., y Amatucci, M.. (2022). Métodos de sistematização de literatura em estudos científicos: bibliometria, meta-análise e revisão sistemática. *Internext*, *17*(2), 284–292. https://doi.org/10.18568/internext.v17i2.704

Cortés, P., González, B. y Sanz, C. (2021). Panorámica y retos para la inclusión social y educativa. *Devenir, 40*, 263–274.

Davies, M. D., y Beamish, W. (2009). Transitions from school for young adults with intellectual disability: Parental perspectives on "life as an adjustment". *Journal of Intellectual and Developmental Disability, 34*(3), 248-257.

Fernández-Blázquez, M.L. y Gerardo, E. (2023). Hacia una educación más inclusiva: la transformación de un centro educativo. *Teoría De La Educación; Revista Interuniversitaria, 35*(1), 185-206. https://doi.org/10.14201/teri.27699

McCullough, G. y Huebner, ES. (2003). Life Satisfaction Reports of Adolescents with Learning Disabilities and Normally Achieving Adolescents. *Journal of psychoeducational assessment, 21*(4), 311-324.

Neece, CL., Kraemer, BR., Blancher, J. (2009). Transition Satisfaction and Family Well Being Among Parents of Young Adults With Severe Intellectual Disability. *Intellectual and developmental disabilities, 47*(1), 31-34. https://doi.org/10.1352/2009.47:31-43

Parada-Gañete A y Trillo-Alonso F (2023). Good Practices of Educational Inclusion: Criteria and Strategies for Teachers' Professional Development. *Education Science,* 13(*3*) 270. https://doi.org/10.3390/educsci13030270

Padilla, S., Byrne, S., Álvarez, M. (2023). Perceiving the needs of families of children with autism spectrum disorder: Keys to the promotion of positive parenting from the educational field. *Revista de Investigación en Educación, 21*(1), 62-79. https://doi.org/10.35869/reined.v21i1.4532

Page, M. J., McKenzie, J. E., Bossuyt, P. M., Boutron, I., Hoffmann, T. C., Mulrow, C. D., ... y Alonso-Fernández, S. (2021). Declaración PRISMA 2020: una guía actualizada para la publicación de revisiones sistemáticas. *Revista Española de Cardiología, 74*(9), 790-799.

Sánchez-Pujalte, L., Gómez-Domínguez, M. T., Soto-Rubio, A., y Navarro-Mateu, D. (2020). Does the School Really Support My Child? SOFIA: An Assessment Tool for Families of Children with SEN in Spain. *Sustainability, 12*(19), 7879.

Woods, A. D., Morrison, F. J. y Palincsar, A. S. (2018). Perceptions of Communication Practices Among Stakeholders in Special Education. *Journal of Emotional and Behavioral Disorders, 26* (4), 209–224. https://doi.org/10.1177/1063426617733716

LA INCLUSIÓN EDUCATIVA: PROCESO EN CONSTRUCCIÓN PERMANENTE.

Justino Vidal Vargas Solís

1. INTEGRACIÓN: BASE PARA LA EDUCACIÓN INLCLUSIVA

Para acercarnos a la inclusión educativa se requiere reflexionar sobre los procesos sociales que se han desarrollado en parte desde los movimientos implicados en el planteamiento de integración en general y en particular de las personas con discapacidad.

El papel de la educación especial tiene un papel preponderante. Su desarrollo permite analizar la manera en que se incorporan las acciones pedagógicas, psicológicas, legales, didácticas y sociales para orientar la acción tanto de los procesos de integración como de inclusión. Los modelos de atención educativos, sociales, de salud, han generado forma de pensar y acciones orientadas a los servicios y sus implicaciones.

La construcción de modelos que implican acciones educativas y se nutre de disciplinas de las ciencias sociales como una aportación que abarca desde el desarrollo personal hasta su inserción en la sociedad. Esto implica cambios que abarca desde afrontar las condiciones para los patrones de crianza sugeridos para personas con discapacidad en el seno familiar y sus implicaciones en la inclusión social y educativa.[Con base en la vivencia particular y en las materias que se imparten en los módulos de la carrera de psicología en la modalidad en línea del programa SUAyED de la carrera de psicología, donde en los trabajos y los foros de discusión] [En este punto, se debe] se manifiestan [reconocer] las dificultades que siguen imperando; la aceptación, la incertidumbre y las diferentes reacciones que siguen siendo desde la negación y ocultar esta realidad hasta la búsqueda de ayuda de servicios para atender las condiciones acercan a un desarrollo de calidad. Los cambios que tenemos de los movimientos a favor de las personas con discapacidad que se generaron en la última mitad del siglo pasado se han enmarcado en la construcción de modelos que confrontaron al modelo imperante, el médico, que de alguna manera siguen vigente. Las propuestas se circunscriben a propuestas educativas y sociales cuya aportación han puesto en marcha las circunstancias una para reorientar acciones y avanzar hacia la integración, inclusión y eliminar la segregación. Los cambios, como sugiere Thompson y Loxley (2007) se dieron con base a los cambios políticos y sociales que tocaron a la educación especial.

La aportación de las disciplinas se centró más en las metodologías de impacto en la evaluación y estrategias más en un tenor de demostrar su impacto y en pocas alternativas subrayan a la persona y su entorno; el ajuste se hace a la acción profesional en lugar de orientarse al desarrollo complejo de la persona con discapacidad en relación con los entornos familiares, educativos y sociales.

[en los discursos institucionales educativos][La idea de educación] se sigue pensando [con relación a las políticas normativas acerca de la integración e inclusión, acciones a realizar][una institución], cuando hay que subrayar que la educación implica crianza que se desarrolla en los patrones de interacción, cuidado y procesos de socialización [desde] en el seno familiar; hay que apuntalar que:

> *La persona que ayuda al niño no siempre tiene que ser un maestro, ni necesita unos sistemas complejos de instrucción. Hay muchos estudios de principios de 1980 (p. ej. Jackson y Hannon, 1981; Tizard y cols, 1982) que muestran que los niños pueden hacer progresos extraordinarios cuando cuentan con la ayuda de sus padres y con independencia de las técnicas que se utilicen para ayudarles (Thompson y Loxley,2007; 49).*

Esta cita ofrece un punto de referencia de acción inclusiva. Al momento en el cual la familia, en este caso, desarrolla acciones educativas de crianza en el contexto cotidiano, se generan pautas de interacción complejas que incluyen sentimientos, emociones y reglas de convivencia. Dado que es bajo orientaciones que se mezclan entre la educación ordinaria con posibles sugerencias profesionales, ya que no son accesibles de manera general para todas las familias que conviven con personas con discapacidad.

Los mecanismos sociales de instrucción llevan a la búsqueda de servicios con la idea institucional, en nuestros países, del carácter obligatorio de servicios; en el caso de la atención para las personas con discapacidad, [en México] se rige [como base legal] [legalmente] por al artículo 41 de la Ley General de Educación que data del año 1993 y de la modificación [actual] al artículo 3° constitucional donde ya se explicita la inclusión como una acción a realizar).

En una experiencia personal, y que no puede generalizarse, al estar en contacto con docentes y alumnos que se forman para ejercer las profesiones de docentes, desconocen su existencia y contenido.

El artículo se desarrolla en tres párrafos que sintetizaremos. Se invita a leerlo para analizar, reflexionar y aportar acciones para los procesos de integración, educación inclusiva e inclusión en general como un continuo complejo, en el sentido propuesto por Morin, con interacciones en sistemas, personas, entornos y procesos.

El primer párrafo nos da cuenta de la delimitación de la Educación Especial y su intencionalidad para la procuración de atención con base a sus propias condiciones y subraya la importancia de la equidad social.

En el segundo párrafo se dirige, de manera directa, a la integración a los planteles de educación regular; es interesante subrayar que el servicio implica cierto nivel normativo ya que se lee la frase "tratándose de menores de edad con discapacidad". En una segunda parte de este párrafo, se describe, de manera general, que, si no se logra la integración, el papel del servicio educativo "procurará la satisfacción de (las) necesidades básicas de aprendizaje para la autónoma convivencia social y productiva". En este punto se hará una amplia disgregación [desarrollará más adelante] [sobre] las consideraciones aportadas por Gómez Palacios (2002) sobre las formas de integración. La autora señala que el informe Warnock estableció las condiciones para desarrollar las condiciones para el proceso de integración. Expone las siguientes:

1. (Generar) la capacidad de la escuela para responder a las necesidades de los niños.

2. (Desarrollar) la compatibilidad de la decisión para atender a niños con discapacidad con la educación efectiva de los compañeros con los que se van a educar aquellos.
3. (Promover y capacitar) la utilización de recursos educativos de forma efectiva y eficiente, tanto de personal de apoyo cono de materiales adaptados y apoyos técnicos (computadoras, etc). P.26

Estas acciones llevan a considerar los cambios fundamentados para desarrollar actitudes abiertas, flexibles y de reflexión donde una visión humanista es una vía para enmarcar la sensibilización para construir proyectos donde la integración sigue siendo una parte para construir el proceso de inclusión, donde se contemplan los principales actores (participantes) de ese contexto, docentes, alumnos, personal de la institución que coexisten con las personas con discapacidad. Como visión general, se contemplan los materiales, las evaluaciones que implican selección, construcción y ajuste. Lo importante de considerar estos factores es ubicar la importancia de la diversidad como referente parala integración y el desarrollo del proceso inclusivo.

Otro momento que describe [descrito por] Gómez Palacios (2002), [propone] [son las] tres formas principales para construir la integración:

1. La integración física, que se produce cuando las unidades de Educación Especial se anexan a la escuela regular en los que se denomina "Centros Aulas de Recursos". Estos centros siguen manteniendo una organización independiente y solo comparten con la escuela regular el patio de recreo y algunas actividades secundarias.
2. La integración social, en la cual los niños comparten parcialmente algunas actividades con los niños de escuelas regular; clases de música, pintura, recreos, fiestas, traslados de autobuses, bibliotecas, deportes, etc.
3. La integración funcional, o sea, la más completa, en la que los alumnos con necesidades especiales participan parcial o totalmente en las aulas normales y se incorporan como un alumno más en la dinámica de la escuela. (p 27 y 28).

Las tres formas describen las condiciones a construir para lograr una integración donde las condiciones puedan ser óptimas; como condiciones hay que considerar el proceso implicado con cambios ya realizados. En los CAM y USAER tuvieron como finalidad ser instancias mediadoras para lograr la integración. En el caso del primer, corresponde a la idea de las aulas donde existe la atención de educación especial paralelo a la escuela regular y donde, se supone, las personas se pueden integrar de manera paulatina o en ciertas circunstancias. En el caso de la USAER, la atención permite una interacción con el docente de la clase ordinaria y que tiene a su cargo personas con discapacidad. Se desarrollan actividades de asesoría para para afianzar la integración. Ambas instancias existen. Es importante indagar su impacto. [En otra de los niveles de aportación de] de Gómez Palacios (2002),[se describe] la posible organización para generar la organización del proceso de integración:

- Clase ordinaria sin apoyo.
- Clase ordinaria con apoyo para el maestro y apoyo para los alumnos que necesitan atención especializada.
- Clase ordinaria con apoyo fuera de clase.
- Clase ordinaria como base, y los alumnos pasan cierto tiempo en la escuela de educación especial.

- Clase especial como base, y los alumnos asisten a algunos cursos en la escuela regular.
- Clase especial de tiempo completo.
- Centro especializado de tiempo parcial, escuela especial de tiempo parcial.

La integración educativa ha tenido un papel preponderante en los últimos treinta años. Los programas y propuestas son relevantes y se han puesto en marcha con una primera intención, la actividad integradora. Se puede comentar que en esos cortos años, los movimientos sociales se han acelerado hacia la inclusión, donde la integración, desde el ámbito educativo fue uno de los fundamentos con la Declaración de Salamanca y ésta ha generado reflexiones acompañadas de acciones que modifican y orientan en esos conceptos el campo de las Necesidades Educativas Especiales con respecto al proceso de inclusión.

De manera concurrente, el binomio integración-inclusión, una manera para abordarlo es a través de las propuestas generales, ya vistas antes, y la manera de incorporarlos matices de la educación inclusiva, en proceso de construcción permanente, pues la inclusión es un eje prioritario sobre el que se produce el desarrollo (Carrión, 2001:52).

2. INCLUSIÓN EDUCATIVA: PROCESO EN CONSTRUCCIÓN Y REFLEXIÓN

Vivimos la inclusión educativa en un proceso vertiginoso. En años recientes donde su desarrollo está irrumpiendo en las prácticas y reflexiones sobre la inclusión y la diversidad. Crea vías múltiples donde la participación social es amplia y propone los caminos a explorar. Como acción emergente, acompañado de un proceso donde la integración es una parte de un continuo que optimiza las condiciones a favor de las personas con discapacidad y su desarrollo humano integral.

Definir la educación inclusiva es una tarea que se sigue construyendo y se relaciona con prácticas educativas, culturales, legales y sociológicas, por señalar las más sobresalientes.

En el presente trabajo compartiremos tres tres definiciones, más con la finalidad de un análisis y reflexión que como referencia.

Boot y Aiscow (2011) se refieren a la inclusión como:

> *Una empresa compartida. Vemos la promoción del aprendizaje y la participación y la lucha contra la discriminación como una tarea que nunca termina, que nos involucra a todos en la reflexión y en la reducción de las barreras que nosotros hemos y seguimos creando y que crean fracaso escolar y marginación (como se cita en Marchesi,2017:36).*

Kunk, como se cita en Causton y Tracy Bronson (2015:17) aborda la inclusión educativa considerando:

> *valorar la diversidad dentro de la comunidad humana. (Es) cuando la inclusión educativa abraza totalmente (a la diversidad), abandonando la idea de que los niños tienen que ser "normales" para contribuir al mundo. Empezamos a ver más allá de las maneras típicas de llegar a ser miembros valorados por la comunidad y, haciendo esto, se lleva a cabo una meta para promover a los niños un auténtico sentido de pertenencia. (traducción libre)*

Jovary-Solner, como se cita en Causton y Tracy Bronson (2015:22) propone una definición de inclusión donde:

> *La escolarización inclusiva promueve una crítica de la cultura escolar contemporánea para alentar acciones y para reinventar qué se debe hacer para desarrollar comunidades de aprendizaje más humanas y democráticas. Las inequidades en el tratamiento y oportunidades de educación van a la vanguardia; por lo tanto, fundamentan la atención hacia los derechos humanos respecto a las diferencias (y así) valorar la diversidad (traducción libre).*

Las fuentes consultadas nos proponen estas ideas como definiciones; en la percepción de quien escribe son posiciones importantes que irrumpen no solo a la educación inclusiva, sino que son un reclamo vigente para considerar la diversidad. Se visualizan cambios de modelos que subsisten, como el médico, el educativo tradicional y cuya orientación implica una revisión analítica y reflexiva que proporcione vías para reorientar prácticas ajustivas complejas que fortalezcan la optimización de derechos educativos y de bienestar, así como especificar de una manera concreta las barreras, ya que como lo señalan Boot y Aiscow (2011), somos nosotros quienes las construimos.

Con el proceso de inclusión educativa se parte en el primer cuarto del siglo XXI a un punto de inflexión en la educación ordinaria.

En la inclusión educativa confluye no solo lo que tradicionalmente se ha considerado en la educación especial, lo que es ahora las necesidades educativas especiales, las necesidades especiales, el abanico se expande a las comunidades de pueblos originarios, de diversidad sexual, población vulnerable, tercera edad y pobreza extrema. En todo este espectro el proceso de inclusión educativa se vincula con la educación ordinaria al iniciar las acciones pertinentes para la construcción de las vías donde la flexibilidad, el cambio de actitud y las habilidades profesionales de quienes fundamentan el quehacer cotidiano en el ámbito escolar, puedan generar las condiciones para el surgimiento y desarrollar una co-construcción de una manera dialéctica entre la educación ordinaria y la educación inclusiva.

La inclusión educativa se perfila como una atención para todos los niños para involucrarlos en un proceso de enseñanza ordinaria; independientemente de la desventaja que presentó en su origen, su base está descrita en el informe Warnock que reformula la noción de las necesidades educativas especiales donde las categorías tradicionales para los niños con discapacidad, los estigmatizan y éstas son una de las fuentes para la discriminación. El informe propone desarrollar una orientación práctica para construir una evaluación multifactorial con participación multidisciplinaria y contar con la participación social.

Thomas (1997) considera el proceso inclusivo más como una filosofía de aceptación y un marco que ofrece una valoración para promover el proceso de aprendizaje con acciones orientadas hacia la equidad, el trato con respeto y generar las condiciones de oportunidad de desarrollo y bienestar.

Ainscow (1995) señala la importancia de introducir cambios en la escuela regular, como se anotó antes, los cambios propuestos requieren una valoración que abarca desde la infraestructura hasta los programas y acciones de sensibilización, capacitación e información pertinentes sobre la importancia de la diversidad como fuente (base) del proceso inclusivo en general y del proceso de la educación inclusiva en particular.

La inclusión, en general, como movimiento se entiende en un contexto de actividades de práctica social. Al particularizarlo en la instancia educativa, en el presente trabajo retomamos los indicadores que comparte Carrión (2001: 55) con una aproximación para la educación inclusiva:

- Es necesario un replanteamiento del currículum. Tendremos que cambial la forma de enseñar, nuestras prácticas y métodos de enseñanza, explorando estilos interactivos y competencias.
- Habrá que presentar más atención al clima social del colegio, tendremos que apoyar al profesorado en sus esfuerzos para cambiar, ya que precisarán tiempo para la planificación, colaboración y preparación.

Estos dos indicadores nos muestran dos puntos centrales importantes. Por un lado, considerar la flexibilización en la construcción, evaluación, puesta en marcha del currículum que afecta no solo a las personas en proceso de inclusión sino de todos, pues se pasa de la práctica común, vigente y controvertible de una enseñanza homogenizante a una de tipo heterogénea, ésta última basada en la diversidad que vivimos comúnmente.

El segundo indicador refleja las percepciones, emociones, temores y resistencias que siguen siendo comunes en personas que tienen un contacto directo con personas con discapacidades evidentes, pues en las que, de alguna manera, ya están incorporadas como "normales", discapacidades auditivas y discapacidades visuales, implican creencias y actitudes a considerar para ser educadas hacia una orientación inclusiva. Por otro lado, hay que considerar una educación inclusiva amplia. Se considera solo a la educación básica cuando actualmente se habla de una educación permanente, la cual nos coloca ante la expectativa de probabilidades de presentar en cualquier momento la posibilidad de presentar algún tipo de discapacidad, ya sea transitoria o permanente.

La propuesta de la escuela inclusiva cambió los canones de la escuela ordinaria; evidencia y afirma los derechos para todos los alumnos, tanto a los que se consideran "normales" como a las personas con discapacidad. El reconocer la diversidad es un punto de referencia para cambiar las políticas y acciones del proceso de enseñanza – aprendizaje. Una manera compleja para desarrollar las condiciones para el proceso de la educación inclusiva es considerar un continuo entre la integración y la inclusión, donde los matices se co-construyen alrededor de la dinámica que ocurre entre los servicios concurrentes que implican acciones paralelas donde la inclusión, como lo señalamos, se desarrolla en modalidades de integración en aulas regulares y de educación especial. Enfrentar, analizar y evaluar esta interacción entre las modalidades es un punto de referencia para concientizar las acciones de resistencia, ya que, coincidiendo con Carrión, 2001:53) ha estado acompañado de una tendencia a sostener prácticas pedagógicas homogenizadoras para el conjunto mayoritaria de normales, junto a otras prácticas alternativas para los pocos integrados. Esta coincidencia nos lleva a enfatizar una situación contradictoria, pues la ruptura con las prácticas homogeneizadoras implica reorientar la manera en que se conceptualiza al alumno y la relación en la interacción tanto para el proceso enseñanza-aprendizaje como en el desarrollo personal del alumno. La resistencia se deja ver en las actitudes de temor, incertidumbre y prácticas de discriminación que siguen siendo frecuentes y cada vez más evidente e incluso cruentas, por lo cual hay que promover acciones de información, cambio de actitudes para sensibilizar, como punto de partida, lograr la aceptación responsable de la diversidad y sus implicaciones en los derechos humanos

En la educación inclusiva hay cambios a realizar que paradójicamente no se apartan de las propuestas psicopedagógicas contemporáneas. El énfasis se hace en un cambio de conciencia para interactuar con personas con discapacidad.

Los puntos que se exponen son la planificación y el tiempo que desarrollará el docente una acción ya prevista en su desarrollo profesional y de actividad cotidiana. Al enseñar al docente a ser consciente de la diversidad con la que vive día a día, los ajustes curriculares serán una guía para, a su vez, desarrollar y llevar a la práctica estrategias de aprendizaje que puedan ser probadas, e incluso se esperaría, ser probadas como fuente de actores para desarrollar prácticas complejas y sistémicas donde la educación inclusiva será parte de una vivencia profesional. Para este fin, como señala Carrión (2001) el profesor ha de tener los apoyos necesarios para logra los cambios importantes en su práctica profesional. Esto orienta, en los centros educativos los cambios en la gestión de centros educativos que sean un factor de cambio que pueda modificar el sistema y donde, valga lo que a continuación se escribe, se incluyan las condiciones de infraestructura de capacitación profesional, de participación colaborativa y sensible de todo el personal institucional y promover enlaces con objetivos y acciones semejantes al entorno próximo que es la familia, la comunidad y donde se abarque la importancia de la cultura de la inclusión en general y las acciones particulares de la inclusión educativa: la retroalimentación mutua crearía las condiciones de optimización en la convivencia cotidiana.

El proceso de inclusión educativa está en co-construcción. Los antecedentes revisados sobre la integración ofrecen los lineamientos que están circunscribiendo las acciones del proceso de inclusión educativa. Éste tiene un impacto que estamos viviendo y corresponden y corresponde a eventos humanos que se entrelazan con el aula ordinaria, ésta como un espacio en el cual confluyen interacciones que orientan la vida en general y en ella, la inclusión.

Un referente amplio lo delinea Carrión (2001) con las características para un aula inclusiva que a continuación se exponen:

- Hay que señalar que la vida del aula debe estar presidida por una visión global de aceptación de la diferencia como algo fortalecedor del grupo; el proceso de vida que pase sobre el valor de la diversidad. Éste es un rasgo que debe estar expreso en la vida del aula, que debe escenificarse, que debe formar parte de una coreografía propia de los espacios donde se desarrolla la actividad escolar.
- La aceptación de la diferencia como un punto de partida y ser consciente que la diferencia es un factor que se fortalece en el desarrollo humano. Al incorporarlo en el proceso de enseñanza y aprendizaje, se desarrolla una valorización que será fundamental en el aula y permitirá desarrollar las condiciones para los cambios de actitud ética y de interacción propias de la cotidianidad en un salón de clases.
- Destacar que desde el punto de vista curricular, especialmente en lo referente a contenidos y formas metodológicas y organizativas de organización de acción educativa es de interés [considerar] la postura de Airnaiz (1966) cuando afirma que "no espera que los estudiantes consigan un currículum estándar que no tenga en cuenta la diversidad de sus características y necesidades"… esto debe hacerse desde la aceptación de que tal currículo es la respuesta a una multiplicidad de personas y a un grupo en el que la heterogenidad es carácter definitorio: hemos de hacer efectiva la idea de un currículo como propuesta curricular reflexiva para responder a las necesidades de construcción personal y social. (p.57)

Llegar a considerar al currículum como un referente amplio, reflexivo y adaptativo que guía los lineamientos que el docente y el alumno pueden moldear y adaptarlo a las necesidades requeridas; se puede pensar que ésta sería la constante, el currículum como guía. Cuando puede flexibilizarse y permite un enriquecimiento en su quehacer y su dinámica; permite una selección y construcción dinámica de los contenidos que son actualizados y contextualizados como referentes para una formación permanente. Las evaluaciones propuestas en el currículum se enriquecen y optimizan ya que tanto la selección como construcción de herramientas de evaluación cumplirían su función para optimizar el proceso de enseñanza -aprendizaje y el desarrollo humano.

Otro factor es el cambio de modelo que contemple el abandono de lo homogéneo a lo heterogéneo, referente donde se dan las condiciones para el proceso inclusivo. Los ajustes curriculares, de evaluación y de estrategias donde la inclusión será parte del universo en el cual nos desarrollamos y es una parte de nuestra vida cotidiana.

En cuanto al modelo integrador, Casanova (2014:17-18) describe las siguientes consideraciones:

- El concepto de integración evolucionó en torno al tratamiento de trastornos de desarrollo y de la deficiencia, de manera que no se pondere ya tanto lo innato y el déficit y, a cambio, se hace hincapié en las capacidades existentes en las competencias posibles a adquirir y en las necesidades educativas que hay que cubrir para lograrlas.
- Se desarrollan métodos de evaluación psicopedagógicos dirigida hacia las posibilidades de aprendizaje de (para) la persona.
- Se superan las técnicas y procedimientos de diagnóstico que tendían a "etiquetar" al alumnado.
- Hay cada día que pasa, una mayor y mejor cualificación de los profesionales de la educación y del que posee otras especialidades necesarias.
- Se cuestionan las fronteras entre normalidad y deficiencia, debido, en buena parte a los avances en las neurociencias.
- Aparecen las críticas a los resultados obtenidos por la escuela especial y a las dificultades que plantea la integración social posterior de los alumnos.
- Se realizan experiencias positivas de integración de todo tipo.
- Se generaliza la sensibilidad social a favor del derecho de las minorías.
- Los regímenes democráticos se fundamentan en el respeto a las diferencias y a las diferencias y las consideran enriquecedoras para el conjunto de la población.
- La persona con discapacidad en una escuela especial no adquiere el concepto real de ña sociedad en la que debe vivir.
- El profesor que sólo está en contacto con el alumno que presenta NEE puede perder referencia del entorno en el que después debe desarrollar su vida.
- A la sociedad le resulta difícil incorporar en su seno a las personas que no conoce.
- La escuela especial no ha demostrado ser más eficaz que la regular u ordinaria, ya que el progreso del aprendizaje del alumnado en unas y otras es equivalente.
- La escuela regular ha demostrado ser mucho más beneficiosa para el desarrollo social y afectivo de todo su alumnado.
- El agrupamiento homogéneo dificulta el aprendizaje de las personas diferentes.
- La educación regular ha mejorado en sus planteamientos de atención a la diversidad en todos los ordenes (metodología, evaluación, recursos, organización, dotación de personal.
- La segregación, en fin, no favorece la integración.
- Las consideraciones que nos comparte la autora semblantean la transición entre el proceso de integración y la inclusión educativa. Como una relación dialéctica, los componentes ofrecen las condiciones prácticas que se realizan, o se han

pretendido, en aspectos psicopedagógicos y en el caso del proceso de inclusión, las actitudes que siguen constituyendo una base para trascender al ámbito institucional educativo hacia la cotidianidad social y colectiva.

La tendencia es una ruptura con acciones, llamémosla, tradicionales que aún se realizan. Dicha ruptura se orienta a cambios en los modelos educativos, sociales y comunitarios. Implican una reorientación tanto en el servicio como en las intenciones para favorecer una optimización para el desarrollo de las personas e incluso que seamos conscientes que va más allá de las personas con discapacidad.

Un énfasis en los cambios cualitativos en la interacción con un apoyo elaborado y flexible de las herramientas de ajustes, curriculares, de evaluación, de contenidos y en cuanto a la selección de las estrategias psicopedagógicas que contemplen acciones colaborativas amplias, que abarcan desde la interacción aluno-docente hasta con la comunidad y que implique su impacto que pasa de una inclusión educativa a la inclusión y que es un proceso complejo y sistémico que hay que seguir indagando para su optimización.

3. COMENTARIOS DE CIERRE

La construcción de los procesos de integración e inclusión se están poniendo en marcha. Propuestas psicopedagógicas, formas de capacitación, sensibilización, evaluación e interacciones de convivencia son un punto de partida que requieren ser evaluados de manera permanente y estar enmarcadas en una ética que permita analizar las acciones y los entornos para saber los avances y las resistencias; es en esta valoración donde se pueden detectar los obstáculos que son desde humanos hasta los que tienen que ver con infraestructura, de ajuste curricular, de evaluación, de sensibilización, de actitudes de rechazo por discriminación y desde una perspectiva de género. Estos factores están entrelazados con las prácticas sociales; en el caso del ámbito educativo se reproducen en un nivel micro y es pertinente analizar y reflexionar sobre el impacto que tiene. Esto posibilita construir acciones que vincularían la inclusión social y la inclusión educativa. El proceso implica una construcción concurrente y hay que considerar las acciones realizadas hasta el momento ya que son una base que posibilitan ampliar el horizonte para optimizar los procesos inclusivos.

Arnaiz (Como se cita en Carrión, 2001) propone generar redes naturales de apoyo en el ámbito escolar como un mecanismo para desarrollar acciones de inclusión. Hay que extender dichas redes para que se pueda apoyar a las organizaciones sociales que ya están trabajando en la construcción de marcos legales a favor de lo que implica la inclusión y van desde la movilidad hasta la reivindicación de los derechos humanos.

Cuestionar, ampliar, y fundamentar los modelos que, de alguna manera, siguen planteando límites de normalidad en la vida cotidiana. Los modelos críticos generados a fines del siglo XX son vigentes y se complejizan con los factores dinámicos de cambio y el desarrollo de actitudes que siguen siendo base para la segregación, intolerancia y discriminación. Para el caso de la inclusión educativa, un análisis reflexivo sobre la educación especial, las necesidades educativas especiales y las necesidades especiales proporcionarán los diversos referentes de las llamadas barreras, en abstracto, para concretizar sus fuentes (humanas, culturales, económicas, educativas, biológicas, genéticas, locales, globales y psicológicas, por señalar las más comunes); como señala Marchesi (2017: 35).

> *En todas estas propuestas está presente un claro reconocimiento de la diversidad de capacidades de los alumnos y de sus diferentes orígenes y culturas y que en todos*

ellos han de convivir primero en la escuela. Esta situación y este objetivo exige un cambio profundo en el sistema escolar y en la respuesta educativa que se ofrece a los diferentes alumnos que están en el mismo centro y en la misma aula.

Seguir desarrollando acciones donde la inclusión en general sea una constante es un proceso educativo, tal vez informal, que vincula y coadyuva a una co-construcción concurrente a lo que se denomina inclusión educativa. La continuidad será en la indagación con un proceso de participación transdiciplinaria.

4. REFERENCIAS

Aincow, M. (1995). Necesidades especiales en el aula: guía para la formación del profesorado. Ediciones UNESCO-Narcea, S.A. de ediciones.

Carrión Martínez, J.J (2001). Integración escolar: ¿Plataforma para la escuela inclusiva? Málaga, ediciones Aljibe, S.L. Capítulo II: Escuela inclusiva: una apuesta para el futuro

Casanova, M.A y Rodríguez, H.J. (Coord.) (20014, segunda edición). La inclusión educativa, un horizonte de posibilidades. Editorial la Muralla.

Causton, J y Traycy-Bronson, C.P. (2015). The educator´s handbook for inclusive school; practices. Paul M Brookes Publishing

Gómez Palacios, M. -Colaboración de Morena Carbajal, S.Y. (2002). La educación especial: integración de los niños excepcionales en la familia, la sociedad y en la escuela. Fondo de cultura Económica.

Marchesi, A. (2017). De la educación especial a la inclusión educativa. En: Marchesi, A., Coll, C, y Palacios, J. (Comiladores). Desarrollo psicológico y educación. 3. Respuestas educativas a las dificultades de aprendizaje y del desarrollo. Tercera edición. Alianza Editorial, S.A.

Thomas, G y Loxley, A. (2007). Deconstrucción de la educación especial y construcción de la inclusiva. Ediciones Aljibe, S.L.

CURRÍCULO TRANSDISCIPLINAR PARA LA FORMACIÓN DE MEDIADORES EN CHILE

Johanna Carla Vargas Ugalde[1]

1. INTRODUCCIÓN

La formación profesional en algunas disciplinas asociadas a las ciencias jurídicas presenta múltiples desafíos respecto a la innovación curricular, transdisciplinariedad y socioformación, en especial en lo que respecta al diseño por competencias, puesto que, aun cuando son programas académicos, también son actividades profesionales reguladas por leyes no educativas. Por lo anterior, el presente estudio se centró en las debilidades curriculares que presentan los posgrados destinados a la formación de los mediadores familiares en Chile, profesión regulada por la ley y que requiere para su ejercicio de la inscripción en el registro de mediadores del Ministerio de Justicia y Derechos Humanos.

Concretamente, en Chile, la formación académica de los mediadores en el ámbito de familia no está asociada a un determinado tipo de especialización de posgrado, coexistiendo programas universitarios y no universitarios de disímil calidad y con abordajes disciplinares y curriculares diversos. Dicho de otro modo, los programas académicos para la formación de quienes ejercen la mediación no necesariamente cumplen con las leyes que regulan la educación superior, puesto que, aunque generalmente son dictados por institutos y universidades, son muy pocas las entidades que radican dicha impartición en unidades académicas, quedando estas formaciones en áreas de negocio o capacitación, por ende, no responden a los requerimientos de calidad educativa y acreditación. Dicho de otra forma, el mediador es un profesional que se desempeña en un campo laboral eminentemente jurídico. Sin embargo, existe escasa regulación respecto a las instituciones, tipos de programas y diseños curriculares que permitan formar y graduar a mediadores de excelencia.

Según lo anterior, el presente estudio abordó desde una perspectiva crítica del currículo universitario la necesidad de contar con formaciones en mediación que respondan a los criterios y estándares de calidad asociados a los programas de posgrado universitario, por lo cual, se consideraron los aportes de la socioformación y transdisciplinariedad curricular.

La investigación profundizó en la calidad de la formación de mediadores en Chile y el diseño curricular de los programas, considerando también aspectos asociados a la acreditación y el cumplimiento de lo estipulado por la Comisión Nacional de Acreditación (CNA), agencia

1. Universidad Central de Chile (Chile)

estatal encargada de llevar a cabo dichos procesos. Según esto, la pregunta que busca resolver este estudio es: ¿Cuáles son las debilidades curriculares de los programas de posgrado destinados a la formación de mediadores en Chile? La premisa que surge a partir de esta pregunta afirma que la calidad curricular de estos programas es disímil debido a que no existe la obligatoriedad de implementar currículos transdisciplinares, así como tampoco estos programas cuentan con la obligación de acreditarse. Es decir, existe cierta laxitud en las políticas educativas que no obligan, tanto a la acreditación, como al uso de currículos socioformativos transdisciplinares, actualizados y atingentes a la formación de posgrado profesionalizante, por ende, ello afecta la calidad de los procesos de mediación familiar.

Como resultado se constató que el currículo socioformativo alude al aprendizaje colaborativo, orientado a la resolución de los problemas inherentes a la acción del mediador. De igual forma, este currículo desde la socioformación y la transdisciplinariedad se sustenta en el desarrollo de actividades o proyectos transversales, que buscan contribuir de manera integral a los desafíos del sistema socio jurídico. Según esto, la existencia de programas de calidad indefinida o cuestionable termina afectando al grupo más importante de la sociedad, este es la familia, ya que formaciones académicas carentes de calidad educativa posibilitan que la mediación sea ejercida por personas que no están correctamente formadas para conducir estos procesos.

Por último, se concluye que una de las debilidades de los posgrados en mediación, devengadas de la ley que regula el ejercicio profesional de los mediadores, es detentar currículos centrados en dar cumplimiento a los aspectos normativos y no enfocarse en la metodología de la enseñanza. Dicho de otra manera, la ley para la incorporación de los mediadores a los registros oficiales carece de una mirada curricular objetiva, exigente y pertinente a los desafíos profesionales que enfrentan dichos profesionales, como son la interculturalidad, conformación actual del sistema familiar y la perspectiva de género, entre otras competencias. De igual forma, se ha comprobado que no existe un correlato entre las leyes que regulan la calidad de los programas de posgrado y la ley que norma el accionar de los mediadores, por lo cual, dichos profesionales suelen ser formados en programas con diseños curriculares y equipos académicos débiles, lo cual afecta, tanto la calidad del proceso formativo, como la calidad de la mediación familiar en el país.

2. OBJETIVOS

El objetivo general del estudio fue describir las debilidades curriculares de los posgrados de mediación familiar impartidos en Chile emanadas, tanto desde los textos normativos que regulan el accionar de los mediadores, como de las leyes educativas alusivas a la acreditación de programas desde una perspectiva socioformativa y transdisciplinar.

Objetivos Específicos:

1. Identificar los alcances o debilidades curriculares emanados de los textos legales que regulan el accionar de los mediadores familiares en Chile.
2. Analizar las características curriculares socioformativas y transdisciplinares que emanan de la normativa que regula la acreditación de posgrados en mediación en Chile.

3. MARCO TEÓRICO

3.1. El currículo socioformativo en la educación superior

La dimensión curricular de la formación universitaria en Chile del siglo XXI puede ser entendida desde dos lógicas. La primera alude a las disciplinas y los modelos formativos según competencias y que proviene del Espacio Europeo de Educación Superior. El segundo enfoque remite estrictamente a lo pedagógico y a los cambios en el currículo bajo la concepción neoliberal instalada por la dictadura cívico militar. Al respecto Guzmán et cols. (2016) afirman que han existido múltiples trabas para el recambio curricular según competencias, primando el accountability. Los principales nudos críticos han sido la consabida libertad que tienen los docentes para impartir sus clases y las políticas de aseguramiento de la calidad, lo cual, según los mencionados autores, ha complejizado en términos burocráticos la enseñanza en la universidad. Ahora bien, en términos prácticos, los investigadores precisan que en el aula no han existido cambios sustantivos, puesto que el profesorado continúa realizando clases expositivas, es decir, se continúa operando el currículo de manera tradicional y no como práctica situada.

En relación con el currículo universitario del siglo XXI, se pueden distinguir dos miradas. La primera está orientada hacia la disciplina y competencias necesarias para el mercado laboral, mientras que la segunda apunta hacia los componentes pedagógicos, es decir a los saberes y su transmisión. Y, aun cuando muchas IES han cambiado sus planes de estudios al modelo de competencias, lo cierto es que en muchos casos dichas modificaciones no se han plasmado en el aula. Al respecto, Guzmán et cols. (2016) precisan que las posibles causas que entrampan el recambio curricular son: la libertad de cátedra, la masificación y universalización de la educación terciaria y las políticas de aseguramiento de la calidad, que en conjunto han burocratizado la formación universitaria, sin embargo, en las salas de clases, no ha habido cambios sustantivos dado que los docentes siguen trabajando en cátedras expositivas, considerando el currículo de forma tradicional y no como praxis.

El enfoque socioformativo propone la investigación-acción educativa (IAE) (Stenhouse, 1981, 1993; Elliot, 1994; Restrepo; 2002; en Camilloni, 2013) la que es definida como un proceso ejecutado por los profesores y directivos con el fin de optimizar los procesos de aprendizaje y en el cual el conocimiento pedagógico se estructura en base a la socialización académica, la cual permite identificar elementos comunes y diferenciadores (Tobón, Pimienta y García, 2016: 187). Uno de los principales aportes de la IAE es que admite la modificación de los modelos mentales arraigados, llevándolos al escrutinio para efectos de apertura hacia nuevas perspectivas y proyectos. De este modo, y por medio del autoexamen crítico, se asumen nuevos desafíos y, por ende, se generan las condiciones que favorecen el cambio. El recambio de las tendencias curriculares pareciera ser una necesidad ya observado por la OECD (2009; en Guzmán et cols., 2016), precisando que en Chile la educación terciaria presenta currículos rígidos, muy extensos y sistemas evaluativos centrados en la transmisión mecánica del conocimiento.

El modelo educativo socioformativo ha puesto el acento, tato en el quehacer de las instituciones, como lo que acontece en la comunidad. De este modo, el currículo se construye, considerando a los estudiantes y otros actores universitarios. Por ende, se caracteriza por la flexibilidad y mejoramiento constante del currículo (Díaz Barriga, 2019), lo cual permite, tanto la mirada transdisciplinar, como el constante ajuste de saberes y competencias.

3.2 Neoliberalismo educativo y acreditación

En Chile, desde Dictadura (1973) y hasta el actual período democrático, el discurso educativo ha estado modelado desde campos disciplinares no educativos, lo cual ha sido avalado por el principio de subsidiariedad estatal presente en la Constitución de 1980 (Rifo Melo, 2017), por lo cual se usan lógicas, conceptos y procesos administrativos centrados en el accountability, siendo los indicadores el modo modos a través del cual las agencias estatales diseñan y direccionan el trabajo de las entidades de educación superior, performando el accionar de instituciones y sujetos sociales (González y Vargas, 2022) e invisibilizando al currículo.

Una explicación plausible para la invisibilización del currículo emerge desde el discurso educativo oficial neoliberal, el cual se encuentra enrarecido (Luna, 2020) y que da cuenta de las tensiones y alianzas de los grupos de poder que transitan y modelan las acciones sociopolíticas, lo cual traspasa a las entidades y organizaciones de enseñanza. Es así como los procesos de aseguramiento de la calidad en educación superior también están ceñidos a estos discursos.

En línea con lo anterior, el discurso curricular también ha sufrido modificaciones, las que plasman de alguna manera los intereses de los grupos de poder. Al respecto, Díaz Barriga (2006) identifica un cambio en el currículo universitario en las últimas cuatro décadas, avanzando a través del tiempo desde un diseño que apuntaba hacia el cumplimiento de necesidades sociales, hasta llegar a modelos por competencias o estándares profesionales internacionales.

Por otra parte, los procesos de acreditación también plasman las ideologías de los grupos de poder. Muestra de lo anterior es la mirada objetiva que dan vida a estos procesos, los que pueden ser sumativos (de control o formativos) o de mejoramiento y que apuntan a la calidad desde un enfoque administrativo y de productividad (Aiello, 2017). Los primeros se remiten a los aspectos administrativos de la educación, cristalizando en el gobierno de las relaciones de poder (Aiello, 2017: 205), por ende, tienen un carácter sancionador y operan por medio de estrategias de control de carácter burocrático. Por otro lado, los segundos, aluden a los aspectos colaborativos bajo un marco constructivo, sustentado en el diálogo abierto, la reflexión y colaboración entre las distintas partes, apuntando hacia la socioformación y a la mirada multidisciplinar.

La existencia de ambas miradas implica la comprensión de distintos procesos y, como afirma Aiello (2017), la inclusión de planes de mejora dentro de la evaluación sumativa no puede ser asumida como una práctica formativa. Por el contrario, operan como mecanismo de control dado que obedecen a criterios y problematizaciones previamente construidas y definidas externamente. De igual manera, la convivencia de ambos procesos se torna difícil debido a que se sustentan epistemológicamente en lugares distintos y en definitiva obedecen a visones educativas contrapuestas.

Fernández, Pérez, Marquina y Aiello (2018) sostienen que una debilidad del proceso de acreditación está en el trabajo de los pares evaluadores, quienes suelen no estar provistos de la documentación necesaria y, en general, no tienen claridad respecto al rol que van a desarrollar durante el proceso de acreditación, en especial respecto a las tipologías curriculares y la pertinencia con las características del programa y el estudiantado.

Concretamente, el discurso oficial respecto al aseguramiento de la calidad del currículo en todo tipo de carreras, incluyendo los posgrados profesionalizantes, no se ha constituido en un eje trascendental para la mayoría de las instituciones. Más aún, ello no está presente en ningún cuerpo normativo, lo cual también pudiese estar implícitamente expresado en la observación de la OCDE (2017), entidad que señala que la formación superior chilena es altamente segregada y que no reporta las oportunidades laborales deseadas, especialmente, para las personas provenientes de los quintiles más desposeídos. Por lo mismo, la disímil calidad formativa, inhibe la concreción de un derecho social exigible asociado a la calidad de la educación y que encuentra su origen en las políticas públicas educativas laxas y que no buscan solucionar los problemas de inequidad socioeducativa (González y Vargas, 2022).

Las debilidades de la educación superior chilena se reflejan en los graduados universitarios, cuyos niveles de logro y progresión laboral están muy por debajo de los estándares internacionales; la persistencia de inequidades en el acceso a la educación superior; la alta deserción; la multiplicación desarticulada de la oferta de programas; la disímil calidad de instituciones y carreras; y el escaso desempeño en investigación (OCDE, 2017).

De igual forma, diversos autores (Díaz Barriga, 2021; Altbach, 1986) han criticado los enfoques que las entidades internacionales y los organismos nacionales asumen respecto de la acreditación, sistema que opera en la mayoría de los países del orbe, el cual remite a un constructo de calidad educativa desde un enfoque administrativo y burocrático, asociado directamente con la filosofía de la competitividad, el individualismo y el elitismo.

3.3. Currículo transdisciplinar para la formación de mediadores

Uno de los principales desafíos que enfrentan las universidades es que sus egresados desarrollen las competencias necesarias para ejercer en campos profesionales nuevos y desafiantes, por lo cual requieren generar competencias transversales orientadas al desarrollo del pensamiento crítico, aprendizaje para toda la vida, resolución de problemas, trabajo colaborativo, inteligencia emocional, cognición flexible, creatividad, transdisciplinariedad, interculturalidad, comunicación oral y escrita, comunicación oral, etc. (Schawb, en Camilloni, 2020).

En cuanto a la formación de profesionales en Latinoamérica, es fundamental que los programas profesionalizantes pasen del hegemónico enfoque por competencias a modelos innovadores y que respondan a las exigencias del mundo actual (Díaz Barriga, 2019). Es decir, dadas las necesidades de la región, no basta el enfoque tecnocrático del currículo, puesto que, se corre el riesgo de reducir el currículo a un esquema estandarizado que termina formando profesionales inoperantes u obsoletos desde el momento del egreso.

Desde el enfoque socioformativo y transdisciplinar, los mediadores deberían estar formados en contextos que les provean prácticas situadas en contextos reales y que posibiliten el recambio significativo, no solamente desde el quehacer o acción concreta, sino también desde la reflexión ética y valórica asociada (Prado, 2018).

En resumen, un currículo sustentado en la inter y transdisciplinariedad implica liderar procesos formativos basados en procesos investigativos desarrollados por los propios programas, lo cual permite el desarrollo de las competencias apropiadas para futuros escenarios laborales, por lo cual el diseño del currículo debe considerar la comprensión multidimensional de la realidad (Ramírez y Lopera, 2019) y no el estanco en y por disciplinas.

4. METODOLOGÍA

El estudio realizado fue del tipo cualitativo, descriptivo y de análisis documental con muestreo intencional. Por lo mismo se analizaron los siguientes documentos y/o textos normativos: Ley 19.968 de 2005, que crea los Tribunales de Familia y establece las condiciones de operatividad de la mediación familiar en Chile; Resolución Exenta 339 de 2015 que actualiza la convocatoria de postulación al Registro de Mediadores; la Ley 21.091 de 2018 de Educación Superior; y Resolución Exenta DJ N.º 233-4 de 2021 que aprueba y modifica los criterios y estándares para la acreditación de magísteres profesionales de la CNA.

Posteriormente, se construyó un corpus analítico según dos criterios, como son: descripción de las competencias de un mediador; y características del currículo de posgrados profesionalizantes. Según esto, se escogieron párrafos de los documentos analizados que remitieran a dichos criterios.

La estrategia metodológica escogida para describir las debilidades curriculares de los posgrados en mediación fue el análisis crítico del discurso (van Dijk, 2017), la cual posibilita develar los modelos mentales hegemónicos que repliegan la calidad del currículo socioformativo y transdisciplinar a un lugar de escasa importancia. Para ello, se analizaron las normativas curriculares oficiales para educación superior, en especial aquellas asociadas a posgrados profesionalizantes y los cuerpos legales que dan vida al ejercicio de la mediación familiar en Chile.

Específicamente, se utilizó el modelo tridimensional de Fairclough (1989), el cual propone que todo evento discursivo debe ser analizado en tres dimensiones complementarias:

- Como texto,
- Como práctica discursiva y
- Como práctica social.

La técnica de análisis de los datos consistió en dar cuenta de los aspectos globales discursivos (Fairclough, 2008). Es decir, de las estrategias discursivas que intentan mostrar a los textos como neutros y universales (Pini, 2009).

El proceso se realizó en cinco etapas: selección del material; clasificación; ordenación; lectura analítica; y selección de componentes a analizar que develen patrones, contradicciones, tendencias y convergencias. Dicho de otra forma, para esta investigación, el análisis consistió en el hallazgo de incoherencias o imprecisiones en los textos legales que estuvieran relacionadas con la dimensión curricular.

5. RESULTADOS

Primeramente, los criterios que guiaron la búsqueda -y que fueron: descripción de las competencias de un mediador; y características del currículo de posgrados profesionalizantes- permitieron detenerse en el uso del vocabulario, es decir, en los significados ideológicos y las estructuras textuales. Es así como emergen dos significados, como son la orientación hacia resultados cuantificables, propio de la lógica educativa neoliberal, y la validación del discurso alusivo a la autonomía institucional.

SIGNIFICADO 1:

El uso de las palabras y conceptos asociados al *accountability*, como son: resultados, niveles de desempeño, evaluación y eficiencia. Los modos de articular el vocabulario dan cuenta de un esquema ideológico que adhiere a la administración y gestión de recursos, lo que se puede observar en el siguiente fragmento:

> *Progresión de estudiantes y evaluación de resultados: El programa debe contar con un sistema de seguimiento académico que permita disponer de información confiable y oportuna al menos respecto de la retención, aprobación, retraso, graduación y tiempo de permanencia en el magíster, entre otros aspectos. El programa debe medir la eficiencia de la enseñanza, tomando en consideración el tiempo real de graduación de los estudiantes con relación a la duración oficial del programa.*
>
> *El programa debe contar y aplicar sistemáticamente mecanismos de mejoramiento continuo a través de procesos sistemáticos de autoevaluación y evaluación. Estos procesos deben orientarse al mejoramiento de la formación impartida y a garantizar la sustentabilidad del programa. (Res. Ex Nº 233-4).*

SIGNIFICADO 2:

La autonomía institucional, sostenida, tanto en la Ley 19.968 respecto a la creación de los Tribunales de Familia y al proceso de mediación y formación de mediadores, quienes pueden cursar estudios en entidades de educación superior que no necesariamente cuentan con acreditación en investigación y/o posgrado, como en todos los textos legales educativos publicados en Chile, refuerza y valida el neoliberalismo en los diversos ámbitos del quehacer nacional. Es así como, se consolida legalmente la existencia de programas académicos para la formación de mediadores que no necesariamente cuenten con el mínimo aseguramiento de calidad, por lo cual la práctica en mediación puede ser realizada sin necesidad de que ello esté supervisado o avalado por una entidad de educación superior, lo cual queda evidenciado en el siguiente texto:

> *5º Que, se ha detectado un error formal en la Resolución Exenta n° 3.094, de 2014, que afecta la correcta interpretación de los requisitos de postulación al exigir en su numeral 3 del Título V, que el certificado de práctica efectiva de mediación debe ser extendido por una institución pública o privada de educación superior, en circunstancias que el artículo 112 de la Ley N° 19.968 y el artículo 4 de su respectivo reglamento se refiere a cualquier universidad o instituto que desarrolle docencia, capacitación o investigación en las materias de mediación, familia o infancia. Por lo anterior, resulta necesario rectificar dicha disposición de modo de otorgar la debida coherencia a la norma, la ley y su Reglamento.*
>
> *RECTIFÍQUESE la Resolución que Exenta N° 3.094, de 24 septiembre de 2014, de esta Subsecretaría, que Actualiza Convocatoria de Postulación al Registro de Mediadores, aprueba bases de postulación y deroga Resolución Exenta de Justicia N° 2.933, de 2009, en el siguiente sentido: En el primer párrafo del numeral 3) del Título V "Postulación", donde dice: "3) Certificado de práctica efectiva en mediación emitido por alguna institución pública o privada de educación superior. (...)" Debe decir: "3) Certificado de práctica efectiva en mediación emitido por alguna institución pública, privada o de educación superior. (...)" (Res. Ex. 339).*

Como segunda fase analítica se realizó una interpretación de las dinámicas intertextuales, por lo cual se consideraron la fuerza y coherencia de los intra e inter-textos, por lo cual se apela a la perspectiva histórica de producción y que objetivamente implica la construcción a partir de discursos anteriores (Fairclough, 1989). Es así como, el documento legal rectificador (Res. Ex 339) es una enmienda que da cuenta de una discusión ideológica, puesto que, en el texto original (Ley 19.968 de 2004) se establece que la práctica profesional para certificarse como mediador familiar debe ser realizada en una institución de educación superior. Sin embargo, la Res. Ex. 339 de 2015 otorga esta posibilidad a entidades no académicas.

De igual forma, se observan incoherencias inter e intra-texto. En cuanto a las inter-textos, no existen directrices alusivas a la dimensión curricular. Es decir, no se mencionan tipologías que sean pertinentes para los programas de posgrado profesionalizantes. Dicho de otra forma, se pasa por alto aquello, invisibilizando el lenguaje pedagógico. Muestra de lo anterior, es el siguiente párrafo:

> *Los programas de magíster profesional se caracterizan por poseer una orientación hacia la profundización, especialización, aplicación o práctica en el área de estudios correspondiente y por situar los estudiantes en los avances recientes de ésta, con el objetivo de su aplicación en el ejercicio profesional. Los programas de magíster profesional podrán contemplar una articulación con el pregrado u otras ofertas académicas en el ámbito del postgrado, siempre que se resguarden las características y requerimientos asociados a este nivel de formación particular. (Res. Ex Nº 233-4).*

Cabe precisar que, respecto al aseguramiento de la calidad pedagógica, la Ley 21.091 no se pronuncia. Es decir, opera bajo la lógica del accountability, sin considerar un lenguaje que remita a la dimensión curricular. Es decir, prima la jerga administrativa, lo cual hace que la mirada del proceso, al no tener un soporte educativo, sea a través de indicadores y no desde la dimensión pedagógica.

El siguiente párrafo da cuenta de la mirada respecto a la calidad educativa:

> *.....el Comité de Coordinación deberá "establecer y coordinar mecanismos para el intercambio de información entre los órganos que componen el Sistema y las instituciones de educación superior". (Art. 81 de la Ley 21.091)*
>
> *Son atribuciones y funciones de la Superintendencia de Educación Superior: a) Fiscalizar, en el ámbito de su competencia, que las instituciones de educación superior (...) cumplan con las normas aplicables vigentes. c) Conocer los estados financieros de las instituciones de educación superior y hacer recomendaciones a las instituciones fiscalizadas. d) Fiscalizar que las instituciones de educación superior destinen sus recursos a los fines que les son propios de acuerdo a la ley y sus estatutos. f) Fiscalizar que las instituciones de educación superior respeten los términos, condiciones y modalidades conforme a los servicios convenidos y demás compromisos académicos asumidos con los estudiantes. g) Ordenar y realizar auditorías en materias de su competencia. (Art 20 de la Ley 21.091).*

Dicho de otra forma, calidad educativa es un constructo que se acuña desde lo administrativo. Por lo mismo, ello es incoherente con lo señalado en la Res. Ex Nº 233-4, puesto que no existe una fiscalización respecto de que efectivamente los programas profesionalizantes vayan en dicho sentido, es decir, que permitan la especialización. Más aún, en las tareas asociadas a la Superintendencia de Educación Superior, no se observa ninguna función pedagógica-curricular.

6. DISCUSIÓN

La tercera dimensión permitió analizar las características y funciones del texto desde una perspectiva histórica, por lo cual se consideraron los elementos implícitos (Fairclough, 1989), los cuales se presentan en este apartado.

El enfoque teórico y metodológico del Análisis Crítico del Discurso permitió describir las estrategias discursivas implícitas en los textos que naturalizan atribuyen y legitiman la existencia de políticas educativas y socio jurídicas que apelan al management, ubicándose como un único camino, posibilidad o realidad hegemónica.

El gobierno dictatorial y los del período democrático instauraron y cimentaron en Chile y el principio constitucional de la subsidiariedad del Estado, lo cual implica en materia educacional, que lo curricular sea desplazado o invisibilizado, pasando a ser la proliferación de la oferta y el financiamiento los ejes centrales de la política pública.

En este escenario la subjetivación neoliberal se constituye en un dispositivo biopolítico (Luna, 2020), por ende, el desarrollo de un currículo socioformativo y transdisciplinar se torna complejo, puesto que ello pudiese generar cambios en el orden social hegemónico.

Concretamente, la dimensión hegemónica del currículo está, tanto en lo (no) declarado por la ley, como en las propias instituciones. De igual forma, el accionar de los mediadores familiares en Chile posee una escasa regulación, tanto desde el campo jurídico, como desde los procesos de acreditación educativa. Es decir, no existe la exigencia que las instituciones y programas estén acreditados, por lo cual, existen amplios grados de libertad para impartir y graduar a los mencionados mediadores.

Expresado de otro modo, el currículo para la formación de mediadores familiares carece de un aseguramiento de la calidad que permita validar el accionar de estos profesionales, lo cual está anclado en el discurso oficial de quien opera como controlador, el cual es el aparato estatal, el cual se nutre de técnicas que permiten preservar y replicar este modo hegemónico de acción.

7. CONCLUSIONES

Específicamente, al analizar la normativa se observa que ella apunta más bien a la existencia de ciertos aspectos inherentes al quehacer educativo desde un enfoque administrativo y burocrático, sin dar cuenta de las necesidades propias de un diseño curricular óptimo, como, por ejemplo, que exista la obligatoriedad de tener diversas tipologías de diseños y mecanismos teórico-prácticos de ajustes según el campo o campos disciplinares desarrollados por las instituciones; que las entidades declaren abiertamente los enfoques epistemológicos utilizados, justificando ello con estudios certeros respecto al perfil de sus estudiantes; que exista investigación interna con metodologías validadas para la toma de decisión; que las actividades e instrumentos evaluativos sean de calidad, atingentes a la disciplina y con la validez pertinente, etc. Expresado de otro modo, la ley establece lo que debe exigirse a los planteles, sin embargo, no establece la calidad y pertinencia de ello, olvidando que un mal proceso y/o instrumento arroja resultados erróneos, lo cual objetivamente afecta directamente a los estudiantes, sus logros de aprendizaje efectivo y la empleabilidad, entre otros aspectos.

Los elementos ideológicos presentes en el discurso oficial están alineados con el neoliberalismo, por lo tanto, el acento está puesto en el costo y financiamiento. Por lo mismo, las agencias estatales suelen invisibilizar la dimensión curricular. Dicho de otra forma, un currículo débil, centrado en el cumplimiento de la ley que regula el proceso de divorcio y/o temas legales referidos a las familias no asegura la calidad formativa de los mediadores, lo cual se ve reflejado en los escasos acuerdos a los cuales llegan estos profesionales.

Finalmente, es importante señalar que la calidad educacional para la formación de mediadores está ceñida a discursos oficiales que se han definido desde la esfera legal no transdisciplinar, lo cual afecta tanto la calidad formativa, como la calidad de los procesos de mediación. Futuros estudios deberían ahondar en la relación entre calidad de la mediación y calidad curricular, para así proponer líneas de trabajo curricular que permitan dar sentido y vida a un proceso que afecta al núcleo fundamental de la sociedad, éste es la familia.

8. REFERENCIAS

Aiello, M. (2017). Repensando la evaluación y el aseguramiento de la calidad universitaria en la Argentina del siglo XXI. En VV.AA. *La Agenda Universitaria III. Propuestas de políticas y acciones* (pp. 203-231).

Altbach, Ph. G. (1986). Knowledge enigma: Copyright in the third world. *Economic and Political Weekly, 21*(37). https://bit.ly/3mCchLZ.

Camilloni, A. (2013). De la especialización divisiva a la especialización conectiva en el currículo universitario. Problemáticas académicas y organizativas. En A. Stubrin, y N. Díaz, (Eds.). *Tensiones entre disciplinas y competencias en el currículum universitario.* Universidad Nacional del Litoral.

Camilloni, A. (2020). La pluralidad de campos en la investigación sobre la enseñanza en la educación superior. *La enseñanza en la educación superior: Investigaciones, experiencias y desafíos, 16*(41).

Chile (2004). Ley 19.968 de 2004, que crea los Tribunales de Familia.

Chile (2015). Resolución Exenta 339 de 2015 que actualiza la convocatoria de postulación al Registro de Mediadores.

Chile (2018). Ley 21091. Ley de Educación Superior (11 de mayo de 2018). https://www.bcn.cl/leychile/navegar?idNorma=1118991

Chile (2021). Resolución Exenta DJ n.º 233-4 que aprueba y modifica los criterios y estándares para la acreditación de magísteres profesionales de la CNA.

De Alba, A. (2015). Cultura y contornos sociales. Transversalidad en el currículum universitario. A. de Alba y A. Casimiro Lopes (Eds.) *Diálogos curriculares entre México y Brasil.* (pp. 195-211). iisue-unam, https://n9.cl/go9x1z

Díaz Barriga, Á. (2006). El enfoque de competencias en la educación. ¿Una alternativa o un disfraz de cambio?. *Perfiles Educativos, 28*(111), 7-36. https://bit.ly/3zxcV4Q

Díaz Barriga, Á. (2020). Andares curriculares. *Revista Enfoques Educacionales, 17*(2), 1-14. https://doi.org/10.5354/2735-7279.2020.60634

Díaz Barriga, Á. (2021). Relaciones entre currículo y didáctica: Conceptualizaciones, desafíos y conflictos. *Roteiro*, 46, 26597. https://doi.org/10.18593/r.v46i.26597

Díaz Barriga, F. (2019). Evaluación de competencias en educación superior: experiencias en el contexto mexicano. *Revista Iberoamericana de Evaluación Educativa, 12*(2), 49-66. https://doi.org/10.15366/riee2019.12.2.003

Fairclough, N. (1989). *Language and power.* Longman.

Fairclough, N. (2008). El análisis crítico del discurso y la mercantilización del discurso público: las universidades. *Discurso y Sociedad, 2*(1), 170-185.

Fernández Lamarra, N. (2004). Hacia la convergencia de los sistemas de educación superior en América Latina. *Revista iberoamericana de educación.*

Fernández Lamarra, N., Pérez Centeno, C., Marquina, M. y Aiello, M. (Eds.) (2018). *La educación superior universitaria Argentina: situación actual en el contexto regional.* https://n9.cl/xua8l

González, I. X. y Vargas, J. C. (2022). Políticas públicas neoliberales e invisibilización de la calidad del currículo en la educación superior chilena. *Revista pedagogía universitaria y didáctica del derecho, 9*(1), 253-284. https://doi.org/10.5354/0719-5885.2022.61181

Guzmán Droguett, M. A., Maureira Cabrera, O., Sánchez Guzmán, A. y Vergara González, A. (2015). Innovación curricular en la educación superior: ¿Cómo se gestionan las políticas de innovación en los (re) diseños de las carreras de pregrado en Chile?, *Perfiles educativos, 37*(149), 60-73. https://djc.es/RbxX8

Luna, D. (2020). El dispositivo: Una metáfora foucaultiana para la investigación educativa. *Athenea Digital. Revista de Pensamiento e Investigación Social, 20*(1). https://doi.org/10.5565/rev/athenea.2486

Martínez, J., Tobón, S. y López, E. (2019). Currículo: un análisis desde un enfoque socioformativo. *IE Revista de investigación educativa de la REDIECH, 10*(18), 43-63. https://doi.org/10.33010/ie_rie_rediech.v10i18.200

OCDE (2017). *Education in Chile, Reviews of National Policies for Education.* OCDE Publishing.

Prado, R. A. (2018). La socioformación: un enfoque de cambio educativo. *Revista iberoamericana de educación, 76*(1), 57-82. https://doi.org/10.35362/rie7612955

Pini, M. (2009). Estudios críticos del discurso y educación. Exploraciones sobre un campo transversal. En M. Pini (Eds.), *Discurso y Educación.* Unsam edita.

Ramírez, D. y Lopera, M. (2019). Integración curricular basada en situaciones ambientales contextualizadas desde un enfoque "transdisciplinar". Estado de la cuestión. *Lat. Am. J. Sci. Educ, 6*, 22015.

Rifo Melo, M. E. (2017). História da transformação da educação superior chilena (1973-1990). *Revista Historia de la Educación Latinoamericana, 19*(28), 13-36. https://doi.org/10.19053/01227238.4925

Schwab, K. (2016). *La cuarta revolución industrial.* World Economic Forum y Debate & Penguin Random House.

Tobon, S. y Luna-Nemecio J. M. (2021). Proposal for a new talent concept based on socioformation, *Educational Philosophy and Theory, 53*(1), 21-33, https://doi.org/10.1080/00131857.2020.1725885

Torres, J. C. C., Cárdenas, M. F. U., Cabrera, X. C., Martinto, P. C. P. y Quintana, P. H. B. (2020). Metodología curricular para programas de posgrado. *TZHOECOEN, 12*(4), 462-475. https://doi.org/10.26495/tzh.v12i4.1396

LA CONCEPCION DE LOS PRODUCTOS DE INVESTIGACIÓN DESDE LAS AULAS

Glenda Velásquez Serra[1]

1. INTRODUCCIÓN

La investigación científica consiste en un proceso ordenado y sistemático, de análisis y estudio, mediante la aplicación de determinados métodos y criterios se persigue el estudio, análisis o indagación, en torno a un asunto o tema. La finalidad consiste en obtener conocimiento o aumentar el ya existente (Bunge, 2017). En este sentido, el docente debe promover anticipadamente la educación y la curiosidad científica, en el aula de clases; puede favorecer en los alumnos la percepción de que la ciencia y la tecnología no se encuentran separadas, menos aún, del quehacer diario y de los entornos sociales.

Para el año 1994, la UNESCO refería en su Boletín Nº34 (Proyecto Principal de Educación de América Latina y el Caribe) que existe una verdadera contradicción en las políticas sociales y educativas latinoamericanas por la presencia de cuantiosas y calificadas investigaciones en educación y el que no se haya constituido en factor decisivo para mejorar la calidad y el sentido de la toma de decisiones en relación con los sistemas educativos. Señalan, que la superación en los países de la región y niveles de desarrollo dependerá en gran medida de la modernización de sus sistemas educativos y de las transformaciones que puedan hacerse en los procesos educacionales. Acertadamente, cuanta vigencia tienen los señalamientos actualmente.

Montaña *et al.*, 2014 en el artículo *"La competencia comunicativa del docente, clave en la producción escrita del docente"* hacen referencia al rol del docente desde su competencia comunicativa, en la responsabilidad y en el reto que orientan la acción académica, prestando especial atención a la construcción de escritos y teniendo en cuenta que estos tienen incidencia en la formación del estudiante. Refieren los autores que para abordar un tema es necesario efectuarlo de manera secuencial, analizando, en primer lugar, la importancia que reviste transmitir al alumnado clave para que el estudiante desarrolle escritos; destaca la formación profesional del docente en el aula, como referente para lograr este objetivo; luego, se estudiará el rol del alumno en la elaboración de escritos.

Finalmente, a manera de conclusión, se plantean retos para el docente que posibilitan el desarrollo de procesos de escritura en sus estudiantes, haciendo énfasis en que el escribir en la escuela es más efectivo si el docente, desde su competencia comunicativa, es su referente.

---

1. Universidad de Guayaquil (Ecuador)

En Ecuador, la investigación educativa, aún no está posesionada, motivada al creciente dilema del docente, quienes aún continúan siendo evaluados por el sistema tradicional. Está claro que no se pueden comparar con estándares a nivel internacional, ya que primero se debe evaluar el contexto nacional, salvo algunas excepciones en investigación en el país. (Barrera-Erreyes *et al.*, 2017) En este contexto, se les demanda a docentes, publicaciones de artículos científicos en revistas indexadas inclusive de acto impacto, sin contar con una planificación del docente principiante en el fortalecimiento en cuanto a redacción científica. (Chamba Zambrano y Mendieta Toledo, 2018). Indican los autores, que la investigación en el ámbito ecuatoriano, como todas las instituciones a nivel mundial, la cultura de investigar surge motivado a la acelerada prontitud de obtener resultados actualizados en las diferentes disciplinas del saber y por otra parte, el prestigio que adquiere la universidad y el docente-investigador al ser reconocido por sus alumnos.

Al respecto, son pocos los docentes que se ven motivados a realizar y difundir los hallazgos y/o inquietudes en investigación producto de propia experiencia diaria educativa, generadas desde el salón de clases. Los ámbitos de interés incluyen desde la problemática de trabajar con grupos muy numerosos, y cubrir una gran cantidad de temas en relativamente poco tiempo, hasta la realización de diversas formas de evaluación, que culminan en evaluar conocimientos, ahora desde la virtualidad.

El docente se convierte en un facilitador de rutinas mecanizadas: buen día, buenas tardes, registrar la asistencia, impartir la clase, interactuar y evaluar a los alumnos. Sin embargo, un buen número de profesores se plantean lo siguiente: la preocupación de la práctica docente se centra en el perfeccionamiento y responder a una única causa y preocupación "cubrir" el temario oficial. De esta forma:

1. ¿Cómo logro que mis alumnos trabajen?
2. ¿Cómo logro que mis alumnos realicen mejor el contenido del programa de estudios? y
3. ¿Cómo daré la materia y obtenga el tiempo necesario para realizar investigación?

Ante estas interrogantes la respuesta del docente es: No tengo tiempo para la recolección de los datos.

Sin duda alguna centrarse en la observación de las posibilidades reales de los alumnos, marca un abanico a la pregunta tradicional de ¿Cómo lograrlo?

En relación a trabajos de investigación relacionados con el tema existe poca información de experiencia de proyectos de investigación desarrollado por el docente en el aula en conjunto con los alumnos. Así, Margalet (2005) en Alcalá de Henares (España), puntualiza que la investigación en el aula prevalece, sobre todo entre los profesores consolidados y los que ocupan cargos de responsabilidad. Enfatiza, la idea de que la verdadera labor de la universidad y de los profesores universitarios es la investigación. Esto, seguido de la premisa de que, si el profesor es buen investigador, también será buen docente. Por otra parte, (Chacón-Reyes, 2013) en México, indica que la experiencia en la enseñanza de la investigación educativa en el marco del "Proyecto Aula" de la Universidad Veracruzana, al incorporar metodología de la investigación al aula de clases provoca cambios positivos en los alumnos, pero, requiere tiempo al menos cuatro periodos académicos de clase, tiempo que se traduce en dos años. Similarmente, en el mismo país, (Dehesa, 2015) señala que el proceso de investigación en el aula consiste, paralelamente en un progreso de formación docente, en el que el facilitador se convierte en un agente de cambio, transmitiendo paulatinamente información pasiva, permanentemente, logrando en los alumnos participación, a través, de propuestas de investigación.

Ante este panorama, obtener la motivación por parte del alumnado, a convertirse en sujeto de cambio en un tiempo muy reducido de la clase, pero que a mediano plazo esta formación favorecerá en gran medida sus resultados académicos y desempeño profesional y en el futuro puede poner en práctica, por ejemplo, al realizar su tesis de grado no es tarea fácil. Lograr por otra parte, que el docente cuente con la carga horaria correspondiente que le permita con holgura trasmitir sus conocimientos en investigación ante la demanda de cumplir con el contenido programático establecido genera expectativas para ambos, siempre al acecho de la posibilidad de poder concluir con éxito la investigación propuesta en el aula de clases.

2. OBJETIVOS

Finalmente, se planteó esta investigación, generada desde el aula con el acompañamiento del curso. Estableció como objetivos específicos los siguientes: identificar el perfil de los alumnos que participaron en la propuesta de investigación, descubrir las dificultades que presentan los alumnos, valorar el refuerzo positivo en el aula de clases y establecer acciones estratégicas posibles que permitan apoyar el aprendizaje: mediante el fomento de capacidades de comunicación oral y escrita; así mismo, presentar los resultados esperados.

3. METODOLOGÍA

Se trata de un estudio descriptivo, de campo, documental, prospectivo y de corte transversal. Fue realizado en el lapso comprendido del 31 mayo al 1 de Octubre del 2021, periodo correspondiente al Ciclo I (2021-2022) mediante las clases impartidas en la cátedra de Parasitología, bajo la modalidad virtual que corresponde a los meses de clases asignados en el 4to semestre de la carrera de Medicina, Universidad de Guayaquil (Ecuador).

Esta comunidad estudiantil estuvo conformada por 45 estudiantes. Fueron incluidos en el estudio todos los alumnos independientemente del sexo y si estos tenían inclinación o no por la investigación. La metodología de trabajo consistió en lo siguiente: El primer día de clases, luego de la introducción del docente se le solicitó a cada uno de los alumnos se presentarán indicando: edad, lugar de procedencia y que expectativas e interés en temas de investigación relacionados a la materia les gustaría realizar. Así mismo, si poseían conocimiento previo o habían ejercitado algún tipo de redacción científica en el aula de clases. Paralelamente, el docente designó un alumno para que fuera trascribiendo en la la información suministrada por los alumnos.

Seguidamente, se organizaron los datos por procedencia y coincidencias de temas de investigación. Acto seguido, se organizaron los Grupos de trabajo según afinidad de los temas y luego de reuniones sucesivas de 25 minutos antes de culminada cada clase se acordó en consenso la realización del tema a investigar. Una vez definido el tema de investigación se establecieron cinco etapas de la investigación en el aula, a saber:

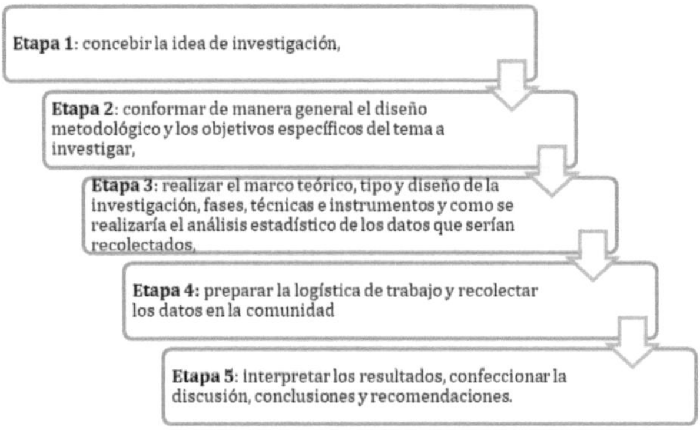

Figura 1. Esquema de trabajo. Sistematización de la investigación en el aula de clases. Fuente: Elaboración propia

Para identificar el número real del tamaño muestral, el docente explicó a los alumnos mediante capacitación, la forma de efectuar el cálculo en el caso concreto, si esta se trata de una comunidad. De igual forma, aclaró la necesidad de realizar recorridos previos por la zona que les permitiera a los alumnos realizar un croquis. De esta manera, conocer con certeza el número real de las viviendas a ser abordadas. Seguidamente, se calculó el tamaño de la muestra, con un margen de error de 5% y nivel de confianza de 95%, que corresponden al número de Unidades de Análisis (viviendas) a las que se les realizaría el estudio. Previo a la aplicación de la encuesta y el abordaje a las viviendas se realizó una capacitación de voluntarios que participaron en el estudio de dos semanas de duración. La capacitación consistió en: estructura de un artículo, búsqueda bibliográfica, Normas de Vancouver, descriptores SIC Salud, interpretación de resultados y lo relacionado al conocimiento de especies de helmintos y protozoarios presentes en la comunidad.

Para la recolección de la información se diseñó un instrumento estructurado en secciones que permitió la obtención de las variables establecidas en los objetivos del estudio (Ficha de registro). Una vez aplicada la encuesta, se le solicitó al jefe de familia y un miembro del grupo familiar la obtención de la muestra de heces. Seguidamente, remitida al laboratorio, previamente identificado, para su respectivo diagnóstico.

Para el reconocimiento por la comunidad de las especies de parásitos presentes en el diagnóstico, el equipo de investigación elaboró cartillas con imágenes alusivas a las diferentes especies de helmintos y protozoarios más comunes. Posteriormente (de manera virtual) empleando herramientas digitales, a aquellas familias que presentaran algún integrante del grupo familiar, se les informaba del tipo de parasito encontrado, ciclo evolutivo, patogenia, clínica y medidas de prevención y control.

Los datos obtenidos fueron sistematizados en una tabla maestra realizada en Microsoft Excel, para posteriormente analizarlos en el procesador estadístico Statgraphics Plus 5.1 representados en distribuciones de frecuencias (ordinarias y relativas) y demostrado en tablas estadísticas de acuerdo con los objetivos específicos inicialmente planteados.

4. RESULTADOS

Tabla 1. Características de los alumnos estudiados.

Variables estudiadas	Fa (n)	Fr (%)
Edad		
18- 21	27	60,0
22- 24	10	22,2
>25	8	17,8
Total	45	100
Sexo		
Masculino	16	35,6
Femenino	29	64,4
Total	45	100
Disciplina de interés		
Microbiología	15	33,3
Parasitología	13	28,9
Virología	9	20,0
Inmunología	8	17,8
Total	45	100
Procedencia		
Guayas	18	40,0
Los Ríos	7	16,0
El Oro	6	13,3
Manabí	5	11,1
Pichincha	4	8,8
Bolívar	5	11,1
Total	45	100,0

Fuente: Datos del estudio

La Tabla 1, refleja el perfil de los alumnos que participaron en la propuesta de investigación en el aula de clases. El grupo de edad predominante fue el rango comprendido entre 18-21 años (n=27; 60%). En cuanto al sexo predominó el femenino (n=29; 64,4%). Al evaluar la disciplina de interés para investigar el primer día de clase la mayoría opto por microbiología (n=15; 33,3%). La provincia de mayor procedencia correspondió a los alumnos provenientes de la provincia de Guayas y sus diversos cantones (n=18; 40,0%)

Tabla 2. Dificultades identificadas en los alumnos para investigar.

Dificultades	Fa (n)	Fr (%)
Fragilidad del conocimiento en investigación	22	48,88
Enfoque cuantitativo. Operacionalizar las variables	13	28,8
Errores gramaticales y de redacción	31	68,8
Redacción de las Normas de Vancouver	17	37,7

Fuente: Datos del estudio

Se aprecian las dificultades identificadas por el docente inicialmente para los alumnos realizar investigación (Tabla 2). Se encontró en primer orden los errores gramaticales y de redacción (n=31; 68,8%) En segundo orden, fragilidad del conocimiento en el tema a investigar y en metodología de investigación (n=22; 48,88%) En tercer orden, la correcta escritura de las Normas de Vancouver (n=17; 37,7%)

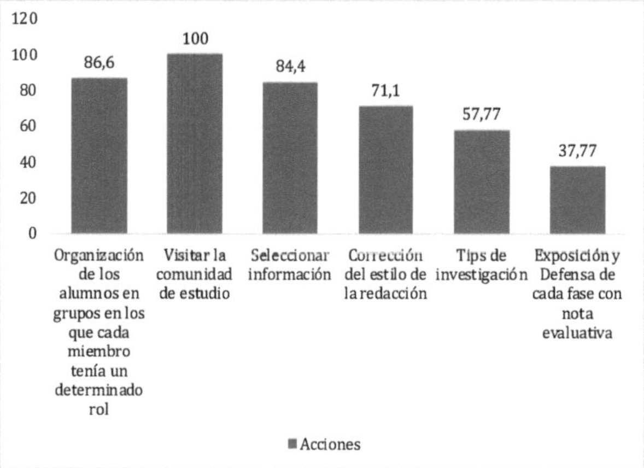

Figura 2. Acciones estratégicas realizadas por el docente para fomento de la investigación.
Fuente: Datos del estudio

Las acciones estratégicas realizadas por el facilitador en el aula de clases en orden de importancia fueron las siguientes: visitar la comunidad de estudio (n=45; 100%), seguida de organizar a los alumnos en grupos de trabajo por afinidad (n=39; 86,6%) y enseñarlos y apoyarlos a la búsqueda de la información (n= 38; 84,4%). (Figura 2)

Tabla 3. Refuerzo positivo en el aula de clases.

Refuerzo positivo	Fa (n)	Fr (%)
Diplomas de reconocimiento	8	17,8
Comentarios afirmativos	9	20,0
Medallas en el cumplimiento de las Fases de la investigación	17	37,8
Mejoras del comportamiento	11	24,4
Total	45	100

Fuente: Datos del estudio

El refuerzo positivo en el aula de clases se logró mediante la valoración de ítem: medallas en el cumplimiento de las distintas fases de la investigación (n=17; 37,8%) posterior, de mejoras del comportamiento (n=11; 24,4 %) y comentarios afirmativos, animándolos a seguir adelante (n=9; 20,0%) (Tabla 3).

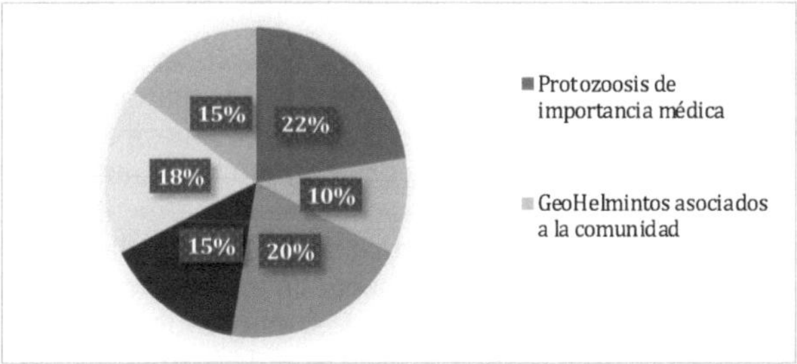

Figura 3. Producción científica generada. Fuente: Datos del estudio

La Figura 3, resalta la producción científica generada en el aula de clases por los alumnos. Se observo que el tema que llamó la atención en los alumnos para escribir un artículo fue geohelmintos asociados a la comunidad (n= 9; 20,0%). Seguido del manuscrito denominado: Asociación clínica y diagnostica de parasitosis frecuentes en la comunidad (n=8; 17,8%). Finalmente, (n=7; 15,6%) optaron por realizarlo abordando el. tema: Eficacia de métodos diagnósticos parasitológicos

5. DISCUSIÓN

El reconocimiento general de los alumnos en el primer día de clases constituye el acercamiento primordial que permite al docente identificar ideas y propuestas de investigación con la simple pregunta ¿Qué expectativas tiene de la asignatura y que tema le gustaría investigar durante el semestre? Esta primera interacción facilita y desencadena en el dicente un abanico temas de propuestas de investigación con el simple hecho de escuchar a sus compañeros.

En esta iniciación se encontró que predominaron los grupos de edad entre 18-21 años que representó el 60% del curso. Se evidenció un mayor registro de alumnos pertenecientes al sexo femenino (64,4%); priorizaron los temas de microbiología, como primera elección de propuestas de investigación (33,3%) y resultaron más prevalentes los alumnos procedentes de la Provincia de Guayas y sus cantones (40,0%). Efstathios Stefos (2019) encontró en un estudio llevado a cabo en Ecuador, destinado a evaluar las características demográficas en estudiantes de pregrado, encontraron que (61.14%) de los estudiantes tenía entre 18 - 22 años de edad, dato que coincide con la investigación presentada. Así mismo, con respecto al sexo femenino en los alumnos (51,87%). Por otra parte, en un estudio efectuado en una Universidad en Veracruz, México, en el que se evaluó la experiencia de la investigación educativa en el aula de clases se encontró que el alumno muestra interés principalmente por problemas de investigación relacionados con su propia comunidad académica que está cursando. (Chacón-Velez, 2013). La selección del tema más adecuado para llevar a cabo una investigación dependerá del objeto de estudio y de la percepción que el investigador tenga de su realidad. Son los docentes investigadores quienes tomarán la decisión y llevarán a cabo la tarea para encontrar respuestas a los desafíos que identifiquen, y les corresponde a ellos hacerse cargo de la formación de otros investigadores que continúen con la tarea que se han planteado. Representa una actividad complicada y demandante que tiene que ser evaluada como alternativa para desarrollar estudios que aporten ideas para solucionar las problemáticas reales en el caso concreto de la carrera de Medicina que afectan la salud de los pobladores (Garduño-Román, 2002)

Las dificultades encontradas en los alumnos para desarrollar investigación obedecieron quizás a no contar con la formación en elementos fundamentales de metodología de la investigación que debieron ser adquiridos en semestres anteriores. Indica en un estudio efectuado en la Universidad de San Luis, en Argentina, el no estar familiarizado en aprender, ejercitar y formarse para investigar representa dificultades a los estudiantes de emprender la construcción de una investigación sino tiene claro la estructura de este. Refiere el autor que, para madurar una propuesta de investigación adecuada, el profesor debe poseer competencia en cuanto a contenidos, sino también capacidad para apoyar a proponer destrezas que contribuyan a favorecer los procesos de construcción del conocimiento (Aiello-Sindoni, 2009). Inferimos que la preparación de y poder identificar las dificultades y las limitaciones por parte del estudiante concurriría en generar estrategias y acciones tendientes a mejorar los procesos de enseñanza y de aprendizaje en metodología de la investigación.

El refuerzo positivo consiste en ofrecer al estudiante un estímulo agradable cada vez que éste emite una respuesta adecuada, con la intención de reforzar su conducta (Maquilón y Hernández, 2011). Este tipo de retroalimentación refuerza el comportamiento de los estudiantes, haciéndolos sentir animados e interesados en su tarea inmediata y motivados para continuar su comportamiento (O'Connor y McCartney, 2007). El refuerzo positivo tiene también, un efecto indirecto sobre la percepción que los alumnos tienen sobre si mismos. Es decir, los niños y adolescentes que reciben refuerzos positivos adecuados desarrollan una buena confianza en sus capacidades académicas. La estrategia de reforzar mediante la premiación, animándolos a continuar en el proceso de investigación en el aula, otorgar medallas de reconocimiento por el apoyo en el cumplimiento de cada Fase, e inclusive en la puntuación académica, incentivó en los alumnos la necesidad inminente de participar. Esta observación coincide con (Cerda y Encalada, 2020) quienes, en un estudio destinado a evaluar el refuerzo positivo por parte del docente y su incidencia en el rendimiento académico de los estudiantes de sexto semestre, asignatura "Administración de Centros de Cómputo" carrera de Tecnología de Sistemas, ISPADE y los estudiantes de séptimo semestre, asignatura "Odontopediatría" de la Facultad de Odontología, Universidad Central del Ecuador. Al analizar el rendimiento académico, el refuerzo positivo observó que este podría incidir en mayor medida para los estudiantes del ISPADE, ya que obtuvieron calificaciones más altas. Así mismo, el refuerzo positivo aumentó la cantidad de estudiantes que participaban en clase y, mantiene constante el porcentaje de estudiantes que investiga fuera de clase. Los autores señalaron que la no utilización del refuerzo positivo disminuye a lo largo del semestre la frecuencia de aparición de conducta positiva. Por otra parte, Vallés Arándiga (1990) indica que el refuerzo positivo consiste en proveer estímulos que logren una conducta correcta por parte del estudiante proporcionándole un estímulo que lo favorezca.

El resultado de este estudio permitió evidenciar la importancia del aprendizaje cooperativo. El aprendizaje cooperativo ofrece una valiosa vía de investigación que brinda nuevas oportunidades para el desarrollo de investigaciones. Es esencial como respaldo en la toma de decisiones dentro del ámbito educativo, con el propósito de mejorar la calidad del proceso de enseñanza-aprendizaje en todos los niveles educativos. En muchos casos, existe una falta de evidencia sólida que respalde estas mejoras, por lo que resulta crucial el enfoque en este tipo de aprendizaje colaborativo (Erbil, 2020). El propósito de esta estrategia es conseguir que los estudiantes se ayuden mutuamente para alcanzar sus objetivos. Además, les proporciona apoyo cuando las cosas no resultan como se espera, mejora el rendimiento académico, compiten en el aprendizaje, aumenta la motivación personal, debido a la interacción entre ellos permitiendo la confrontación de ideas, conceptos y puntos de vista de cada uno de los integrantes del grupo, conocer el pensamiento de sus compañeros respecto al tema que se está aprendiendo, reconoce afinidad en los planteamientos de sus compañeros, mejora la retención de lo aprendido, incentiva la búsqueda de información sobre la temática en discusión, lo que genera en el estudiante las ganas y ánimo para alcanzar ese propósito. Además, favorece la autoestima, debido, a que aprende a defender sus ideas lo que le permite desarrollar su capacidad de análisis y con ello, habilidades para desempeñarse en el futuro, permitiendo que su capacidad de intervención aumente y mejoren positivamente la valoración de sí mismo.

Al evaluar los resultados obtenidos a través de esta experiencia de trabajo, avalamos que si el docente pudiera contar dentro del plan analítico de clases, con el apoyo de al menos 45 minutos del tiempo establecido en la carga horaria correspondiente le permitiría realizar esta actividad con mayor holgura, sin la necesidad de recortar el contenido académico establecido y se incentivará aún más la investigación dentro del aula. (Mora, 2015) Por otra parte, un aspecto importante lo constituye la experticia en investigación del docente y/o facilitador. Este hecho aporta a la actividad de investigación en el aula de clases una perspectiva importante ya que genera seguridad en el estudiante, obtener respuestas concretas ante las inquietudes planteadas por los alumnos y seguir el esquema riguroso para el desarrollo de proyectos que garantizará el cumplimiento de los objetivos trazados (Rodríguez, 2007). Si bien es cierto, que otorgar medallas de cumplimiento por cada fase de la investigación (37,8%) permitió reconocer en el estudiante habilidades que quizás desconocía cuando se planteó la investigación el primer día de clases y en aquellos que no lo obtuvieron, aprecio el facilitador la actitud de pesar de sus compañeros por no haber alcanzado el objetivo. En consecuencia, entre las estrategias que deberá implementar el docente, en función de los resultados obtenidos en el presente estudio, considerar y tomar en cuenta los estudiantes más capaces y que estos se involucren en colaborar y demostrar capacidad en la solución de problemas, así como, habilidades en la idear estrategias para la toma de decisiones. Asignar roles a los miembros de cada grupo de trabajo conformado, dependiendo de las habilidades y capacidades que cada estudiante posee, con el objetivo de que el dicente adquiera responsabilidad en la ejecución dé cada actividad. Asimismo, el control de las actividades debe estar centrado en el docente y valorar individualmente cada estructura asignada. Deberá preguntar, explicar y evaluar, entender que se puede trabajar con cualquier compañero de la clase e incentivar en ellos la socialización de los resultados

En cuanto a la producción científica generada, se obtuvieron seis artículos con una participación total del curso de 36 estudiantes. Un discreto número de estudiantes (13,3%) decidieron por voluntad propia no participar en la realización de los manuscritos. Alegaron, en primer lugar, no le animaba a escribir, no sentirse identificados con los grupos conformados o los temas de investigación. Coincidencialmente, estos alumnos coincidieron el primer día de clase que no era su tema de interés. No obstante, se respetó su decisión ya que el docente de esta forma comunicó en el encuentro inicial de la asignatura. Así mismo, en un estudio efectuado por Chacón-Vélez (2013) se les dio libertad para elegir el tema o problema de investigación, previa valoración de su relevancia y viabilidad y podían optar el trabajo de manera individual o por equipos (máximo tres integrantes). Señala el autor que es importante para el estudiante, el poder elegir, el poder investigar lo que le interesa sea el producto de una inquietud personal. Sin embargo el 90% prefería realizarlo en equipo. En nuestro estudio se les dio autonomía para elegir el tema o problema de investigación, seleccionar el grupo de trabajo por afinidad (máximo 4 integrantes). Se destacó la importancia que reviste para el estudiante, elegir investigar lo que le interesa, sea una decisión personal, o sea, lo que es producto de una inquietud personal y el resultado que significa para el grupo trabajar con un compañero afín, merced a la calidad del manuscrito obtenido.

Este resultado se asemeja al efectuado por Serrano Guzman *et al.* (2018) en el que intervinieron 47 estudiantes de pregrado del curso Fundamentos de Investigación de la carrera de Ingeniería Civil en la Pontificia Universidad Javeriana en Cali, Colombia, en el que inicialmente se identificó el nivel de conocimiento sobre redacción científica que tenían los estudiantes. Los autores concluyeron que 100% de los participantes logró familiarizarse con la estructura (componentes) de un artículo científico, pero que aún persistían deficiencias de concordancia que deben ser mejoradas. Aunque, en la investigación desarrollada no se logró que la totalidad de los estudiantes redactaran el artículo, se apreció la culminación de los manuscritos, pero, siempre con el apoyo guía, del docente, que requirió de su intervención incluso una vez concluido el semestre. Por otra parte, coincidimos con las apreciaciones de los autores, en cuanto a que un considerable porcentaje (94%) que es importante al menos conocer el tema cuando se selecciona el tópico de investigación.

Finalmente, expresar que el trabajo investigativo en el aula de clases exige una mayor colaboración por parte del docente, lo que le permite mediante la conformación de los grupos de trabajo evaluar las potencialidades particulares de cada alumno. Requiere, además, una atención más individualizada por parte del docente ya que deberá supervisar el trabajo para comprobar si las actividades propuestas se están llevando a cabo, Por otra parte, y quizás la de mayor relevancia ponerse de acuerdo sobre lo que hay que realizar, decidir cómo se hace y qué va a hacer cada cual.

6. CONCLUSIONES

La actividad investigativa desde el aula de clase demanda de tiempo. Consideramos, debe existir desde el inicio de la propuesta de investigación sinergia entre los alumnos que desean realizar investigación y el facilitador. Así mismo, es importante evaluar que el docente debe estar compenetrado primordialmente en el tópico a investigar y poseer experticia en investigación. De igual forma, importante que exista horizontalidad de saberes entre el facilitador y dicente.

7. AGRADECIMIENTOS

Los autores desean expresar el apoyo recibido por el Coordinador de la cátedra de Medicina Tropical. A los estudiantes, para que esta propuesta fuera cristalizada con éxito. Sin ellos, su entusiasmo y energía el haber contribuido de forma efectiva y eficiente a la propuesta de realizar investigación en el aula, no habría sido posible culminar esta actividad con éxito.

8. REFERENCIAS

Aiello-Sindoni, M. (2009). Dificultades en el aprendizaje de la metodología de la investigación Magis. *Revista Internacional de Investigación en Educación. 2*(3), 141-155. https://acortar.link/9LkVJ9

Barrera, H., Barragán, T., Ortega, G. (2017). La realidad educativa ecuatoriana desde una perspectiva docente. *Revista Iberoamericana de Educación. 75*(2), 9-20. https://acortar.link/cILFjP

Bunge, M. (2017). El planteamiento científico. *Revista Cubana de Salud Pública. 43*(3), 470-498. https://acortar.link/qn1uqi

Cerda, J. y Encalada, C. (2020). El refuerzo positivo por parte del docente y su incidencia en el rendimiento académico de los estudiantes de sexto semestre. Asignatura "Administración de Centros de Cómputo" Carrera de Tecnología de Sistemas, ISPADE, semestre abril 2019-septiembre 2019, y los estudiantes de séptimo semestre, asignatura "Odontopediatría" de la Facultad de Odontología, Universidad Central del Ecuador, semestre marzo 2019-agosto 2019. [Tesis de Maestría] Pontifica Universidad de las Fuerzas Armadas ESPE. https://acortar.link/Kv0nNg

Chacón-Vélez, J. (2013). Una experiencia en la enseñanza de la investigación educativa en el marco de "Proyecto Aula" de la Universidad Veracruzana. *Revista Mexicana de investigación educativa. 18*(58), 735-768. https://acortar.link/YdyVLj

Chamba, J. y Mendieta, L. (2018). La investigación educativa en el Ecuador. En: K. Delgado, W. Gadea, S. Vera-Quiñonez (Eds.) *Rompiendo barreras en la investigación* (1º ed.) (pp 109-125). UTMACH. https://acortar.link/mF0leW

Dehesa, N. (2015). La investigación en el aula en el proceso de formación docente. *Perfiles Educativos. 37*(spe), 17-34. https://acortar.link/2wp3Y2

Erbil, D. (2020). A Review of Flipped Classroom and Cooperative Learning Method Within the Context of Vygotsky Theory. *Frontiers in Psychology*, 11. https://doi.org/10.3389/fpsyg.2020.01157

Garduño-Román, S. (2002). Enfoques metodógicos en la investigación educativa. *Investigación administrativa. 30*(91), 1-14. https://acortar.link/4B8sGd

Maquilón, J. y Hernández F. (2011). Influencia de la motivación en el rendimiento académico de los estudiantes de formación profesional. *Revista Electrónica Interuniversitaria de Formación del Profesorado. 14*(1), 81-100

Margalef, L. (2005). Los retos de la evaluación auténtica en la enseñanza universitaria: coherencia epistemológica y metodológica. *Perspectiva Educacional, Formación de Profesores.* 45, 24-44. https://acortar.link/BsLE4C

Montaña, J., Caraballo, F. y Martínez, H. (2014). La competencia comunicativa del docente, clave en la producción escrita del estudiante. En P. Oviedo y L. Pastrana (Eds.), Investigación y desafíos para la docencia del siglo XXI (1º ed.) (pp. 99-119) Kimpres. https://acortar.link/WMj4Ru

Mora, A. (2015). Concepciones sobre las mejores prácticas pedagógicas del profesorado universitario de trabajo social: Estudio de casos de profesores reconocidos profesionalmente en Colombia. [Tesis de Doctorado] Pontifica Universidad Nacional de la Plata. https://acortar.link/pWSiih

O'Connor, E. y McCartney, K. (2007). Examining Teacher-Child Relationships and Achievement as Part of an Ecological Model of Development. *American Educational Research Journal. 44*(2): 340-369. https://acortar.link/99Rjii

Rodríguez, M. (2007). El uso del tiempo en la práctica pedagógica de las escuelas adscritas a la Alcaldía Metropolitana. *Revista Universitaria de Investigacion. 8*(2), 83-104. https://acortar.link/ttJep5

Serrano, M., Pérez, D., Solarte, N. y Torrado, L. (2018). La redacción científica: herramienta para el estudiante de pregrado. *Ciencia, docencia y tecnología*, 56, 208-223. https://acortar.link/e37YFf

Stefos, E. (2019). Los Estudiantes de Pregrado en Ecuador: Un Análisis de Datos. *Revista Scientific, 4*(14), 85-100. https://acortar.link/XdneEh

Vallés, A. (1990) *Modificación de la conducta problemática del alumno.* Técnicas y programas. Marfil. https://acortar.link/YltnjZ

UNESCO (1998). *Proyecto Principal de Educación en América Latina y el Caribe.* (Boletín nº 1, 1982- nº 50). https://acortar.link/WUXJ1A

LOS ESTUDIANTES Y SUS VISIONES SOBRE LAS PRÁCTICAS EDUCATIVAS EN COLEGIOS Y UNIVERSIDADES DE RISARALDA Y CÓRDOBA, COLOMBIA, EN EL MARCO DE LA EDUCACIÓN MEDIATIZADA POR TIC, DURANTE LA PANDEMIA

Julián David Vélez Carvajal[1]

El presente texto nace en el marco del Proyecto de investigación "Habilidades del pensamiento que se potencian en las prácticas educativas emergentes mediadas por TIC: muestras seleccionadas de la Universidad Tecnológica de Pereira y de la Universidad Pontificia Bolivariana de Montería", financiado por la Universidad Tecnológica de Pereira y la Universidad Pontificia Bolivariana de Montería.

1. INTRODUCCIÓN

El COVID - 19 trajo transformaciones en nuestra vida cotidiana (Pérez Tornero, s. f.); en la educación formal implicó una transición a la telepresencialidad (Cabrera, 2020; Herrrán Cardoso *et al.*, 2021; Paredes Chacín *et al.*, 2020). El rol que desempeñaron dichas tecnologías mediatizadoras dejó aprendizajes basados en experiencias, prácticas educativas y estrategias emergentes (Cardona Arce *et al.*, 2021; Cruz Pérez *et al.*, 2020; Oseda Gago *et al.*, 2020).

Lo emergente llama la atención de los estudiantes, quienes valoran estas experiencias con base en satisfacciones e insatisfacciones relacionadas con el aprendizaje (Limas Suárez*et al.*, 2021). Por tanto, es importante profundizar en sus puntos de vista al respecto. En esta investigación, se recurre a la teoría de la observación de segundo orden (Luhmann, 2005), pues permite entender estos puntos de vista como procesos selectivos a partir de la relación medio / forma. (Luhmann, 1998).

Por lo tanto, se plantea la siguiente pregunta de investigación: ¿Cuáles son los esquemas observacionales de estudiantes de instituciones educativas públicas y privadas de los departamentos de Risaralda y Córdoba (Colombia), sobre los aspectos relevantes de la educación mediatizada por TIC durante la pandemia del COVID – 19?

En cuanto a la literatura científica, se aclara que las aproximaciones realizadas por otros investigadores también son entendidas como esquemas observacionales. Por tanto, se seleccionó el campo temático: "aprendizaje y educación mediatizadas por TIC", para definir las categorías de búsqueda en las bases de datos especializadas.

1. Universidad Pontificia Bolivariana (Colombia)

Esta revisión, permitió identificar los siguientes grupos temáticos: a) autonomía en el aprendizaje, b) enfoques pedagógicos y metodologías de enseñanza - aprendizaje, c) evaluación, d) comunicación en las TIC, e) competencias digitales, f) TIC como herramientas en la enseñanza - aprendizaje, g) acceso a tecnologías y h) conectividad a internet. A continuación, se desarrollan cada uno de estos grupos:

El uso de TIC, permite desarrollar estrategias innovadoras para afianzar la colaboración y la autonomía de los estudiantes, lo cual se refleja en la autoconstrucción de materiales didácticos y en la implementación de la autoevaluación y coevaluación (Gómez Marín *et al.*, 2021; González Rivas *et al.*, 2021; Silva Hernández *et al.*, 2021). Las metodologías b - learning permiten un aprendizaje basado en las necesidades de los estudiantes, haciéndolos responsables de su formación (Marín *et al.*, 2020), y llevándolos a autorregular el aprendizaje y autoevaluarse (Estupiñán Achury *et al.*, 2021).

Este contexto lleva a reflexionar sobre la pedagogía y se hace énfasis en el papel de las TIC, consolidando una pedagogía virtual para reflexionar sobre aspectos técnicos y didácticos en la evaluación (Avendaño *et al.*, 2021; Cabero Fayos *et al.*, 2021; Sienes Bautista *et al.*, 2020), en cuanto a las implicaciones pedagógicas de las TIC, pues estas facilitan la autoevaluación y la coevaluación (González Rivas *et al.*, 2021), demandando modelos pedagógicos basados en una evaluación on line (Sienes Bautista *et al.*, 2020). Esto se asocia al desarrollo de metodologías virtuales (Estupiñán Achury *et al.*, 2021; Fernández Martín, 2020; González Rivas *et al.*, 2021), consolidando aspectos emergentes como el aprendizaje activo, la autorregulación y el acompañamiento docente (Gómez Marín *et al.*, 2021).

Las reflexiones pedagógicas sobre la virtualidad focalizan la comunicación en la educación (Puerta Gil *et al.*, 2020), aspecto que es valorado por los docentes (Avendaño *et al.*, 2021; Cobos Sánchez *et al.*, 2021; Limas Suárez *et al.*, 2021), tanto en la presencialidad como en la telepresencialidad, haciendo énfasis en la relación comunicación - pedagogía (Puerta Gil *et al.*, 2020), y afianzando a las TIC como promotoras de la comunicación (Fernández Martín, 2020). La virtualidad contribuye, por tanto, a la reflexión pedagógica virtual (Limas Suárez *et al.*, 2021), demandando un cambio en la mentalidad de docentes y estudiantes (Marín *et al.*, 2020).

Las competencias digitales son relevantes en la educación. Durante la pandemia, los docentes se capacitaron para el desarrollo de sus clases (González Rivas *et al.*, 2021), evidenciándose bajos niveles a este respecto (Álvarez Sampayo *et al.*, 2021a), debido a la escasa infraestructura (Cavalcante *et al.*, 2021), y a los imaginarios de docentes y estudiantes (Álvarez Sampayo *et al.*, 2021a; Soler Caridad *et al*, 2020). Sin embargo, los docentes plantean que las competencias digitales son importantes para su desempeño profesional (Gutiérrez Martín *et al.*, 2022), aún cuando hay resistencias por parte de los estudiantes (Linárez García *et al.*, 2021). También se menciona la brecha tecnológica con respecto a los bajos niveles de competencias digitales (Gutiérrez Provecho *et al.*, 2021).

El establecimiento de relaciones entre los aspectos anteriormente mencionados permitió identificar los siguientes esquemas observacionales: a) fortalecimiento la enseñanza - aprendizaje a través de las TIC; b) alfabetización digital; y c) las TIC como soporte educativo.

2. MARCO TEÓRICO

Se retoma la categoría de observación de segundo orden de(Luhmann, 1998), pues se focalizan los puntos de vista de los estudiantes para distinguir los esquemas observacionales que construyeron sobre los aportes de la educación mediatizada por TIC, a su proceso de aprendizaje durante la COVID - 19.

Esta categoría toma distancia de la idea una realidad única, al asumir que dicha realidad se sustenta en una pluralidad de observaciones (Luhmann, 1998). Por tanto, la observación es un proceso altamente selectivo que diferencia entre lo que se selecciona (actual) y lo que no se selecciona (potencial). Frente a la información disponible, los observadores eligen una porción de la misma, dejando la otra como posibilidad (Luhmann, 1998).

Por tanto, Luhmann propone las categorías medio y forma. El medio consiste en la disponibilidad de elementos dispersos que pueden ser relacionados de diversas maneras por los observadores. La forma es lo que emerge de las relaciones que los observadores le asignan a las unidades dispersas (Luhmann, 1998). Medio y forma, son el resultado de los acoplamientos que los observadores realizan sobre los elementos dispuestos. El acoplamiento que se da en el medio, es más laxo que aquel que se da en la forma (Luhmann, 2005).

Sobre la intervención de las TIC en la educación, se recurre al concepto de mediatización, entendido como la intensidad del uso de las TIC en la vida cotidiana, generando un ecosistema mediático basado en la conectividad y en las redes comunicacionales (Pérez Tornero, s. f.). El confinamiento causado por la COVID - 19, trajo transformaciones a nuestras vidas (Pérez Tornero, s. f.), adelantando al presente, aquello que sucedería en el futuro. La virtualización de la educación es un ejemplo de ello. Lo educativo se entiende como un proceso de alta complejidad técnica y humana (Zabala Vidiella, 2010), donde la usabilidad de las TIC da cuenta de las implicaciones socioculturales de su uso desde un enfoque no instrumental (Castells, 2009; Cobo Romani, 2009).

3. OBJETIVOS

El objetivo general de este estudio es distinguir los esquemas observacionales de estudiantes de instituciones educativas públicas y privadas de los departamentos de Risaralda y Córdoba, Colombia, sobre los aspectos relevantes de la educación mediatizada por TIC para su aprendizaje, durante la COVID – 19. Para conseguirlo, se han propuesto los siguientes objetivos específicos:

a. a) Identificar las prácticas educativas, mediatizadas por TIC, de estudiantes de instituciones educativas públicas y privadas de Risaralda y Córdoba, durante la COVID - 19
b. b) Identificar, desde los estudiantes seleccionados, el rol de las TIC en las prácticas educativas, durante la COVID – 19
c. c) Establecer, según los estudiantes, los aportes de la educación mediatizada por TIC, a su aprendizaje durante la COVID – 19

4. METODOLOGÍA

Se eligió el enfoque cualitativo porque entiende la realidad como una construcción social que se estudia desde el lenguaje (Bedoya, 2019). En este caso, abordamos los esquemas observacionales de los estudiantes, sobre los aspectos más relevantes para su aprendizaje, a partir de la educación mediatizada por TIC, durante la COVID - 19.

4.1. Población y muestra

La población estuvo constituida por estudiantes de la Institución Educativa Suroriental de Pereira, de la Licenciatura en Tecnología de la Universidad Tecnológica de Pereira y del Programa de Comunicación - Social - Periodismo de la Universidad Pontificia Bolivariana de Montería. Los estudiantes cumplieron con los siguientes criterios de selección: educación telepresencial durante la COVID – 19; asistencia a capacitaciones en competencias digitales; acceso a plataformas digitales.

4.2. Instrumentos de recolección de la información

Se implementó un formulario autoadministrable a través de Google, en el que se hicieron operativas las categorías: a) aprendizaje y educación mediatizada por TIC, b) reconocimiento de las prácticas educativas y c) elementos de la práctica educativa.

4.3. Análisis de la información

Se operacionalizaron las categorías medio y forma (Luhmann, 2005). Los elementos que integran el medio son producto de distinciones de los observadores y adquieren vigencia desde los acoplamientos laxos realizados por éstos. Dicho medio es una posibilidad combinatoria para posteriores acoplamientos que, al ser más rígidos, permiten la emergencia de la forma.

Por consiguiente, fue necesario identificar la base para realizar los acoplamientos laxos que estructuran el medio en esta investigación, lo cual remite al campo temático abordado, pues este determina las distinciones que hicieron estudiantes e investigadores. Dicho campo temático es: "aprendizaje y educación mediatizadas por TIC", el cual fungió un pretexto para los acoplamientos ulteriores (medio y forma). Por tanto, el protocolo desarrollado por Bedoya (2019) fue una estrategia pertinente para el análisis de la información. Dicho procedimiento se estructuró en dos momentos: uno analítico y otro relacional.

4.4. Momento analítico

Se usó el software Orange, para filtrar las respuestas de los estudiantes, a partir del criterio de redundancia. De este filtrado, emergieron agrupaciones preliminares que fueron sometidas al siguiente procedimiento :

1. Reagrupación de los grupos preliminares.
2. Establecimiento de relaciones entre las reagrupaciones.
3. Distinción de categorías emergentes.

4.5. Momento relacional

Se elaboraron esquemas categoriales para cruzar las categorías emergentes con las categorías teóricas y realizar la discusión de resultados. Lo emergente a la revisión de la literatura científica también fue tratado como esquema observacional.

5. RESULTADOS

Emergieron tres categorías que dan cuenta del punto de vista de los entrevistados sobre las prácticas educativas mediatizadas por TIC más relevantes para su proceso de aprendizaje, durante la telepresencialidad causada por la COVID–19: a) Soporte tecnológico, b) Comunicación / interacción; c) Procesos pedagógicos.

5.1. Soportes tecnológicos

Las TIC fueron un soporte tecnológico de la enseñanza - aprendizaje durante la telepresencialidad, también se planteó que dichas tecnologías pueden potenciar u obstaculizar dicho proceso. El rol de las TIC se asocia a las dificultades que se generan en la comunicación, las cuales se segmentan en dos grupos: a) problemas de acceso y conectividad a internet; b) competencias para el manejo de las TIC.

Con respecto al primer grupo, se refieren el acceso a internet y los problemas con el funcionamiento de los artefactos tecnológicos. Al respecto, uno de los estudiantes entrevistados, afirmó: "la comunicación y la enseñanza - aprendizaje, se ven afectadas por los problemas de conexión a internet".

Con relación al segundo grupo, se señalan dificultades con el uso del correo electrónico y con las competencias digitales. Al respecto, algunos de los estudiantes manifestaron: "Se incrementa la comunicación sólo por correo electrónico", "Hay poca eficacia del correo electrónico para la comunicación fluida", "Falta de competencias digitales". Sin embargo, las TIC también contribuyeron a la potencialización del aprendizaje, lo cual se reflejó en dos aspectos: a) en la disponibilidad de herramientas tecnológicas; y b) en el mejoramiento de la comunicación.

5.2. Comunicación / interacción

Con respecto a esta categoría, emergen dos perspectivas: a) el dialogo, la participación y la conversación; b), las dificultades en la comunicación.

En relación al primer campo, se menciona la interlocución relacionada con la interacción cara a cara, mediatizada por las TIC. Frente a esto, los estudiantes afirmaron que: "Se facilita la comunicación a distancia". En este sentido, la interlocución conduce al establecimiento de acuerdos, a partir de la apertura de canales de diálogo y de la generación de confianza entre los actores del proceso educativo, al respecto, los estudiantes mencionaron lo siguiente: "Se abren más canales de diálogo", "Los estudiantes sienten más confianza para hablar con los docentes".

Con respecto a las dificultades en la comunicación / interacción, se refiere que la mediatización tecnológica ha limitado la comunicación, pues no permite que se desarrollen las dinámicas que posibilita la comunicación presencial. Esta limitación, se manifiesta en: acumulación de correos, pérdida del contacto físico, no visualización del lenguaje corporal, pérdida de la capacidad de escucha, disminución de la interactividad en las clases; entre otros. Las potencializaciones o afectaciones generadas por las TIC, dependen de la usabilidad que se le dé a este tipo de dispositivos.

5.3. Procesos pedagógicos

Aquí se desarrollan dos aspectos: a) potencialización de la relación docente - estudiante; b) dificultades en el manejo de las TIC y en el procesamiento de la información.

Desde la potencialización de la relación docentes - estudiantes, se refiere el fortalecimiento de la enseñanza y el aprendizaje, a partir de la intensificación de las interacciones. Algunos de los entrevistados mencionaron: "los estudiantes están más confiados para consultar con sus docentes", "Con el paso del tiempo, los docentes se han ido soltando en el ambiente virtual".

Sobre las dificultades en el manejo de la tecnología y de la información, se refiere que la falta de competencias digitales afecta la educación. En este sentido, los estudiantes afirmaron: "No todos tienen experiencia en el manejo de las tecnologías digitales para la educación", "Algunos docentes no están capacitados en competencias digitales", "No se avanza en la manera en que se hacía presencialmente".

En síntesis, se refiere una tensión entre la potencialización de los procesos pedagógicos y la afectación de estos. En ambos casos, la presencia o la ausencia de competencias digitales, incide en la relevancia que se le dé a uno u otro lado de dicha tensión.

6. DISCUSIÓN

Para discutir los resultados, se tomó el campo temático: "aprendizaje y educación mediatizada por TIC" como base para la distinción de los esquemas observacionales de los estudiantes y de los esquemas observacionales de la literatura científica. En este sentido, se planteó la siguiente pregunta ¿Cuáles son las selecciones realizadas por los estudiantes y por la literatura científica sobre al campo temático: "aprendizaje y educación mediatizados por las TIC"?

CONSTITUCIÓN DEL MEDIO – ESTUDIANTES

Teniendo en cuenta que el medio se consolida a partir de las distinciones hechas desde el campo temático "aprendizaje y educación mediatizada por TIC", el análisis del dato, permitió identificar los siguientes elementos seleccionados como constituyentes del medio en mención: docentes, cambios negativos, cambios positivos, comunicación, clases, estudiantes, interacción, correo, virtualidad, internet, conexión, medios, herramientas, problemas de conectividad, acceso a internet, dialogo, participación, competencias digitales. (Ver figura 1)

Distinción de base (campo temático)	Acoplamiento laxo (medio)
Aprendizaje y educación mediatizadas por TIC	Docentes – guion – cambios negativos – cambios positivos – comunicación – clases – estudiantes – interacción – algunos – correo – virtualidad – internet – momento – todos – conexión – medios – herramientas – problemas de conectividad – acceso a internet – diálogo – participación – competencias digitales

Figura 1. Constitución del medio estudiantes. Fuente: Elaboración propia.

El campo temático aprendizaje y educación mediatizada por TIC funge como pretexto para la emergencia de los elementos referidos anteriormente, mismos que permiten a través de un acoplamiento laxo, la consolidación del medio a partir del cual realizan sus respectivas distinciones los estudiantes abordados. Surgen, por tanto, las siguientes preguntas ¿De qué manera se recombinan los elementos que integran el medio en mención? ¿Dicha recombinación posibilita la emergencia de un acoplamiento más estructurado que permita inferir los esquemas observacionales de los estudiantes con respecto a los aspectos más relevantes en su proceso de aprendizaje a través de la educación mediatizada por TIC durante la telepresencialidad causada por la COVID-19?

Aquí cobra relevancia la categoría forma, pues esta da cuenta de la manera en que un observador se relaciona con los elementos que se encuentran en el medio, ya que dicha relación implica realizar un proceso selectivo sobre dichos elementos, lo cual conduce a un nuevo acoplamiento que se caracteriza por ser menos laxo al reducir las posibilidades de recombinación y a partir del cual se pueden inferir los esquemas observacionales de los observadores (Luhmann, 1998).

En este orden de ideas, la recombinación de elementos realizada por los estudiantes a partir del medio "aprendizaje y educación mediatizada por TIC", permite la emergencia de la forma (acoplamiento estructurado), que se constituye a partir de las siguientes categorías emergentes: a) soportes tecnológicos, b) comunicación / interacción, c) procesos pedagógicos. (Ver figura 2)

Distinción de base (Campo temático)	Acoplamiento laxo (medio)	Acoplamiento rigido (forma)
Aprendizaje y educación mediatizadas por TIC	Docentes – guion – cambios negativos – cambios positivos – comunicación – clases – estudiantes – interacción – algunos – correo – virtualidad – internet – momento – todos – conexión – medios – herramientas – problemas de conectividad – acceso a internet – diálogo – participación – competencias digitales	Soportes tecnológicos Comunicación / interacción Procesos pedagógicos

Figura 2. Distinción de la forma – estudiantes. Fuente: Elaboración propia.

La constitución de esta forma es una de las tantas posibilidades de recombinación de los elementos que constituyen el medio, pues esto es producto de los procesamientos altamente selectivos que realizan los observadores que, en este caso, son los estudiantes.

Constitución del medio - literatura científica

Lo referido en la literatura científica con respecto al tema se abordó desde la perspectiva teórica elegida, por tanto, lo emergente a la realización del estado del arte, también se constituye en un proceso altamente selectivo que surge desde la relación medio / forma. Lo cual implicó que el campo temático "aprendizaje y educación mediatizada por TIC", haya servido como pretexto para la consolidación de los elementos que, a través de un acoplamiento laxo, permiten la estructuración del medio a través del cual los diferentes investigadores, realizaron sus distinciones.

Si se tiene en cuenta que el medio se estructura a partir de lo dispuesto por el campo: "aprendizaje y educación mediatizada por TIC", desde el análisis del dato se pudieron establecer los siguientes elementos como constitutivos de dicho medio: autonomía, enfoques pedagógicos, evaluación, comunicación, tecnologías digitales, herramientas, enseñanza, aprendizaje, competencias digitales, acceso a las TIC, conectividad. (Ver figura 3)

Distinción de base (campo temático)	Acoplamiento laxo (medio)
Aprendizaje y educación mediatizadas por TIC	Autonomía – enfoques pedagógicos – evaluación – comunicación – tecnologías digitales – herramientas – enseñanza – aprendizaje – competencias digitales – acceso a las TIC – conectividad

Figura 3. Tema - Literatura científica. Fuente: Elaboración propia

En este sentido, surgen interrogantes sobre la manera en que se recombinan los elementos mencionados, para posibilitar un acoplamiento más estructurado que permita inferir los esquemas observacionales que, desde la literatura científica, se construyen sobre el aprendizaje y la educación mediatizada por TIC.

Por lo tanto, la recombinación de elementos realizada por los investigadores a partir del medio "aprendizaje y educación mediatizada por TIC", permite la emergencia de la forma (acoplamiento estructurado), que se articula a partir de las siguientes categorías: a) las tecnologías como soporte del proceso educativo; b) alfabetización digital; c) fortalecimiento del proceso de enseñanza - aprendizaje. (Ver Figura 4)

Distinción de base (campo temático)	Acoplamiento laxo (medio)	Acoplamiento rígido (forma)
Aprendizaje y educación mediatizadas por TIC	Autonomía – enfoques pedagógicos – evaluación – comunicación – tecnologías digitales – herramientas – enseñanza – aprendizaje – competencias digitales – acceso a las TIC – conectividad	Tecnologías como soporte del proceso educativo Alfabetización digital Fortalecimiento del proceso de enseñanza – aprendizaje

Figura 4. Distinción de la forma - literatura científica. Fuente: Elaboración propia

La forma emergente a las observaciones de las investigaciones que anteceden a este proyecto, también se constituye en una recombinación de los elementos que integran el medio "aprendizaje y educación mediatizada por las TIC". En este orden de ideas, disponemos de dos esquemas observacionales representados por las formas que emergieron de las distinciones hechas por los dos observadores abordados en esta investigación.

En este punto de la discusión, surge un interrogante acerca de los puntos de encuentro y de desencuentro entre ambos esquemas observacionales, si se tiene en cuenta que dichos esquemas tienen como rasgo común el campo temático del "aprendizaje y la educación mediatizada por las TIC" (Ver figura 5).

Distinción de base (Campo temático)	Acoplamientos laxos (medio)	Acoplamientos rígidos (forma)	Forma emergente
Aprendizaje y educación mediatizadas por TIC	Estudiantes	Soportes tecnológicos Comunicación / Interacción Procesos pedagógicos	Esquemas observacionales con respecto al aprendizaje y a la educación mediatizadas por TIC
	Investigadores	Tecnologías como soporte del proceso educativo Alfabetización digital Fortalecimiento del proceso de enseñanza / aprendizaje	

Figura 5. Distinción de los esquemas observacionales de estudiantes y literatura científica. **Fuente:** Elaboración propia.

Al analizar la tabla anterior, se puede inferir la existencia de aspectos comunes a ambos esquemas observacionales:

En primer lugar, se encuentra la relación entre las tecnologías como soporte físico y la educación, dentro de lo cual se destaca la potencialización del aprendizaje a partir de la disponibilidad de herramientas tecnológicas (Cabrera, 2020; Herrrán Cardoso *et al.*, 2021; Paredes Chacín *et al.*, 2020; Pérez Tornero, s. f.); Igualmente, se hace relevante la agilización y potencialización del proceso educativo (Avendaño *et al.*, 2021; Cobos Sánchez *et al.*, 2021; Fernández Martín, 2020; Limas Suárez *et al.*, 2021; Puerta Gil *et al.*, 2020).

Lo anterior lleva a que según Limas Suárez *et al.* (2021), el uso de las TIC en la educación, traiga consigo la reflexión pedagógica sobre lo virtual, por cuanto el uso de dichas tecnologías requiere un cambio de mentalidad en docentes y estudiantes (Marín *et al.*, 2020), para superar los usos ocasionales e instrumentales de las TIC (Álvarez Sampayo *et al.*, 2021a). A lo anterior se agrega, la relevancia que le dan los estudiantes a las dificultades de acceso a equipos y los problemas de conectividad (Álvarez Sampayo *et al.*, 2021a; Gutiérrez Martín *et al.*, 2022; Soler Caridad *et al.*, 2020).

En segundo lugar, se encuentran los procesos pedagógicos relacionados con el fortalecimiento de la enseñanza - aprendizaje, a partir del uso de las TIC. A este respecto, se menciona el dinamismo que adquiere la relación docentes - estudiantes, a consecuencia del surgimiento de metodologías como el aula invertida, el aprendizaje cooperativo y el b – learning (Estupiñán Achury *et al.*, 2021; Fernández Martín, 2020; Gómez Marín *et al.*, 2021; González Rivas *et al.*, 2021).

Lo anterior, lleva a reflexionar acerca del valor pedagógico de las TIC, cuando transversalizan los procesos de enseñanza y aprendizaje (Avendaño *et al.*, 2021; Cabero Fayos *et al.*, 2021; Sienes Bautista *et al.*, 2020), en los que la evaluación se constituye en un aspecto relevante para la interacción entre docentes y estudiantes (González Rivas *et al.*, 2021; Sienes Bautista *et al.*, 2020).

No obstante, se reconocen dificultades en el manejo de las TIC relacionadas con la falta de competencias digitales (Álvarez Sampayo *et al.*, 2021a; González Rivas *et al.*, 2021; Gutiérrez Martín *et al.*, 2022; Linárez García *et al.*, 2021; Sienes Bautista *et al.*, 2020), lo cual lleva a una tensión entre la potencialización y la afectación de los procesos pedagógicos en lo que respecta al uso de las TIC.

En tercer lugar, la comunicación / interacción y la alfabetización digital, se constituyeron en aspectos diferenciales en cuanto a los esquemas observacionales de los estudiantes y las investigaciones abordadas en este proyecto. La comunicación / interacción se constituyó en un elemento sobre el cual los estudiantes hicieron énfasis. Bajo esta perspectiva, se destacó el hecho de que el diálogo, la participación y la conversación, se pueden ver fortalecidos a través de la mediatización tecnológica; al respecto (Álvarez Sampayo *et al.*, 2021a), afirman que la educación virtual se fundamenta en la articulación entre la educación y la pedagogía. No obstante, se refieren dificultades en el proceso comunicativo, asociadas a la instrumentalización de algunas herramientas tales como el correo electrónico. En este sentido, (Álvarez Sampayo *et al.*, 2021b), plantean la importancia de modificar creencias con el propósito de usar las TIC de manera más eficiente y articulada en la educación formal.

Con respecto a las competencias digitales, se plantea que existe un nivel básico por parte de los docentes (Álvarez Sampayo *et al.*, 2021a), lo cual plantea la necesidad de generar capacitaciones, de tal manera que se puedan desarrollar las clases a través de la mediatización tecnológica (González Rivas *et al.*, 2021). No obstante, también se debe fortalecer el acceso a equipos y la conectividad a internet, por cuanto esto puede incidir en las creencias que docentes y estudiantes elaboran sobre el uso de las TIC en la educación (Álvarez Sampayo *et al.*, 2021a; Soler Caridad *et al.*, 2020).

Lo anterior permite inferir una relación entre comunicación, interacción y alfabetización digital, en el sentido de que esta última, podría contribuir a un uso no instrumentalizado de las TIC y, por tanto, a fortalecer la comunicación y la interacción, como aspectos centrales de la educación mediatizada por TIC.

7. CONCLUSIONES

La mediatización tecnológica durante la pandemia evidenció la emergencia de un modelo de aprendizaje que articula la capacidad de lo telepresencial para superar las restricciones espacio – temporales y la capacidad de lo presencial para fomentar el dialogo y la participación. La reflexión pedagógica, comunicativa y la alfabetización digital, se constituyen en factores clave de esta articulación.

Por tanto desde los esquemas observacionales identificados, los aspectos más relevantes para el aprendizaje mediatizado por TIC tienen como eje transversal la comunicación y la interacción para el fortalecimiento pedagógico de la educación virtual. En este sentido, dichos esquemas observacionales, dejan entrever aspectos continuos y discontinuos con respecto a la educación presencial.

De lo anterior se infiere que, desde los esquemas observacionales en mención, las TIC se conciban como una especie de bisagra entre la educación presencial y la educación telepresencial, donde la afectación o potencialización de las prácticas educativas, depende de las competencias digitales, la alfabetización y de la usabilidad que se les dé a dichas tecnologías, lo cual se asocia con las concepciones y creencias de docentes y estudiantes. (Arancibia *et al.*, 2020)

Desde la perspectiva teórica seleccionada en esta investigación, los aspectos comunes a los esquemas observacionales anteriormente tratados, cobran valor en la medida en que dan cuenta de una manera particular de darle validez y sentido al aprendizaje y a la educación mediatizada por TIC, por parte de unos actores particulares. Lo cual se constituye en una importante oportunidad para proyectar e intervenir la educación formal y no formal.

8. REFERENCIAS

Álvarez Sampayo, R. R., Samiento Guevara, R. R. y Amaya de Armas, T. R. (2021a). Incorporación y apropiación de las TIC en los procesos de enseñanza y aprendizaje en el nivel de educación media. *Scientia Et Technica*, *26*(1), 37-48. https://www.redalyc.org/journal/849/84966670005/html/

Arancibia, M. L., Cabero, J. y Marín, V. (2020). Creencias sobre la enseñanza y uso de las tecnologías de la información y la comunicación (TIC) en docentes de educación superior. *Formación universitaria*, *13*(3), 89-100. https://n9.cl/44fyn

Avendaño, W., Hernández, C. y Prada, R. (2021). Uso de las Tecnología de Información y Comunicación como valor pedagógico en tiempos de crisis. *REVISTA HISTORIA DE LA EDUCACIÓN LATINOAMERICANA*, *23*(36), 135-159. https://doi.org/10.19053/01227238.11619

Bedoya, O. L. (2019). *Metodología relacional en investigación cualitativa: Más allá del análisis*. Universidad Tecnológica de Pereira.

Cabero Fayos, I. & Muñoz Escalada, M. C. (2021). Una pedagogía virtual desde la didáctica de las matemáticas. *Revista Ensayos*, *27*(96), 2-10. https://doi.org/10.5281/ZENODO.5790318

Cabrera, L. J. C. (2020). Efectos del coronavirus en el sistema de enseñanza: Aumenta la desigualdad de oportunidades educativas en España. *Revista de Sociología de la Educación-RASE*, *13*(2), 114-139. https://dialnet.unirioja.es/servlet/articulo?codigo=7384620

Cardona Arce, L. A. C. y Vélez Carvajal, J. D. V. (2021). Prácticas educativas telepresenciales en tiempos de la pandemia Covid-19: Esquemas de referencia de docentes y estudiantes. *Revista Miradas*, *16*(1), Art. 1. https://doi.org/10.22517/25393812.24858

Castells, M. (2009). *Comunicación y poder*. Alianza.

Cavalcante, I. F., Oliveira, J. P. de & Costa, C. L. da. (2021). Narrativas de profesores sobre el uso de tecnologías digitales de información y comunicación durante la pandemia: Voces de Brasil. *PARADIGMA*, 386-407. https://doi.org/10.37618/PARADIGMA.1011-2251.2021.p386-407.id1136

Cobo Romani, J. C. (2009). El concepto de tecnologías de la información. Benchmarking sobre las definiciones de las TIC en la sociedad del conocimiento. *Revista Zer*, *14*(27), 24. https://doi.org/10.1387/zer.2636

Cobos Sánchez, Á., Padial Suárez, J. J. y Berrocal de Luna, E. (2021). La gamificación a través de plataformas E-learning: Análisis cienciométrico de una pedagogía emergente implantada mediante de las TIC. *ReiDoCrea: Revista electrónica de investigación Docencia Creativa*, *10*(30), 1-20. https://doi.org/10.30827/Digibug.70897

Cruz Pérez, M. A. y Pozo Vinueza., M. A. (2020). Contenido científico en la formación investigativa a través de las TIC en estudiantes universitarios. *E-Ciencias de la Información*, *10*(1), 136-158. https://doi.org/10.15517/eci.v10i1.36820

Estupiñán Achury, L., Barrios de la Cruz, C., Romero Benites, J. R. y Ruiz Corredor, L. (2021). Formación e-learning para la práctica judicial. Caso Colombia en fase de pandemia. *Saber, Ciencia y Libertad*, *16*(2) https://n9.cl/sljgb

Fernández Martín, E. F. (2020). Análisis de estrategias metodológicas docentes innovadoras apoyadas en el uso de TIC para fomentar el Aprendizaje Cooperativo del alumnado universitario del Grado de Pedagogía. *RIFOP : Revista interuniversitaria de formación del profesorado: continuación de la antigua Revista de Escuelas Normales, 34*(95), 79-100. https://dialnet.unirioja.es/servlet/articulo?codigo=7537497

Gómez Marín, A., Restrepo Restrepo, E. y Becerra Agudelo, R. A. (2021). Fundamentos pedagógicos para la creación y producción de recursos educativos abiertos (REA). *Anagramas: Rumbos y sentidos de la comunicación, 19*(38), 2. https://dialnet.unirioja.es/servlet/articulo?codigo=7748936

González Rivas, R. A. G., Gastélum Cuadras, G., Velducea Velducea, W. V., González Bustos, J. B. G. y Dominguez, Esparza, S. D. (2021). Análisis de la experiencia docente en clases de Educación Física durante el confinamiento por COVID-19 en México (Analysis of teaching experience in Physical Education classes during COVID-19 confinement in Mexico). *Retos*, 42, 1-11. https://doi.org/10.47197/retos.v42i0.86242

Gutiérrez Martín, A. G., Pinedo González, R. P. y Gil Puente, C. G. (2022). Competencias TIC y mediáticas del profesorado.: Convergencia hacia un modelo integrado AMI-TIC. *Comunicar: Revista científica iberoamericana de comunicación y educación, 30*(70), 21-33. https://doi.org/10.3916/C70-2022-02

Gutiérrez Provecho, L., López Aguado, M., García LLamas, J. L. y Quintanal Díaz, J. (2021). La brecha digital en población en riesgo de exclusión social. *Pedagogía social: revista interuniversitaria*, 39, 123-138. https://dialnet.unirioja.es/servlet/articulo?codigo=8237740

Herrrán Cardoso, L. A., Guayara Ramírez, M. A. y Vergara Rodríguez, J. A. (2021). Impacto de la mediación pedagógica virtual como contingencia ante situación de pandemia covid-19 en la institución de educación superior ITFIP. *Assensus, 6*(11), Art. 11. https://doi.org/10.21897/assensus.2718

Limas Suárez, S. J. y Vargas Soracá, G. (2021). Redes sociales como estrategia académica en la educación superior: Ventajas y desventajas. *Educación y Educadores, 23*(4), 559-574. https://doi.org/10.5294/edu.2020.23.4.1

Linárez García, J., Rojas Betancur, H. y Hernández Quirama, A. (2021). La universidad en tiempos de pandemia: Cambios rápidos, inequidades permanentes: *Educación y Humanismo, 23*(41). https://doi.org/10.17081/eduhum.23.41.4216

Luhmann, N. (1998). *Sistemas sociales. Lineamientos para una teoría general.* Anthropos.

Luhmann, N. (2005). *El arte de la sociedad.* Herder.

Marín, V., Sampedro, B. E., Muñoz, J. M. y Salcedo, P. (2020). El blog en la formación de los profesionales de la educación. *Revista Electrónica Interuniversitaria de Formación del Profesorado, 23*(2). https://doi.org/10.6018/reifop.414061

Oseda Gago, D., Mendivel Gerónimo, R. K. y Angona Astucuri, M. (2020). Estrategias didácticas para el desarrollo de competencias y pensamiento complejo en estudiantes universitarios. *Sophia: Colección de Filosofía de la Educación, 29 (Julio-diciembre 2020)*, 235-259. https://dialnet.unirioja.es/servlet/articulo?codigo=7713406

Paredes Chacín, A. J. P., Inciarte González, A. I. y Walles Peñaloza, D. W. (2020). Educación superior e investigación en Latinoamérica: Transición al uso de tecnologías digitales por Covid-19. *Revista de ciencias sociales, 26*(3), 98-117. https://dialnet.unirioja.es/servlet/articulo?codigo=7565470

Pérez Tornero, J. M. (s. f.). *La gran mediatización I. El tsunami que expropia nuestras vidas.* Editorial UOC. https://n9.cl/3t0b2

Puerta Gil, C. A. P., Roldán López, N. D. R., Rendón Urrea, D. L. R. y Vélez Holguín, R. M. V. (2020). Aproximaciones de la educación en la virtualidad como pedagogía de la comunicación. *Revista Virtual Universidad Católica del Norte, 61*, 233-250. https://www.redalyc.org/journal/1942/194264514016/html/

Sienes Bautista, A. S. y Sánchez Lissen, E. S. (2020). E-learning en 15 días. Retos y renovaciones en la Educación Primaria y Secundaria de la República de Croacia durante la crisis del COVID-19. How have we Introduced distance Learning? *Revista Española de Educación Comparada*, 36, Art. 36. https://doi.org/10.5944/reec.36.2020.27637

Silva Hernández, F. y Martínez Prats, G. (2021). Estrategias de innovación docente mediante las TIC. *3C TIC: Cuadernos de desarrollo aplicados a las TIC, 10*(4), 89-103. https://doi.org/10.17993/3ctic.2021.104.89-103

Soler, C. y Borjas, F. (2020). Experiencias del b-learning en el curso "Pedagogía básica para la Educación Superior". *Revista Educación Médica Superior, 34*(4), 1-16. https://n9.cl/b4zzz

Zabala Vidiella, A. (2010). *La práctica educativa: Cómo enseñar* (1. ed., 17. reimpr). Graó.

ANALOGÍAS BACHELARDIANAS. OBSTÁCULOS EPISTEMOLÓGICOS EN EL APRENDIZAJE DE LA INVESTIGACIÓN EN ESTUDIANTES DE DERECHO

José Vicente Villalobos-Antúnez[1], *Jesús Enrique Caldera-Ynfante*[2] *y Belisario Prats-Palma*[3]

El presente texto nace del proyecto de investigación de la Universidad del Alba 2023, "Fundamentos éticos y filosóficas de los derechos fundamentales en la sociedad digital. Perspectiva fenomenológico-hermenéutica desde los cambios tecnológicos y disruptivos a partir de la percepción en estudiantes de la Universidad del Alba del último bienio de las carreras de Derecho y Psicología".

1. INTRODUCCIÓN

El presente trabajo nace en el contexto del proyecto de investigación sobre los fundamentos de los derechos fundamentales en la sociedad digital. El mismo corresponde a la línea operativa *Derechos Humanos*, a la línea de investigación en formación *Didáctica del aprendizaje del derecho*, así como también a la línea de investigación *Formación en investigación*, de la Facultad de Ciencias Sociales y Humanidades, igualmente en proceso de formación, pertenecientes todas ellas a la Universidad del Alba (Chile). En líneas generales, la cuestión central se ubica en la idea del aprendizaje de la investigación en ciencias jurídicas en estudiantes del quinto año de Derecho de dicha universidad, en el marco de los objetivos propuestos en el proyecto de investigación mencionado en el acápite, y en el contexto también de las necesidades de la Universidad de ampliar su radio de acción en investigación, cuestión por lo que, a través de las mencionadas líneas de investigación, se proyectan especialmente en el ámbito de los derechos humanos de la sociedad digital[4], articulando las estrategias de aprendizaje de la investigación con las de enseñanza de la misma área del conocimiento, tomando como referente las reflexiones de Gastón Bachelard (2000).

---

1. Universidad del Alba (Chile) y Universidad del Zulia (Venezuela)
2. Universidad La Gran Colombia (Colombia) y Universidad Giustino Fortunato (Italia)
3. Universidad del Alba (Chile)
4. Con relación a esto, se encuentran en este momento en formación 6 estudiantes de Derecho de la sede de Santiago, quienes pertenecen a la Red de Investigación Estudiantil de la Universidad del Alba (REDIEST-UDALBA), cuyos trabajos se centran en el ámbito de las consecuencias jurídicas y políticas de la Sociedad Digital.

Los objetivos planteados son, además de consolidar los conocimientos acerca de la enseñanza de la investigación, fortalecer las competencias en investigación de los estudiantes de la carrera de Derecho, con el fin de abundar en el cumplimiento del perfil de egreso de dichos estudiantes, y de esa forma incrementar el impacto social, mediante transferencia de conocimiento, de los estudios de Derecho en la mencionada Universidad. De esta forma, se contribuye al cumplimento de los Objetivos de Desarrollo Sostenible de Naciones Unidas (ODS's de la Agenda 2030) desde las metas contempladas en el Objetivo 4, referidas al fortalecimiento de la educación superior, y al Objetivo 16, a partir de las metas allí contempladas para el cumplimiento de la justicia social desde la cooperación institucional hacia los fines sociales de la educación de calidad. Así mismo, los derechos humanos desde el aprendizaje de la investigación representan un aporte significativo de la Universidad para alcanzar la anhelada justicia social y la no menos importante y necesaria *paz ciudadana*.

Ciertamente, se plantea en el ODS 4 la calidad de la educación, que en el presente caso está enmarcada en el fortalecimiento de la calidad de la educación superior a partir de la generación del conocimiento, como una forma clara y oportuna para realizar contribuciones significativas al desarrollo social por parte de la Universidad. Este objetivo se cumple con la presente investigación a partir del esfuerzo por aumentar las habilidades relevantes de los jóvenes universitarios en el área de la investigación, considerada como pericia técnica y vocacional para no solamente fomentar el buen empleo, sino, lo más importante, para fortalecer el emprendimiento productivo, el cual es señalado en diferentes contextos como estrategia apropiada para el desarrollo económico y social que permita impulsar el conocimiento desde un ámbito generativo; esto es, como conocimiento novedoso y útil para la resolución de problemas.

Por otra parte, con respecto al Objetivo 16 de los ODS's, el propósito en esta investigación se enmarca justamente apuntando al alcance de la justicia social en la medida que se propone afianzar los conocimientos acerca de los derechos fundamentales en el contexto de la sociedad del conocimiento, hoy denominada sociedad digital dadas las circunstancias que la describen, como lo describen Villalobos (2022), Caldera Ynfante (2020, 2022) y Caldera Ynfante *et. al.* (2023). Aquí se apunta hacia las metas de este objetivo, en especial en cuanto a lo concerniente a la promoción del derecho en los planos nacional e internacional, desde la perspectiva de la investigación, enfatizando el aprendizaje, no obstante las dificultades que suelen presentarse en Latinoamérica en circunstancias de una cultura científica muy heterogénea.

Es por ello que este trabajo, versa sobre los obstáculos epistemológicos de los cuales son portadores estudiantes del último año de derecho, en especial aquellos que pertenecieron a la muestra objeto de estudio. Estos obstáculos son analizados a la luz de las concepciones de Gastón Bachelard (2000), quien expone que tales obstáculos se presentan en tres dimensiones: psicológica, cultural y teórica. En este sentido, mediante estrategia realizada en el aula de clase, se pusieron en análisis dichos obstáculos por parte del docente, haciendo una extrapolación a los estudios fenomenológico-hermenéuticos en el ámbito de la investigación educativa.

En vista de lo anterior, la presente investigación se articula en dos fases metodológicas: la primera, presenta una discusión acerca de los obstáculos epistemológicos en el aprendizaje de la investigación en el ámbito de lo jurídico, para luego, en segundo término, analizar los resultados de la muestra seleccionada de estudiantes de la asignatura Seminario de Tesis de la carrera de Derecho de la Universidad del Alba.

En cuanto a la primera fase, se trata de extrapolar a la ciencia jurídica los conceptos fundamentales que describen los obstáculos mencionados análogamente a como los plantea Bachelard, pues, como señala este filósofo de la ciencia, los mismos son planteados en el contexto de las ciencias naturales que aspiran alcanzar una descripción matemática de las cuantificaciones de la naturaleza realizadas a la luz de las teorías que se emplean en el proceso de indagación. Por ello, se realiza una analogía entre los obstáculos epistemológicos de aquellas ciencias con los obstáculos epistemológicos de una ciencia de naturaleza social como lo es la ciencia jurídica, en especial por su casi inaplicación de métodos matemáticos en su abordaje; salvo en algunos aspectos de la investigación jurídica de tipo empírico. Esta última no fue posible realizarla en esta investigación en virtud de limitantes de tiempo, y por cuestiones vinculadas con la malla curricular.

Con respecto a la segunda fase, la misma se llevó a cabo mediante un estudio empírico que consistió en la sistematización de experiencias que fueron alcanzadas durante el dictado del curso de Seminario de Tesis en los estudiantes mencionados durante el semestre 2022-2 en la sede de Santiago de dicha Universidad, a través de la estrategia del llamado Seminario Alemán (SA) o también conocido como Seminario de Investigación (SI), a través de las fases que lo componen:

1) Selección del tema;
2) Recolección de bibliografía;
3) Delimitación del tema;
4) Desarrollo: estudio de la documentación, marco teórico, operación del problema;
5) Interpretación;
6) Conclusiones, y finalmente,
7) Redacción del texto definitivo (Solano *et al.*, 2012).

Todo lo anterior se enmarca en la idea de lograr que los estudiantes participantes redactaran de forma competente una tesina o memoria de grado de la cual deben dar cuenta a través de alguno de los métodos jurídicos sometidos a su consideración y que aplicaron en la elaboración del texto final, pasando por cada una de las fases del proceso de aprendizaje de la investigación: desde la comprensión y aplicación del concepto de Método científico en las Ciencias Jurídicas, la aplicación de las acciones correspondientes a las estrategias técnicas derivadas de los verbos señalados en los objetivos de la investigación, hasta la obtención de resultados producto del análisis para posteriormente realizar la redacción del trabajo final exigido como requisito para la aprobación del seminario en cuestión. Esta cuestión, sin embargo, es discutida y aclarada en sentido epistémico en Villalobos-Antúnez (2022b).

2. OBJETIVOS

La presente investigación tuvo como objetivo analizar los obstáculos epistemológicos en estudiantes de Seminario de Tesis de la carrera de Derecho de la Universidad del Alba, durante el semestre 2022-2, mediante aplicación sistemática de las pautas del denominado Seminario Alemán. Asimismo, tuvo como objetivo específico disipar los obstáculos mencionados con el propósito de poder llevar a cabo la investigación en los términos requeridos. Este objetivo se cumplió mediante la sistematización de experiencias en la enseñanza de la investigación por parte del docente.

Cabe destacar que, si bien en una primera fase los estudiantes mostraron problemas de comprensión en torno a las estrategias redaccionales según las exigencias que se estatuyen para cursar y aprobar el mencionado seminario, conforme se explicita más adelante, dado que debían adoptar metodologías poco comunes a su propia experiencia durante sus estudios; también es cierto que, en una segunda fase, las mismas fueron internalizadas, aprendidas y aplicadas de forma exitosa, a pesar de la incipiente cultura científica presentada por los participantes. Es importante señalar que los objetivos fueron logrados en la praxis dada la apertura al cambio mostrada una vez aprendidas las estrategias metodológicas socializadas.

3. METODOLOGÍA

El presente estudio sobre obstáculos epistemológicos en estudiantes de derecho se llevó a cabo a través de la metodología de sistematización de experiencias, por intermedio de la aplicación en el aula de clase de la estrategia de docencia denominada *Seminario Alemán*. El mismo consiste en la aplicación a través del concepto *aprender-haciendo*, según el cual los estudiantes construyeron su propio conocimiento acerca de la investigación en ciencias jurídicas y que son comunes a su propia experiencia (Solano *et al.*, 2012).

La metodología consistió en articular las categorías de Bachelard (2000) en el proceso mismo de enseñanza de la investigación, poniendo a prueba la recepción de las categorías de la investigación jurídica durante el proceso de realización de las actividades de aula relacionadas con las estrategias de enseñanza de los métodos de investigación jurídica. En este sentido, la tripartición metodológica empleada por el epistemólogo francés se aplicaron de manera análoga para la comprensión de los obstáculos en el aprendizaje de la metodología de la investigación jurídica. Esta se dividió en tres momentos:

1) En cuanto a los obstáculos psicológicos, consistió en trabajar la falta de comprensión de los conceptos relacionados con el método científico.
2) En segundo lugar, en cuanto a los obstáculos de tipo culturales, el trabajo se realizó relacionando los aspectos de formación jurídica y su relación con los procedimientos metodológicos de la investigación, en especial lo relacionado con las creencias referidas a la investigación jurídica y su impacto en la formación del jurista.
3) Y en tercer lugar, los obstáculos teóricos, que están relacionados con la epistemología de las ciencias jurídicas, lo que vincula conceptos de la dogmática jurídica y su relación con la investigación bien en cuanto a los propósitos del desarrollo de teorías jurídicas, o bien en cuanto a los propósitos del desarrollo de la investigación científica desde las vinculaciones entre ciencias sociales y ciencias jurídicas.

Estos obstáculos, planteados en la forma como se ve desde la investigación jurídica en el concepto aquí planteado, fueron interpretados en la presente investigación a través de los procedimientos destinados al aprendizaje según el método denominado *Seminario Alemán*. Este consiste en seis fases, cada una de las cuales se articuló con las categorías de la investigación científica en el ámbito de la ciencia jurídica, las cuales se enuncian así:

1. Selección del tema.
2. Planteamiento del problema.
3. Formulación de preguntas.
4. Diseño de objetivos de investigación.

5. Diseño metodológico. 6. Presentación y análisis de resultados.

4. DESARROLLO DE LA INVESTIGACIÓN

4.1. Gastón Bachelard y los obstáculos epistemológicos. Una analogía hacia las Ciencias Jurídicas

En esta sección se lleva a cabo una mirada filosófica a los obstáculos epistemológicos que se presentan en las ciencias jurídicas, realizándose el análisis desde las categorías presentes en la citada obra de Gastón Bachelard. La tesis que se plantea, en esta especial forma de ver las dificultades en el aprendizaje de la investigación y de la asimilación de las categorías del método científico en las ciencias jurídicas, es que estas dificultades se trasladan al proceso de formación del estudiante de derecho, en virtud de las creencias que en general se encuentran en el medio profesional y en las creencias y prácticas de los propios estudiantes, pero que principalmente están presentes en los docentes del área, estos últimos quienes se desempeñan de forma exitosa en el ámbito judicial o profesional en general resolviendo solventemente los casos presentados a su conocimiento para su resolución (Rodríguez *et al.*, 2016), pero que, por otro lado, poco piensan o asumen con el entusiasmo debido la investigación científica como una competencia necesaria para la formación del abogado, a pesar de las analogías o de las implicaciones del método científico en el razonamiento judicial, o incluso al contrario, pues hay autores que intentan establecer una pequeña luz iluminadora de lo que Vásquez-Rojas (2014) denomina "*la imagen jurídica* de la empresa científica"[5].

Sin embargo, es infortunado destacar que en algunos medios formativos jurídicos no se encuentre en la praxis docente la investigación científica como uno de los principales referentes en las distintas mallas curriculares que en general se imparten en Hispanoamérica, a pesar de la opinión favorable generalizada de catedráticos de gran prestigio como Juan Ramón Capella[6]. Esta, por ello se considera que es una sentencia en extremo preocupante, si comparamos esta práctica con la cultura formativa científica de otras latitudes no hispanohablantes (Vásquez-Rojas en el citado artículo de 2014 expone estas prácticas científicas en el medio judicial estadounidense, por ejemplo, destacando el valor del método científico para la consideración de experticias traídas a juicio).

Pues bien, con relación a estos aspectos de trascendental importancia para los investigadores en este trabajo, es relevante señalar que se destacan investigaciones en las que se expresa que la enseñanza del derecho está orientada al éxito en el ejercicio profesional resolviendo casos particulares, cuestión que se constata al darle una mirada a las mallas curriculares para la formación en las ciencias jurídicas en Chile (Hurtado

---

5 Las comillas son de la autora; las cursivas son de los investigadores. Para hacer una revisión acerca de las implicaciones que tiene el método científico en la fase probatoria de un proceso judicial, véase el trabajo de esta autora. Pero también es importante destacar lo que afirma Habermas acerca del método científico, quien plantea que hay similitudes entre las estructuras del razonamiento científico y las del razonamiento judicial; esto es, el proceder científico es un proceder judicial. Cfr. Habermas (2010 y 1996).

6 En su extraordinario texto, este jurista español recuerda la presencia en los medios universitarios de distintos tipos de profesores, entre los cuales señala los dedicados en el ámbito jurídico a la investigación, como un gran soporte para los estudiantes en general, y para los de Derecho en particular. Cfr. Capella (2004).

et al., 2023), lo que se valora positivamente, puesto que esta es una de las principales competencias a ser impartidas, adquiridas y demandadas por estudiantes de derecho. Sin embargo, a pesar de ello, afortunadamente para nuestro parecer, hay algunas Universidades que se ocupan de entregar competencias en investigación por intermedio de asignaturas destinadas a formarlos en esta específica área de la enseñanza del derecho, lo que se valora óptimamente dadas las implicaciones positivas que ello trae consigo[7] y que relevamos de buena manera con esta investigación.

Es importante señalar que, con relación a la formación del jurista, no es una opinión generalizada no formarlo en investigación, afortunadamente, pues, en el más destacado comportamiento de aquellos profesionales formados en el pensamiento crítico, se encuentra la opinión muy favorable al destacarse la importancia del método científico en la formación del profesional del derecho, no solamente para que alcancen competencias adecuadas a las exigencias académicas, sino precisamente con una clara utilidad para el ejercicio profesional. Expresan Solano *et al.* (2012), que:

> Desde Calamandrei se han detectado importantes fallas en la educación en el derecho por planes de estudio defectuosos y por falta de métodos de enseñanza. En nuestro medio, la pedagogía -que no es sino la metodología de la enseñanza jurídica traducida en medios técnicos para comunicar conocimientos- es muy joven. Los problemas de la didáctica se resumen en dos aspectos: a) teoría y práctica de la enseñanza; y b) amplitud de la cultura jurídica.
>
> La preparación de los alumnos se ha realizado en estudios de especialidad, pero *es también muy importante prepararlos para investigación* y específicamente tesis profesionales. Además, la tradición continental europea ha impuesto un modelo de educación muy teórico y los alumnos no tienen la capacidad de llevar a la práctica el conocimiento, lo cual sólo se va corrigiendo por la práctica fuera de la institución. (pp. 149-150) (Cursivas añadidas).

Como puede observarse, esta es una de las preocupaciones de los especialistas en didáctica para la enseñanza del derecho, de lo cual no escapa precisamente la enseñanza de la investigación jurídica. Coincidimos plenamente con los autores colombianos citados, puesto que este es un elemento característico de la enseñanza del derecho en toda Hispanoamérica, como lo plantean también los españoles Rodríguez *et al.* (2016), citados.

Pues bien, en el sentido de los obstáculos epistemológicos trabajados por Bachelard en el texto citado (2000), queremos realizar en esta oportunidad una analogía con relación al *espíritu científico* en las ciencias jurídicas. Si bien el jurista no es formado en el sentido del método científico de naturaleza empírica, es innegable el carácter de ciencia que esta rama del saber posee en sus cimientos, tal como lo señala una gran cantidad de juristas y hombres y mujeres de las ciencias del Derecho a lo largo de la historia de esta disciplina, la cual, además, como se sabe precisamente por la formación histórica recibida, posee larga data como disciplina y como área del saber (Arenal, 2016).

En el sentido anterior, pero desde una perspectiva de la dogmática jurídica, es la opinión de Carnelutti (2011), de cuyas teorías aprendimos en nuestra formación como estudiantes

7 Como es el caso de la Universidad del Alba (Chile), en cuya malla curricular renovada se incorpora una asignatura más a la ya preexistente de Seminario de Tesis, denominada Metodología de la Investigación. Sin embargo, pensamos que en una futura reforma, que debería realizarse tempranamente, se deben agregar otras estrategias curriculares a esta misión universitaria con el fin de afianzar precisamente la declaratoria de formar estudiantes como "Líderes del mañana", en cuya formación la investigación sea un valor de alta envergadura y presencia.

de derecho las prácticas de la investigación a través de sus manuales (junto con las del ya referenciado Piero Calamandrei), quien en discusión justamente con un joven abogado turinés de apellido Colonna, se pregunta por el carácter de ciencia de la ciencia del derecho, puesto que su interlocutor despoja de todo carácter de ciencia a la ciencia jurídica, cuestión que le da motivos al jurista italiano, de larga tradición en Hispanoamérica, para discutir y refutar con serios y convincentes argumentos acerca del carácter de ciencia que posee la disciplina en cuestión, destacando los elementos que la constituyen como tal ciencia.

Desde su particular punto de vista, Carnelutti señala que se deben distinguir los elementos diferenciadores de la ciencia jurídica respecto de las ciencias de carácter empírico ("otras ciencias"). Señala que en la ciencia jurídica se debe tener claro lo que es el "dato", comparando la idea con el significado y uso del "dato" en las ciencias de carácter empírico, lo que además trae consecuencias para la definición del objeto de estudio de la ciencia jurídica. Esta se caracteriza por poseer un objeto de estudio no fenoménico; al contrario, es constituido por reglas en torno a los fenómenos sociales, es decir, se refiere a los actos humanos que son comportamientos conforme con las reglas establecidas para regular jurídicamente las conductas. Por lo tanto, según el italiano, la ciencia jurídica posee un objeto de estudio que no se observa por intermedio de instrumentos sino que se aprecia y analiza según la razón. Así, expresa que:

> ...Lo que cae, o mejor, puede caer bajo los sentidos del jurista son *los actos*, de los cuales se derivan las reglas: actos del que manda, del que obedece y del que desobedece. Debemos poner la norma jurídica como objetivo de nuestro estudio porque ésta y no otra es la materia del Derecho; pero debe quedar claro que este es un objeto inteligible, no un objeto sensible y que no podemos llegar a su conocimiento sino por medio de la observación y la elaboración de los actos... (Carnelutti, 2011, p. 17) (Las cursivas son del autor).

Agrega más adelante el jurista italiano que ese es el punto final de la dificultad que se antepone en las luchas de la ciencia del Derecho debido a que el dato del cual se ocupa no se llega a él mediante el empleo de "los sentidos". De esta forma, lamentablemente el maestro Carnelutti está negando la entrada a la ciencia jurídica de tipo empírico que hoy si es considerada, puesto que se amerita la intervención de otras disciplinas cercanas al Derecho, o incluso, aquellas que son auxiliares de naturaleza no jurídica, e incluso de tipo empírico-analíticas, para alcanzar un conocimiento cónsono con los estándares que permiten normar el fenómeno social que es regulado a través de las reglas del Derecho; incluso, de las ciencias auxiliares, según se puede ver de la cita de Vásquez-Rojas (2014). Y esta podría decirse que es una de las raíces en las cuales se cimienta el árbol torcido que impide ver claramente el objeto de estudio de la ciencia del Derecho en estos tiempos de gran complejidad fenoménica en lo social (sobre esto volveremos más adelante).

Cierra su argumento el maestro Carnelutti afirmando que las "otras ciencias", en clara alusión a las ciencias de carácter empírico de las cuales excluye al Derecho, necesitan del diseño de aparatos que ayudan a ver los fenómenos de los cuales constan sus objetos de estudio, aunque estos sean infinitamente pequeños, o infinitamente lejanos o se encuentren "impenetrablemente escondidos"; mientras que en la ciencia del Derecho todo lo más que se necesita es la *razón* o la *intuición* como "lentes" de observación[8]. Por esa misma razón, y en eso estamos de acuerdo con el Maestro italiano, puesto que forma parte de los argumentos que erigen los obstáculos epistemológicos en la ciencia del derecho como tales, según se ve de seguidas, es que se presentan las dificultades propias de este complejo nexo que se da entre ciencias empíricas, de corte observacional, y ciencias hermenéuticas, de naturaleza eminentemente interpretativas, intelectuales, intuitivas o meramente analítico-racionales, como lo es el Derecho, según se discute aquí (Habermas, 2010; Gadamer, 1998[9]).

Pues bien, retomando el argumento inicial de este apartado, se ha expresado que los obstáculos epistemológicos en las ciencias naturales, o también conocidas como empírico-analíticas (Martínez-Miguélez, 2016), el aprendizaje del método científico se encuentra dificultado por intermedio de los tres aspectos antes señalados por Bachelard: psicológicos, culturales y teóricos. En líneas generales esto mismo se presenta en la ciencia del Derecho, en especial porque en la generalidad de los casos o situaciones que se presentan al jurista, no se distingue entre el método del Derecho y el método de investigación jurídica. Esta es, según el modo de ver de los investigadores de este trabajo, la mayor de las dificultades presentadas, puesto que, incluso en palabras del maestro Carnelutti, la ciencia jurídica se ocupa de un objeto de estudio no de tipo fenoménico sino de tipo intelectual; es decir, racional-intuitivo.

Respecto de esta última afirmación del profesor Carnelutti, los autores de la presente investigación disentimos en sus argumentos principales, puesto que la Ciencia Jurídica si bien se ha caracterizado por poseer un objeto de estudio en el cual no participan los sentidos, según afirma; también es cierto que esta ciencia de la cual nos ocupamos en este trabajo es una ciencia de carácter social dadas las circunstancias epistémicas que la rodean, y de lo cual hoy ya no hay dudas al respecto. Si bien la ciencia del Derecho se ocupa de las reglas que se establecen en un ordenamiento jurídico determinado, lógicamente también se ocupa de establecer los nexos entre las conductas individuales y sociales de las personas en un contexto histórico determinado frente a las reglas de Derecho que le toca al jurista en su afán de resolutor de conflictos correlacionando conductas y reglas.

En el sentido indicado, la lógica de la decisión opera mediante parámetros de interpretación entre las reglas establecidas, la tipificación de las conductas y lo que hoy se aprecia con sumo interés por parte de filósofos del derecho de gran prestigio como los son Ronald Dworkig (2002), Jürgen Habermas (2010), Robert Alexy (2016) y Manuel Atienza (2016), Luigi

8. Es importante destacar que la tesis del maestro Carnelutii no tiene en cuenta una de las cuestiones que catapultaron la idea de "ciencia" a finales del siglo XX, debido a la naturaleza compleja de los problemas presentados a las ciencias en general y a la ciencia jurídica en particular. En efecto, la "interdisciplinariedad" ha marcado las pautas de toda investigación científica desde finales de la centuria, por lo que hoy día el concepto de "Ciencia Jurídica" va más allá de los argumentos del profesor italiano y de todas las realizaciones argumentativas que se han esgrimido en torno a su carácter y especificidad. Incluso, es importante destacar el actual desarrollo alcanzado en su definición como Derecho esgrimida por juristas de gran prestigio como Atienza (2016) o Alexy (2016), incluido el citado Habermas (2010). A este respecto de la complejidad y la interdisciplinariedad, ver Villalobos *et al.* (2023); Martínez-Miguélez, (2016), entre otros.

9. Es importante acotar la función creadora que posee la hermenéutica jurídica, conforme con los planteamientos de Gadamer. Sobre ello trataremos en otro lugar. Aquí solamente referimos esta función a los fines de resaltar el entrenamiento recibido por los estudiantes a la hora de la entrega de sus resultados preliminares y definitivos de la investigación realizada por cada uno de ellos para la entrega de su memoria de grado o tesina.

Ferrajoli (2009), entre otros, referidos a la articulación interpretativa de las regulaciones constitucionales por parte de la ciencia jurídica y de la jurisprudencia, pero este es tema para otro lugar[10]. He allí justamente uno de los problemas que se presentan a la hora del aprendizaje del Derecho. Al estudiante le toca aprender y establecer las normas legales que se aplican en un contexto particular determinado, por lo que las dificultades en dicho aprendizaje afloran en el preciso momento en el cual les toca discernir especialmente sobre las formas de pensar y racionalizar argumentos para alcanzar un conocimiento del Derecho más allá del denominado positivismo jurídico.

Por supuesto que una concepción de esta índole deja fuera las novedosas concepciones acerca del Derecho no solo como argumentación, como lo plantean los maestros Atienza y Alexy citados, sino como parte de las discusiones entre el iusnaturalismo renovado como los de Habermas (2010), Dworking (2002), el iusnaturalismo de vanguardia de Finnis (1980, 1991) o incluso, con las tesis del realismo jurídico, tanto en su versión norteamericana como en la versión escandinava, así como el positivismo jurídico, hoy día de amplia aceptación y reelaboración como el de Ferrajoli (2009), a pesar de las controversias que suscita esta concepción (Martínez, 2006).

Es precisamente en este momento de la formación del estudiante de derecho cuando se presentan las dudas entre los elementos epistémicos de la Ciencia Jurídica propiamente dicha, y la naturaleza epistemológica y metodológica de la Investigación Jurídica: qué las diferencia o qué tienen en común es la cuestión a discernir por el estudiante de Derecho, o incluso, por el jurista con cuya profesión no solo presta un servicio social sino que realiza aportes teóricos para la discusión en lo que desde este ámbito del conocimiento se denomina Dogmática Jurídica, cuestiones que se discutirán en las siguientes secciones.

Son las razones anteriormente esbozadas por las cuales los obstáculos epistemológicos que argumenta Bachelard pueden ser extrapolados al ámbito de lo jurídico, razón por la cual se estructuran en esta investigación en forma análoga a las de este filósofo de la ciencia francés, entendiendo por obstáculo epistemológico las dificultades que presentan los estudiantes de Derecho, y el jurista, a la hora de lograr un aprendizaje del método científico y de las técnicas que se aplican para la obtención del conocimiento del Derecho en el contexto de una investigación científica, tanto en el contexto de búsqueda de conocimiento del derecho como de producción de criterios en torno al ordenamiento jurídico. Veamos estos obstáculos conforme a nuestra particular manera de observarlos en esta discusión.

4.2. Obstáculos epistemológicos de tipo psicológico

Vistos los anteriores argumentos, los cuales permitieron justificar la analogía entre los obstáculos epistemológicos presentes en las ciencias naturales y los observados en la ciencia jurídica, pasemos ahora a discutir el problema de los obstáculos exteriorizados por la muestra trabajada en el aula de clase relacionados con el aprendizaje de la investigación en esta última. Recordemos que la muestra empleada fue de dieciséis estudiantes cursantes del Seminario de Tesis durante el semestre 2022-2 de la carrera de Derecho de la Universidad del Alba (Chile), sede de Santiago. Este seminario fue dirigido por el

10. Sin embargo, destacamos la función que ejercen ambas instituciones, es decir, ciencia jurídica y jurisprudencia, de la cual difieren los autores citados, en vista de sus posturas epistemológicas. Véase especialmente el capítulo 4 en Ferrajoli (2009, pp. 63-81); capítulo VI en Habermas (2010, pp. 311-361); capítulo 1 en Dworking (2002, pp. 43-60); capítulo séptimo en Atienza (2016, pp. 303-325) y sección C en Alexy (2016, pp. 293-402).

profesor José Vicente Villalobos-Antúnez, primer autor en el presente trabajo, pero fue apoyado durante su ejecución por los coautores, a saber, los profesores Belisario Prats-Palma y Jesús Enrique Caldera-Ynfante, el primero como Coinvestigador y este último como miembro del comité asesor internacional del proyecto de investigación mencionado en el acápite de este trabajo.

En este escenario, a partir de la sistematización de las experiencias ordenadas durante el semestre en cuestión, los estudiantes arribaron al curso con una experiencia mínima referida al método científico y a las relaciones que este presenta con las ciencias jurídicas, cuyo conocimiento se pudo alcanzar mediante la elaboración de un cuestionario diagnóstico con el cual se establecieron las bases del conocimiento inicial del curso. El conocimiento general alcanzado respecto de la muestra estudiada, indica que los participantes reflejaron información de tal manera que pudo correlacionarse con las tres categorías que hemos señalado pertenecientes al constructo filosófico de Gastón Bachelard y su concepto de *espíritu científico*.

El estudio se avocó al análisis, desde el comienzo de las actividades, de los conceptos que conforman el método científico, articulando las tres categorías que expone Bachelard: obstáculos psicológicos, culturales y teóricos. En esta primera fase decidimos los investigadores no entrar en las profundidades correspondientes a las categorías que despliega el filósofo francés, toda vez que las características principales de la muestra del estudio indicaban que no poseían conocimientos profundos acerca de la estructura del método científico, como en efecto así fue constatado, por cuanto no tuvieron la oportunidad de alcanzar información básica durante sus estudios previos en vista de no poseer en la malla curricular asignatura relacionada con los temas contenidos en el curso de Seminario de Tesis. Ello se reflejó en las entrevistas personalizadas llevadas a cabo por el profesor de la asignatura en cuestión, así como durante la socialización de los contenidos programados, como también por las exteriorizaciones de conocimiento durante el desarrollo del seminario.

Durante la socialización de los contenidos mediante la metodología del Seminario Alemán, de los cuales constó el seminario de tesis, los estudiantes lograron comprender los contenidos entregados en cuanto a la estructura del Método científico y su relación con los métodos para la investigación jurídica. En este punto del desarrollo del Seminario de Investigación, se les entregó a los participantes lecturas que muestran la estructura del método tanto en las ciencias en general como en la ciencia jurídica en particular, cuestión que fue acompañada de algunas clases magistrales. Un primer escollo por resolver fueron precisamente las dificultades para comprender los conceptos iniciales a los fines de diferenciar las ideas de ciencia, investigación científica, investigación jurídica, metodología de la investigación jurídica y metodología del Derecho. Desde esta perspectiva, también se socializaron los conceptos de interés en la investigación científica que debían emplear para llevar adelante el proceso de investigación.

Con relación a lo anterior, se informó a los participantes que las etapas por las que debían transitar en su camino a la construcción de su memoria de grado era la siguiente:

1) Selección del tema.
2) Planteamiento del problema.
3) Formulación de preguntas.
4) Diseño de objetivos.
5) Diseño de la metodología y finalmente,
6) Presentación y análisis de resultados.

Cada participante mostró un interés particular y diverso por cada una de estas fases, incluso algunos manifestaban su desconocimiento, mostrando además cierta dificultad para su comprensión, causados por las complejidades del método científico, de lo cual suponían traería complicaciones a la hora de plasmar su trabajo.

En este punto aflora justamente el primer obstáculo epistemológico, es decir, las dificultades mentales referidas al aprendizaje de conceptos que por primera vez trabajan desde su rol de estudiantes de Derecho: la mayoría manifestó en el diagnóstico del curso con relación a los conceptos a ser empleados en el Seminario de Tesis, que nunca los habían visto, expresando una idea vaga acerca de lo que significa el método científico en general, así como de forma particular del método científico en el Derecho. La mayoría expresó no tener conocimientos acerca de la investigación jurídica. Este desconocimiento conllevó a que los participantes presentaran aún más dificultades para cambiar este desconocimiento, dados los temores frente al cambio de estructura mental para el desarrollo del trabajo.

Sin embargo, paulatinamente, gracias a la comprensión alcanzada motivados por el cambio de estrategia didáctica orientada hacia una adaptación del esquema del trabajo, pudieron realizar el enganche con las categorías fundamentales de la investigación jurídica. Este obstáculo se disipó justamente cuando se establecieron los lineamientos para una investigación jurídica.

La estructura de la tesina era el problema que ocasionaba la resistencia. Si bien se les indicó que toda investigación pasa por el esquema del procedimiento señalado, a saber, selección del tema, planteamiento del problema, formulación del problema, diseño de objetivos, diseño metodológico, resultados y discusión; también es cierto que, al ser la primera vez que se "enfrentaban" a una estructura semejante, provocó lo que podríamos denominar un "shock académico"; es decir, generó miedos y temores al verse los estudiantes obligados a realizar un trabajo en poco tiempo (un semestre), con una metodología que se suponía era para una mayor dedicación, y estar en posesión de conocimientos previos de los cuales poseían poca información.

Una vez percatados de este temor en los estudiantes, el profesor responsable del curso decidió realizar un giro en la presentación del esquema, con el fin de facilitar la realización de la investigación. En este sentido, se le expresó a los estudiantes que la estructura sufriría una pequeña variación solo en su forma, pues en su contenido sería exactamente lo mismo. De esta manera, se les orientó para que elaboraran su tesina con el siguiente esquema: Introducción, Capítulo uno, Capítulo dos, Capítulo tres, Conclusiones y Bibliografía. En este preciso momento los temores desaparecieron, y la disposición al cambio se manifestó con una mayor participación de los estudiantes, lo que se interpreta como una mayor comprensión de la investigación jurídica. Cada capítulo se denominaría considerando cada uno de los objetivos específicos tratados en la investigación.

La Introducción contendría un breve argumento en torno al tema de la investigación, el problema del cual se ocupa, la o las interrogantes de partida, los objetivos propuestos, una justificación del trabajo así como una breve descripción de la metodología jurídica interpretativa, para finalmente señalar algunas referencias a los autores en los cuales sustentan los puntos iniciales de la investigación. En definitiva, realizarían una investigación documental bibliográfica, en la cual emplearían como fuente la jurisprudencia que hubiera resuelto controversias directamente o de manera similar, y que hubiese realizado algún aporte al problema planteado o a la solución de la interrogante de partida. Debían emplear una técnica de análisis jurídico-discursiva, tal como la vienen desarrollando en sus trabajos de asignatura, en el entendido de que la investigación sería interpretativa. Sobre este aspecto trataremos en otra parte.

En definitiva, este obstáculo epistemológico referido a los temores y resistencia al cambio en vista del desconocimiento inicial, fue solventado con soltura por parte de la muestra objeto del estudio, toda vez que, una vez internalizados los cambios en el esquema de trabajo, todo lo demás se vio facilitado. Otros obstáculos psicológicos como la creencia en la falta de información sobre la naturaleza de la investigación, conllevó a los participantes a pensar en no poder cumplir con lo exigido (la tesina en tiempo útil), lo que también fue generador, por demás, de serias angustias debido a que es una asignatura que está en la puerta de salida de los estudios de la carrera, incidiendo fuertemente y de manera directa en los temores de los participantes, generando más angustias. Pero todas ellas fueron disueltas con el cambio de esquema, generando un cambio en la dinámica de trabajo de cada estudiante.

4.3. Obstáculos epistemológicos de tipo cultural

Otros obstáculos epistemológicos presentes en la muestra objeto del estudio, fueron los de tipo cultural. Estos se caracterizan por estar presentes en la mayoría de los estudiantes de Derecho, pero además se ha reportado incluso en los profesionales egresados de la carrera en Hispanoamérica (Solano *et al.*, 2012; Rodríguez *et al.*, 2016). Su principal característica es que se trata de una creencia referida al método científico y su supuesta inocuidad para la práctica del Derecho. Así quedó demostrado de la muestra objeto de la investigación, pues varios afirmaron que el estudio del Derecho se encamina hacia la resolución de problemas sociales, por lo que lo importante es poseer las destrezas necesarias que permitan solventar jurídicamente la situación controvertida: culturalmente se tiene el parecer que el abogado se forma para un exitoso ejercicio profesional, por lo que se cree que es innecesaria la praxis de la investigación científica o incluso considerado innecesario conocer el método científico.

La interpretación que los investigadores le damos a esta creencia es que en líneas generales la formación jurídica se cimienta sobre la idea de formación de profesionales idóneos para el ejercicio práctico del Derecho, por lo que se piensa que son mucho más importantes los manejos de la Ley y de la jurisprudencia, que el entendimiento, manejo y comprensión del método científico en el ámbito del Derecho. Sin embargo, hay que destacar que para la muestra del estudio, la cuestión más importante en su proceso de comprensión fue precisamente la distinción de lo que significa para la formación jurídica la investigación científica, al no distinguir las diferencias que culturalmente son internalizadas y que se trasladan sin más a los referentes sociales en torno a la práctica del jurista. Este es concebido no como científico, ni siquiera como científico del Derecho, sino como profesional del Derecho, pues para eso fue formado.

He allí el problema de fondo: el estudiante se forma para el ejercicio profesional con experticia en la interpretación de la Ley y el manejo competente de la jurisprudencia; por lo demás, se afirma por parte de la muestra, no poseer información sobre investigación jurídica, aunque algunos respondieron estar dispuestos a alcanzar el conocimiento a pesar de no poseer nociones previas; ello incide notablemente en la cultura científica del abogado. Sin embargo, pensamos que es necesario extender el estudio hacia una población que permita establecer un conocimiento concluyente sobre este aspecto de la investigación. Puede inferirse, no obstante, que en el medio forense la investigación jurídica no posee el lugar que culturalmente, pensamos los investigadores, debería tener;

de allí la justificación para realizar un estudio con una amplia muestra que nos entregue el dato preciso para poder establecer enunciados concluyentes.

Es por ello que la cuestión de la cultura científica en el ámbito del Derecho es un aspecto medular de los obstáculos epistemológicos para la comprensión del método científico en las ciencias jurídicas. Es decir, la muestra objeto del estudio se encontraba inmersa en la creencia de que la ciencia jurídica no se diferencia de las ciencias empírico-analíticas, o no saben o no conocen el término, de allí que en la prueba de diagnóstico que dio inicio al presente trabajo de investigación, señalaran que el método científico solo sirve para especializarse en algún tema, por lo que puede inferirse que los estudiantes de Derecho piensan que el método científico no es necesario para profundizar el conocimiento jurídico más allá del conocimiento de la Ley y la Jurisprudencia.

Otro aspecto que se considera en el ámbito de los obstáculos epistemológicos culturales en esta investigación es lo relacionado con la distinción entre metodología del Derecho y la metodología de la investigación jurídica. Este es un aspecto medular en este tipo de obstáculos. La cultura jurídica dominante es la de asimilar ambos conceptos, puesto que además es muy común considerar entre los estudiantes de Derecho y los abogados en ejercicio, el carácter de asignatura innecesaria o incluso la poca valoración curricular que estos le asignan a la denominada Filosofía del Derecho[11]. Esto es considerado por los investigadores como una de las causas de las incomprensiones que se tiene de la Metodología de la Investigación Jurídica, dado que esta es la oportunidad y el *momentum* para alcanzar un conocimiento acerca de la distinción mencionada, y para aclarar dudas y obtener un aprendizaje sobre este aspecto, configurador por demás de obstáculos epistemológicos en el ámbito cultural.

Ante esa cuestión, es importante indagar y reflexionar sobre las causas de la confusión, a pesar de que no se tuvo la oportunidad de esclarecer en la muestra objeto del estudio más profundamente dado que no se formuló la pregunta de forma directa ni se pudieron individualizar las posiciones por motivos de diseño[12]. Sin embargo, indirectamente se atendió la duda al preguntarle a los estudiantes participantes sobre su conocimiento acerca del valor de la investigación jurídica en el desarrollo de la ciencia del Derecho: la mayoría de la muestra indica saber poco o casi nada acerca de investigación jurídica (solo tres de dieciséis estudiantes que conformó la muestra manifestaron conocer). Durante las actividades del Seminario Alemán se pudo dejar claro este asunto pero fue una limitante el hecho de ser un tema poco comprendido por los estudiantes, cuestión en la que hay que trabajar a futuro.

De ello se infiere que los estudiantes de Derecho se enfocan más en el ejercicio profesional y en la resolución de casos simulados o reales en sus cursos de dogmática jurídica (Derecho Penal, Derecho Civil, Derecho Constitucional, Clínica Jurídica, etc.), puesto que no echan en falta los conocimientos de investigación jurídica a los fines de apuntalar los conceptos de metodología del Derecho. Conceptos como formulación de interrogantes, diseño de objetivos de investigación, diseño de metodología o de marco teórico, es evidente que no fueron apropiados por ellos. De allí surge la necesidad de incorporar reformas micro-curriculares a los fines de que en las asignaturas correspondientes se dediquen a realizar

11. Este es un aserto obtenido a través de largos años de docencia y de ejercicio profesional de los investigadores.
12. Pensamos que en continuidad a esta investigación se debe atender este aspecto, considerado relevante para acrecentar la percepción sobre el valor de la ciencia en los estudios jurídicos. Es un problema que queda abierto para un próximo proyecto de investigación orientado al aprendizaje de la investigación.

pequeñas prácticas de investigación jurídica, con lo que ameritaría involucrar a los docentes del área y su entrenamiento en investigación científica.

Es importante destacar que los autores de este trabajo entienden por metodología de la investigación jurídica, las prácticas realizadas en el ámbito de la investigación en las ciencias del Derecho tendientes a escudriñar la realidad social presente en un ordenamiento jurídico, con el propósito de generar teorías que expliquen la realidad jurídica que subyace en el problema de investigación planteado como duda o vacío de conocimiento. Es decir, se emplean las técnicas del método científico para llevar adelante las estrategias metodológicas que faciliten el acceso al conocimiento jurídico considerando no solo como la entiende el maestro Carnelutti (2011) como cuestión meramente intelectual o racional, sino que se agregan otras realidades más allá de las normas jurídicas.

Tradicionalmente se concibe que el concepto de Derecho no solo abarca la Ley; se deben considerar la costumbre jurídica, la jurisprudencia, los principios generales del Derecho, y lo que ha intervenido de forma emergente en el fenómeno jurídico durante los últimos tiempos: la *indeterminación del Derecho*, es decir, los valores morales. Esto es considerado por los autores citados en su concepto (Villalobos *et al.*, 2010)[13], lo cual implica el tratamiento de los términos morales que hoy día demanda la sociedad como guía de las acciones en la interpretación de los problemas jurídicos, políticos y sociales[14]. La metodología de la investigación jurídica hace parte de la lógica jurídica al articular de forma coherente problema, interrogante, objetivos, método de indagación y resultados a la luz de las teorías iniciales en contraste con las emergentes del proceso de investigación (Villalba, 2009).

Con relación a la Metodología del Derecho, es importante considerar lo que piensan los investigadores de este trabajo, siguiendo los planteamientos de autores como Karl Larenz (1980) o Robert Alexy (2016), para quienes es claro que esta disciplina se ocupa del concepto de Derecho en su perspectiva jurisprudencial y dogmática. Más allá de lo que esto significa, estamos en el punto en el cual la Metodología de esta ciencia apunta hacia el derecho vivo; es decir, hacia la forma en como lo entienden los intérpretes, con lo cual además se entiende que la actividad a la cual se dedica la Metodología del Derecho tiene en sus cimientos un aspecto diferencial con la Metodología de la Investigación Jurídica. La cultura jurídica dominante no lo cree así, cuestión que es trasladada a la enseñanza del Derecho, de lo cual la muestra objeto de estudio dio evidencias de un aprendizaje en estas perspectiva.

La Metodología del Derecho se ocupa de articular los conceptos del derecho en términos de aplicación por intermedio de la jurisprudencia, pero también en términos de concepción en torno a su validez. Así, desde esta perspectiva, la concepción del Derecho tiene su punto de ignición en la forma en como es interpretado: desde el iusnaturalismo al iusnaturalismo renovado; o desde el positivismo al positivismo constitucionalista, entre otras, son las formas en como el Derecho es interpretado en los contextos de la Jurisprudencia y de la Dogmática Jurídica contemporáneas. Los participantes de la muestra no señalaron estos aspectos diferenciadores cuando se les dio la oportunidad de esbozar sus conocimientos en este sentido en la prueba diagnóstica (sobre esto trataremos en otro trabajo).

---

13. Ver cita 10
14. Este es un tema que viene siendo trabajado por los autores desde la perspectiva de la sociedad digital y sus consecuencias en el orden de los derechos fundamentales, sobre lo cual ya ha habido producción intelectual. Cfr. Villalobos *et al.* (2023 b); Caldera-Ynfante *et al.* (2022), entre otras.

Por otro lado, la Metodología de la Investigación Jurídica, tiene sus cimientos en la idea de ciencia jurídica, lo cual implica concebir el Derecho como objeto de conocimiento, junto con los problemas que trae consigo la interacción social, pues es obvio que el Derecho surge con el propósito de precaver los conflictos sociales mediante el establecimiento de reglas, cuestión de la cual están muy claros los integrantes de la muestra objeto de estudio. Vale decir, en la cultura jurídica dominante se entiende que el Derecho dirime los conflictos sociales, así reflejado por los participantes de la investigación, pero sin diferenciar o establecer los límites descritos entre ambos enfoques metodológicos. Por ello, la cultura dominante pesa sobre los estudiantes de Derecho, muchos de los cuales, incluso, laboran en oficinas jurídicas en las cuales les toca llevar a cabo investigación en el contexto de la Metodología del Derecho.

Veamos finalmente, los obstáculos epistemológicos de tipo teórico, para cerrar este reporte de investigación.

4.4. Obstáculos epistemológicos de tipo teórico

Este tipo de dificultades en el aprendizaje de la investigación jurídica se encuentra presente en los estudiantes de Derecho pertenecientes a la muestra por diversas razones. La primera de ellas es la relacionada con la función que cumple la teoría en la investigación científica, lo que trae como consecuencia que se asocie muchas veces con las teorías jurídicas; y la segunda, es que se comprende incipientemente el valor de las interpretaciones que realiza el investigador en el contexto de una investigación jurídica. Es importante señalar que la muestra objeto del estudio reflejó un conocimiento medianamente relacionado con la idea de significación de las teorías en la investigación: están en la idea pero no había claridad de comprensión de las funciones a cumplirse al llevar a cabo la investigación en el contexto de la Metodología de la Investigación Jurídica.

Sobre esta relación tratamos en esta sección, no sin antes señalar que la analogía acerca del obstáculo epistemológico derivado de la comprensión de la teoría relacionada con el *espíritu científico,* es de las más importantes para el propósito de este trabajo, pues está vinculado directamente con la Dogmática Jurídica en su función creadora, lo mismo que con los significados de la investigación científico-jurídica. Las teorías científicas en el ámbito del Derecho, si bien describen una situación dada entre los hechos sociales y la explicación que contienen respecto de las conductas que son contempladas en sus enunciados, también es cierto que las diferencias entre estas y las teorías de las ciencias naturales se centran en las cuestiones que fueron planteadas anteriormente, con ocasión de la cita de Carnelutti (2011).

En el presente contexto, las teorías jurídicas poseen dos características que en principio parecen contradictorias pero que no lo son; esto es, poseen una naturaleza descriptiva de las acciones humanas en relación con las consecuencias jurídicas que precaven, pero también, un carácter prescriptivo de las acciones a las cuales intentan darle explicación a través de enunciados, en clara alusión a los contenidos de las normas jurídicas y a las reglas de Derecho vigentes. Toda teoría jurídica surge a partir de los problemas sociales con consecuencias jurídicas y de las normas que los regulan; de esta manera, considerar un problema de investigación detectando un vacío de conocimiento a partir de la inexistencia de soluciones particulares respecto de dicho problema, al dirigirse la respuesta científica a través de una interrogante, significó para los participantes un problema de comprensión precisamente por el conocimiento que de forma incipiente poseían de teoría jurídica al iniciar el curso.

Si bien están claros en que la Ley no es todo el derecho, también están claros en que el orden jurídico es un sistema complejo que está compuesto por el conjunto de normas de obligatorio cumplimiento, como también por elementos que las leyes de la naturaleza no poseen: principios de interpretación llamados Principios del Derecho[15]. Estos, junto con las normas jurídicas, se articulan para guiar la aplicación del derecho a través de las reglas llamadas Reglas de Derecho. Pero hasta aquí llegó la comprensión de la muestra participante en la investigación, pues los problemas de comprensión llegaron más hondamente cuando les tocó asumir el primer sentido de la teoría explanado en el primer párrafo de esta sección: Qué es la teoría para la metodología de la investigación jurídica, fue la cuestión por dilucidar y aclarar por los estudiantes del Seminario.

El segundo aspecto de la significación de *teoría*, su mediana comprensión al inicio del curso determinó justamente la posibilidad de solventar los obstáculos iniciales, cuestión que se hizo relevante debido a la presencia de confusiones en torno las funciones señaladas. En este segundo sentido, el concepto de teoría para los participantes tuvo un escollo más que librar, debido a la articulación que debieron hacer entre problema de investigación, formulación de la pregunta y la explanación del problema justamente a partir de los enunciados teóricos que sirven de prisma para la observación de la realidad estudiada. Los participantes vieron esclarecido su problema cuando articularon las teorías en las cuales se sumerge su observación de la realidad jurídica analizada, las regulaciones de la Ley y los objetivos de conocimiento que se propusieron en la investigación.

De esta manera, a pesar de que algunos tenían nociones y que otros no conocían el concepto de teoría en la investigación científica, todos los participantes de la muestra lograron resolver las preguntas que se formularon relacionadas con los conceptos de la investigación y el papel de la teoría en un contexto semejante, comparativamente con el papel que juega la teoría para la Metodología del Derecho, es decir, para la Dogmática Jurídica. A este respecto, vale la pena señalar que los participantes de la muestra también lograron entender cómo era que debían articular las teorías como referencias para la investigación, y cuál debía ser su propio desarrollo teórico a partir de las evidencias argumentativas extraídas de sus razonamientos frente al problema de investigación, las preguntas de base y los objetivos propuestos.

De esta forma, la teoría como obstáculo epistemológico si bien al principio fue realmente una dificultad para la comprensión de la investigación en sentido general por parte de los estudiantes miembros de la muestra, también es cierto que luego de la práctica a través de las estrategias del Seminario Alemán lograron exitosamente producir el documento contentivo de su memoria de grado. Es por ello que es menester entregar a los estudiantes mayor información antes de ingresar al Seminario de Tesis, en especial, ofreciéndoles

15. La razón de ello es que estamos ante dos órdenes de la filosofía que hacen de cortapisa de los planteamientos que aquí se discuten. Como se sabe desde Aristóteles, el Derecho, que se encuentra incardinado en el orden de las acciones, corresponde, junto con la moral y la política, a la denominada Filosofía de la praxis; mientras que las ciencias de la naturaleza, se encuentran ordenadas en el conjunto de dogmas y principios de la Filosofía teorética. Este es el principal punto de partida que hay que tener en cuenta, según pensamos los investigadores, para dilucidar el orden metodológico de la investigación según que se encuentre el sujeto cognoscente. Incluso, de allí que los obstáculos epistemológicos en el sentido de Bachelard no se interpreten sin más detalles que los planteados aquí, razón por la cual se emplean analogías que logren explicar la situación comentada. Estos órdenes señalados por el filósofo griego corresponden a dos tipos de lógica que en la práctica jurídica tienden a confundirse. Sin embargo, este aspecto queda abierto para los investigadores de caras al estudio de la Filosofía del Derecho de los autores mencionados en la cita 10.

cursos más cercanos a dicha unidad curricular relacionados con la Metodología Jurídica con el fin de establecer posteriormente las diferencias necesarias con la Metodología de la Investigación Jurídica.

5. CONCLUSIONES

Los investigadores confirman una vez finalizado el estudio, la preocupación e inquietud que se tiene a nivel general respecto del rol que cumple la investigación jurídica en el profesional del Derecho y en la conformación de una masa crítica que permita catapultar a los egresados de la Universidad hacia senderos de búsqueda de conocimientos en torno a los problemas más urgentes relacionados con el Derecho vigente, aunque no se descartan las investigaciones de tipo histórico del Derecho, por cuanto también es necesario apuntalar el conocimiento, y racionalizarlo para entenderlo, sobre el pasado histórico de las instituciones jurídicas.

Sin embargo, es necesario señalar que el estudio que se reporta con este trabajo no es para nada concluyente, por lo que se hace necesario extender las acciones hacia las otras búsquedas que quedaron pendientes en este reporte: considerar una población de mayor amplitud a los fines de establecer la percepción acerca del valor de la investigación científica en el ámbito de lo jurídico dirigida a estudiantes de Derecho de todos los niveles y hacia una población que se determine de abogados en ejercicio con el fin de conocer cuán útiles le son para su desempeño los conocimientos sobre investigación jurídica.

Es necesario también considerar una población de estudiantes de Derecho amplia, de manera que permita establecer un conocimiento concluyente acerca de las dificultades que presentan en el sentido de los obstáculos epistemológicos aquí analizados parcialmente, con el fin de tomar correctivos por intermedio de las mallas curriculares que conforman las carreras que tienen que ver con el aprendizaje de la investigación jurídica. En este particular, es recomendable tomar medidas que logren solventar los temores de los estudiantes para la investigación científica detectados con esta investigación, no solo incorporando seminarios de Metodología de la Investigación, sino incorporando reformas micro-curriculares en cada una de las asignaturas que conforman la malla para la formación del abogado.

6. REFERENCIAS

Alexy, R. (2016). *Teoría de la Argumentación Jurídica. La teoría del discurso racional como teoría de la fundamentación jurídica*. Palestra Editores.

Atienza, M. (2016). *Las razones del Derecho. Teorías de la argumentación jurídica*. Palestra Editores.

Bachelard, G. (2000). *La formación del espíritu científico*. Siglo XXI Editores.

Caldera-Ynfante, J.E. (2020). El derecho humano fundamental al nuevo orden mundial: hacia la realización efectiva de los derechos humanos. *Anales de Ciencias Jurídicas*, 1(2), 58-137.

Caldera-Ynfantc, J.E. (2022). El derecho humano fundamental al desarrollo sostenible: la Agenda 2030 vista desde la dignidad humana y el enfoque basado en los derechos humanos. En M. Gómez (Ed.). *Gobernanza internacional y neocolonialismo: Aproximaciones desde los objetivos de desarrollo sostenible (ODS ONU)*. Universidad de Guadalajara. México. https://philpapers.org/rec/CALEDH-2

Caldera-Ynfante, J. E. y Rosell-Aiquel, R. (2022). Dignidad Humana y mínimo vital digital. El acceso a internet como derecho fundamental. *Visual Review. Revista Internacional de Cultura Digital.* https://doi.org/10.37467/revvisual.v9.3754

Caldera-Ynfante, J. E. y Rosell-Aiquel, R. (2023). ¿Qué son los derechos fundamentales? Una respuesta desde el constitucionalismo humanista. *Human Review. International Humanities Review.* https://doi.org/10.37467/revhuman.v12.4643

Capella, J.R. (2004). *El aprendizaje del aprendizaje. Una introducción al estudio del Derecho.* Editorial Trotta.

Carnelutti, F. (2011). *Metodología del Derecho.* Editorial Temis.

Del Arenal, F. J. (2016). *Historia mínima del Derecho en Occidente.* El Colegio de México.

Dworking, R. (2002). *Los derechos en serio.* Ariel Derecho.

Ferrajoli, L. (2009). *Garantismo. Una discusión sobre Derecho y Democracia.* Trotta.

Finnis, J. (1980). *Natural Law and Natural Rights.* Clarendon Press.

Finnis, J. (Ed.) (1991). *Natural Law*, (2 vols.). Dartmouth.

Gadamer, H.G. (1998). *Verdad y método II.* Ediciones Sígueme.

Hurtado de la Fuente, A. y Villalobos-Antúnez, J. V. (2023). Estrategias didácticas para estudiantes de derecho. Enfoques para el aprendizaje del Derecho Penal. En: Peter Lang.

Habermas, J. (1996). *La lógica de las Ciencias Sociales.* Editorial Tecnos.

Habermas, J. (2010). *Facticidad y validez. El derecho y el Estado social de derecho en términos de teoría del discurso.* Trotta.

Larenz, K. (1980). *Metodología de la Ciencia del Derecho.* Ariel.

Martínez-Miguélez, M. (2016). *El conocimiento y la ciencia en el siglo XXI y sus dificultades estereognósicas.* Trillas.

Martínez de Correa, L. M. (2006). Hacia una perspectiva pluridimensional de la concepción filosófica del derecho. En *Utopía y Praxis Latinoamericana. Revista Internacional de Filosofía Iberoamericana y Teoría Social, 11*(35), 67-82. https://acortar.link/ihehXg

Rodríguez Ferrández, S. y Fernández Castejón, E. B. (2016). El modelo de enseñanza-aprendizaje del Derecho Penal. *Revista de Educación y Derecho,* 13. https://doi.org/10.1344/re&d.v0i13.15503

Solano de J., N, Sepúlveda L., M. Y García V., D. (2012). *Pedagogía del derecho en el Siglo XXI. Enfoques y alternativas hacia una nueva enseñanza del derecho.* Facultad de Derecho, Universidad Colegio Mayor de Cundinamarca.

Villalba Armengol, C.M. (2009). La investigación científica en la ciencia jurídica. Sus particularidades. *IUS. Revista del Instituto de Ciencias Jurídicas de Puebla A.C.,* 23, 5-37. https://www.redalyc.org/articulo.oa?id=293222963002

Villalobos-Antúnez, J. V. y Bozo, F. (2010). El discurso jurídico y la tesis de indeterminación del derecho de J. Habermas. *Frónesis. Revista de Filosofía Jurídica, Social y Política, 17*(3), 379-397. https://acortar.link/fqwQdb

Villalobos-Antúnez, J. V. (2022). Crítica de la racionalidad digital. Nuevas fronteras para la ética y la filosofía. *Opción. Revista de Ciencias Humanas y Sociales, 38*(98), 7-13. https://doi.org/10.5281/zenodo.7499035

Villalobos-Antúnez, J. V. (2022 b). Del saber buscar al saber preguntar. Algunas ideas en torno a episteme y ciencia jurídica. *Opción. Revista de Ciencias Humanas y Sociales, 38*(Esp. 28), 7-13. https://doi.org/10.5281/zenodo.7487153

Villalobos-Antúnez, J. V., Severino-González, P., Caldera-Ynfante, J. E. y Ramírez-Molina, R. I. (2023). Epistemología, complejidad y sistema: una mirada a la incertidumbre en contextos tecnológicos. *Sapere Universitas, 6*(2), 145-166. https://doi.org/10.53485/rsu.v6i2.346

Villalobos-Antúnez, J. V., Guerrero-Lobo, J. F., Martín-Fiorino, V., Astudillo-Campusano, P., y Caldera-Ynfante, J. E. (2023b). Cultura digital y el régimen de la información. Gobernabilidad política en tiempos de crisis del sistema democrático. *Techno Review. Revista Internacional de Tecnología, Ciencia y Sociedad, 13*(4). https://doi.org/10.37467/revtechno.v13.4817

CIENCIAS SOCIALES EN ABIERTO

Editada por
David Caldevilla Domínguez y Almudena Barrientos-Báez

Vol. 1 Almudena Barrientos-Báez / David Caldevilla Domínguez / Javier Sierra Sánchez (eds.): Inteligencia Artificial ¿amiga o enemiga?. 2024.

Vol. 2 Ana Tomás López / Sara Navarro Lalanda / Paola Eunice Rivera Salas (eds.): Las artes como expresión vital. 2024.

Vol. 3 Carmen Paradinas Márquez / Juan Andrés Rodríguez Lora / Daniel Becerra Fernández (eds.): Empresa, empresariedad y comunicación mercantil. 2024.

Vol. 4 Tania Brandariz Portela / Xabier Martínez Rolán / Virginia Sánchez Rodríguez (eds.): Desde la óptica del género: el género como perspectiva. 2024.

Vol. 5 Sara Mariscal Vega / Carmen Cristófol Rodríguez / Fernando García Chamizo (eds.): Comunicar a través del idioma: Pensar y traducir. 2024.

Vol. 6 Arantza Lorenzo De Reizábal / Marta Talavera Ortega / Guillermina Jiménez López (eds.): Recursos, competencias y enfoques para la enseñanza de lenguas. 2024.

Vol. 7 José Luis Corona Lisboa / Encarnación Ruiz Callejón / Alba María Martínez Sala (eds.): Límites y potencialidades de la gobernanza. 2024.

Vol. 8 Blanca Tejero Claver / Carmen Dorca Fornell / Carmen Lucía Hernández Stender (eds.): El factor humano en la salud. 2024.

Vol. 9 Daniel Muñoz Sastre / Andrés Sánchez Suricalday / Manuel Osvaldo Machado Rivera (eds.): Futuro poliédrico del fenómeno social a principios del siglo XXI. 2024.

Vol. 10 Pedro Pablo Marín Dueñas / Alberto García Moreno / Basilio Cantalapiedra Nieto (eds.): Contenidos audiovisuales para un mundo de pantallas multivalentes. 2024.

Vol. 11 María Santamarina Sancho / Virginia Dasí Fernández / Mercedes Herrero De la Fuente (eds.): Perspectivas para la visibilización del género. 2024.

Vol. 12 Dolores Rando Cueto / Francisco Jaime Herranz Fernández / Coral Ivy Hunt Gómez (eds.): Internet al servicio de la modernidad en red. 2024.

Vol. 13 María Isabel Huerta Viesca / Ricardo Teodoro Alejándrez / María José Márquez Ballesteros (eds.): Legalidad derecho y política: Marcos jurídicos para un nuevo contrato social. 2024.

Vol. 14 Ana María Botella Nicolás / Guillem Escorihuela Carbonell / Antonio Rafael Fernández Paradas (eds.): Efectos de la narrativa escrita y su enseñanza en lo social. 2024.

Vol. 15 Marta Martín Gilete / Cristina Manchado Nieto / Manuel José López Ruiz (eds.): La Universidad se renueva: Modelos, competencias y fórmulas de nueva implantación. 2024.

Vol. 16 Vicenta Gisbert Caudeli / Purificación Cruz Cruz / Alberto Dafonte Gómez (eds.): La Universidad innova en metodologías y herramientas. 2024.

Vol. 17 Bárbara Cerrato Rodríguez / Nazareth Martínez Heredia / Juan Manuel Corbacho Valencia (eds.): La nueva alquimia entre el aprendizaje y la enseñanza. 2024.

Vol. 18 Hanane Benali Taouis / Nuria Rodríguez López/ Teresa Piñeiro Otero (eds.): Nuevos aprendizajes tecnologizados con aplicaciones culturales y didácticas. 2024.

Vol. 19 Rafael Marcos Sánchez / Concepción Campillo Alhama / Graciela Padilla Castillo (eds.): Retos sociales y filosóficos actuales: ética, política, falsedades y discursos disruptivos. 2024.

Vol. 20 Clara Janneth Santos Martínez / Hamed Abdel Iah Ali / Almudena Cotán Fernández (eds.): Respuestas a los desafíos para la mente motivada y creativa. 2024.

Vol. 21 Isabel Rodrigo Martín / Mónica Viñarás Abad / Cesáreo Fernández Fernández (eds.): Recursos para una salud medioambientaly humana sostenibles. 2024.

Vol. 22 Javier Rodríguez Torres / Daniel Navas Carillo / Sidoní López Pérez (eds.): La historia y las artes como ejes para un discurso humanista. 2024.

Vol. 23 Aurora María Ruiz Bejarano / Ricardo Curto Rodríguez / Pedro De la Paz Elez (eds.): Estrategias de respuesta en la enseñanza ante los desafíos irruptivos. 2024.

Vol. 24 Hugo Pérez Sordo / Yorlis Delgado López / Isabel Cristina Rincón Rodríguez (eds.): Planteamientos educativos adaptados a las nuevas necesidades docentes. 2024.

www.peterlang.com

www.ingramcontent.com/pod-product-compliance
Ingram Content Group UK Ltd.
Pitfield, Milton Keynes, MK11 3LW, UK
UKHW041829290926
8980IPUK00002B/153

9 783631 916100